北京市医院管理局青年人才培养"青苗"计划（QML20161403）

北京市教育委员会项目：P450 CYP3A4 多态性指导分娩镇痛个体化用药（KM201810025027）

妇产科麻醉典型病例分析

主编　徐铭军　刘志强　宋兴荣

科学技术文献出版社

SCIENTIFIC AND TECHNICAL DOCUMENTATION PRESS

·北京·

图书在版编目（CIP）数据

妇产科麻醉典型病例分析/徐铭军，刘志强，宋兴荣主编．—北京：科学技术文献出版社，2020.3

ISBN 978 - 7 - 5189 - 6532 - 8

I. ①妇…Ⅱ. ①徐…②刘…③宋…Ⅲ. ①妇产科学—麻醉学—病案—分析Ⅳ. ①R713. 14 ②R719

中国版本图书馆 CIP 数据核字（2020）第 041008 号

妇产科麻醉典型病例分析

| 策划编辑：张 微 | 责任编辑：张 微 | 责任校对：赵 瑷 | 责任出版：张志平 |

出 版 者　科学技术文献出版社
地　　址　北京市复兴路 15 号　邮编　100038
编 务 部　（010）58882938，58882087（传真）
发 行 部　（010）58882868，58882870（传真）
邮 购 部　（010）58882873
官方网址　www. stdp. com. cn
发 行 者　科学技术文献出版社发行　全国各地新华书店经销
印 刷 者　北京军迪印刷有限责任公司
版　　次　2020 年 3 月第 1 版　2021 年 1 月第 2 次印刷
开　　本　787 × 1092　1/16
字　　数　520 千
印　　张　22.5
书　　号　ISBN 978 - 7 - 5189 - 6532 - 8
定　　价　98.00 元

《妇产科麻醉典型病例分析》
编委会

编　委

冯善武　南京医科大学附属妇产医院

韩宝义　广东省妇幼保健院 广东省儿童医院 广东省妇产医院

曾敏婷　广州市妇女儿童医疗中心

徐海平　广州市妇女儿童医疗中心

田　航　广州市妇女儿童医疗中心

丁志刚　首都医科大学附属北京妇产医院

韩如泉　首都医科大学附属北京天坛医院

罗毅平　广东省妇幼保健院 广东省儿童医院 广东省妇产医院

孙维国　广东省妇幼保健院 广东省儿童医院 广东省妇产医院

苗玉良　中国人民解放军第 306 医院

刘建华　广州市妇女儿童医疗中心

罗　茜　广州市妇女儿童医疗中心

宦　嫣　同济大学附属第一妇婴保健院

郭　冉　广州市妇女儿童医疗中心

李海冰　同济大学附属第一妇婴保健院

李萌萌　中国人民解放军总医院第四医学中心

郝建华　中国人民解放军总医院第四医学中心

彭德龙　浙江省宁波市妇女儿童医院

严海雅　浙江省宁波市妇女儿童医院

贺　军　内蒙古达拉特旗人民医院

曹　前　四川省达州市达川区人民医院

刘　野　首都医科大学附属北京妇产医院

周淑敏　北京市第一中西医结合医院

李昱慧　北京市第一中西医结合医院

张青林　首都医科大学附属北京妇产医院

张小玲　北京大学第一医院

阮　焱　首都医科大学附属北京妇产医院

黄炳江　山东省诸城市妇幼保健院

丁　超　山东省诸城市妇幼保健院

周显琲　同济大学附属第一妇婴保健院

李秋红　首都医科大学附属北京妇产医院

王　琳　首都医科大学附属北京妇产医院

王一男　首都医科大学附属北京妇产医院

陈　茜　广州市妇女儿童医疗中心

李永旺　中国人民解放军火箭军总医院

刘向东　中国人民解放军火箭军总医院

王海彦　广东省妇幼保健院 广东省儿童医院 广东省妇产医院

康　凯　首都医科大学附属北京妇产医院

胡啸玲　南华大学附属第一医院

梁舒婷　南华大学附属第一医院

王宜衡　南华大学附属第一医院

刘会军　河北省廊坊万福妇产医院

吉嘉炜　山西医科大学第二医院

赵　娜　首都医科大学附属北京妇产医院

余怡冰　同济大学附属第一妇婴保健院

赵国胜　首都医科大学附属北京妇产医院

权哲峰　首都医科大学附属北京佑安医院

沈　婷　上海交通大学医学院附属国际和平妇幼保健院

李晓光　首都医科大学附属北京妇产医院

高智磊　中国人民解放军海军总医院

杨　璐　北京和睦家医院

汪愫洁　首都医科大学附属北京妇产医院

赵　颖　广东省妇幼保健院 广东省儿童医院 广东省妇产医院

陈祥楠　广东省妇幼保健院 广东省儿童医院 广东省妇产医院

罗　超　首都医科大学附属北京佑安医院

主编简介

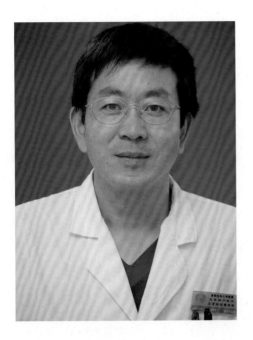

徐铭军

主任医师，教授，硕士生导师，首都医科大学附属北京妇产医院麻醉科主任，首都医科大学附属北京妇产医院怀柔妇幼保健院院长。北京医学会麻醉学分会副主任委员，北京医师协会麻醉专科医师分会副会长，首都医科大学麻醉学系副主任，中华医学会麻醉学分会产科麻醉学组副组长，中国心胸血管麻醉学会常务理事，中国心胸血管麻醉学会非心脏手术麻醉分会候任主任委员，中国医疗保健国际交流促进会妇儿医疗保健分会盆底健康医学联盟副主席，心肺复苏全国委员会北京办事处主任，中国医师协会分娩镇痛专家工作委员会副主任委员，中国妇幼保健协会麻醉专业委员会主任委员。《中国临床医生杂志》副主任委员，《中华麻醉学杂志》《临床麻醉学杂志》《国际麻醉学与复苏杂志》《中华麻醉大查房》等编委。专业特长：高危产科麻醉、分娩镇痛、门诊无痛技术、妇科腔镜手术的麻醉。

徐铭军教授近五年专业核心期刊发表文章 100 余篇，SCI 发表文章十余篇，获得国家专利四项、中华医学科技奖三等奖。主编出版了《妇产科麻醉学》《短效肌肉松弛药的应用进展》《让妈妈不再有受难日——与准妈妈聊无痛分娩》《妇产科麻醉典型病例分析》；主译《ATLAS OF Regional Anesthesia》《危重症孕产妇多学科监护治疗》；副主译《Obstetric Anesthesia Principles and Practice》。

主编简介

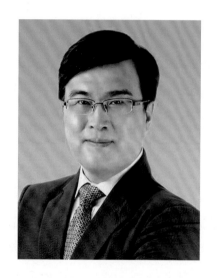

刘志强

主任医师，博士生导师。现任同济大学附属第一妇婴保健院麻醉科主任，同济大学医学院麻醉与脑功能研究所副所长。兼任中华医学会麻醉学分会产科麻醉学组委员，中国心胸血管麻醉学会疼痛学分会常务委员，中国研究型医院学会麻醉学专业委员会委员，上海医学会麻醉学分会委员，上海医师协会麻醉学医师分会委员，上海市中西医结合学会围术期专委会常委，微循环专委会委员，上海市科学技术委员会专家库专家。

从事临床麻醉工作 20 余年，在分娩镇痛和产科麻醉专业领域积累了丰富的经验，参与《分娩镇痛专家共识（2016 版）》和《中国产科麻醉专家共识（2016 版）》等多部国内专业指南的编写及推广。近五年以通讯作者和第一作者发表 SCI 论著 20 余篇，中文核心期刊论著 30 余篇，主持国家自然科学基金及省部级科研基金 6 项，主编专著 2 部，参编专著 7 部，获得国家专利 2 项。担任《上海医学》《国际麻醉与复苏杂志》通讯编委，《上海交通大学学报（医学版）》《Journal of Medical research》《Clinics》《PloS One》等杂志审稿人。

主编简介

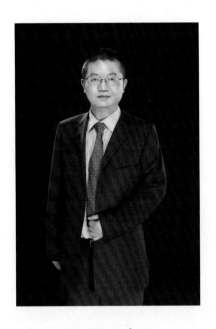

宋兴荣

主任医师，博士生导师。现任广州市妇女儿童医疗中心麻醉与围术期科主任。中国医师协会麻醉分会常委，中华医学会麻醉分会小儿学组副组长，广东省医师协会麻醉分会主任委员，广东省医学会麻醉分会副主委。主持两项国家自然面上项目及一项广州市民生重大科技项目。在 Anesthesiology 等杂志发表 SCI 论文 18 篇，参编书籍若干本，是中华麻醉学杂志及临床麻醉学杂志编委。擅长重症产科、分娩镇痛及复杂先心病手术的麻醉处理，主要研究方向为全麻药对未成熟神经元发育的影响。

序一

　　妇产科医学是一门独立性强、高风险的临床学科，而妇产科麻醉学同样是高风险的专科麻醉之一，临床需求日益增加，其中产科麻醉更是关系到母婴安全，责任大、风险高。国家卫生计生委 2017 年启动了母婴安全专项行动计划，鼓励综合性医疗机构设置产科专职麻醉医师，鼓励妇产科专科医院设置专职麻醉医师 24 小时驻守产房等。充分体现了国家的重视和对麻醉医师在保障母婴安全中重要作用的认可。目前，我国孕产妇安全性显著改善，以上海地区为例，2017 年孕产妇死亡率仅为 3.01/10 万，低于发达国家。

　　随着国家二孩政策的开放，高龄高危孕产妇的增加，孕产过程中的母婴安全形势不容乐观。产科麻醉专业人员将面临巨大的临床压力，妇科患者麻醉复杂性的增多也是临床的挑战之一。如何"避免给患者造成伤害"始终是临床同行的基本追求，我们懂得"是人就会犯错误"，但是，"真正唯一的错误就是不能从所犯的错误中学习到任何东西"。因此，唯有在实践中不断学习、不断思考、不断提升从而应对挑战。

　　《妇产科麻醉典型病例分析》由徐铭军、刘志强和宋兴荣三位教授主编，他们分别来自"北上广"的一流妇产专科医院，在妇产科麻醉中有十分丰富的临床经验以及扎实的研究背景。他们牵头编写的这本《妇产科麻醉典型病例分析》一书另辟蹊径，以临床病例着手，以问题和教训为导向，结合书本理论与专家点评，形成"从实践到理论直至升华"的思维模式，力求讲透疾病、说明背景、举一反三。所有的病例均来自于临床一线的真实事件，该书努力还原和再现当时场景，通过活生生的病例予以警醒，从教训中汲取经验，思索如何预防、如何识别、如何处理、如何当机立断。因此可读性强，更易引起读者的共鸣。

客观而言，中国仍然是最大的发展中国家，在医疗领域最大的特征就是医疗资源和现状在不同的地区仍有不小的差距。在妇产科医疗方面，我国现有不同层次的妇幼保健医疗机构，产科从业人员数量众多，职业培训现状参差不齐。为真实反映临床现实，该书的病例编者也分别来自不同级别的医院，有的是大学附属医院，有的是基层妇幼保健机构，在病例的表述和语言的组织上也各抒己见，虽有不足，但并不影响病例的可读性，我甚至以为这正是本书的特色之一，不追求华丽的辞藻，只反映病例的质朴。

祝贺三位主编和《妇产科麻醉典型病例分析》一书付梓，欣然应邀为其作序，只是希望该书能够成为麻醉医师茶余饭后的关注和思考，虽偶尔翻阅，却常常警醒，更期待读者的斧正和编者的更新，谨此，与大家共勉。

中华医学会麻醉学分会主任委员

黄宇光

2018 年 11 月 1 日

序二

为应对人口老龄化问题，2016年1月1日起我国全面实施了二孩政策，引起全国人民甚至世界的关注。这一特殊国情包含两个关键词，即"人口老龄化"和"全面二孩政策"，都给妇产科麻醉带来了挑战和机遇。首先，中国已经成为世界上老年人口数目最多的国家，需要进行手术治疗的高龄及超高龄患者不断增加。老年患者常合并心脑肺等疾病，有的患者甚至有3～4种合并症；术后并发症多，例如肺部感染、心力衰竭、认知功能障碍等，给妇科麻醉带来了巨大的挑战；其次，"全面二孩政策"的实施和辅助生殖技术的广泛开展，高龄、瘢痕子宫、多胎妊娠、肥胖产妇明显增多，随之而来的是产科并发症（如子痫前期、胎盘植入）、产科合并症（妊娠合并糖尿病、心脏病、肺部疾病等）和产科急危重症患者增多，给产科麻醉带来了前所未有的挑战。为应对挑战，并响应舒适化医疗的理念和围术期医学的学科发展方向，全国麻醉界的同道积极普及和推广妇产科麻醉的新观念、新技术，包括推进高危妇产科麻醉门诊/会诊制度，早期进行危重患者的麻醉管理；麻醉医师24小时进驻产房，为产妇和胎儿保驾护航；积极推广分娩镇痛，降低剖宫产率；加强妇产科麻醉的规范化培训；推广和运用B超等可视化技术；产科自体血回输技术；加强妇产科麻醉中监测；加强临床配合与沟通，建立产科医疗合作团队等。挑战也是机遇，压力也是动力，机遇在于妇产科麻醉的高风险性和临床热点问题（如产科出血、瘢痕子宫和羊水栓塞等）让患者乃至整个社会更多地了解了麻醉科的重要性、麻醉医师在围术期为妇婴健康做出的努力和贡献，使其从幕后逐渐走到社会的前台。

在这些背景下，我们的"幕后英雄"——奋斗在一线的麻醉医师积累了大量典型且宝贵的妇产科麻醉病例，《妇产科麻醉典型病例分析》一书应运而生。我很高兴能为此书作序，阅读中不仅感受到编者专业、创新及共享精神，也感受到我国妇产科麻醉的进步和贡献。书中每一章节均以一典型病例开始，围绕这个病例提出五大基本问题（关键的病理生理、诊治思维、规范处理、经验和教训以及进展），病例分析后附有专家点评和完整的参考文献。病例资料内容详尽丰富，讨论分析过程既结合患者疾病的病理生理特点，又融入了此类患者麻醉处理的原则及个人的临床经验或教训，同时普及了该领域前沿知识。专家点评尤为精彩，犀利点评指出病例中令人深思的关键点，拓宽了读者的视界，启发和引导读者建立起科学缜密的临床思维。本书适用于各级麻醉医师，可作为临床实践的参考专著，也可作为规范化培训的模拟训练教材。相信《妇产科麻醉典型病例分析》能帮助读者提高妇产科麻醉的管理水平。

中国医师协会麻醉学医师分会（CAA）会长

序三

　　妇产科麻醉作为临床麻醉学重点难点之一，主要包括妇科麻醉和产科麻醉两部分，其中妇科手术常常需要进入腹腔、深入盆腔和阴道操作，加之手术时常需要患者摆截石位、头低脚高位等特殊的体位，对呼吸和循环产生一定的影响；妇科常行腹腔镜手术还需要二氧化碳气腹，导致高碳酸血症；宫腔镜术，其过程中出现的一系列并发症如 TURP 综合征、急性肺水肿、空气栓塞等也常常让麻醉医师措手不及。由于产妇在妊娠期会出现一系列的生理变化，以及并存一些疾病（如妊娠高血压疾病、妊娠糖尿病、心脑血管病等），产科麻醉和镇痛涉及母体和胎儿两个方面时，情况更为复杂，存在一定风险，此时麻醉的重点必须要统筹考虑麻醉方法和药物对母婴双方的影响，以保证母婴双方的安全。随着国家二孩政策的全面放开以及国家各地区剖宫产率的居高不下，使得胎盘植入、胎盘早剥、子宫破裂、羊水栓塞等病例不断增加，产科麻醉常行的椎管内麻醉所导致的神经并发症、分娩镇痛技术的推广逐年增加，都对妇产科麻醉医师提出了挑战。

　　国内以妇产科麻醉病例为切入点的专著不多，所以特出此书。

　　《妇产科麻醉典型病例分析》一书主要汇编了全国范围内，包括北京、上海、广州、浙江、南京等地区的相关专家学者在临床工作多年来所搜集的真实的典型病例，共 15 章 68 个病例。这些病例中，涵盖妇产科麻醉工作中的典型病例（包括罕见病例、疑难病例、常见典型病例），它们都是临床宝贵的学术资料。本书通过详实的病例，用实事求是的态度，完成病历摘要、诊治思路、规范处理、成功的经验或失败的教训以及相关进展等内容的整理，并经本领域专家的客观点评，使读者（尤其是广大基层麻醉医师）对在妇产科麻醉过程中出现的类似问题，能够得到启发，提升临床处理和救治能力。

　　全书内容丰富，结构清晰，图文并茂，实用性强，具有重要的学术价值及参考意义。可供各级医院麻醉科、疼痛科、妇产科及相关科室医师、实习生、进修生、研究生阅读。

　　我衷心希望由徐铭军教授、刘志强教授、宋兴荣教授主编的《妇产科麻醉典型病例分析》一书，能够提升我国从事妇产科麻醉的广大中青年医生的临床能力，推动妇产麻醉的发展。

　　　　　　中华医学会麻醉学分会产科麻醉学组组长

2018 年 10 月

前　言

　　本书汇集了妇产科麻醉专业近年来收治的典型病例，这些病例既有妇产科常见疾病，也有少见病和疑难病的麻醉处理。病例中概述了疾病的主要诊治过程和麻醉实施，每个病例的最后都附有病例分析及专家点评。

　　本书由来自"北上广"三家大型的、一流的三甲妇产专科医院麻醉科主任领衔主编。病例征集覆盖地域广泛，来自我国五湖四海；病例征集医院众多，既有大学附属医院，也有基层妇幼保健机构，病例征集时特别说明要求真实没有纠纷的病例，希望作者可以写出成功的经验或失败的教训，点评专家就该病例处理得与失等诸方面都可以客观、公平、科学地进行点评。我们组织编写这本书的目的就是通过对每一个疾病手术诊治过程保留原始的麻醉实施记录，进而展开分析、点评，让读者熟悉妇产科常见疾病和典型疑难疾病的诊治思路，同时了解妇产科的诊治新进展，更主要是麻醉实施与处理的要点，即通过每一例典型或疑难病例的麻醉实施，学到一点或几点麻醉处理的要点和进展，从而帮助各级青年医师系统、快速地掌握妇产科常见和疑难手术的麻醉方法。

　　本书不仅有经典、疑难、罕见的妇产科手术的麻醉处理，还囊括了一些新技术、新进展或尚有争议的手术或麻醉的内容，如：外倒转术的麻醉、瘢痕子宫经阴道试产的应用及麻醉处理、连续腰麻在产科手术与镇痛中的应用、产科领域的回收式自体血回输的问题等，以期给予读者一些前瞻性的引领。

　　本书共分为15章，每章又包括若干个相关疾病的典型病例。初始征集了80个病例，经精选纳入了68个病例，今后还将不断地扩充典型的病例以飨读者。本书的特点和亮点就是每一例的病例分析和专家点评。本书实用性强，是一本很好的临床医学辅助教材，特别推荐给规培医师、研究生、进修医师和广大住院医师阅读。

本书病例的编写过程难免有不足，书中存在的不妥之处和纰漏，敬请读者和同道批评指正。

编 者

2018 年 9 月 11 日

目　录

第一章　椎管内麻醉及镇痛的神经并发症 ·· (1)

病例 1　剖宫产硬膜外麻醉并发霍纳综合征 ·· (1)

病例 2　剖宫产术后持续硬膜外镇痛致椎管内神经损伤 ······························· (6)

病例 3　椎管内麻醉相关神经损伤并发产后抑郁症 ·· (11)

病例 4　椎管内镇痛及麻醉致产后硬膜外脓肿 ·· (15)

病例 5　硬脊膜意外穿破后分娩镇痛的处理 ··· (19)

病例 6　剖宫产硬膜外麻醉致异常广泛脊神经阻滞 ·· (24)

病例 7　剖宫产硬膜外间隙麻醉中转全身麻醉术后下肢运动障碍 ·················· (28)

第二章　妊娠合并凝血功能障碍 ··· (34)

病例 8　连续蛛网膜下隙麻醉在血小板减少症产妇剖宫产的应用 ·················· (34)

病例 9　Ⅺ因子缺乏症产妇的剖宫产麻醉 ·· (40)

第三章　妊娠期高血压病的麻醉处理 ·· (45)

病例 10　妊娠期高血压合并急性左心衰竭的剖宫产麻醉 ······························ (45)

病例 11　连续硬膜外阻滞用于重度子痫前期的围生期处理 ··························· (50)

病例 12　重度子痫前期并发子痫性脑病的处理 ·· (52)

病例 13　HELLP 综合征合并胎盘植入的剖宫产麻醉 ··································· (58)

第四章　妊娠期糖尿病 ··· (64)

病例 14　妊娠并发酮症酸中毒 ·· (64)

病例 15　妊娠期暴发性Ⅰ型糖尿病 ··· (68)

第五章　呼吸系统并发症 ·· (73)

病例 16　重症 H1N1 病毒性肺炎的剖宫产麻醉 ·· (73)

病例 17　剖宫产术中突发急进性哮喘沉默肺的处理 ······································ (78)

病例 18　双胎妊娠合并 Kartagener 综合征的剖宫产麻醉 ····························· (82)

第六章　心血管疾病并发症 ··· (88)

病例 19　剖宫产术前急性左心衰致心搏骤停 ·· (88)

病例 20　剖宫产术后心搏骤停 ·· (94)

病例 21　急性左心衰合并反流误吸的剖宫产麻醉 ··· (97)

病例 22　妊娠合并心脏瓣膜病致心力衰竭的处理 ……………………（102）
病例 23　严重产后出血伴心搏骤停的救治 ……………………………（106）

第七章　中枢神经系统并发症 ………………………………………（111）
病例 24　硬膜外分娩镇痛期间发生意识障碍 …………………………（111）
病例 25　剖宫产术中广泛蛛网膜下隙出血致脑疝 ……………………（116）
病例 26　双胎妊娠剖宫产术中脑出血 …………………………………（123）
病例 27　妊娠合并盆腔恶性肿瘤剖宫产术后并发脑梗死 ……………（128）

第八章　妊娠合并胰腺疾病 …………………………………………（133）
病例 28　妊娠合并高脂血症性重症胰腺炎 ……………………………（133）
病例 29　妊娠合并胰腺癌的漏诊 ………………………………………（139）
病例 30　妊娠合并高脂血症急性胰腺炎的麻醉 ………………………（141）

第九章　妊娠过敏 ……………………………………………………（148）
病例 31　过敏性休克患者的剖宫产麻醉 ………………………………（148）
病例 32　产后过敏性休克的处理 ………………………………………（151）

第十章　羊水栓塞的救治及失败分析 ………………………………（156）
病例 33　经阴道分娩期间突发羊水栓塞的成功救治 …………………（156）
病例 34　剖宫产术后羊水栓塞死亡的处理及分析 ……………………（161）
病例 35　剖宫产术中突发羊水栓塞的救治 ……………………………（165）
病例 36　经阴道分娩后羊水栓塞死亡的处理及分析 …………………（169）

第十一章　产后出血 …………………………………………………（174）
病例 37　术中回收式自体输血在 Rh（D）阴性血型产妇剖宫产术的应用 ……（174）
病例 38　Rh（D）阴性血型产妇产后大出血的处理 …………………（178）
病例 39　回收式自体输血在凶险性前置胎盘大出血中的应用 ………（183）
病例 40　异型输血在剖宫产术中大出血的应用 ………………………（189）
病例 41　腹主动脉球囊阻断术在凶险型前置胎盘剖宫产中的应用 ……（193）
病例 42　产后大出血子宫动脉栓塞术治疗欠佳及分析 ………………（198）
病例 43　双胎妊娠剖宫产大出血的救治 ………………………………（204）

第十二章　子宫破裂 …………………………………………………（208）
病例 44　剖宫产术后阴道试产子宫破裂 ………………………………（208）
病例 45　产后出血伴子宫破裂 …………………………………………（214）
病例 46　产后延迟性子宫破裂的处理及分析 …………………………（217）
病例 47　椎管内分娩镇痛期间子宫破裂 ………………………………（219）

第十三章　妇科手术麻醉并发症 ……………………………………（224）
病例 48　宫腔镜术中静脉空气栓塞致死亡的处理及分析 ……………（224）
病例 49　全身麻醉宫腔镜术后大面积脑梗死 …………………………（229）

　　病例 50　宫腔镜术水中毒的处理及分析 ……………………………（234）

　　病例 51　妊娠合并巨大卵巢恶性肿瘤手术的麻醉处理 …………（240）

　　病例 52　子宫肌瘤切除术中应用垂体后叶素致心搏骤停的分析 ……（246）

　　病例 53　心脏瓣膜病变患者拟行腹腔镜手术的术前评估及处理 ……（249）

　　病例 54　妇科腹腔镜术中严重皮下气肿的处理 …………………（253）

　　病例 55　宫颈锥切术后发生严重腰椎间隙感染 …………………（258）

第十四章　分娩镇痛的实施 …………………………………………（266）

　　病例 56　瑞芬太尼静脉分娩镇痛的应用及分析 …………………（266）

　　病例 57　连续蛛网膜下隙分娩镇痛在剖宫产术后再次妊娠阴道分娩的应用 …（270）

　　病例 58　分娩镇痛中转剖宫产硬膜外导管误入蛛网膜下隙的分析及处理 ……（275）

第十五章　其　他 ……………………………………………………（280）

　　病例 59　臀位合并胎儿颈部巨大囊肿的 EXIT 麻醉管理 ………（280）

　　病例 60　分娩期突发抽搐的处理及分析 …………………………（286）

　　病例 61　剖宫产术中大剂量宫缩剂引起的不良反应处理 ……………（291）

　　病例 62　剖宫产局部麻醉药中毒的处理 …………………………（295）

　　病例 63　妊娠合并系统性红斑狼疮及肺动静脉瘘剖宫产的麻醉管理 ……（300）

　　病例 64　腰 - 硬联合麻醉在臀位外倒转术的应用 ………………（305）

　　病例 65　系统性硬化病产妇剖宫产的麻醉管理 …………………（311）

　　病例 66　连续蛛网膜下隙麻醉在高位截肢产妇剖宫产的应用 ……（317）

　　病例 67　连续蛛网膜下隙麻醉在脑血管畸形术后产妇剖宫产的应用 ……（323）

　　病例 68　妊娠合并水痘 - 带状疱疹病毒感染患者剖宫产的麻醉管理 ………（327）

彩色插图 ………………………………………………………………（333）

第一章　椎管内麻醉及镇痛的神经并发症

病例1　剖宫产硬膜外麻醉并发霍纳综合征

一、导读

腰段硬膜外麻醉是剖宫产以及分娩镇痛中最常使用的麻醉及镇痛方法,其安全性和有效性得到了临床验证,常见的并发症也为人所熟知。霍纳综合征(Horner's syndrome, HS)为腰段硬膜外麻醉的罕见并发症,由于其在硬膜外麻醉中发生率较低,尚未引起临床的重视,麻醉医师可能对其认识不足。一旦发生HS,可造成患者甚至临床医师的焦虑。本文拟通过分析3例腰段硬膜外麻醉并发HS病例的临床资料,探讨其可能的发生原因及应对措施。

二、病例介绍

1. 基本资料　行择期剖宫产手术的3例产妇,均为足月初产妇,年龄28~32岁,具体资料见表1-1。产妇均无系统病史,孕期未并发其他疾病,于硬膜外麻醉下行择期子宫下段剖宫产手术。

表1-1　产妇一般资料

产妇	年龄/岁	体重/kg	身高/cm	BMI/(kg/m^2)	生产史	孕周	手术时间
产妇1	26	80	166	29	初产	39周2天	40分钟
产妇2	30	76	164	28.2	初产	40周	35分钟
产妇3	28	71	159	28	初产	39周5天	40分钟

2. 麻醉方法　产妇入手术室后开放右上肢静脉。常规鼻导管吸氧(4L/min),监护血氧饱和度、无创血压和心电图。均采用硬膜外麻醉,穿刺点选择$L_{2~3}$间隙。产妇穿刺体位采用侧卧位。穿刺成功后,导管向头侧置管,留置3~3.5cm,侧卧位下通过硬膜外导管注入1.73%碳酸利多卡因3ml。改为平卧左倾位,观察5分钟后无蛛网膜下隙阻滞

征象,分两次给予1.73%碳酸利多卡因。感觉阻滞平面达T_8以上开始手术。术中输注乳酸林格液500ml、羟乙基淀粉500ml。新生儿剖出后,静脉滴注缩宫素20U,其中产妇1同时静脉注射卡贝缩宫素100μg。

3. 麻醉情况　产妇麻醉情况详见表1-2。产妇1穿刺体位选用左侧卧位,产妇2和产妇3均采用右侧卧位。穿刺置管过程均顺利。术中产妇的循环稳定,无低血压和心动过缓发生,仅产妇1在手术开始时有轻度的呼吸受限,但无低氧发生。新生儿Apgar评分均在正常范围。

表1-2　产妇麻醉情况

项目	产妇1	产2	产妇3
穿刺体位	左侧卧	右侧卧	右侧卧
局部麻醉药液总量(ml)	14	15	15
手术开始时阻滞平面	T_4	T_6	T_4
发生HS时阻滞平面	T_2	T_6	T_4
低血压(SAP<95mmHg)	无	无	无
心动过缓(<60次/分)	无	无	无
呼吸抑制	轻度	无	无
新生儿Apgar评分(1分钟)	10分	10分	9分
新生儿Apgar评分(5分钟)	10分	10分	10分

4. HS的发生情况　3例产妇均在手术结束和接近结束时主诉睁眼困难。体检发现产妇均有一侧眼睑下垂和瞳孔缩小,不同程度结膜充血。产妇1和产妇3有同侧面部潮红和皮温升高。都不伴有头痛及双上肢麻木等表现。详见表1-3。

表1-3　产妇发生HS的临床表现

临床表现	产妇1	产2	产妇3
HS出现侧	右侧	右侧	左侧
HS出现时间(min)	50	45	55
HS消退时间(min)	130	90	120
眼睑下垂	有	有	有
瞳孔缩小	有	有	有
结膜充血	轻微	明显	明显
颜面潮红	有	无	有
皮温升高	有	无	有

注:HS出现时间指距离硬膜外末次注药时间

5. 患者的转归及处理　3例产妇发生HS后均无低血压、心动过缓等表现,无呼吸困难。产妇1和产妇3在PACU观察40分钟左右,阻滞平面降至T_6以下送回病房;产妇2在PACU观察30分钟后转入病房。拔除硬膜外导管,术后镇痛均采用静脉镇痛模式。未

给予其他特殊干预措施。HS 症状在术后 60 分钟左右开始消退,完全消退时间见表 1 -
3。次日随访均无异常不适。

三、病例分析

1. 关键问题

(1)霍纳综合征(HS)定义:指包括同侧睑裂与瞳孔缩小、眼球内陷、一侧面部无汗
等临床表现的一组综合征。

(2)HS 的诊断:一般主要靠临床表现,包括一侧眼睑的下垂、瞳孔的缩小、面部无
汗(潮红),有的还伴有结膜充血、一侧鼻塞等。本报道中的 3 例产妇均有比较典型的临
床表现。欲确切诊断 HS 以及明确交感神经被阻断的部位(节前或节后),还需要做药物
试验,如可卡因试验等。硬膜外麻醉引起的 HS,多为节前阻滞。具体部位约在脊髓灰质
侧角的节前神经元发出节前纤维随相应脊神经前根出椎间孔的部位。

HS 在硬膜外麻醉中的发生率:腰段硬膜外麻醉引起的 HS 颇为少见。目前的共识是
在产科硬膜外间隙麻醉中更为多见。Biousse 等[1]认为在产妇中的发生率为 0.4% ~
2.5%。一篇较早的文献提出 HS 在硬膜外分娩镇痛中的发生率约为 1.33%,硬膜外间隙
麻醉的剖宫产中发生率为 4%[2]。而 2010 年的一项研究发现,在 4598 例接受硬膜外麻
醉的产妇中,仅有 6 例发生 HS[3]。国内的相关报道较少。

2. 诊治思维　腰段硬膜外阻滞发生 HS 的机制主要是由于局部麻醉药液向头端扩
散,导致颈交感神经受到阻滞[4]。有不少研究对机制提出了很多的推断,临床当中碰到
该类问题应结合实际,具体分析,做出判断。

(1)解剖和生理改变:硬膜外阻滞合并 HS 多见于产妇在施行分娩镇痛和剖宫产手
术当中。可能由于孕晚期的孕妇下腔静脉受压,硬膜外间隙静脉充盈,间隙相对变小。
生产时子宫收缩,孕妇用力屏气,如合用缩宫素可进一步增加硬膜外间隙的压力,促进
硬膜外间隙内的局部麻醉药液向头端扩散。因此,采用硬膜外阻滞的分娩镇痛产妇,HS
往往会延迟出现在娩出胎儿后[4]。而我院的 3 例 HS 均发生在剖宫产手术结束时,可能
是由于取出胎儿时要压迫腹部,然后静脉滴注或宫体注射缩宫素,子宫强烈收缩,使得
局部麻醉药液进一步向头端扩散所致。在已报道的病例中多为一侧出现 HS,据推测这可
能是由于硬膜外间隙中有分隔所致[5]。

(2)体位的影响:一般认为,重力和体位对药液的分布有一定的影响[6]。侧卧位注
药时,药液容易向低的一侧分布,且该侧阻滞更强一些。Biousse 等[7]分析发现,多数发
生 HS 的一侧与推药时体位偏向的方向一致。我院习惯一般是在侧卧位下推注试验剂量,
然后改为平卧(略左倾)后推注后续剂量。本研究 3 例产妇中,1 例是左侧卧位穿刺,结
果发生右侧 HS;2 例是右侧卧位穿刺,结果 1 例发生左侧 HS,而另 1 例发生右侧 HS。体
位对药液分布的影响及作用程度可能还是极其有限的。

(3)交感神经的高敏性:在硬膜外间隙中,交感神经节前纤维较感觉和运动神经更
易受到局部麻醉药的阻滞。一般交感阻滞平面要比感觉消失平面高 2~6 个节段。因此尽
管产妇 2 感觉平面在 T_6 水平,但交感阻滞依然可达 T_1 以上。另外也需注意,在部分人
群中,支配瞳孔的交感神经可能从 T_4 的脊髓灰质侧角发出,这也可能是部分患者阻滞平

面比较低，但仍然会出现 HS 的原因[1]。

（4）硬膜下间隙置管或注药：腰段硬膜外麻醉引起异常高的阻滞平面，应该警惕导管误置入了硬膜下间隙。De la Gala[8] 和 Rodríguez 等[9] 都报道过腰段硬膜外麻醉发生 HS，通过造影证实导管误入硬膜下间隙。Hoftman 等[10] 报道了两例胸段硬膜外麻醉的患者，在注射 1.5% 利多卡因 3ml 的试验剂量后就发生了 HS。高度怀疑导管药液进入硬膜下间隙，但是造影却显示导管在硬膜外间隙。不少报道硬膜外间隙置管误入硬膜下间隙的病例均发生在产妇当中。可能因产妇的硬膜外间隙压力增加，导致穿刺时辨别困难，硬膜外针意外刺破硬膜，导管置入硬膜下间隙。本研究中的 3 例产妇发生硬膜下阻滞的可能性较小，因为 HS 发生的时间偏晚，且局部麻醉药用量也较大（15ml）。

3. 规范处理　发生 HS 后，要注意产妇循环以及呼吸状况，按照椎管内阻滞平面过高的应急预案做好准备。事实上，从本研究中的病例以及其他报道的病例中，很少有低血压、心动过缓和呼吸抑制等发生。出现 HS 后，多数的报道均停止继续向硬膜外间隙给药，但是 Barbara 等[4] 在严密观察下继续向硬膜外间隙注药，亦未发生问题。因此有人推荐，发生 HS 后，或者停止从硬膜外导管中继续给药，或者减慢给药速度[10]。但若怀疑发生硬膜下阻滞，就必须停止继续给药。需将导管退出重新置管或者改用其他麻醉方法。应特别注意，该类患者由于交感神经受到广泛阻滞，在改用全身麻醉时，如使用琥珀胆碱将可能导致异常严重的心动过缓[10]。我们的建议是，如果发生了 HS，应停止继续向硬膜外导管中注药，术后镇痛方式宜改为静脉镇痛。

一般 HS 消退时间与使用的局部麻醉药种类有关。平均消退时间约为 215 分钟（报道从几分钟到 24 小时均有）[4]。本文中的病例均使用利多卡因，因此在 HS 出现后的 1 ~ 2 小时，症状逐渐消退。但是发生 HS 后，产妇和家属会比较焦虑。麻醉医师需做好解释工作，告知其在达到药物的半衰期后会逐渐减退，以解除患者其顾虑。但对于持续存在 HS 表现的患者，要考虑是否存在其他的原因。发生在脑内和头颈部位的各种疾患如脑梗死、臂丛损伤、血管性头痛，甚至一些恶性肿瘤及颈动脉夹层等，均有可能引起 HS，要做进一步的检查包括 MRI 等以确定诊断。

4. 经验与教训　本报道中的 3 例病例在发生 HS 后，均未有循环和呼吸的异常，新生儿 Apgar 评分都在正常范围。该并发症难以预防预测，一旦发生需要加强监护，做好应急的准备。

四、专家点评

HS 是由支配头面部的交感神经传出通路中任一部分中断所造成的一系列临床表现。由麻醉引起的 HS 最常见于臂丛或颈丛阻滞，主要是由于星状神经节同时受到阻滞。HS 发生在腰段硬膜外麻醉的病例确实少见，国内外已有一些零星的报道。但是值得注意的是大多发生在产科麻醉或分娩镇痛中，该文虽从产妇生理改变这一角度对可能原因进行了分析，但其真正的机制还待深入研究。该 3 例似乎也未发现明显的共同危险因素，因此对于腰段硬膜外麻醉引起的 HS 确是难以预测和预防的。

目前多认为 HS 是良性并发症，有自限性，通常转归良好，一般不会对患者造成伤害。在已知的报道中，多数患者未并发其他意外。但是腰段硬膜外麻醉一旦出现 HS，多提示交感甚至感觉和运动阻滞平面过高，可能会对循环和呼吸造成影响，必须提高警惕。也可能仅是异常广泛交感阻滞的前兆，但亦有发生心脏意外的可能。有文献就提出，硬膜外麻醉并发 HS 后有出现产妇低血压和胎儿心动过缓的情况。但 HS 并发的呼吸抑制却是极为少见的。该 3 例病例均在 PACU 进行了观察，处理较为得当。因此，麻醉医师有必要了解腰段硬膜外麻醉并发 HS 的原因、病理生理机制和可能的危害，对其做出合适的处理和解释。(点评专家：同济大学附属第一妇婴保健院　刘志强)

（病例提供：同济大学附属第一妇婴保健院　徐振东）

（校验人员：同济大学附属第一妇婴保健院　宋玉洁）

参 考 文 献

［1］Gao Z, Crompton JL. Horner Syndrome：A practical approach to investigation and management. Asia – Pac J Ophthalmol, 2012, 1(3)：175 – 179

［2］黄轶刚，张世民. Horner 综合征. 中国临床解剖学杂志, 2008, 26(6)：696 – 698

［3］Biousse V, Guevara RA, Newman NJ. Transient Horner's syndrome after lumbar epidural anesthesia. Neurology, 1998, 51(5)：1473 – 1475

［4］Barbara R, Tome R, Barua A, et al. Transient Horner syndrome following epidural anesthesia for labor：case report and review of the literature. Obstet Gynecol Surv, 2011, 66(2)：114 – 119

［5］Lynch JH, Keneally RJ, Hustead TR. Horner's syndrome and trigeminal nervepalsy following epidural analgesia for labor. J Am Board Fam Med, 2006, 19(5)：521 – 523

［6］岳云，吴新民，罗爱伦. 摩根临床麻醉学(第 4 版). 北京：人民卫生出版社, 2007

［7］BiousseV, Guevara RA, Newman NJ. TransientHorner's syndromeafter lumbar epidural anesthesia. Neurology, 1998, 51(5)：1473 – 1475

［8］De la GalaF, Reyes A, Avellanal M, et al. Trigeminal nerve palsy andHorner's syndrome following epidural analgesia for labor：a subdural block？ Int J Obstet Anesth, 2007, 16(2)：180 – 182

［9］Rodríguez J, Bárcena M, Taboada – Muñiz M, et al. Horner syndrome after unintended subdural block. A report of 2 cases. J Clin Anesth, 2005, 17(6)：473 – 477

［10］HoftmanN, Chan K. Two cases of horner syndrome after administration of an epidural test dose that did not recur with subsequent epidural activation. Reg Anesth Pain Med, 2009, 34(4)：372 – 734

病例 2　剖宫产术后持续硬膜外镇痛致椎管内神经损伤

一、导读

椎管内麻醉被广泛应用于产妇，其神经并发症发生率低[1]，据报道为 1∶（13 000 ~ 2500）。Brull 综述了[2]过去 10 年间 32 项产科麻醉神经并发症研究发现，蛛网膜下隙麻醉后神经根病变或周围神经病变发生率较硬膜外麻醉更高,总的来说,椎管内麻醉引发的永久性神经损伤的发生率很低。神经损伤原因是多方面的,首先与非产妇相比,产妇脑脊液中黄体酮激素及 pH 升高,而脑脊液容积、总蛋白、渗透压、钠离子、氯离子等都降低,这可能使产妇对局部麻醉药物更为敏感;其次,麻醉药物的浓度、种类、容积、麻醉操作是否规范,都是引发产妇神经损伤的重要原因。

二、病例介绍

1. 基本资料　产妇, 35 岁, 身高 170cm, 体重 78kg。因"社会因素, 要求手术终止妊娠"而入院。孕 1 产 0, 孕 39^{+1}周, LOA 未临产, 妊娠期糖尿病, 否认有腰椎病史。

2. 椎管内麻醉的实施和管理　产妇于 1 月 29 日 9∶35 入手术室后开放外周静脉并输液, 常规监测心电图、血压、血氧饱和度。穿刺体位采用左侧卧位, 穿刺点选择 $L_{3~4}$ 椎间隙。常规皮肤消毒, 铺洞巾后, 以 1% 利多卡因进行局部麻醉, 直入法行硬膜外穿刺, 使用 16G 的 Tuohy 硬膜外穿刺针固定棘上韧带后, 采用阻力消失法进入硬膜外间隙。然后进行蛛网膜下隙穿刺, 见脑脊液流出后, 注入 0.5% 罗哌卡因（耐乐品）2.6ml。退出蛛网膜下隙穿刺针后, 向头端置入硬膜外导管（箭牌, 美国）, 置管深度为 4cm, 妥善固定后嘱患者平卧位。注入试验量: 2% 利多卡因 3ml, 测定阻滞平面到达 T_8 后, 硬膜外间隙追加 2% 利多卡因 5ml。阻滞平面到达 T_6 后开始手术, 手术顺利。

3. 硬膜外镇痛的实施和管理　剖宫产手术即将结束时, 给予硬膜外镇痛首剂含有氢吗啡酮 0.6mg + 纳洛酮 40μg 共 6ml, 术后采用持续硬膜外镇痛, 镇痛性麻醉药物为 0.1% 左旋布比卡因配伍 30mg 地佐辛, 容量共 150ml, 背景剂量为 2ml/h, 负荷剂量为 2ml, 锁定时间为 15 分钟, 限定每小时不超过 10ml。

术后第二天（即 1 月 30 日）21∶35, 产妇主诉"右下肢乏力麻木, 不能行走", 简单查体: 右大腿皮肤感觉减退, 右腿不能抬离床面。考虑术后镇痛药物效应, 遂停止硬膜外镇痛泵输注, 继续观察。

术后第三天 08∶35 随访: 产妇主诉右下肢麻木并乏力, 较昨日加重。详细查体: 右侧臀部、鞍区、大腿后部及膝关节以下皮肤感觉减退、屈膝关节肌力 3 级、屈髋关节肌力 2 级。踝关节及脚趾肌力无减退, 膝跳反射未引出, 病理征未引出。未解大便, 持续导尿中。回报后根据科室诊疗常规给予神经脱水及营养治疗包括 20% 甘露醇 125ml 静脉滴注，每天 2 次，连用 3 天。地塞米松 20mg，静脉滴注，每天 1 次，连用 3 天。口服复合维生素 B 片(维乐生片)，每次 2 片，每天 3 次，连用 7 天。7 天后，产妇仍主诉右下肢麻木并乏力，可以正常大小便，可在家人搀扶下行走。此时除了小腿内侧感觉较前缓解，余同前。术后腰椎磁共振未见神经损伤信号，但提示皮下存在水肿。经神经内科会诊后，给予鼠神经生长因子(恩经复，18μg，肌内注射，每天一次，连续 90 天)，单唾液酸四己糖神经节苷脂钠盐注射液(施捷因，40mg，静脉滴注，每天一次，连续 30 天)，甲钴胺注射液(弥可保，0.5mg，静脉滴注，每天一次，连续 30 天)等神经营养治疗，后转至外院行神经康复治疗，半年后患者右下肢肌力感觉基本恢复，但会阴部感觉减退仍然存在。

三、病例分析

(一)关键问题

1. 局部麻醉药神经毒性所致的组织病理学改变　损伤最早发生在注射部位的脊神经后根，典型表现为轴索变性和髓鞘破坏，病变沿后索向腹侧发展，扩散到与脊神经后根相邻的脊髓白质、灰质，最终导致脊髓中心坏死。电镜观察表现为炎性细胞浸润、染色体溶解、线粒体结构破坏、髓鞘丧失。这种损伤程序与范围在低浓度时呈剂量依赖性，高浓度药物可产生永久性脊髓后柱和后根损伤，程度后根大于后柱[3]。

2. 神经损害的发生机制

(1)局部麻醉药神经毒性的产生机制：麻醉药物注入硬膜外间隙或蛛网膜下隙后，可对脊神经和脊髓中枢神经系统产生广泛的阻滞作用，因此局部麻醉药引起的神经损伤可包括脊神经和脊髓[4]。目前实验和临床研究分析局部麻醉药物的神经毒性可能有下列几种机制[5、6]。

1)药物的直接毒性：注入硬膜外间隙和蛛网膜下隙的局部麻醉药直接作用于神经细胞，影响神经细胞膜产生的浓度和渗透压梯度，从而引发化学性损伤，破坏神经纤维膜上的磷脂和蛋白结构，在细胞膜破裂的同时破坏细胞氧化磷酸化过程，降低线粒体跨膜动作电位，促进神经元凋亡。

2)神经缺血和血-神经屏障破坏：神经元长时间暴露于高浓度局部麻醉药可引起神经元血流减少，如果加入肾上腺素可进一步延长脊神经与局部麻醉药的接触时间加剧血流障碍。局部麻醉药抑制内皮依赖性血管扩张，干扰前列腺素合成，使微血管收缩导致神经元缺血缺氧。

3)钙超载：细胞内钙离子浓度增加，可诱导迟发性神经死亡。在局部麻醉药对急性分离的大鼠脊髓背根神经节电生理变化实验[7]中发现，局部麻醉药引起的脊髓背根神经节毒性与钠通道无关，但引起细胞内钙离子浓度升高，且升高的程度与局部麻醉药的神经毒性一致。

4)神经因子缺乏：局部麻醉药会影响胞内酶的作用导致细胞核断裂，并影响神经因子的轴突传递，使细胞体中缺乏如神经生长因子之类的亲神经因子，引起迟发性神经损害[8、9]。

(2)机械性神经损害和修复的机制：压迫或牵拉神经外膜或其营养血管，神经会出现营养缺乏、代谢障碍。轻度压迫可引起神经干内微血管闭合，使局部缺氧，出现快速但可逆的代谢障碍。较强的挤压或过度牵拉，将导致长时间局部运输受阻，因而很难逆转。如果血液运输受阻在数周或数月内仍可逆转，这种现象叫神经失用症或功能性麻痹。这种可逆性损伤具有保护轴突连续性、神经兴奋性和远侧端肌肉免受损伤的特点。如果损伤段轴突连续性中断，但神经内膜管仍保留完整，轴突仍可在神经内膜管内生长，因此神经功能仍可恢复。

（3）神经机械损伤和局部麻醉药毒性的相互作用：麻醉操作时穿刺针或导管机械性损伤神经根或神经干，可成为局部麻醉药致毒性反应的基础，敏感患者可出现严重后果。麻醉药物对损伤神经的长时间阻滞作用，可导致局部水肿等，进而损伤神经组织。如果局部麻醉药物直接注射到神经或脊髓内，则损伤不可避免且严重。妊娠期出现的慢性神经压迫或牵拉损伤，可与局部麻醉药作用相互叠加，导致麻醉后严重神经功能障碍。

（4）硬膜外间隙内压力问题：硬膜外间隙是一个近似负压状态的密闭腔隙，如果注入大量气体或液体会导致硬膜外间隙内压力增高，但当压力传递至蛛网膜下隙时，可导致物理性伤害[10~11]。随着麻醉药物剂量和容积增大，会出现硬膜外间隙压力升高及药物蓄积，其作用时间越长，引发的神经毒性就越发严重，神经功能恢复也更漫长。

3. 局部麻醉药神经毒性损伤的影响因素

（1）局部麻醉药在蛛网膜下隙分布不均：局部麻醉药的神经毒性大多表现为麻醉后有短时间的神经功能恢复，然后渐进性发展，严重者发生脊髓横断性损害[12]。损害都发生在腰骶神经节段，但这种位置特点很可能并非因为腰骶髓对药物特别敏感，更可能是麻药注射的部位使得药物首先作用于此所致。

（2）局部麻醉药种类：布比卡因和罗哌卡因对生长圆锥的抑制不明显，而利多卡因和甲哌卡因则明显抑制，高浓度神经生长因子不能改变这类抑制现象[13]。

（3）浓度、剂量和暴露时间：局部麻醉药浓度越高、脊神经在药物中暴露时间越长，则毒性越强。

（4）局部麻醉药比重：临床常用葡萄糖配成重比重液延长腰麻作用时间，但脊神经毒性也可能增强。穿刺部位或导管尖端部位是局部麻醉药神经损害的敏感部位，这与此处局部麻醉药蓄积浓度最高有关。

（5）肾上腺素对椎管内血管的影响：蛛网膜下隙注射利多卡因、布比卡因、甲哌卡因或丁卡因，都引起血管扩张而增加脊髓血流。而罗哌卡因则引起浓度依赖性脊髓血管收缩，降低脊髓血流。在局部麻醉药中增高肾上腺素浓度，神经毒的风险将增高，肾上腺素神经束内注射而导致轴突变性，肾上腺素含亚硫酸盐防腐剂与神经损害可能有关。

（二）诊治思维

鉴别产妇神经损伤是术中蛛网膜下隙麻醉药物导致的还是术后硬膜外间隙麻醉性镇痛药物导致的，是此案例诊断的关键。首先，蛛网膜下隙麻醉药物在蛛网膜下隙内扩散，会导致双下肢神经症状，而非单侧；其次，本次麻醉操作规范，术后6小时产妇虽然下肢有麻木感，但右下肢可自主屈伸，进一步证实神经损伤非操作直接引发，而剖宫产术后镇痛均通过硬膜外导管给药维持，随着麻醉性镇痛药液的持续输注，患者右下肢麻木乏力并逐渐加重。因此推测,术后镇痛药物的神经毒性是造成此次不良事件的直接原因。

(三)规范处理

由于局部麻醉药神经毒性的机制尚不完全清楚,预防也无理想的措施。在实施椎管内麻醉时应注意:①术前术后对患者积极宣教:术后4小时出现的任何肢体乏力和麻木均为异常,应当告知医护人员;②采用最低有效浓度局部麻醉药;③避免添加过多的佐剂;④避免使用缩血管药;⑤蛛网膜下隙麻醉失败而再行穿刺时,需慎重考虑;硬膜外麻醉(或与其他麻醉并用时)应常规使用试验剂量,以确保安全。

(四)经验与教训

由于对麻醉性镇痛药物致神经损伤的临床治疗经验不足,误以为是术后镇痛药物反应,处理上只是拔除硬膜外导管、暂停术后硬膜外镇痛泵使用,没有及时上报,是导致产妇延误诊治的一个重要原因。

(五)研究进展

临床和实验研究的结果都已经证明[5,6,14],所有的局部麻醉药物均有潜在的神经毒性,长期、高浓度或大剂量使用,可能导致永久性神经损伤。历年美国ASA会议资料和研究报道也指出,临床麻醉技术本身和目前所常用浓度的局部麻醉药对于神经系统会产生直接或间接的毒性作用,虽然非常严重的神经系统损伤的发生率很低,但在临床上出现的部分患者的神经并发症足以让我们引起重视。

四、专家点评

近年来临床报道多例不明原因的神经损害,麻醉操作和影像学检查没有明确证据,但术后出现严重的脊神经损害。脊神经损害尤其是产科患者发生率最高,可能与产妇自身激素水平及使用腰-硬联合麻醉方式最多有一定关系,且剖宫产手术后常采用硬膜外镇痛,持续输注麻醉性镇痛药物,使用的药物包括局部麻醉药,阿片类药物如吗啡、芬太尼等,也有人加入氟哌利多、曲马多等药物。这些药物本身的理化性质不一定适宜椎管内使用[14~16],其中含有的防腐剂也可能导致或加剧局部麻醉药的神经损害。另外这种超过两天以上的长时间持续输注给药等于将某一个区域内的几支神经长时间暴露在药物中,其损害可能大于单次用药。椎管内神经损伤的临床表现为短暂神经刺激症状、马尾综合征、延迟性腰骶神经功能障碍,甚至横断性脊髓损害。目前认为神经损害很可能有相同的机制,但由于损伤程度不同和个体敏感性差异,因而表现出从单纯的会阴部感觉迟钝到合并有排便异常的马尾综合征,直至横断性脊髓损害致截瘫等不同程度的神经功能障碍,目前大多归咎于药物对神经的毒性作用。

总之,椎管内麻醉所致无明确原因的神经损害是一个事实,提示有至今尚未认识到的一些因素,比如个体基因差异可能是原因之一。虽然发生率极低,但必须保持高度警惕性,早期发现、早期诊断、早期治疗,都不会留下严重神经后遗症。特别是康复治疗应该是针对具体受损神经支配的肌群,而不是某个下肢或部位。(点评专家:广州市妇女儿童医疗中心 宋兴荣)

椎管内麻醉或镇痛导致的神经损伤虽然极少发生，一旦发生对患者是灾难性的打击，故麻醉医师的操作必须严谨、规范。事实上，有些神经并发症是因为不规范操作而引起的，局部麻醉药则成了"替罪羊"。还有，硬膜外镇痛用药应越少越好，不仅是剂量还包括种类。建议推荐：低浓度的局部麻醉药配合一种阿片类药物，采用安全有效的最低剂量。（点评专家：首都医科大学附属北京妇产医院　徐铭军）

（病例提供：广州市妇女儿童医疗中心　张文华　宋兴荣）

（校验人员：同济大学附属第一妇婴保健院　宋玉洁）

参 考 文 献

［1］ Zakowski M. Complications associated with regional anesthesia in the obstetric patient. Semin Perinatol，2002，26：154 – 168

［2］ Brull R，McCartney CJ，Chan VW，et al. Neurological complications after regional anesthesia：contemporary estimates of risk. Anesth Analg，2007，104：965 – 974

［3］ Iida H，Watanabe Y，Dohi S，et al. Direct effects of ropivacaine and bupivacaine on spinal pial vessels in canine. Assessment with closed spinal window technique. Anesthesiology，1997，87：75 – 81

［4］ Wang Y，Ni H，Zhang W，et al. Downregulation of miR – 210 protected bupivacaine – induced neurotoxicity in dorsal root ganglion. Exp Brain Res，2016，234：1057 – 1065

［5］ Verlinde M，Hollmann MW，Stevens MF，et al. Local Anesthetic – Induced Neurotoxicity. Int J Mol Sci，2016，17：339

［6］ El – Boghdadly K，Chin KJ. Local anesthetic systemic toxicity：Continuing Professional Development. Can J Anaesth，2016，63：330 – 349

［7］ Radwan IA，Saito S，Goto F. The neurotoxicity of local anesthetics on growing neurons：a comparative study of lidocaine，bupivacaine，mepivacaine，and ropivacaine. Anesth Analg 2002，94：319 – 324

［8］ Kanai Y，Katsuki H，Takasaki M. Lidocaine disrupts axonal membrane of rat sciatic nerve in vitro. Anesth Analg，2000，91：944 – 948

［9］ Kanai Y，Katsuki H，Takasaki M. Graded，irreversible changes in crayfish giant axon as manifestations of lidocaine neurotoxicity in vitro. Anesth Analg，1998，86：569 – 573

［10］ de Medicis E，Pelletier J，Martin R，et al. Technical report：optimal quantity of saline for epidural pressure waveform analysis. Can J Anaesth，2007，54：818 – 821

［11］ 石海霞，龚玉华，武丽芳，等. 硬膜外间隙特异压力波形用于硬膜外穿刺及麻醉效果分析. 国际麻醉学与复苏杂志，2012，33（2）：73 – 75

［12］ Zhao G，Ding X，Guo Y，et al. Intrathecal lidocaine neurotoxicity：combination with bupivacaine and ropivacaine and effect of nerve growth factor. Life Sci，2014，112：10 – 21

［13］ Radwan IA，Saito S，Goto F. The neurotoxicity of local anesthetics on growing neurons：a comparative study of lidocaine，bupivacaine，mepivacaine，and ropivacaine. Anesth Analg，2002，94：319 – 324

［14］ Knight JB，Schott NJ，Kentor ML，et al. Neurotoxicity of common peripheral nerve block adjuvants. Curr

Opin Anaesthesiol, 2015, 28: 598 - 604

[15] Swain A, Nag DS, Sahu S, et al. Adjuvants to local anesthetics: Current understanding and future trends. World J Clin Cases, 2017, 5: 307 - 323

[16] Bailard NS, Ortiz J, Flores RA. Additives to local anesthetics for peripheral nerve blocks: Evidence, limitations, and recommendations. Am J Health Syst Pharm, 2014, 71: 373 - 385

病例3　椎管内麻醉相关神经损伤并发产后抑郁症

一、导读

产后抑郁症是指在产褥期发生的一种精神疾患。1968 年，由 Pitt 首次提出，其发病与生物因素和社会心理因素有关，其发病率为 10% ~ 15%。一般而言产后抑郁症的预后较好，2/3 的患者可在一年内康复，倘若再次妊娠则有 20% ~ 30% 的复发率。产后抑郁症不仅危及母体身心健康，还会影响婴儿的健康、母子关系和家庭生活质量，因而日益受到国内外学者的重视和关注。

二、病例介绍

1. 基本资料　产妇，女，34 岁，79kg，孕 39^{+1} 周。因"停经 40^{+3} 周，间断下腹痛 2 天"入院。一般状况可，产妇既往无手术麻醉病史、无腰椎病史。查体：体温 36.5℃，血压 101/70mmHg，心率 70 次/分，呼吸 20 次/分；无下肢活动障碍和感觉减退。凝血四项和血常规均正常。

2. 腰 - 硬联合麻醉的实施和硬膜外镇痛的管理　入院后产妇宫缩 20 ~ 30 秒/3 ~ 5 分钟，宫口扩张度 1.8cm，先露 S - 3，胎心率 130 次/分，胎膜早破，羊水Ⅲ度，存在晚期减速，考虑有胎儿窘迫可能。短时间内经阴道分娩困难，建议行剖宫产终止妊娠。产妇和家属经考虑后要求手术终止妊娠，拟行急诊剖宫产手术。

签署麻醉同意书。常规腰 - 硬联合麻醉，穿刺点选择 $L_{3~4}$，蛛网膜下隙麻醉药物为 0.5% 的罗哌卡因 2.2ml，硬膜外导管留置深度 4cm，硬膜外试验剂量为 2% 利多卡因 3ml。测试麻醉平面满意后，开始手术。术毕经硬膜外导管给予镇痛药物首剂量 6ml，含有氢吗啡酮 0.6mg 和纳洛酮 40μg，出手术室后予以硬膜外患者自控镇痛，药物配方为 0.1% 左旋布比卡因配伍 0.2mg/ml 地佐辛，维持剂量 2ml/h，自控剂量 2ml，锁定时间为 15 分钟，每小时不超过 10ml。

术后第二天，产妇主诉臀及会阴部存在麻木感，无大小便失禁，无双下肢活动障碍，立即停止硬膜外镇痛泵输注。术后第三天，产妇症状仍无好转，告知需要神经营养等治疗，但产妇拒绝药物治疗，并自行出院。

3. 抑郁症状的出现与治疗　1 个月后因"持续臀及会阴部麻木感"返回麻醉科复查。查体：臀及会阴部感觉减退，双下肢无肌力减退，膝腱及跟腱反射正常，病理反射未引出。嘱维生素 B_{12}（弥可保）500μg，口服，每天 3 次，连用 1 个月；外院鼠神经生长因子（恩经复）18μg，肌内注射，每天一次，连用 30 天。治疗后复查，会阴部感觉减退显著缓解。但由于产妇在诊治过程中奔波劳顿和无助，严重睡眠障碍，常独自一人哭泣，性格开始变得消极。伴有大便次数增加，每天 4 ~ 6 次，但大便性状正常，难以用药物缓解。经心理科医师诊断为产后抑郁症，通过抗抑郁治疗后，产妇症状完全缓解。

三、病例分析

（一）关键问题

1. 产后抑郁症的定义　产后抑郁症是分娩之后，由于性激素水平、社会角色及心理变化所带来的身体、情绪、心理等一系列变化，是女性精神障碍中最为常见的类型[1]。典型的产后抑郁症是产后 6 周内发生，可持续整个产褥期，有的甚至到幼儿上学前也不能缓解。需要指出的是，产后抑郁情绪不同于产后抑郁症，50% ~ 80% 的产妇会出现产后抑郁情绪，高峰出现在分娩后 2 ~ 5 天，通常包括哭泣、悲伤、易怒和焦虑。通常情况下，这些症状会在 2 周内逐渐消退，但有些病例会进展为产后抑郁症，需要预防其发展。产后抑郁症通常在产后第 1 天或数周内出现，表现为妄想幻觉、怪异的行为、困惑或思绪混乱，伴有情绪低沉或高涨。精神状态评估和体格检查达到了疾病的诊断标准，是一种病症，需要药物治疗。欧美国家中，产后抑郁症的发病率非常高。而国内，由于对产妇心理健康的忽略和传统文化相关的病耻感，而造成产后抑郁症发病率偏低的假象。

2. 产后抑郁症的影响因素

（1）神经内分泌因素[2,3]：较公认的观点认为，五羟色胺和多巴胺是抑郁症发作中重要的神经递质，体内激素水平的急剧变化是产后抑郁症发生的生物学基础。女性分娩前后雌激素迅速下降，尤其是产后 24 小时内。雌激素能上调单胺类递质在下丘脑的回收，降低大脑单胺氧化酶的活性，从而影响多巴胺在中枢神经系统的释放和传递。产后抑郁症患者的五羟色胺水平明显低于正常值，而且五羟色胺水平越低，抑郁症状越重。发生情绪障碍的产妇在产后第 2 天会出现较高的皮质醇水平，而皮质醇水平的升高可促使五羟色胺能和去甲肾上腺素能神经分泌降低，多巴胺能神经活性增高，进而产生抑郁症状。另外，促甲状腺激素、催乳素水平也与抑郁症状呈负相关。

（2）社会、心理因素：社会关爱度低或社会关爱缺乏是产后抑郁症的危险因素。婚姻满意度低、缺乏丈夫关爱的产妇易患产后抑郁症，而孕期应激压力越大、孕期发生不良事件越多，发生产后抑郁症的可能性越大。自我评价、婚姻中的地位、社会经济地位、是否计划妊娠、分娩环境、医务人员的态度等对产后抑郁症的发生也有一定的影响。

产后抑郁症多见于性格不稳定的产妇，按其发生的概率大小依次为：内向不稳定型、外向不稳定型、外向稳定型、内向稳定型。心理分析学家认为，孕妇在怀孕期间和产后，其行为会转变为更原始化或更具孩子气，此改变可引起心理冲突。

（3）遗传、产科、新生儿因素：从遗传学的角度分析，有抑郁症病史或者其他情感性疾病都是产后抑郁症发病的影响因素。既往抑郁症病史的女性在分娩之后，抑郁症的发病率非常高。从产科因素进行分析，怀孕、分娩对女性而言，分娩方式、分娩期间的疼痛、分娩过程、产程时长、是否发生产后并发症等，都会影响产后抑郁症的发生[4]。

新生儿的健康也是影响产妇产后抑郁症发病的一个危险因素[5、6]。早产产妇的抑郁症发病率高于足月分娩产妇，这和早产儿的健康状态与足月儿相比较差，从而可能造成产妇心理压力过大有关。

3. 产后抑郁症的麻醉因素　分娩期间的疼痛控制与降低产后抑郁症的风险存在相关性[7]。首先由于孕妇缺乏对分娩过程的认识，过分担心分娩过程中的疼痛，对分娩存在着紧张恐惧心理；再者，产褥期妇女的情感处于脆弱阶段，以产后一周情绪变化更为显著。因此，过度的焦虑和抑郁可导致产妇一系列生理、病理反应，成为产后抑郁症的促发因素。Ding T 等[8]临床研究发现，在产后 6 周，选择硬膜外分娩镇痛的产妇中发生产后抑郁症的比例为 14%，而没有选择硬膜外镇痛的产妇为 34.6%。虽然尚不能从这项观察性研究中得出分娩期间疼痛与产后抑郁症的因果关系，但鉴于产后抑郁症对初产妇、婴儿以及整个家庭有着严重的不良影响，这种潜在关联研究就显得至关重要。该研究是为数不多的调查分娩期间疼痛与产后抑郁症关系的研究之一。

（二）诊治思维

在产妇妊娠、分娩整个过程中，对产妇积极地进行健康教育，增强产妇的分娩自信心，可降低产后抑郁症的发病率。在分娩过程中，产妇对医务人员的信任，远远大于对家人的信任。医护人员包括麻醉医师在内的医务人员，他们对产妇亲切、温暖的关怀，会增强产妇的信心，缓解产妇紧张的情绪，有助于降低产后抑郁症的发生。同时对于分娩后出现的不良反应、并发症，应当及时发现、及时诊断、及时治疗。通过建立医护信任，避免产妇因为对自身健康的担心，而产生焦虑、情绪低落，甚至幻想等精神症状。同时，家属及社区健康工作者也应当对产妇围生期社会环境和经历的生活事件以及社会环境与情绪的相互影响引起警惕，适当而合理的围生期照顾和关爱对恢复产妇的社会功能非常有效，又可进一步改善患者的产后抑郁情绪。

（三）规范处理

产后抑郁症是多因素导致的结果，任何一个环节的疏漏都会引发甚至加重症状。对于麻醉医师，除了及时规范处理麻醉相关并发症，还应了解并参与以下预防措施。这对于缓解产妇的抑郁症状，维持心理健康也是必不可少的。

预防产后抑郁症的措施[9~10]：①妊娠期干预：产后抑郁症相关知识的宣教，可使孕妇正确认识妊娠、分娩生理，促进家庭成员之间的相互关爱，减少孕妇的各种压力；②分娩期干预：医务人员要注意语言技巧，避免医源性负面影响，分娩过程及疼痛对产后情绪抑郁影响较大，在分娩或手术过程应给予充分的关注，在生理上、心理上全力支持；③分娩后干预：对具有高危因素，比如孕前情绪异常、剖宫产、难产、滞产以及麻醉相关并发症等，应进行干预，及早进行心理咨询与疏导。

目前比较常用的标准[11]是 1994 年美国精神病学会在《精神疾病诊断与统计手册》（DSM－Ⅳ）中制定的"产褥期抑郁症的诊断标准"，其内容如下：在产后 2 周内出现下列症状中的 5 条或 5 条以上，但至少有 1 条为情绪抑郁或缺乏兴趣或愉悦：①情绪抑郁；②对全部或大多数活动明显缺乏兴趣或愉悦；③体重显著下降或增加；④失眠或睡眠过度；⑤精神运动性兴奋或阻滞；⑥疲劳或乏力；⑦遇事皆感毫无意义或自责感；⑧思维力减退或注意力涣散；⑨反复出现死亡的想法。

（四）经验与教训

在本例患者的治疗过程中，作为麻醉科医师首先关注到的是产妇的身体健康，对于该产妇的椎管内神经并发症，虽然交代了药物治疗方案，但更多的是冰冷的交谈和签字，而没有相应的人文关怀，造成产妇回避治疗，自行出院。在产后康复期，持续的臀部及会阴部并没有消退的麻木感、疼痛以及返院后的长期治疗等因素，最终导致产妇发生产后抑郁症。这很大程度上是忽略了产妇心理健康所造成的。

四、专家点评

虽然产后抑郁症与一般的抑郁症存在相似的一方面，但它在家族病史、人格特征、既往病史、心理社会因素、分娩年龄、方式及季节等方面存在自身独特的临床特征，治疗也有其独特性[12]。同时。产后抑郁症对产妇及婴儿生理上都带来巨大的危害，临床医师和产妇家属在围生期应高度重视。产后抑郁症是产后常见的并发症之一，随着健康教育的逐渐普及，产后抑郁症的诊断率不断提高，产后抑郁症患者的临床表现也不尽相同。本例产妇除精神表现外，主要以消化道紊乱为主，也有产妇以心血管表现为主等，这些都有待进一步更深入广泛地研究，以便为产后抑郁症产妇的预防和治疗提供更合理的指导。（点评专家：广州市妇女儿童医疗中心　宋兴荣）

（病例提供：广州市妇女儿童医疗中心　张文华　宋兴荣）

（校验人员：同济大学附属第一妇婴保健院　宋玉洁）

参 考 文 献

［1］O'Hara MW, Wisner KL. Perinatal mental illness: definition, description and aetiology. Best Pract Res Clin Obstet Gynaecol, 2014, 28: 3 - 12

［2］Sherer ML, Posillico CK, Schwarz JM. The Psychoneuroimmunology of Pregnancy. Front Neuroendocrinol, 2017, Oct27. Epub ahead of print

［3］Szpunar MJ, Parry BL. A systematic review of cortisol, thyroid - stimulating hormone, and prolactin in peripartum women with major depression. Arch Womens Ment Health, 2017, 21(8): 1 - 13

［4］Zaidi F, Nigam A, Anjum R, et al. Postpartum Depression in Women: A Risk Factor Analysis. J Clin Diagn Res, 2017, 11: qc13 - qc16

［5］Garcia ER, Yim IS. A systematic review of concepts related to women's empowerment in the perinatal period and their associations with perinatal depressive symptoms and premature birth. BMC Pregnancy Childbirth, 2017, 17: 347

［6］Grote NK, Bridge JA, Gavin AR, et al. A meta - analysis of depression during pregnancy and the risk of preterm birth, low birth weight, and intrauterine growth restriction. Arch Gen Psychiatry, 2010, 67: 1012 - 1024

［7］Hiltunen P, Raudaskoski T, Ebeling H, et al. Does pain relief during delivery decrease the risk of postnatal depression? Acta Obstet Gynecol Scand, 2004, 83: 257 - 261

［8］ Ding T, Wang DX, Qu Y, et al. Epidural labor analgesia is associated with adecreased risk of postpartum depression: a prospective cohort study. Anesth Analg, 2014, 119: 383 – 392

［9］ Nguyen J. A Literature Review of Alternative Therapies for Postpartum depression. Nurs Womens Health, 2017, 21: 348 – 359

［10］ Battle CL, Salisbury AL, Schofield CA, et al. Perinatal antidepressant use: understanding women's preferences and concerns. J Psychiatr Pract, 2013, 19: 443 – 453

［11］ Newport DJ, Hostetter A, Arnold A, et al. The treatment of postpartum depression: minimizing infant exposures. J Clin Psychiatry, 2002, 63(Suppl7): 31 – 44

［12］ Hartmann JM, Mendoza – Sassi RA, Cesar JA. ［Postpartum Depression: prevalence and associated factors］. Cad Saude Publica, 2017, 33: e00094016

病例 4　椎管内镇痛及麻醉致产后硬膜外脓肿

一、导读

硬膜外脓肿是硬膜外间隙麻醉的严重并发症之一，发病率较低，属于神经科急症，如不及时诊治，致残率和致死率均很高。最常见的临床表现为背痛、运动肌无力、发热、感觉异常和大小便失禁。细菌感染是最常见的病因，皮肤和软组织感染是最常见的起因。危险因素包括硬膜外导管长期置入、无菌条件差、菌血症和免疫功能低下。严格无菌操作、避免长期硬膜外导管置入和抗生素的使用可减少其发生。了解硬膜外脓肿的危害，提高麻醉医师对此病的认识和重视，有利于减少椎管内感染事件的发生。

二、病例介绍

1. 基本资料　产妇，30 岁，身高 158cm，体重 53.5kg。主因"孕 2 产 0，宫内妊娠 40^{+1}周临产"入院，宫口扩张度 2cm 时要求行分娩镇痛。

2. 分娩镇痛前访视　查体：体温 36.5℃，血压 122/71mmHg，心率 89 次/分，胎心率 140 次/分。血常规(血红蛋白 114g/L、白细胞 8.3×10^9/L、血小板 206×10^9/L)、凝血功能、生化等化验检查均无异常。

3. 分娩镇痛实施和管理　产妇入室后开放外周静脉并输液、常规生命体征监测、胎心监测。穿刺体位采用左侧卧位，常规消毒铺巾，选择 L$_{2~3}$行硬膜外间隙穿刺置管，穿刺过程顺利，妥善固定导管。先给予试验剂量 1% 利多卡因 3ml，观察 5 分钟无异常后硬膜外追加 0.0625% 左旋布比卡因配伍舒芬太尼 0.5μg/ml 混合液 10ml，镇痛效果满意。

4. 中转　剖宫产行分娩镇痛 4 小时后，产妇因"胎儿宫内窘迫"转行剖宫产术。麻醉医师自硬膜外导管追加 2% 利多卡因 5ml，观察 5 分钟无异常，先后追加 0.75% 罗哌卡因共计 12ml，手术过程顺利，麻醉效果满意。术毕给予 0.01% 吗啡溶液后采用持续硬膜外镇痛(PCEA)进行剖宫产术后镇痛。

5. 术后随访　产妇术后第 2 日(即硬外管留置 24 小时),产妇开始发热,体温 39.8℃,诉头痛、寒战,皮肤潮红,给予药物退热、物理降温等处理后暂降至 38.8℃。实验室检查:白细胞 $11.43 \times 10^9/L$、中性粒细胞 97.9%、C - 反应蛋白 138mg/L、血沉 35mm/h。胸部 X 线片:心肺未见异常。硬膜外间隙穿刺点未见异常,继续采用 PCEA 镇痛。术后第三天(即硬膜外导管留置 48 小时),产妇仍然发热,体温 39.5℃,产妇精神疲倦,面部及躯干潮红,颈、胸前密集粟粒样皮疹,无瘙痒,压之褪色。继续给予产妇抗感染治疗。实验室检查:白细胞 $13.45 \times 10^9/L$、中性粒细胞 97.8%、CRP > 190mg/L、总蛋白 41.2g/L、清蛋白 24.38g/L、球蛋白 16.9g/L。麻醉医师拔除硬膜外导管时发现穿刺点渗液,给予 2% 碘酊、75% 酒精消毒后加压包扎,红外线频谱照射等对症治疗;体检双下肢肌力正常。术后第四日,产妇仍然发热,主诉寒战、胸闷、心悸、舌头麻木等不适。面部及躯干潮红减退,但颈及胸前粟粒样皮疹增多,心前区听诊双肺散在粗湿啰音。复查胸部 X 线片:双下肺肺炎改变,未排除肺水肿可能;双肺纹理增多、乱、模糊。实验室检查:降钙素原(PCT)6.35ng/ml、血沉 25mm/h、K^+ 2.8mmol/L、白细胞 $13.27 \times 10^9/L$、CRP > 190mg/L。麻醉医师查房见腰部穿刺点渗液明显减少,双下肢肌力正常。术后第五天(拔除硬膜外导管 48 小时后)产妇仍然发热,自诉双腿乏力。麻醉医师查房见产妇背部组织水肿,压之凹陷;穿刺点稍红,轻压痛,能挤出少量稀薄脓液;穿刺点周围无肿胀、压痛及波动感;双腿屈曲正常,抬高稍困难,肌力 4 级;双下肢痛觉及温度觉无减退;生理反射存在,病理反射未引出。术后第六天,产妇体温降至正常,颜面部无潮红,颈及胸前糠麸样脱屑。产妇诉双腿疼痛伴麻痹,肌力 3 级。为排除椎管内感染可能,行胸部及腰椎 CT 检查,检查结果提示:双侧胸腔积液,两下肺片状密度增高影;腰椎 CT 平扫并未见异常。为进一步明确诊断,转上级医院治疗。

6. 转院处理及愈后　转院后(术后第 9 天)背部穿刺点处见一脓点,有硬结,直径约 3cm,可挤出脓液约 2ml,腰骶棘突压痛。产妇自诉腰痛伴双下肢乏力、放射痛。体检:$L_{3\sim4}$ 水平见一窦道口,约 5mm,压之伴黄白色脓液渗出,腰椎椎旁肌紧张,压痛,棘突叩击痛,腰椎活动明显受限。双侧大腿肌力 3 级,皮肤感觉正常。MRI 提示:$L_{2\sim4}$ 椎体水平椎管内硬膜外占位并 $L_{3\sim5}$ 椎体棘突水平皮下组织多发异常信号,考虑感染性病变并椎管内、皮下脓腔形成。纠正低蛋白血症后于术后第十天行椎板切开减压,清除感染病灶,解除神经受压。术后继续抗炎、支持等治疗于手术后 26 日痊愈出院,未遗留任何神经并发症。

三、病例分析

(一)关键问题

1. 妊娠与感染　妊娠期感染性疾病的严重度和易感性变化可能与妊娠期免疫学的改变有关。妊娠期间,性激素水平出现显著变化,母体通过激素 - 免疫细胞 - 细胞因子网络对妊娠生理过程进行免疫调节。妊娠期间免疫功能由 Th1 向 Th2 转变,细胞免疫功能受抑制而体液免疫功能占优势,这对维持妊娠有利;但同时机体处理感染的能力减弱,导致对某些感染和自身免疫疾病易感性增高[1]。

2. 硬膜外脓肿

(1)概述及发病率:硬膜外脓肿是一种位于椎管内硬膜外间隙的化脓性炎症,属于神经科少见的严重急症，也是椎管内阻滞后的严重并发症之一。椎管内阻滞后并发硬膜外深部感染的发生率约为9/100万[2]。据美国ASA医疗事故索赔数据库显示，46%的产科麻醉索赔案例涉及感染性并发症[3]。

（2）临床表现：硬膜外脓肿可多发，最常见的临床表现为背痛（67%）、运动肌无力（52%）、发热（44%）、感觉异常（40%）和大小便失禁（27%）。实验室检查可有血白细胞、红细胞沉降率和C-反应蛋白等感染指标的升高[4]。

（3）病因及风险因素：细菌感染是最常见的病因，最常见的细菌为金黄色葡萄球菌。皮肤和软组织感染是硬膜外脓肿最常见的起因[4]。细菌可能通过硬膜外导管、污染的局部麻醉药液或血行播散进入硬膜外间隙。Reynolds等[5]报道了16例硬膜外脓肿案例，所有案例均与硬膜外导管有关。硬膜外导管留置时间越久感染风险越大。另外，未佩戴口罩、无菌条件差、阴道感染、菌血症和免疫功能低下也会增加感染风险。严格无菌操作、避免长时间导管留置和抗生素的使用可减少其发生。

（二）诊治思维

1. 诊断　硬膜外脓肿应结合病史、临床体征、穿刺检查和MRI扫描来诊断。应注意患者是否有感染灶、手术史及椎管内穿刺史；是否有高热、寒战等急性全身感染症状；是否有背痛、运动肌无力和感觉异常等神经功能障碍；实验室检查是否有感染性指标升高；MRI是诊断硬膜外脓肿的有力工具，通过平扫及增强扫描，可了解脊柱椎体、周围软组织情况及脓肿的范围；硬膜外穿刺如能抽出脓液，也可明确诊断；通过脓液和血液培养可确定病原菌。

2. 诊断依据

（1）病史：椎管内穿刺置管史、连续硬膜外术后镇痛史。

（2）全身感染症状：发热、寒战；实验室检查感染指标（血白细胞、红细胞沉降率及C-反应蛋白）升高。

（3）感染灶：穿刺点周围组织水肿；穿刺点红、有压痛，可挤出少量稀薄脓液。病情发展后期，$L_{3～4}$水平见一窦道口，压之伴黄白色脓液渗出。

（4）神经功能障碍：双下肢运动肌无力、有放射痛；腰椎椎旁肌紧张、压痛，棘突叩击痛。

（5）MRI检查：$L_{2～4}$椎体水平椎管内硬膜外占位。

（6）脓液培养：铜绿假单胞菌。

3. 鉴别诊断　诊断硬膜外脓肿应与硬膜外血肿和椎管内髓外转移瘤相鉴别。

（1）硬膜外血肿：此类患者多有凝血功能异常或抗凝治疗史，以及椎管内穿刺困难或置管困难史。研究显示，约50%的硬膜外血肿与硬膜外导管撤除相关[6]。血肿压迫水平与穿刺点相吻合，常表现为麻醉后阻滞作用持久不退，或消退后再出现肌无力、截瘫等运动障碍症状（血肿形成压迫脊髓）。依据临床表现、实验室检查和CT/MRI可有助于鉴别。

（2）椎管内髓外转移瘤：椎管内转移瘤多发生在硬膜外间隙，呈浸润性生长，易侵犯脊神经根，因此神经根性疼痛为患者最常见的首发症状及主要表现，夜间平卧位时疼痛明显，病情发展迅速，多数患者就诊时多已出现不完全或完全性截瘫。转移性肿瘤常有原发瘤的病史，通过血液、脑脊液和淋巴等途径快速播散。依据患者临床表现、CT/MRI 有助于诊断。

4. 治疗　硬脊膜外脓肿应作为神经外科急诊在脊髓发生不可逆损伤以前进行治疗，治疗手段包括紧急手术减压和抗生素治疗。随着 MRI 技术进展以及硬膜外脓肿早期确诊的实现，内科手段逐步引入到治疗管理中。近期数据汇总显示，约 60% 患者接受手术治疗[4]。决定患者是否接受手术治疗的最主要的因素为肌无力或其他神经系统症状，如果患者只有背痛而无神经系统并发症时则更倾向于保守治疗。

治疗方案：①终止 PCEA，拔除硬膜外导管，穿刺点消毒后加压包扎、红外线频谱照射；②对症治疗：药物退热、物理降温；抗感染治疗；③纠正低蛋白血症；④椎板切开减压，清除感染病灶，解除神经受压；⑤术后继续抗感染、支持等治疗。

（三）规范处理

对产妇实施椎管内阻滞，要求高度洁净的空气环境，尤其是产房。麻醉医师在实施操作前，应洗手、穿手术衣、佩戴口罩与手套；在操作过程中应严格执行无菌原则。分娩镇痛与剖宫产术后采用硬膜外镇痛时，应注意硬膜外导管留置时间并及时拔管。拔出硬膜外导管时应在严格消毒后使用无菌敷料贴，并注意观察穿刺点是否有红肿、渗液；产妇是否有背痛、发热等不适。对可能怀疑本病的产妇应立即行全面的检查，早诊断早治疗，改善预后。

（四）经验与教训

麻醉医师在侵入性操作前、操作时及操作后都应重视无菌原则。产妇自身因素，如分娩时出汗和背部移动使辅料贴松动/脱落、穿刺点可能暴露，产妇自身免疫力及低蛋白血症等都可能是发生硬膜外脓肿的危险因素。对于行硬膜外分娩镇痛后中转剖宫产并且术后采用硬膜外镇痛的产妇，麻醉医师应关注硬膜外导管的留置时间、穿刺点及其周围变化；对于发热的产妇应警惕，结合各项检查除外产褥热，一旦发现问题应立即请医师会诊并积极处理，避免留下神经后遗症。

四、专家点评

椎管内麻醉操作引起的感染属严重的神经并发症。目前大量研究估计椎管内阻滞后严重椎管内感染的发生率不超过 0.3/10 000，虽然发生率极低，但其导致的后果十分严重。因此，严格预防其发生非常重要。术中严格的无菌环境与无菌操作是预防该并发症发生的重要保障。同时术前产妇全身合并感染或可能存在的菌血症都应明确诊断并作为椎管内操作禁忌证。

导致椎管内感染的危险因素包括硬膜外导管长期留置、无菌条件差、菌血症和免疫功能低下。椎管内感染发病潜伏期约为 40 小时，因此产妇术后行连续硬膜外镇痛需要建立非常严格的随访制度作为保障，随访时间与随访内容必须有细致的规定。尤其是当发现可疑表现时应增加访视频次，同时尽快完成相关影像学检查及病原学检查。该产妇在硬外导管留置 24 小时即出现发热等全身感染表现，同时实验室检查也有血白细胞和 C - 反应蛋白等感染指标升高的提示，尽管术后发热及实验室数据的异常并非椎管内感染的特异性表现，但应积极查找感染灶。本例如及时做相关椎管内影像学检查，应该可以更早做出正确诊断并及早治疗。术后第一天访视硬膜外间隙穿刺点虽未见异常，但产妇出现的精神疲倦，面部及躯干潮红，颈、胸前密集粟粒样皮疹等，也应引起麻醉医师的足够重视。即使最早开始的抗感染治疗也应以药敏试验结果为指导依据。

产妇在产后的低免疫力状态应引起麻醉医师的足够重视。研究表明，妊娠期间免疫功能由 Th1 型向 Th2 转变，细胞免疫功能受抑制而体液免疫功能占优势，这对维持妊娠有利，同时机体处理感染的能力减弱导致对某些感染因素和自身免疫疾病易感。同时免疫力低下的患者发生感染后治愈时间也较免疫力正常者长。该患者在术后第十天才行椎板减压清创术，术后神经系统并发症表现并不明显，与早期的抗感染治疗和穿刺点仍然保持脓液外渗有关。因此，对于已经诊断了硬膜外脓肿患者的早期处理应包括药敏试验指导全身抗感染治疗和脓肿穿刺引流术，必要时椎板切开解除脓肿对脊髓的压迫，清除感染病灶。(点评专家:广东省妇幼保健院 广东省儿童医院 广东省妇产医院　胡祖荣)

（病例提供:广东省妇幼保健院 广东省儿童医院 广东省妇产医院　漆冬梅　胡祖荣）

（校验人员：同济大学附属第一妇婴保健院　宋玉洁）

参 考 文 献

[1] Kourtis AP,Read JS,Jamieson DJ. Pregnancy and infection. N Engl J Med,2014,370(23):2211 – 2218

[2] Ruppen W, Derry S, McQuay H, et al. Incidence of epidural hematoma, infection, and neurologic injury in obstetric patients with epidural analgesia/anesthesia. Anesthesiology, 2006, 105(2): 394 – 399

[3] Lee LA, Posner KL, Domino KB, et al. Injuries associated with regional anesthesia in the 1980s and 1990s: a closed claims analysis. Anesthesiology, 2004, 101: 143 – 152

[4] Arko L 4th1, Quach E, Nguyen V, et al. Medical and surgical management of spinal epidural abscess: a systematic review. Neurosurg Focus, 2014, 37(2): E4

[5] ReynoldsF. Neurological infections after neuraxial anesthesia. Anesthesiol Clin, 2008, 26(1): 23 – 52

[6] Horlocker TT. What's a nice patient like you doing with a complication like this? Diagnosis, prognosis and prevention of spinal hematoma. Can J Anaesth, 2004, (52): 527 – 534

病例 5　硬脊膜意外穿破后分娩镇痛的处理

一、导读

理想的分娩镇痛技术应当对于产妇和胎儿都是安全的，不影响产程进展和分娩，而且针对顺产过程的突发情况(譬如胎儿窘迫、子宫破裂等)做出快速反应,迅速转为紧急手术状态;另外,能够持续长效缓解疼痛,最大程度减少不良反应。在当前的临床实践中,硬膜外分娩镇痛和蛛网膜下隙分娩镇痛是分娩镇痛最有效的镇痛方法。不过椎管内镇痛也存在着并发症，硬脊膜穿破就是其中一种。如何在硬脊膜穿破后还能提供合适的疼痛缓解方式，并且最大限度地降低不良反应的发生，是需要探讨的。

二、病例介绍

1. 基本资料　产妇，28岁，身高169cm，体重65kg，因"停经39周，破水2⁺小时"入院。孕1产0，孕39⁺周，胎方位：LOA。

2. 分娩镇痛前访视　查体：体温36.5℃，无创血压110/73mmHg，心率90次/分，胎心率145次/分。既往无手术史，无药物过敏史，妊娠期无高血压，无糖尿病病史。血常规、凝血功能、生化等化验检查均无异常。产科检查：宫缩：1次/2~3分钟，一次持续25秒，LOA，估计胎儿大小3400g，羊水：清。

破水后2小时出现规律宫缩，宫口开至1cm，产妇疼痛难忍、焦虑，视觉模拟评分(visual analogue scale, VAS)为10分，无椎管内穿刺禁忌证，拟行硬膜外分娩镇痛。

3. 分娩镇痛的实施和管理　与产妇及其家属谈话签署麻醉同意书后，开放外周静脉并输液，常规生命体征监测，胎心监测。穿刺体位采用左侧卧位，常规消毒铺巾，进行局部麻醉皮肤浸润时产妇因宫缩痛有明显体动，与其反复沟通但患者配合度一般。选择17G硬膜外穿刺针在L_{2-3}间隙进行硬膜外麻醉穿刺，采用直入法，穿刺过程中无明显突破感，硬膜外针入2.5cm时进行负压试验，仍有阻力提示未进入硬膜外间隙。穿刺针进入3cm时无明显突破感，拔出针芯准备进行负压实验，发现有液体从针末端迅速滴出，提示硬脊膜穿破，拔除硬膜外穿刺针。在此操作期间，产妇因宫缩痛有过明显体动。与产妇充分沟通后，重新定位，在L_{2-3}间隙再次穿刺，硬膜外针入2.8cm时进行负压试验，注液无阻力，提示针尖已进入硬膜外间隙，遂置入硬膜外导管，导管到皮下深度为7cm。在导管尾端接上注射器，回抽无血或脑脊液，固定导管，嘱产妇平卧。经硬膜外导管给予1%利多卡因2ml，给药前回抽未发现有脑脊液或血液，但产妇30秒后出现双脚麻木，3分钟后即发展为双下肢麻木，无法活动，Bromage分级Ⅳ，胎心仪显示有宫缩，胎心140~150次/分，产妇无疼痛，VAS评分为0分，测量阻滞平面在T_8。整个过程中产妇意识清晰，无呼吸困难，无创血压106/60mmHg，心率80次/分，生命体征平稳。请示上级医师后，先观察，硬膜外导管暂不给予药物。嘱产妇平卧，静脉持续滴注万汶(羟乙基淀粉130/0.4氯化钠注射液)500ml，持续监测生命体征、胎心率、宫缩情况。给药30分钟后产妇双下肢麻木感消失，可以自如活动，Bromage分级0级，VAS评分为4分。再次回抽硬膜外导管未发现有脑脊液或血吸出，尝试再次给予0.625%利多卡因2ml，产妇3分钟后再次出现双下肢麻木，Bromage分级Ⅲ级，VAS评分为2分，测量镇痛平面在T_{12}，给药15分钟后双下肢麻木感消失，可以自如活动，Bromage分级0级，VAS评分为5分。

在此期间产妇宫缩不规律，强度明显降低，胎心正常，宫口从2cm缓慢扩张到3cm，产科医师给予缩宫素促进宫缩。给予缩宫素15分钟后，产妇宫缩痛剧烈，VAS评分为8分，请示上级医生并讨论后经硬膜外导管单次给予舒芬太尼5μg共10ml，15分钟后产妇疼痛缓解，VAS评分降为4分。此后硬膜外导管连接输液泵，给予0.4μg/ml舒芬太尼进行PCEA镇痛，6ml/h持续泵注，每次按压剂量为8ml/次。

4小时后产妇顺利娩出一男婴，因生产时用力使硬膜外导管脱出，在此期间VAS评分为 5 分，双下肢正常活动，Bromage 分级 0 级。产后嘱其平卧 36 小时，多喝水，静脉补液 2000ml/d，并产后 48 小时内静脉给予氨茶碱 250mg，每天 2 次。产后 24 小时和 48 小时随访患者情况均良好，情况良好，无头痛。在其强烈要求下，尝试坐起、直立、行走。之后 12 小时无头痛头晕，24 小时后主诉直立行走枕部有轻度胀痛，但不影响活动。出院后一周随访再无头痛。

三、病例分析

1. 关键问题

（1）硬膜外分娩镇痛的优势：椎管内镇痛是唯一的能将整个分娩过程都进行完全镇痛的镇痛方式。连续硬膜外镇痛是椎管内镇痛的主要方式，在国内开展已经有几十年的历史。在一项连续观察 1000 例经阴道分娩妇女的研究中发现，选择各种分娩镇痛技术，包括非药物的方法、经皮电神经刺激、肌内注射哌替啶、吸入一氧化二氮、硬膜外镇痛或联合多种方法，采用硬膜外镇痛的产妇疼痛缓解和完全满意度最高[1]。而且，采用硬膜外镇痛技术有利于在行紧急剖宫产时，经硬膜外导管注入局部麻醉药可以迅速转为满足剖宫产手术的麻醉。

（2）硬膜外分娩镇痛的缺点及注意事项：硬膜外分娩镇痛并非完全理想的分娩镇痛方式，也存在缺点：与蛛网膜下隙镇痛相比，镇痛起效慢，需要更多的药物；引起产妇全身局部麻醉药毒性的风险增大，胎儿的药物暴露的风险增大[2]。另外，留置硬膜外导管可能会因为穿刺针或硬膜外导管误入血管或穿破硬脊膜而出现并发症。给予试验剂量就是为了让麻醉医师能够早期发现导管异位[3]。硬膜外注射试验剂量既可以鉴别导管误入蛛网膜下隙，又不易引起高位或全脊髓麻醉及血流动力学紊乱。利多卡因 45 ~ 60mg 是最常见的用于试验剂量的局部麻醉药[4,5]。剂量虽小，但应足以观察到意外蛛网膜下隙注射引起的蛛网膜下隙麻醉，且一般不至于导致全脊髓麻醉。Richardson 等[6]描述了 5 位产妇在给予 45mg 利多卡因 + 15μg 肾上腺素试验剂量后，1 ~ 3 分钟迅速出现伴有运动神经阻滞和低血压的高位脊髓麻醉。麻醉医师必须清楚用于判断硬膜外导管位置的局部麻醉药试验剂量可能引起的反应，并且严密观察注入试验剂量 3 ~ 5 分钟后患者的感觉阻滞平面、运动、交感功能以确定无阳性反应。

（3）孕期中枢神经系统的改变对麻醉药物的影响：动物和人类模型都证明，在妊娠期产妇神经对局部麻醉药的敏感性增加，这与孕酮的作用有关。在蛛网膜下隙给药后，产妇仅需要少量的局部麻醉药就可以达到非孕时的麻醉平面，该现象可能的机制包括脑脊液容量减少、局部麻醉药的易感性增加和扩散增强[7]。曾有报道，在硬膜外间隙仅给予 45mg 利多卡因作为试验剂量就能导致全脊髓麻醉的情况[8]。

（4）硬脊膜穿破后的技术处理和相关问题：硬膜外穿刺针或导管意外穿破硬脊膜的发生率约为 1.5%[9]。如果在硬膜外间隙穿刺时发现硬脊膜穿破，麻醉医师主要有两个选择：一是拔除穿刺针，选择其他间隙进行穿刺并留置硬膜外导管；二是在蛛网膜下隙放置导管，在分娩时进行连续蛛网膜下隙分娩镇痛[2]。虽然在不同的间隙重新硬膜外置管可排除将鞘内导管误认为硬膜外导管的问题，然而通过硬膜外导管注入的局部麻醉药，可能会通过硬脊膜穿破的孔径，进入蛛网膜下隙，导致意外的阻滞平面过高[10]。所以硬脊膜穿破后的再次置管，用药必须更加谨慎，试验剂量是必不可少的步骤。

2. 诊治思维　该病例中产妇出现的类似于蛛网膜下隙麻醉的临床表现，第一考虑是硬膜外导管沿着破口置入蛛网膜下隙，但利多卡因在蛛网膜下隙麻醉持续作用时间为45～75分钟，该病例中产妇两次给予小剂量的利多卡因，阻滞平面消退的时间分别是30分钟和15分钟。下肢可以正常活动，药物持续时间较短，而且每次给药前回抽未发现脑脊液，发生蛛网膜下隙置管的可能性有待商榷；第二考虑是导管被置入在硬脊膜与蛛网膜之间的间隙，虽然硬膜下隙阻滞的临床表现是10～15分钟的广泛片状阻滞，但可能由于硬脊膜的破裂在给予麻醉药物时，变成快速的高位阻滞或全脊髓麻醉。硬膜下阻滞局部麻醉药向头侧扩散比向骶部扩散更广泛，若出现高位阻滞会明显影响循环呼吸。该病例中产妇并未出现明显循环衰竭、呼吸困难的情况，故发生硬膜下置管的可能性也较低；第三考虑是通过硬膜外导管注入的局部麻醉药可能会通过硬脊膜穿破的孔径，进入蛛网膜下隙，导致意外的高平面神经阻滞，因为该病例中选择穿破的同一间隙置入硬膜外导管，可能局部麻醉药渗入到蛛网膜下隙的剂量较多而出现类似于蛛网膜下隙麻醉的临床表现。另外，该产妇也有可能是对局部麻醉药敏感性增加，蛛网膜下隙少量的利多卡因就会出现高的麻醉阻滞平面。

3. 规范处理　该病例中硬膜外导管给予利多卡因后引起广泛运动阻滞，影响分娩进程，局部麻醉药已经不再适用于椎管内镇痛，故选用阿片类药物进行椎管内镇痛。阿片类药物椎管内的作用是独特的，因为它产生镇痛的同时不会丧失知觉或本体感觉[2]，没有交感神经阻滞作用，不会因此引起低血压；也没有运动神经阻滞作用，不会影响产妇第二产程的分娩用力[10]。阿片类药物椎管内给药的最终目标是使药物渗透至脊髓背角，激活μ-阿片类受体。药物从脑脊液移动至脊髓背角的能力取决于其理化性质。舒芬太尼由于其强脂溶性可在脊髓浅表层即脑白质重新分布或阻隔[11]。硬膜外间隙给予舒芬太尼在第一产程可产生很好的镇痛效果，单次剂量可持续80～140分钟，且硬膜外给予小于50μg的剂量后，母体的血浆浓度很低，几乎为0。而母体药物血浆浓度越低，对胎儿的影响越小[3]。

4. 经验与教训　分娩镇痛操作时和产妇的沟通非常重要，因为疼痛体验的个体差异，某些产妇对疼痛敏感度高，无法有效地配合，切忌在宫缩痛产妇无法配合的时间点穿刺。另外，硬脊膜穿破后应该在另一间隙重新穿刺置管，不应该在同一间隙置管，导致局部麻醉药沿破口渗入蛛网膜下隙的量增多，而出现高平面的阻滞。

四、专家点评

对于导管是否置入蛛网膜下隙，不能单单靠回抽有无脑脊液来判断，应该给予试验剂量。针对这个病例，给予试验剂量出现短时间的高平面阻滞，无法清晰判断导管位置，继续选用此硬膜外导管进行椎管内镇痛有些冒险，可以换另一个间隙（$L_{1～2}$）重新置管。明确硬脊膜穿破后还是应该争取继续实施分娩镇痛，可以采用直接置管蛛网膜下隙进行连续蛛网膜下隙镇痛，或者在上一个间隙进行连续硬膜外给药行分娩镇痛，但应该单独使用阿片类药物不辅用局部麻醉药，避免全脊髓麻醉的发生，镇痛效果同样可以达到满意程度，但要注意阿片类药物的不良反应，尤其是呼吸抑制。既往文献报道认为，蛛网膜下隙的药物剂量应该是硬膜外间隙的1/10，本例在明确第二次置管在硬膜外间隙的情况下，给予的舒芬太尼剂量似乎远远超出了合理剂量，但并没有出现呼吸抑制等不良反应，可能是仅有极少部分舒芬太尼通过破口进入蛛网膜下隙发挥作用，但需积累更多病例进一步探讨。尽管大多数舒芬太尼相关的呼吸抑制案例发生于使用较大剂量时，但也有报道分娩镇痛时舒芬太尼蛛网膜下隙给药的剂量低至 10μg，也引起了呼吸抑制[12]。所以，在阿片类药物的剂量选择和使用时都要密切关注产妇的情况。（点评专家：广州市妇女儿童医疗中心　宋兴荣）

（病例提供：广州市妇女儿童医疗中心　汪自欣　宋兴荣）

（校验人员：同济大学附属第一妇婴保健院　宋玉洁）

参 考 文 献

[1] 连庆泉．Chestnut 产科麻醉学．北京：人民卫生出版社，2017，377－416

[2] 钱燕宁．妇产科麻醉学．北京：人民卫生出版社，2007，377－416

[3] ScavoneSL, McCarthyRJ, WongCA, et al. The influence of time of day of administration on 天 uration of opioid labor analgesia. Anesth Analg, 2010, 111(1): 986－991

[4] JoneL, OthmanM, DowswellT, et al. Pain management for women in labour: an overview of systematic reviews. Cochrane 天 atabase Syst Rev, 2012, 3(12): 932－940

[5] ShaferSL, LemmerB, BoselliE, et al. Pitfalls in chronobiology: a suggested analysis using intrathecal bupivacaine analgesia as an example. Anesth Analg, 2012, 111(2): 980－985

[6] ConnellyNR, ParkerRK, PedersenT, et al. Diluent volume for epidural fentanyl and its effect on analgesia in early labor. Anesth Analg, 2003, 96(1): 1799－1804

[7] CrawfordJS. Some maternal complications of epidural analgesia for labor. Anaesthesia,1985,(40):1219－1225

[8] Palkar NV, Boudreaux RC, Mankad AV. Accidental total spinal block: a complication of an epidural test dose. Can J Anaesth, 1992, 39(10): 1058－1060

[9] Choi PT, Galinski SE, Takeuchi L, et al. PDPH is a common complication of neuraxial blockade in parturients: a meta－analysis of obstetrical studies. Can J Anaesth, 2003, 50(5): 460－469

[10] 吴新民．产科麻醉原理与临床．北京：人民卫生出版社，2012

[11] Ummenhofer WC, ArendsRH, Shen DD, et al. Comparative spinal distribution and clearance kinetics of intrathecally administered morphine, fentanyl, alfentanil, and sufentanil. Anesthesiology, 2000, 92(3): 739－753

[12] GreenhalghCA. Respirtaory arrest in a parturinent following intrathecal injection of sufentanil and bupivacaine. Anaesthesia, 1996, (51): 173－175

病例6 剖宫产硬膜外麻醉致异常广泛脊神经阻滞

一、导读

硬膜外间隙麻醉是剖宫产麻醉常用的麻醉方式。异常广泛脊髓神经阻滞是硬膜外间隙麻醉的严重并发症之一。文献报道广泛硬膜外阻滞发生率在国内为0.04%、国外为0.1%[1]。硬膜外间隙麻醉后发生异常广泛脊髓神经阻滞的主要原因有:硬膜外间隙相对局部麻醉药用量过大、硬膜下间隙阻滞和蛛网膜下隙阻滞。主要临床表现为呼吸困难、血压下降、烦躁不安甚至心搏呼吸骤停等。需要与羊水栓塞、局部麻醉药中毒等进行鉴别。一旦发生异常广泛的脊髓神经阻滞,应立即对症处理,重点保障呼吸和循环功能稳定,适当镇静,必要时气管插管正压通气以维持充足的氧供。

二、病例介绍

产妇,33岁,身高164cm,体重73kg。入院诊断:孕39周,头位,瘢痕子宫。既往体健,6年前在连续硬膜外间隙麻醉下行剖宫产术。入院检查各项指标均未见异常,此次拟在连续硬膜外间隙麻醉下行择期剖宫产术。产妇入室后常规监测生命体征,无创血压128/75mmHg,心率85次/分,血氧饱和度99%。常规开放上肢外周静脉,静脉滴注乳酸林格液500ml,取左侧卧位,于L_{1-2}间隙硬膜外穿刺成功后,硬膜外穿刺针尖端朝骶尾方向,回抽无脑脊液或血液,注入试验剂量1.7%碳酸利多卡因(混合1:200 000肾上腺素)3ml,观察3分钟,产妇无任何不适反应及全脊髓麻醉后,继续朝骶尾方向注入1.7%碳酸利多卡因(混合1:200 000肾上腺素)5ml,小心轻柔旋转硬膜外针朝向头侧,空气阻力实验确认在硬膜外间隙后,置入硬膜外导管3cm,回抽无脑脊液或血液,注入试验剂量1.7%碳酸利多卡因(混合1:200 000肾上腺素)3ml,观察3分钟,产妇无任何不适反应及全脊髓麻醉后,平卧后经硬膜外导管注入1.7%碳酸利多卡因(混合1:200 000肾上腺素)5ml。予面罩吸入5L/min氧气,5分钟后针刺法测阻滞平面达到T_6。产妇血压、心率及血氧饱和度等生命体征均平稳,手术开始5分钟后娩出胎儿,子宫壁肌注缩宫素20U,术中产妇意识清醒、生命体征稳定并在正常范围。子宫缝合时,产妇主诉想起床、想垫高背部,胸闷,意识存在,但严重烦躁不安且极不配合,呼吸费力急促。此时距离首次硬膜外间隙注药约30分钟,血压110/62mmHg,心率108次/分,血氧饱和度95%。缓慢静脉注射丙泊酚100mg,面罩正压给氧辅助呼吸。产妇入睡,血压98/60mmHg、心率90次/分、血氧饱和度99%。约15分钟后,产妇自然苏醒,烦躁及胸闷症状消失,呼吸频率及幅度正常,各项生命体征平稳,意识清醒且配合,此时针刺测麻醉平面T_2。术中共输入乳酸林格液1000ml、万汶(羟乙基淀粉130/0.4氯化钠注射液)500ml。术毕严密监测生命体征、麻醉平面,呼吸及生命体征平稳后安返病房,术后回访无任何不良并发症。

三、病例分析

（一）关键问题

1. 异常广泛脊髓神经阻滞的概念和特点　异常广泛脊髓神经阻滞的定义为硬膜外间隙注入常规剂量局部麻醉药后，出现异常广泛的阻滞平面，但不是全脊髓麻醉。主要临床特点是高平面阻滞延迟出现，脊神经阻滞达到 12～15 个节段但仍呈现节段性，多发生在首次局部麻醉药注射后 20～30 分钟。常见前驱症状，如胸闷、说话无力、烦躁不安、呼吸困难甚至停止，血压可能无明显变化或大幅度变化[1~3]。

2. 异常广泛脊髓神经阻滞的常见原因常见于以下两种情况[2~4]　①硬膜外间隙广泛阻滞：产妇下腔静脉回流受阻，导致硬膜外间隙静脉丛扩张，硬膜外间隙容积减少，硬膜外间隙注射局部麻醉药向上扩散更广泛。另外，怀孕期间黄体酮水平迅速升高导致妊娠晚期神经系统对局部麻醉药敏感性显著增强，相应地减少了局部麻醉药的使用剂量。常规剂量局部麻醉药就容易出现异常广泛的阻滞平面；②硬膜下间隙广泛阻滞：由于硬膜下间隙是位于硬脊膜和蛛网膜之间的一个潜在间隙，局部麻醉药误入硬膜下间隙可导致广泛弥散，出现异常的高平面阻滞。其特点为：①回抽试验阴性；②注入局部麻醉药后出现广泛的神经阻滞，但往往超过 10 分钟后才出现延迟性感觉和运动神经阻滞；③小剂量局部麻醉药就产生广泛神经阻滞；④运动神经阻滞轻；⑤血压变化小。目前尚无统一的诊断标准。硬膜外导管注射造影剂的影像学结果可以明确诊断。

3. 硬膜下间隙阻滞发生的几种常见原因

（1）硬膜外穿刺用力过猛过深：硬膜外穿刺针尖有可能进入硬膜下间隙，加之反复注液、注气试验扩张，分离了潜在的硬膜下间隙，使得硬膜外导管容易误入该间隙。

（2）硬膜外穿刺针直接穿破进入硬膜下间隙：硬膜外穿刺针直接穿破进入硬膜下间隙，置入硬膜外导管可以直接进入硬膜下间隙[5~8]。Blomberg 等人使用脊髓镜观察发现，如果 Tuohy 穿刺针进入硬膜下间隙，在生理盐水或实验剂量的冲击下，大多数硬膜下间隙可以被轻松打开，此时置入硬膜外导管会有很多不同结局[9]。

（3）旋转硬膜外穿刺针：临床上为了取得较好的骶尾神经阻滞，通常在硬膜外向头端置管之前，向骶尾侧注入适量的局部麻醉药。但是，如果硬膜外穿刺针进针过深，在旋转硬膜外穿刺针时，有可能出现弓形针尖划破硬膜的情况，从而使导管意外置入硬膜下间隙[4]。

4. 硬膜外导管置入硬膜下间隙的几种不同结局

（1）硬膜外导管完全停留在硬膜下间隙：如果硬膜外导管置入硬膜下间隙，在置入过程中没有损伤或穿破蛛网膜，完全停留在硬膜下间隙，那么回抽和试验剂量均正常。在给予常规硬膜外局部麻醉药剂量后，会在 20 分钟左右出现延迟的异常广泛高平面阻滞[8]。

（2）硬膜外导管意外损伤蛛网膜但没有完全穿破蛛网膜：如果硬膜外导管置入硬膜下间隙，在置入过程中意外损伤蛛网膜但没有完全穿破蛛网膜，虽然硬膜外导管停留在硬膜下间隙，但事实上蛛网膜已经有破损。如果破损较小，脑脊液漏出并不十分明显，那么回抽和试验剂量均可能正常。在给予常规硬膜外局部麻醉药剂量后，大剂量局部麻醉药在压力下会通过破口渗透进入蛛网膜下隙,可能造成严重的全脊髓麻醉[8]。

(3)硬膜外导管意外损伤蛛网膜并完全穿破蛛网膜进入蛛网膜下隙:如果硬膜外导管置入硬膜下间隙,在置入过程中意外穿破蛛网膜并完全进入蛛网膜下隙,那么回抽和试验剂量均可能出现异常。如果未及时发现,可能造成严重的全脊髓麻醉[8]。

(二)诊治思维

该产妇高平面阻滞在首次局部麻醉药物注射后 20～30 分钟出现,脊神经阻滞呈现节段性。常见前驱症状如胸闷、说话无力、烦躁不安、呼吸困难甚至停止,血压可能无明显变化或大幅度变化,因此高度怀疑是硬膜下阻滞。

鉴别诊断:全脊髓麻醉。其临床表现为全部脊髓神经支配区域均无痛觉、低血压、意识丧失及呼吸停止。全脊髓麻醉的症状和体征多在注药后数分钟出现。

(三)规范处理

发生硬膜下间隙引发的异常广泛脊髓神经阻滞时的处理原则,是维持呼吸和循环功能的稳定。首先,当产妇主诉呼吸困难时,可面罩给氧,鼓励产妇深呼吸,如果产妇可以完成深呼吸,不可盲目行机械通气;其次,如果产妇进一步出现不能吞咽,说明传入神经阻滞达到了更高的水平(C_{1-3} 支配的颈部肌群受到阻滞),此时如果潮气量没有受到明显影响,可将产妇头偏向一侧,面罩吸入纯氧,密切监测潮气量和血氧饱和度,必要时吸痰,这种情况通常不需要全身麻醉或紧急气管插管[4]。该病例产妇出现极度烦躁和轻度缺氧症状,可以静脉缓慢推注 1～1.5mg/kg 丙泊酚或咪达唑仑 0.05mg/kg 镇静,正压给氧辅助呼吸,密切监测血氧饱和度并维持循环功能稳定,大多数产妇可以很快恢复自主呼吸并在自然苏醒后烦躁症状消失。最后,如果出现十分严重的缺氧、意识消失等症状,应立即行全身麻醉气管插管,维持呼吸循环的稳定[2~4]。

(四)经验和教训

硬膜外间隙麻醉应该谨慎旋转穿刺针。如果有需要向骶尾部注射局部麻醉药,应该避免穿刺针穿刺过深,避免穿刺针顶住硬膜;在旋转硬膜外穿刺针时也一定要十分小心轻柔,且尽力确保穿刺针在同一水平面上转动。在置入硬膜外导管后,严格按照操作规范进行试验剂量(2% 利多卡因 3ml)并观察足够的时间(3～5 分钟)。避免在置入导管前给予试验剂量,因为导管置入有进入硬膜下或穿破蛛网膜的可能。

四、专家点评

硬膜外间隙麻醉后出现异常广泛脊神经阻滞,是椎管内麻醉严重并发症之一。如不及时发现和及时处理,会出现严重的后果。发生该并发症的主要原因有:①患者因素:妊娠妇女、盆腔巨大肿瘤等患者硬膜外间隙静脉丛怒张,硬膜外间隙容积变小;先天性椎管狭窄、硬膜外间隙粘连等。这类患者往往应用较小的麻醉药量就可出现较广平面的阻滞;②操作欠规范:如硬膜外穿刺用力过猛或穿刺过深、多次反复穿刺置管、导管过硬等,可发生穿刺针或硬膜外导管进入硬膜下间隙或蛛网膜下隙,常规剂量或小剂量麻醉药物产生广泛脊神经阻滞;③用药剂量过大。本例产妇硬膜外间隙麻醉药量不大,20 分钟后出现胸闷、烦躁及血氧饱和度轻度下降等表现,麻醉平面超过 T_2 水平,血流动力学基本稳定,下肢运动阻滞轻,无凝血功能异常。因此,可排除羊水栓塞和蛛网膜下隙阻滞，首选考虑硬膜下间隙阻滞。本例处理过程基本正确，首先保证充足的呼吸通气和氧供，并给予适度镇静，根据血压水平调控血流动力学状态，等待局部麻醉药作用消退后各项生理功能恢复正常。（点评专家：浙江大学医学院附属妇产科医院 陈新忠）

该病例是硬膜外麻醉下的剖宫产术，似无必要先向尾端注药 8ml，然后再向头端置管注药 8ml，直接头端分次注药 16ml 也可取得满意的麻醉效果。该报道是子宫缝合时出现了呼吸费力急促，进而躁动，单靠病例报道，尚不能完全认定为麻醉阻滞平面过高所致，按时间节点也可能是缩宫缩的不良反应（文中未交代是否存在静脉注射缩宫缩的情况）。作者基本认为是发生了硬膜下间隙麻醉，此情况尚不能排除，但是单纯硬膜外间隙注入 1.7% 碳酸利多卡因总共 16ml，此剂量对于易感人群也可能阻滞广范。此病例的缺陷是术后没有通过硬膜外导管进行造影检查，可以明确诊断导管是否位于硬膜下间隙。若直立位是造影显示杯口缺失现象，可以诊断导管位于蛛网膜下隙；若造影显示是一条直线，可以诊断导管位于硬膜下间隙；若造影显示是团絮状，可以诊断导管位于硬膜外间隙。造影是诊断硬膜下间隙的金标准。（点评专家：首都医科大学附属北京妇产医院 徐铭军）

（病例提供：浙江大学医学院附属妇产科医院 钱小伟 陈新忠）

（校验人员：同济大学附属第一妇婴保健院 林 蓉）

参 考 文 献

[1] 谢荣. 麻醉学(第 3 版). 北京：科学出版社，1994

[2] 庄心良，曾因明，陈伯銮. 现代麻醉学(第 3 版). 北京：人民卫生出版社，2003

[3] Miller RD(ed). Anesthesia. 5th Ed. New York：Churchill Livingstone，2000

[4] Hughes SC，Levinson G，Rosen MA(eds). Shnider and Levinson's Anesthesia for Obstetrics. 4th Ed. Philadelphia：Lippincott Williams & Wilkins Inc，2004

[5] Smith GB，Barton FL，Watt JH. Extensive spread of local anaesthetic solution following subdural insertion of an epidural catheter during labour. Anaesthesia，1984，39(4)：355 – 358

[6] Hartrick CT，Pither CE，Pai U，et al. Subdural migration of an epidural catheter. Anesth Analg，1985，64 (2)：175 – 178

[7] Abouleish E，Goldstein M. Migration of an extradural catheter into the subdural space. A case report. Br J Anaesth，1986，58(10)：1194 – 1197

[8] Reynolds F，Speedy HM. The subdural space：the third place to go astray. Anaesthesia，1990，45(2)： 120 – 123

[9] Blomberg RG. The lumbar subdural extraarachnoid space of humans：an anatomical study using spinaloscopy in autopsy cases. Anesth Analg，1987，66(2)：177 – 180

病例7 剖宫产硬膜外间隙麻醉中转全身麻醉术后下肢运动障碍

一、导读

剖宫产麻醉的选择取决于手术指征、紧急程度、母体状况以及产妇的要求。非特殊情况的剖宫产麻醉方式多采用椎管内麻醉,包括连续硬膜外麻醉、腰－硬联合麻醉以及蛛网膜下隙麻醉。这些麻醉方式的并发症中,神经损伤可能导致肢体功能障碍。而妊娠本身以及分娩过程亦可发生神经损伤从而导致下肢神经功能异常。由椎管内麻醉导致的神经损伤如果早发现、早治疗,可以最大限度降低术后下肢神经并发症。对肢体功能障碍的原因及时正确地诊断和鉴别诊断,是挽救麻醉所致神经损伤的关键。

二、病例介绍

1　基本资料　产妇,36岁,体重89kg,身高156cm,血压144/92mmHg。因"①子痫前期(重度);②妊娠期糖尿病;③IVF－ET术后;④双胎妊娠;⑤妊娠合并甲状腺功能减退;⑥孕1产0,孕35^{+4}周,待产;⑦妊娠合并多囊卵巢综合征;⑧高龄初产行择期剖宫产术。

2. 术前访视　既往史:糖尿病、高血压,其余无特殊。体检:血压141/86mmHg,心率86次/分,呼吸16次/分,体温36.5℃。因耻骨联合分离疼痛,行动严重受限(无肌力减退)。实验室检查:血常规、凝血功能、肝肾功能、心电图均未见异常。评估:ASA:Ⅲ级、心功能分级:Ⅱ级、Mallampati:Ⅱ级,可疑困难气道,其余无特殊。

麻醉方式:连续硬膜外麻醉,必要时改为全身麻醉。

3. 手术麻醉的实施和管理

(1)硬膜外麻醉穿刺过程:产妇入室后开放外周静脉、常规监测、有创动脉血压监测。L$_{2-3}$行硬膜外间隙穿刺顺利,置管后发现导管可能置入血管内,退出导管后由上级医师更换椎间隙重新穿刺,置管成功。两次穿刺产妇均未诉异样感和不适。硬膜外间隙注入2%利多卡因4ml的试验剂量,5分钟后产妇无蛛网膜下隙麻醉表现,硬膜外间隙注入2%利多卡因7ml。10分钟后阻滞平面在T$_{12}$~S$_2$,硬膜外间隙追加1%罗哌卡因6ml。10分钟后,麻醉平面在T$_{10}$~S$_2$。由于阻滞平面过低,该孕妇情绪紧张,强烈要求改全身麻醉进行手术(术前已签署全身麻醉同意书),遂改全身麻醉下剖宫产术。

(2)全身麻醉下手术过程:产科消毒铺巾准备就绪,以1%丙泊酚100mg静脉滴注、罗库溴铵50mg静脉滴注、咪达唑仑5mg静脉滴注,快速诱导,7号气管导管顺利插入,控制呼吸12次/分。静脉用药5分钟后手术开始,手术10分钟后剖出一活男婴(Apgar评分:8分、9分、10分),手术11分钟后剖出一活女婴(Apgar评分:9分、10分、10

分），以地塞米松 10mg 静脉滴注、罗库溴铵 20mg 静脉滴注、舒芬太尼 30μg 静脉滴注。完整剥离胎盘，缝合子宫。术中探见阔韧带血肿，且进行性增大，给予 2 支卡前列素氨丁三醇（欣母沛）宫体注射后子宫收缩仍欠佳，遂行子宫改良 Hayman 缝合。此时心率增快，最高达 130 次/分，血压进行性下降，最低时 72/55mmHg，间断给予血管活性药，加快补液后血压升至 110/68mmHg 左右，心率波动于 110～130 次/分。此时血气分析示血红蛋白 79g/L（术前血红蛋白 126g/L），术中血肿出血约 800ml，给予红细胞悬液 3U、血浆 400ml 输注。术毕循环较前稳定，心率于 85～105 次/分波动，血压于 100～120/50～65mmHg 波动，血氧饱和度 100%。术中出血约 1200ml，尿量 200ml；输入晶体液 700ml，胶体液 1000ml，红细胞悬液 3U，血浆 4U。

（3）入麻醉恢复室 30 分钟后产妇清醒，血压维持在 90/50mmHg 左右，心率 120 次/分，血氧饱和度 100%。因考虑有子宫继续出血的可能，3 小时后行双侧子宫动脉栓塞术。

4. 术后异常情况　术后 7 小时：二氧化碳分压 19.0mmHg，考虑系产妇呼吸快、过度换气所致，继续观察。血压 128/75mmHg，心率 127 次/分，吸氧状态下血氧饱和度 100%，产妇未诉不适。术后 24 小时：血常规、肝功能异常。体温 38.4～38.8℃，血压 135/81mmHg，心率 148 次/分，呼吸频率 30 次/分。实验室检查：白细胞计数 27.79×10^9/L，红细胞计数 2.86×10^{12}/L，血红蛋白 64g/L，血小板计数 74×10^9/L，中性粒百分比 85.5%，总蛋白 47g/L，白蛋白 25g/L，丙氨酸氨基转移酶 174U/L，天门冬氨酸氨基转移酶 314U/L。给予保肝，补液等治疗。术后 48 小时，血常规、肝肾功能持续异常。实验室报告：红细胞计数 2.48×10^{12}/L，血红蛋白 71g/L，红细胞比容 20.9%。血压 148/81mmHg，心率 101 次/分，呼吸频率 33 次/分。给予输注红细胞悬液 6U、血浆 12U、冷沉淀 6U，补充白蛋白，保肝护胃以及抗感染治疗。术后 72 小时，出现左下肢运动功能障碍。血常规、肝肾功持续异常。产妇诉左侧下肢不能活动。查体，双下肢对称，双侧足背动脉可扪及搏动，皮温、感觉无异常，左下肢肌力 1 级，右下肢无异常。立即行腰椎 MRI，双下肢静脉彩超，头颅 CT，均未见异常。继续前治疗方案，密切观察病情变化。

术后第七天，血常规基本正常，肝肾功能明显好转，左下肢肌力 2 级，右下肢无异常，产妇坐轮椅出院，继续密切电话随访。

术后 15 天，产妇左下肢肌力 4～5 级，其余无异常。

三、病例分析

(一)关键问题

1. 椎管内麻醉可能造成神经损伤的原因　坐位的硬膜外间隙穿刺、硬膜外间隙导管过硬或置入过长缠绕神经根，看似在硬膜外间隙的管子置入椎间孔或椎旁间隙或更少见的置入脊椎动脉孔内[6]。置管过程如遇阻力或患者有针刺样、触电样异样感，则有较大可能触及脊神经根。但可弯曲的硬膜外导管很少持续损伤硬膜外间隙的神经根。未发现的孕期凝血功能异常或者对使用低分子肝素（low molecular weight haparin，LMWH）的孕妇进行硬膜外穿刺是导致硬膜外血肿的原因。血肿未被发现，长时间（超过 8 小时）压迫脊神经根。硬脊膜穿破后因脑脊液丢失所致颅神经并发症。

2. 鉴别麻醉因素和产科因素造成的神经损伤 产科因素往往造成单一神经损伤，而麻醉因素则是造成神经根损伤[4]。

(1)产科因素神经损伤：产科因素造成的神经损伤约为麻醉因素的5倍[1]。①腰骶干受压所致足下垂：常见于产程延长和困难阴式分娩；②闭孔神经受损：所致髋关节内收内旋无力，大腿内上侧感觉障碍；③股神经受损：所致只能平地行走，不能爬楼梯，膝腱反射减弱常见于产程中过度截石位；④坐骨神经过度牵拉受损：所致膝盖以下感觉及运动消失，运动恢复更快。常见于长时间坐位出现腿麻而未被重视。其他妊娠原因，如巨大胎儿、初产、头盆不称或(和)产时原因(如胎头、产钳、剖宫产手术操作损伤神经、血肿压迫、截石位，第二产程延长等原因使外周神经受损或卡压等)。与分娩相关的神经损伤最常见的是感觉异常性股痛、腕管综合征、产后股神经病、产后足下垂、闭孔神经病，而跗管综合征、直肠腹壁肌肉综合征较少见。此外，产妇因年龄多数偏年轻，发生脊髓前动脉综合征的机会极少。而脊髓血供异常也是下肢神经损伤的原因；产科的器械、胎头压迫髂血管时也可能引起脊髓圆锥功能障碍。神经损伤机制包括横断、牵拉、压迫或血管损伤，压迫的后果取决于时间和程度，神经能耐受的组织液的压力为30~60mmHg。当组织液压力变化较快时，神经易失去功能；当加压速度较慢时，则神经功能丧失多因为血供问题。产后神经损伤一般3个月内可恢复(1周至18个月，平均2个月)。若发生轴突损伤，其恢复取决于神经轴突损失的多少。损失少于50%，多能在1年内恢复，完全恢复可能需3年。由于产科神经损伤的机制不完全明了，产程中截石位且需长时间用力时，应不断变换下肢体位。避免过度屈髋、过度外展外旋，减少主动用力时间，直到胎儿降至阴部后再主动用力。关于神经损伤后肌电图检查，一般认为3周才能发现肌电图改变。

(2)麻醉因素所致神经损伤：文献报道，麻醉因素所致神经损伤包括药物损伤、穿刺直接损伤、药物误注、短暂性神经综合征(TNS)、椎管内血肿、感染、腰痛等，和硬膜外麻醉相比较，蛛网膜下隙麻醉发生问题的概率稍高[2]。直接损伤包括脊髓(圆锥)、马尾神经、脊神经根损伤。引起脊髓损伤的原因包括硬膜外麻醉穿破硬脊膜、蛛网膜下隙麻醉穿刺点定位偏高、注射重比重药物如5%利多卡因、脊髓圆锥终点变异等，在穿刺时患者常有疼痛或异样感。引起脊神经根损伤的原因包括硬膜外针穿刺直接刺伤脊神经根并误注入局部麻醉药导致的局部麻醉药中毒。此外，硬膜外血肿、脓肿压迫脊神经根和脊髓也可造成相应下肢神经损伤。

穿刺引起的神经根损伤，应该和穿刺部位一致，一般应该是单一神经根[5]。穿刺时疼痛或异样感明显，后果应表现为局灶性感觉或(和)运动功能减退。

椎管内误注入药物或空气的后果(临床结局)各异，从死亡、残疾到一过性运动、感觉障碍或完全没有问题(无不良影响)，报道甚多[3]。蛛网膜下隙误注入空气，会引起气颅和颅内压上升的表现，如TNS，即蛛网膜下隙麻醉神经功能完全恢复后出现的下肢(臀部、大腿、小腿)"烧灼样、压榨样或放射性痛"，半数以上的患者有腰背痛。一部分患者疼痛向下肢放射，程度轻、中、重度不等。不伴有运动功能障碍，能完全恢复，从麻醉消失后数小时至24小时内出现，多数患者症状在手术后第2天消失，也有症状持续5天的报道，甚至最长达10天，无神经后遗症。TNS不同于马尾综合征，患者无下肢无力、直肠、膀胱的括约肌功能受损，患者神经系统检查、核磁共振及电生理检查均无明显异常。截石位和蛛网膜注射利多卡因被认为是引起 TNS 的重要诱因。

硬膜外血肿多由于患者凝血功能障碍或使用抗凝药物，在椎管内麻醉穿刺损伤后，在硬膜外间隙形成血肿压迫脊髓，引起患者截瘫、大小便失禁。产妇、妊娠合并心脏病、心脏瓣膜置换术后的抗凝患者、各种妊娠合并血小板减少的患者，术前需要补充相关凝血因子、血小板，尽量避免使用椎管内麻醉，此类患者术后应该密切观察。当患者出现腰痛及双下肢运动感觉障碍时，应及时行 MRI 检查，发现血肿应及早手术（术后 8 小时内），以改善预后。

硬膜外脓肿主要出现在糖尿病、使用免疫抑制药等免疫力下降的患者，以及未按照无菌要求进行操作，患者表现为全身感染症状。如脑脊髓膜炎，则表现为脑膜刺激征，脑脊液呈化脓性改变；如为硬膜外脓肿，患者在穿刺局部出现红肿、压痛甚至流脓，应及时行影像学检查，使用抗生素或手术引流。有剖宫产产妇在硬膜外间隙麻醉后因动静脉血管畸形发生截瘫的报道。

另外，产后腰痛发生的概率可高达 50%[1]，与穿刺周围软组织损伤以及妊娠后重力改变对脊柱的影响有一定关系。而其他因素，如糖尿病，因易发生感染、可能有血管病变、可能有周围神经病变也会增加神经损伤的风险。

（二）诊治思维

对于产后出现的神经功能异常，根据麻醉史和病史、体检能发现一些线索。首先鉴别其原因是麻醉因素还是产科因素，这样才能正确进行治疗。产科因素神经损伤一般于产后 3 周左右肌电图检查才会出现异常，故常需依赖病史和生产过程中出现异常的神经症状及医师的经验来判断；麻醉因素造成的神经损伤发生较早（数小时内可通过影像学检查发现异常），持续时间长（可能为终生功能障碍）。诊治首先通过影像学检查排除椎管内压迫因素，神经功能检查定位受损神经。治疗首先解除致伤因素，若为产科原因给予神经脱水、抗炎、营养等对症处理，并密切观察，一般 1 周至数月可以恢复。若为椎管内血肿、脓肿造成则应在术后 8 小时内手术解除压迫，并给予神经脱水抗炎营养等支持治疗。若为脊髓（或终丝、马尾）损伤，在注入药物之前产妇往往会有疼痛主诉，恢复期间单侧肢体麻木随之出现 $L_5 \sim S_1$ 区域的疼痛和感觉异常以及足下垂，持续数月至数年，可通过 MRI 检查诊断。

（三）规范处理

麻醉方面：预防的关键在于蛛网膜下隙穿刺点选择在 $L_{3\sim4}$ 或 $L_{4\sim5}$ 间隙；椎管内麻醉穿刺时小心谨慎，警惕出现的异样感及肢体抽搐。对于在穿刺、置管过程中发生异样感、疼痛的患者，应退针退管，换一间隙重新穿刺或放弃椎管内阻滞而改为其他麻醉方式。严格无菌操作，注意穿刺处有无感染，硬膜外置管时间不应过长。

产科方面：重视病史和产妇的基本情况，尽量改善胎位不正和巨大胎儿带来的压迫症状，控制产程和困难分娩以及避免第二产程中的过度截石位和剖宫产中的神经损伤等。

（四）经验与教训

了解病史以及分娩过程能有助于区别产科或麻醉因素造成的神经损伤。椎管内麻醉穿刺部位的选择，穿刺进针角度，穿刺、置管动作轻柔与否，麻醉医师的理论和操作的熟练程度都会影响到神经损伤的发生。本病例因行走困难（术前有严重的耻骨分裂疼痛导致的）、病理性肥胖、巨大胎儿压迫（双胎）、术中巨大阔韧带血肿以及子宫捆绑式缝合、子宫动脉栓塞介入治疗均可能增加产科因素神经损伤。椎管内麻醉中置管受阻亦可能导致神经损伤。故及时的影像学检查和敏捷的临床思维尤为重要。

（五）研究进展

为了避免或尽量减少麻醉操作带来的神经损伤，越来越多的麻醉医师和专家们对其进行研究和探索，除了规范操作的指南，越来越多的安全有效可行的方法相继问世。如硬膜外间隙置管前预注生理盐水扩充置管通路，减少导管刺破血管的概率，从而降低硬膜外血肿的发生率；超声引导下的椎管内穿刺让麻醉更加精准；新型柔韧钢丝硬膜外导管的使用减少血管和神经的损伤等。

四、专家点评

1. 产后下肢神经损伤一直以来是产科及麻醉关注的焦点，以往遇见此类情况，产科医师甚至麻醉医师自身往往首先考虑是否存在椎管麻醉造成的神经损伤。其实，除麻醉因素外，孕期及分娩期的许多因素与下肢神经损伤相关。如逐渐隆起的巨大子宫的压迫、分娩时截石位的卡压、助产师推压产妇膝部对神经的卡压及牵拉、胎头的压迫、剖宫产手术操作等因素都可能损伤下肢神经；此外，脊髓血供异常也是发生下肢神经并发症的原因之一。因此，熟悉和掌握下肢神经的解剖走行与特征，充分了解孕期及分娩过程中易造成神经损伤的因素并加以避免，为产后下肢神经损伤的鉴别诊断提供有利的证据。此外，熟练掌握椎管麻醉操作技术，若有条件可在B超定位下明确穿刺点，提高单次穿刺成功率，避免反复穿刺，避免硬膜外间隙注入过多空气，穿刺出现异样感时避免在受损神经周围注入局部麻醉药，最大限度地减少下肢神经损伤的发生。（点评专家：首都医科大学附属北京妇产医院　车向明）

2. 从术后72小时，出现左下肢运动功能障碍开始，到术后15天，没有对出现的神经并发症给予任何治疗是不应该的。神经的修复能力极差，神经并发症贵在早期治疗，贻误治疗时机将给患者带来严重后果。早期可以实施大剂量的激素疗法，并给予神经营养药物。（点评专家：首都医科大学附属北京妇产医院　徐铭军）

（病例提供：重庆市北碚区妇幼保健院　石　宜）

（校验人员：同济大学附属第一妇婴保健院　林　蓉）

（本章总校验：首都医科大学附属北京妇产医院　徐铭军）

参 考 文 献

［1］丁正年．产科患者下肢神经损伤．临床麻醉学杂志，2009，25（7）：639－641

［2］傅钢兰，王寿平．非麻醉因素外周神经损伤．国际麻醉学与复苏杂志，2011，10（32）：5

［3］王佩，许瑞，李乐，等．椎管内麻醉后产妇神经损伤的调查及相关原因分析．实用医学杂志，
　　 2013，29（24）：4113－4114

［4］David H. Chestnut. Chestnut 产科麻醉学理论与实践．北京：人民卫生出版社，2017

［5］罗纳德·米勒．米勒麻醉学．北京：北京大学医学出版社，2016

［6］LooC，Cheong K. Monoplegia following obstetric epidural anaesthesia. Ann Acad Med Singapore 1997；
　　 26：232－234

第二章　妊娠合并凝血功能障碍

病例8　连续蛛网膜下隙麻醉在血小板减少症产妇剖宫产的应用

一、导读

妊娠期血小板减少症是指妊娠前无血小板减少病史，妊娠期发现血小板计数低于 $100 \times 10^9/L$[1]，分娩后血小板计数恢复正常[2,3]，因血小板数量下降，顾虑实施椎管内麻醉可能导致产妇硬膜外血肿，引起脊髓压迫、下肢截瘫等严重并发症；而实施全身麻醉，麻醉药物可能透过胎盘屏障引起新生儿呼吸循环抑制，且妊娠期产妇插管困难发生率是非妊娠期的8倍。研究[4]表明，妊娠晚期血液稀释和血小板消耗使血小板数量下降，但血小板生成相对增加，加之妊娠期多数凝血因子和纤维蛋白原生成增加，使产妇处于相对高凝状态，在一定程度上可防止硬膜外血肿发生。因此，对于合并妊娠期血小板减少症的产妇，在凝血功能检查正常前提下，可以适当放宽椎管内麻醉对血小板计数的要求。连续蛛网膜下隙麻醉(continuous spinal anesthesia，CSA)是通过放置于蛛网膜下隙的导管注射药物产生麻醉的方法，与传统硬膜外间隙麻醉相比，由于导管直接置入蛛网膜下隙，可减少发生硬膜外血肿的风险。

二、病例介绍

产妇，女，31岁，70kg，胎心监护显示胎儿宫内窘迫，拟行急诊剖宫产术。诊断："妊娠 36^+ 周，妊娠高血压疾病，HELLP综合征"。2小时前吃过午餐。

既往史：否认高血压、心脏病、糖尿病史、血液病史。未规律进行产前检查，妊娠32周外院产检发现高血压150/100mmHg，未规律进行解痉降压治疗。

查体：血压：180/110mmHg，心率：100次/分，血氧饱和度：96%，右下肺可闻及少量湿啰音，左肺呼吸音粗糙，双下肢水肿，全身未见淤点淤斑。

辅助检查：

血常规：血红蛋白：106g/L，血小板计数：$62 \times 10^9/L$，白细胞计数：$8 \times 10^9/L$；

尿常规：尿蛋白(+)，24小时尿蛋白定量0.8g。

凝血功能：纤维蛋白原：3.2g/L，凝血酶原时间：9.0s，凝血酶时间：10.5s，国际标

准化比值(INR):0.8,活化部分凝血活酶时间:25s,D二聚体:1528mg/L;

血生化:K^+:3.6mmol/L,Na^+:140mmol/L,Cl^-:98mmol/L,谷丙转氨酶:103U/L,谷草转氨酶:96U/L,血清肌酐:65μmol/L,尿素氮:4.7mmol/L,胆固醇:6.5mmol/L,三酰甘油:3.5mmol/L,白蛋白:22g/L,Mg^{2+}:1.8mmol/L。

入室后,心率100次/分、血压160/100mmHg,开放颈内静脉,监测中心静脉压:12mmH$_2$O。选择Sprotte®蛛网膜下隙穿刺针(Pajunk公司,德国)在$L_{3\sim4}$椎间隙行连续蛛网膜下隙穿刺,见脑脊液溢出后,向蛛网膜下隙头侧置入25G微导管,妥善固定后平卧。通过微导管向蛛网膜下隙注入布比卡因重比重液8mg,观察10分钟,麻醉平面达T_8,心率100次/分,血压150/90mmHg,再次追加布比卡因重比重液2mg,10分钟后测得麻醉平面为T_6,心率100次/分,血压130/80mmHg,中心静脉压7mmH$_2$O。手术开始,5分钟后胎儿娩出,静脉给予咪达唑仑(咪唑安定)1mg,舒芬太尼5μg。术中蛛网膜下隙未追加药物,术中血压维持在120~140/70~90mmHg,共输乳酸林格液400ml。40分钟后术毕,心率:85次/分,血压:150/90mmHg,中心静脉压:6mmH$_2$O,测得麻醉平面T_6,术中出血约500ml,尿量约50ml,送患者安返病房。术后镇痛选择连续蛛网膜下隙镇痛:舒芬太尼0.2μg/ml,罗哌卡因0.5mg/ml,2ml/小时持续泵注,PCA 1ml/次,锁定时间15分钟。

术后4小时后访视患者,血压150/90mmHg,心率86次/分,中心静脉压10mmH$_2$O,疼痛视觉模拟(visual analogue scale,VAS)评分:3分,测得麻醉平面位于T_{12},双下肢麻木,活动受限,硝普钠5μg/(kg·min)持续泵注,硫酸镁2g/小时静脉滴注。术后8小时患者双下肢运动感觉均无异常,血压150/95mmHg,心率80次/分,中心静脉压9mmH$_2$O,VAS评分:4分,继续解痉降压治疗。术后24小时访视未见椎管内麻醉并发症,患者循环平稳,VAS评分:3分。术后72小时访视,患者双下肢运动及感觉功能未见异常。

三、病例分析

1. 关键问题 麻醉选择。

围术期血小板减少症产妇的麻醉管理具有特殊性,也是麻醉选择和管理的难点之一。对此类患者首先要明确血小板减少的原因,针对不同病因给予相应术前处理,选择合适的麻醉方法进行手术。

(1)腰-硬联合麻醉:对于血小板计数$>80\times10^9$/L,凝血功能无异常或轻度异常的产妇可考虑腰-硬联合麻醉,其最危险的并发症是硬膜外血肿形成[5]。椎管内麻醉导致硬膜外血肿的风险为1:(150 000~220 000)。在腰-硬联合麻醉穿刺时,应选择产妇左侧卧位并避开在宫缩腹压增加时进行,以减少因硬膜外间隙血管进一步怒张而增加穿破硬膜外血管的概率。硬膜外导管应置入正中线位置,应用最低浓度的局部麻醉药物进行镇痛以保留运动功能,并且定期评估患者运动阻滞的程度,持续至局部麻醉药物作用消失、拔除导管。在这种情况下,如果患者出现与预期不相符的运动阻滞或麻醉药物作用时间延长,应该立即进行MRI检查以评估是否出现硬膜外血肿。立即进行评估非常重要,因为如果患者出现硬膜外血肿,则需要尽快实施紧急椎板切开减压,最好在8小时内进行,以保存神经功能。如果患者在保留硬膜外导管期间出现凝血功能异常,则只能在凝血状态纠正后拔除导管。

（2）单次蛛网膜下隙麻醉或 CSA[6、7]：由于减少了硬膜外间隙的创伤，极大地减少了硬膜外血肿的发生率，对于血小板计数 >50×10⁹/L，凝血功能无异常或轻度异常的产妇，可考虑单次蛛网膜下隙麻醉，但这种方法是单次蛛网膜下隙给予全量的局部麻醉药，容易造成剧烈的循环波动，麻醉平面不易控制。CSA 是通过置入蛛网膜下隙的导管完成给药[8、9]，分次小剂量注入药物而控制麻醉平面，这种方法对循环和呼吸系统影响轻微，容易控制麻醉平面，比单次蛛网膜下隙麻醉更具有优势。

（3）全身麻醉：具有呼吸循环易维持平稳、产妇及新生儿供氧充分和易于调控等优点[10、11]。丙泊酚起效快，维持时间短，苏醒迅速。瑞芬太尼镇痛作用强，分布和消除半衰期短，主要经血液和组织中非特异酯酶水解代谢，即使长时间持续输注后也不会产生蓄积，适用于肝肾功能受损者。瑞芬太尼易通过胎盘屏障，但可在胎儿体内快速代谢或再分布，胎儿具备了代谢瑞芬太尼的能力，新生儿 Apgar 评分均在正常范围内，预后良好。通常情况下剖宫产全身麻醉诱导剂量为丙泊酚 1.5～2.0mg/kg、瑞芬太尼 0.5～1µg/kg，对新生儿无明显抑制作用，并且有效减轻应激反应。对于肝肾功能受损患者，丙泊酚的代谢受影响，可在 BIS 监测下相应减少丙泊酚的用量。同时应尽量缩短胎儿与麻醉药物接触时间，一般认为麻醉诱导后至胎儿娩出 <10 分钟和子宫切开至胎儿娩出 <3 分钟可有效减少镇静药对胎儿的影响[12]。

麻醉决策前一定要进行充分的术前评估和准备，查明血小板减少的原因并给予相应的处理。对无明显出血病史的产妇，可选择椎管内麻醉，不应过多的拘泥于血小板计数的限制。

2. 诊疗思维　根据术前血小板减低的原因进行麻醉选择。

血小板减少症是妊娠常见的并发症[13]，可由多种内科并发症和妊娠并发症引起，国外报道妊娠合并血小板减少症的总发生率约为 7.6%，其主要的原因如下。

（1）妊娠相关性血小板减少症：妊娠前无血小板减少的病史，妊娠期首次发现血小板计数低于正常值，抗血小板抗体阴性，肝肾功能及凝血功能正常[14、15]。其特点为只发生于妊娠期间，血小板减少的程度轻，无明显出血表现及病史，产后恢复正常，胎儿及新生儿多不发生血小板减少和出血。

（2）妊娠合并特发性血小板减少性紫癜（ITP）[16]：为常见的自身免疫性出血性疾病。由于机体产生了损害自身血小板的 IgG 抗体，除血小板数量下降外，尚有血小板生存期缩短、血小板易破坏的特点。治疗措施有糖皮质激素、免疫球蛋白、输血小板及脾切除等。

（3）HELLP 综合征：是妊娠期高血压疾病的严重并发症，以溶血、肝酶升高及血小板减少为主要临床特点[17、18]。其发病机制为血管痉挛收缩引起血管内皮细胞受损，引起血小板聚集和黏附增加，从而使血小板相对消耗增加，血小板减少。同时激活凝血系统，凝血因子被消耗。诊断标准：①血管内溶血；②肝酶升高：谷草转氨酶 >70U/L，乳酸脱氢酶（LDH）>600U/L；③血小板减少：血小板计数 <100×10⁹/L。乳酸脱氢酶升高出现最早，是诊断早期溶血的敏感指标；谷丙转氨酶和谷草转氨酶升高多出现在血小板下降之前，与血小板减少的程度有关。

（4）抗磷脂综合征（APS）：存在抗磷脂抗体（APL），其包括抗心磷脂抗体（ACL）和

（或）狼疮抗凝物（LA）[19、20]。临床特点为：①动脉血栓或静脉血栓；②反复流产；③血小板减少。

3. 规范处理　麻醉前准备。

（1）详细了解治疗用药：包括药物种类和剂量、最后一次应用镇痛药和降压药的时间，以掌握药物对母胎的作用和不良反应，便于麻醉方法的选择和对可能发生不良反应的处理。

（2）对于妊娠高血压疾病、HELLP综合征的患者，应针对疾病的严重性、相关特征、气道、液体容量、血压控制情况及全身病理生理状态进行麻醉评估，检查应包括血、尿常规，肝肾功能，凝血功能。

（3）妊娠高血压疾病患者伴水钠潴留，但通常呈现血容量减少，因为液体和蛋白转移到血管外间隙。伴随气道黏膜水肿，可能增加困难气道的风险，导致通气和插管失败。

（4）硫酸镁治疗：硫酸镁是妊娠高血压疾病的首选药，应常规观察用药后的尿量，有无呼吸抑制，检查膝腱反射、心电图，有无房室传导阻滞，并监测血镁离子浓度。一旦有中毒表现应给予钙剂拮抗治疗。如选择全身麻醉，应注意硫酸镁与肌松药具有协同效应，应用硫酸镁治疗的患者实施全身麻醉时，琥珀酰胆碱的作用增强，机体对非去极化肌松药的敏感性亦增强，对血管收缩药物的反应减弱。

（5）术前停用长效降压药，改用短效降压药持续泵注：该类药与麻醉药多有协同作用，易导致术中低血压。

（6）妊娠高血压疾病患者血液浓缩、有明显血栓前状态，产科医师应用低分子肝素治疗，以降低患者血液黏滞性，改善器官供血。麻醉医师应详细了解术前患者抗凝药的使用情况、停药时间，并做凝血功能检查。对于术后继续应用抗凝治疗的患者，应选择其他术后镇痛方式，或推迟硬膜外导管的拔出时间。

（7）了解麻醉前患者24小时的出入量：便于调控麻醉手术期间的液体平衡。

4. 经验与教训　选择全身麻醉注意事项如下。

全身麻醉剖宫产术存在插管困难、反流误吸、新生儿窘迫、母体术中知晓等潜在问题。在临床工作中我们通常的做法是：①给予非特异性抗酸剂；②吸引器准备就绪，准备两种或两种以上的控制气道手段，防止困难气道的发生；③麻醉诱导前，充分给氧去氮3分钟，增加患者的氧储备；④术者完成消毒铺巾后，丙泊酚1.5～2mg/kg、瑞芬太尼1～1.5μg/kg、罗库溴铵0.60mg/kg，快速诱导；⑤压迫环状软骨直至完成插管；⑥手术结束前插入胃管；⑦待患者完全清醒时拔除气管导管。

肌松药的选择：阿曲库铵：通过Hofmann消除代谢，不受肝肾功能影响，适用于肝肾功能不全的患者。气管插管的剂量为0.4～0.5mg/kg。此药具有组胺释放作用，可引起低血压和心动过速，甚至支气管痉挛，预先应用抗组胺H_1和H_2受体药可避免这些不良反应。产科手术多为急诊，患者术前不能严格禁食水。阿曲库铵插管时间为4～5分钟，增加了面罩通气时间和反流误吸的危险。顺式阿曲库铵：是阿曲库铵的同型异构体，没有组胺释放作用，但起效时间为7.5分钟。罗库溴铵：是起效快的非去极化肌松药，不释放组胺，主要依靠肝脏代谢，气管插管量0.60mg/kg，起效时间为90秒。在临床上，可根据患者的术前准备情况、是否饱胃、肝肾功能情况等因素合理选择肌松药。

四、专家点评

涉及硬膜外麻醉的血小板减少的产妇给麻醉医师带来了许多困惑，考虑产妇血小板减少的特殊性以及产妇事实上处于高凝状态的情况，许多学者对这类产妇成功实施了硬膜外麻醉。产妇血小板减少的原因：血小板减少症是妊娠常见的并发症，国外文献报道妊娠合并血小板减少症的总发生率约为 7.6%，国内报道 1.0% ~ 11.6%，其中最主要的原因是妊娠相关性血小板减少症（PAT），其次为妊娠期高血压疾病等妊娠特有疾病，以及妊娠合并特发性血小板减少性紫癜（ITP）。

1. 妊娠期血小板减少症中 PAT 占 75% 左右，其血小板计数多 $>80 \times 10^9/L$，抗血小板抗体阴性，肝肾功能及凝血功能正常，为正常妊娠的一种生理现象，也称良性血小板减少。此类患者麻醉选择与实施与正常产妇无异。

2. HELLP 综合征　引起的血小板减少占妊娠期血小板减少的 21% 左右。主要为血管痉挛性收缩，内皮细胞受损，前列环素（PGI_2）合成相对减少，而血栓素 A_2（TXA_2）合成相对增加，PGI_2/TXA_2 比值下降，引起血小板聚集和黏附，从而增加血小板消耗，使血小板减少，同时凝血系统也被激活，凝血因子被消耗。两者均有血小板质的下降以及凝血系统紊乱。

3. ITP　是妊娠期免疫性血小板破坏增加的常见原因之一，其发生率约占妊娠期血小板减少的 5% 左右。患者产生抗血小板的抗体，在其作用下除血小板数量下降外，尚有血小板生存期缩短、血小板易破坏的特点，由于妊娠期母体血液中血小板抗体可通过胎盘进入胎儿循环，引起胎儿血小板减少，因此对母婴均有不利影响。

后两种均有产妇凝血方面障碍，本病例就属于第二种情况，血小板计数 $62 \times 10^9/L$，实施硬膜外麻醉或腰 – 硬联合麻醉有硬膜外血肿的顾虑，可以谨慎地考虑细针单次蛛网膜下隙麻醉（SA），但 SA 给予全量的局部麻醉药，容易造成剧烈的循环波动，麻醉平面不易控制，且时间不可按手术情况任意延长。CSA 是通过置入蛛网膜下隙的导管完成给药，分次小剂量注入药物而控制麻醉平面，这种方法对循环和呼吸系统影响轻微，容易控制麻醉平面，麻醉时间可按需任意延长，比 SA 更具有优势。（点评专家：首都医科大学附属北京妇产医院　徐铭军）

（病例提供：首都医科大学附属北京妇产医院　韩　斌　徐铭军　白云波）

（校验人员：同济大学附属第一妇婴保健院　林　蓉）

参 考 文 献

[1] 石中华，丁虹娟. 妊娠合并血小板减少的病因及诊疗策略. 实用妇产科杂志，2016，32(9)：649 – 652

[2] Bergmann F, Rath W. The Differential Diagnosis of Thrombocytopenia in Pregnancy. Dtsch Arztebl Int, 2015，112(47)：795 – 802

［3］ Yan M，Malinowski AK，Shehata N. Thrombocytopenic syndromes in pregnancy. Obstet Med，2016，9（1）：15 – 20

［4］ 徐苏娟，许烨，许鹏飞. 剖宫产患者凝血四项及血小板水平变化及意义. 山东医药，2015，55（20）：72 – 73

［5］ Goodier CG，Lu JT，Hebbar L，et al. Neuraxial Anesthesia in Parturients with Thrombocytopenia：A Multisite Retrospective Cohort Study. Anesth Analg，2015，121（4）：988 – 991

［6］ 张宁，徐铭军. 蛛网膜下隙输注舒芬太尼用于分娩镇痛的临床效果. 中华麻醉学杂志，2013，33（1）：65 – 68

［7］ Tian F，Wang K，Hu J，et al. Continuous spinal anesthesia with sufentanil in labor analgesia can induce maternal febrile responses in puerperas. Int J Clin Exp Med，2013，6（5）：334 – 341

［8］ D'Ambrosio A，Spadaro S，Natale C，et al. Continuous spinal analgesia with levobupivacaine for postoperative pain management：Comparison of 0. 125% versus 0. 0625% in elective total knee and hip replacement：A double – blind randomized study. J Anaesthesiol Clin Pharmacol，2015，31（4）：478 – 484

［9］ Tao W，Grant EN，Craig MG，et al. Continuous Spinal Analgesia for Labor and Delivery：An Observational Study with a 23 – Gauge Spinal Catheter. Anesth Analg，2015，121（5）：1290 – 1294

［10］ 鲍瑞军，张佩军，王建波，等. Guardian 喉罩联合七氟醚、丙泊酚 – 瑞芬太尼在全身麻醉剖宫产术中的应用. 山东医药，2012，52（40）：62 – 64

［11］ 苏志源，陈郡兴，陈裕中，等. 不同靶控输注方法全身麻醉对重度子痫前期产妇母婴的影响. 广东医学，2014，35（10）：1542 – 1545

［12］ 韩传宝，蒋秀红，于力，等. 全麻剖宫产术中右美托咪定胎盘转移及其对新生儿的影响. 中华麻醉学杂志，2016，36（4）：488 – 490

［13］ Chaudhary RK，Nepal C，Khanal N，et al. Management and Outcome of Heparin – Induced Thrombocytopenia in Pregnancy：A Systematic Review. Cardiovasc Hematol Agents Med Chem，2015，13（2）：92 – 97

［14］ Nishikawa A，Mimura K，Kanagawa T，et al. Thrombocytopenia associated with Mycoplasma pneumonia during pregnancy：case presentation and approach for differential diagnosis. J Obstet Gynaecol Res，2015，41（8）：1273 – 1277

［15］ Palta A，Dhiman P. Thrombocytopenia in pregnancy. J Obstet Gynaecol，2016，36（2）：146 – 152

［16］ Soe AM，Tun NM，Guevara E，et al. A case of thrombotic thrombocytopenic purpura in late pregnancy. Blood Res，2016，51（3）：207 – 210

［17］ 马莉，李明，蒋荣珍，等. 妊娠合并重度血小板减少 29 例临床分析. 实用妇产科杂志，2014，30（5）：361 – 365

［18］ 房娟，朱桃花，管春风，等. 妊娠子痫前期发病的相关因素分析. 山东医药，2015，55（9）：58 – 60

［19］ 王士朝，康荣田. 抗磷脂综合征孕妇剖宫产麻醉一例. 临床麻醉学杂志，2016，32（3）：254

［20］ Zhang X，Zhao Y，Li X，et al. Thrombopoietin：a potential diagnostic indicator of immune thrombocytopenia in pregnancy. Oncotarget，2016，7（7）：7489 – 7496

病例9　XI因子缺乏症产妇的剖宫产麻醉

一、导读

凝血因子XI缺乏症是一种由凝血因子XI异常导致的遗传性出血性疾病，曾被称作血友病C。该病常伴有活化部分凝血活酶时间（activated partial thromboplastin time，APTT）的延长[1]。同其他血友病不同，XI因子缺乏引起的出凝血功能异常一般比较轻，很少发生自发性出血，患者往往在创伤或手术时发生明显异常的出血，具有一定的隐匿性和显著的危害性。患有XI因子缺乏症的妊娠妇女，在分娩过程中极有可能发生严重的失血，危及产妇生命[2]。此类患者的剖宫产麻醉国内外报道均较少，临床对其围生期麻醉管理的经验不足。本研究总结了两例XI因子缺乏症患者的剖宫产麻醉管理，现报告如下。

二、病例介绍

1. 基本资料

病例1：患者32岁，65kg，因"孕2产1，孕38^{+4}周，瘢痕子宫，发现凝血功能异常"入院。患者自然怀孕，孕期定期产检，孕37周时，门诊凝血功能检查结果，活化的部分凝血活酶时间（APTT）值未测出，3天后复查APTT为49.1秒。于孕38^{+4}周复查APTT为77.6秒，进一步查凝血因子发现，XI因子为39.3%，其余在正常范围，考虑为凝血因子XI缺乏症。患者无淤斑、淤点及齿龈出血等自发性出血史，无阴道流血。患者6年前有剖宫产史，手术麻醉顺利，无异常出血。平素月经量正常，否认家族性遗传病史。

病例2：患者32岁，因孕1产0，孕38^{+4}周来我院门诊产检，APTT：70.7秒，立即收入院观察。抽血查凝血因子，显示凝血因子XI为1.2%。患者既往无外伤后出血不止病史，否认家族遗传史。入院后予静脉滴注新鲜冰冻血浆（FFP），400ml/天。入院第3天，胎心有晚期减速征象，拟行急诊剖宫产终止妊娠。急查出凝血功能，显示活化部分凝血活酶时间（APTT）39.9秒，血小板及其他凝血指标未见异常。

2. 治疗

病例1入院后，连续3天予静脉滴注400ml FFP，每天复查APTT，手术前凝血酶原时间（PT）、国际标准化比值（INR）等在正常范围，血小板计数为$166 \times 10^9/L$。病例2入院后前2天每天输注FFP。术前处理及APTT监测见表2-1。

病例1于入院第4天行择期剖宫产手术。患者入室后，常规监测，开放外周静脉，给予腰-硬联合麻醉，穿刺顺利，蛛网膜下隙注入0.5%罗哌卡因2.5ml，置入硬膜外导管顺利，未见穿刺部位渗血。麻醉效果满意，行子宫下段剖宫产术，手术过程顺利，术中失血400ml。术后2小时下肢可以自行活动。连续随访3天，下肢无感觉活动障碍。

病例2入手术室后，立即静脉滴注FFP 200ml，随后于$L_{3\sim4}$行蛛网膜下隙麻醉，蛛网膜下隙注入0.5%罗哌卡因2.5ml。达到有效阻滞平面后，行子宫下段剖宫产。术中因子宫收缩乏力，给予缩宫素和卡贝缩宫素后，宫缩改善不明显，遂行双侧子宫动脉上行支结扎术＋B－Lynch缝合。术中失血600ml,术后3小时下肢恢复活动,连续随访3天,下肢无感觉活动障碍。

表2-1　术前预防性治疗及 APPP 监测结果

病例	FFP(V/ml)	APTT(t/s)
病例1		
术前1天	400	39.8
术前2天	400	39.1
术前3天	400	38.3
病例2		
术前1天	400	45.6
术前2天	400	40.8
术前30分钟	200	39.9

3. 患者的转归及处理　术后3天随访,两例下肢无感觉活动障碍。产后阴道出血量及 APTT 见表2-2。两例新生儿无异常,两例患者均于术后第5天出院,随访未发现出血并发症。

表2-2　术后 FFP、出血及 APTT

病例	APTT(t/s)	阴道出血(V/ml)	FFP(V/ml)
病例1			
术后1天	37.5	100	200
术后2天	36.8	60	200
病例2			
术后1天	36.7	150	400
术后2天	49.2	100	400

三、病例分析

1. 关键问题

(1)XI因子缺乏症流行病学:XI因子缺乏症在一般孕妇中的发病率未见报道。一项针对54例东欧犹太孕妇的单中心调查显示,7例孕妇合并有XI因子缺乏,发病率高达13%[3]。

(2)XI因子的作用:XI因子在血液中通常以酶原形式存在,激活后生成活化的XI因子(XIa)。传统的凝血瀑布学说认为,XIa 因子是内源性凝血途径的成分之一,在 Ca^{2+} 的存在下能活化XI因子,促进凝血过程的发生;修正的凝血瀑布学说认为,XI因子的主要作用是在血凝块形成后促进凝血酶的持续生成,并有间接抑制纤溶的作用,从而稳定已经形成的凝血块[1]。通常怀孕本身不会影响XI因子的数量[5]。

(3)XI因子缺乏的风险:可能使产妇于分娩过程中或分娩后大量失血。最新研究[2]发现,合并有XI因子缺乏症的产妇产后出血(postpartum haemorrhages, PPH)发生率在经阴道分娩的产妇中为 18%，在剖宫产产妇中为 21%，均显著高于一般产妇。因此，评估 XI 因子缺乏症产妇的出血风险，做好相应的预防和处理工作，选择合适的麻醉或镇痛方式，是麻醉医师应特别关注的内容。

2. 诊治思维

（1）XI 因子缺乏程度与出血程度的关系：Chi 等[4] 分析了 30 例 XI 因子缺乏症的妊娠妇女，发现在 7 例严重 PPH 患者中，4 例有出血病史。因此，麻醉医师应仔细询问出血病史，有无合并其他凝血因子缺乏，同时考虑拟手术部位是否为易出血（如口、鼻腔等）后，进行综合判断。本文中的两例患者既往无手术或外伤后出血史，但由于孕期凝血与纤溶系统均有改变。因此，XI 因子缺乏对产妇的确切影响仍不确切。

（2）分娩前是否需要预防性治疗：目前尚存一定争议。Wiewel - Verschueren 等[1] 分析了 12 项研究，其中仅 6 项给予 XI 因子缺乏产妇进行预防性的治疗，未行治疗的患者未见大量失血的报道。目前尚缺少相关的指南和共识指导对此类产妇的处理，需要对不同患者进行个体化评估。对于有出血病史，XI 因子活性低于 15%，或浓度 < 20U/dl 者，主张积极进行预防性治疗[5、6]。Reuveni 等[7] 回顾分析了 74 例（1996—2011 年）XI 因子缺乏症产妇的麻醉管理，其中 43 例为严重 XI 因子缺乏（XI < 30%），其中大都接受了预防性的治疗。对于此类产妇，常预防性静脉滴注 FFP 或 XI 因子，也可使用抗纤溶药物（如氨甲环酸等）[5、8]。至于使用何种血制品，要根据患者体内 XI 因子缺乏的严重程度，如严重缺乏需要直接静脉滴注 XI 因子，另外也需结合医院现有资源，如 1 例 XI 因子严重缺乏症患者合并硬膜下血肿，由于病情紧急，没有 XI 因子情况下输注了 FFP，患者病情得到显著改善[9]。XI 因子的半衰期平均为 52 小时，输注有血栓发生的风险；而 FFP 半衰期为 10 ~ 60 小时，输注则有容量超负荷以及疾病传播等可能。一般 FFP 输注剂量为 20ml/kg[4]，但产妇在孕期循环血容量增加，一次输入该剂量的 FFP 可能加重循环负担。本研究中两例患者术前静脉滴注 FFP 400ml/d，输注 3 天。病例 2 为急诊手术，在麻醉开始前又予紧急静脉滴注 FFP 200ml，目的是进一步提高循环血液中 XI 因子的浓度，减少手术出血。两例患者术输注后复查 APTT，显示 APTT 得到改善，因此我们选择椎管内麻醉。有研究[4] 认为，当 APTT 达到正常范围时，血中的 XI 因子水平一般提高 25% ~ 30%，能够满足手术时的凝血要求。

（3）XI 因子缺乏是否可以采用椎管内麻醉：对于有凝血功能障碍，尤其 XI 因子严重缺乏症的患者，禁忌椎管内麻醉，主要为防止发生椎管内血肿，导致脊髓压迫。Singh 等[4] 报道了 13 例 XI 因子产妇，其中 9 例实施了椎管内麻醉（包括 1 例 XI 因子活性为 5% 的产妇），9 例患者在接受 3 个单位的 FFP 输注后施行硬膜外间隙麻醉，所有产妇均无并发症发生。Wiewel - Verschueren 等[2] 的系统回顾中，有 5 项研究中的产妇在分娩时采用了椎管内镇痛或麻醉，这些产妇也无并发症的出现。目前也还未见 XI 因子缺乏症产妇由于使用椎管内麻醉发生硬膜外血肿、截瘫等不良事件的报道。

3. 规范处理　对于 XI 因子缺乏的妊娠妇女，要提高警惕，具体问题具体分析。如对于接受预防性治疗者，凝血功能改善后依然可以考虑椎管内麻醉。但对于 XI 因子重度缺乏者以及有出血病史的患者，应选择全身麻醉。在确定需要使用椎管内麻醉时，需预防性输注浓缩的 XI 因子而非 FFP，因 FFP 中的 XI 因子含量差异大。对不适于行椎管内分娩镇痛的产妇,可以考虑行静脉镇痛[10]。

由于Ⅺ因子缺乏症为遗传性疾病,需警惕新生儿罹患Ⅺ因子缺乏的可能,故在自然分娩或剖宫产过程中,应特别注意防止新生儿造成损伤出血。本文中两例新生儿未见出血等异常。术后的处理:目前认为产后3～5天是发生PPH的危险期[2,5],对于剖宫产手术,要特别注意伤口以及阴道的出血情况。术后继续静脉滴注FFP 200ml/d,共治疗2天,APTT等在正常范围,未发生明显的出血。

4. 经验与教训　对于APTT显著延长的妊娠妇女要警惕可能会有Ⅺ因子缺乏症。要及时请血液科会诊,并在血液专科医师指导下进行相应的检测和治疗。该两例病例均采用术前FFP输注,但是正如有研究认为,FFP内Ⅺ因子含量差异大,可能不能达到预期的效果。

四、专家点评

妊娠合并Ⅺ因子缺乏在临床中也是屡有报道,但是在国人中总的发病率并不高。凝血因子Ⅺ缺乏症比较有趣之处是很少发生自发性出血,且Ⅺ因子缺乏程度与出血程度不完全相关,即使是同样浓度的Ⅺ因子,不同患者之间出血程度亦各不相同,这可能还与基因型(纯合子或杂合子)有关。因此,很难预测该类产妇的出血情况。对于该类人群,要注意询问病史,尤其是既往的出血史。目前认为,既往有出血史的Ⅺ因子缺乏症患者,在手术中或者妊娠分娩时,更易发生失血。

该两例患者的处理比较谨慎也较为规范。但是对于产科手术,除了有择期手术麻醉的准备外,还要有急诊手术麻醉的预案。假如患者需要紧急剖宫产应该如何应对?这是需要我们思考的。关于输注凝血因子Ⅺ还是输注新鲜冰冻血浆,虽然有文献认为应该输注Ⅺ因子,但是要结合医院和当地条件的实际,输注新鲜冰冻血浆(非普通冰冻血浆)在我个人认为还是合适的。另外文中两例患者接受的连续监测的是APTT,最好可以直接监测Ⅺ因子水平,但是多数专科医院可能不具备该条件。(点评专家:同济大学附属第一妇婴保健院　刘志强)

（病例提供:同济大学附属第一妇婴保健院　徐振东）

（校验人员:同济大学附属第一妇婴保健院　林　蓉）

参 考 文 献

[1] Minnema MC, Ten Cate H, Hack CE. The role of factor Ⅺ in coagulation: a matter of revision. Semin Thromb Hemost, 1999, 25(4): 419 – 428

[2] Wiewel – Verschueren S, Arendz IJ, M Knol H, et al. Gynaecological and obstetrical bleeding in women with factor Ⅺ deficiency – a systematic review. Haemophilia, 2015, Epub ahead of print

[3] Kadir RA, Kingman CE, Chi C, et al. Screening for factor Ⅺ deficiency amongst pregnant women of Ashkenazi Jewish origin. Haemophilia, 2006, 12(6): 625 –628

[4] Chi C, Kulkarni A, Lee C A, et al. The obstetric experience of women with factor Ⅺ deficiency. Acta Ob-

stet Gynecol Scand, 2009, 88(10): 1095 - 1100

[5] Martín - Salces M, Jimenez - Yuste V, Alvarez MT, et al. Review: Factor XI deficiency: review and management in pregnant women. Clin Appl Thromb Hemost, 2010, 16(2): 209 - 213

[6] 韩文勇, 张奠, 王继军, 等. 妊娠合并XI因子缺乏行剖宫产术的麻醉及围术期处理1例. 北京大学学报(医学版), 2014, 46(2): 329 - 332

[7] Reuveni A, Orbach - Zinger S, Eidelman LA, et al. Peripartum anesthetic management of patients with Factor XI deficiency. J Perinat Med, 2014, 42(3): 295 - 300

[8] Pagano MB, Konkle BA, Wu Y, et al. Preoperative management of factor XI deficiency with therapeutic plasma exchange: a case report and literature review. J Clin Apher, 2016, 31(6): 579 - 583

[9] Edahiro Y, Ichikawa K, Suzuki H, et al. Successful perioperative management of factor XI deficiency with administration of fresh - frozen plasma in a subdural hematoma patient. Geriatr Gerontol Int, 2016, 16(1): 143 - 144

[10] Van de Velde M, Carvalho B. Remifentanil for labor analgesia: an evidence - based narrative review. Int J Obstet Anesth, 2016, 25: 66 - 74

第三章　妊娠期高血压病的麻醉处理

病例10　妊娠期高血压合并急性左心衰竭的剖宫产麻醉

一、导读

妊娠期高血压疾病（hypertensive disorders complicating pregnancy，HDCP）合并急性左心衰竭（acute left heart failure，ALHF）行急诊剖宫产术的麻醉管理复杂，主要的顾虑是心衰危及母婴生命安全，必须在治疗 ALHF 的同时实施麻醉及手术，其麻醉方法可选择连续硬膜外麻醉（continuous epidural anesthesia，CEA）、腰－硬联合麻醉（combined spinal and epidural anesthesia，CSEA）、全身麻醉等，应依据孕妇具体病情选择最佳麻醉方法。

二、病例介绍

1. 基本资料　产妇，30 岁，身高 165cm，体重 100kg。主因"宫内孕足月第三胎，高血糖 4 个月，高血压 1 天"入院。有两次剖宫产术史，否认心脏病史。查体：体温 37.0℃，血压 170/100mmHg，心率 100 次/分，呼吸 19 次/分，神清，心肺（－），双下肢水肿（＋＋＋＋）。心电图提示：窦性心动过速，T 波异常。白蛋白 33g/L，空腹血糖 9.1mmol/L。其他化验检查无异常。术前诊断：宫内孕 37^{+1} 周，第三胎，枕后位，无产兆；妊娠期糖尿病；HDCP；低蛋白血症。

2. 术中麻醉管理　产妇于入院 2 日后 9：20 急诊入手术室，拟于 CEA 下行剖宫产术。开放左上肢静脉，静脉滴注复方氯化钠溶液，产妇间断干咳，血压 152/88mmHg，心率 133 次/分，呼吸 22 次/分，血氧饱和度（SpO_2）87%，口唇发绀，左下肺有湿啰音。追问病史，产妇自述入院以来不能平卧，呈半卧位，考虑 HDCP 合并 ALHF。立即取头高 30℃体位，同时面罩吸氧 3L/min，SpO_2 渐升至 89% ~ 91%，静脉滴注呋塞米 20mg，控制液体入量。检测脑钠肽 694pg/ml、D－Dimer 3220ng/ml；血气分析示：pH 7.29、氧分压 77.00mmHg；标准碱剩余（BE）－5、空腹血糖 11.6mmol/L、白蛋白 31g/L、肌酸激酶同工酶 30.0U/L。干咳次数渐多，SpO_2 进行性下降，面罩吸氧 7L/min，SpO_2 波动于 81% ~ 88%，伴烦躁，有宫缩，此时血压 165/85mmHg，心率 155 次/分。9：40 孕妇取左侧卧头高

30℃位，于 $L_{1~2}$ 间隙硬膜外穿刺置管，回抽无血及脑脊液。9：49 硬膜外间隙予试验剂量 2% 利多卡因 3ml。9：51 诉胸闷，烦躁，SpO_2 降至 62%，紧闭面罩吸氧 10L/min 辅助呼吸上升不明显，考虑心衰病情加重，决定行即刻剖宫产术。立即改仰卧头高 40℃体位，同时静脉滴注呋塞米 40mg、硬膜外间隙追加 2% 利多卡因 7ml。10：00 产科医师行局部麻醉下剖宫产术，切皮前静脉滴注丙泊酚 20mg 镇静。10：03 剖一男活婴，Apgar 1 分钟评分为 7 分，予吸除分泌物并吸氧，Apgar 5 分钟评分为 10 分，产妇 SpO_2 波动于 65% ~ 78%，新生儿娩出后 SpO_2 无缓解，静脉滴注丙泊酚 30mg、瑞芬太尼 200μg。10：09 快速气管插管，机械通气，采用压力调节容量控制通气模式，瑞芬太尼靶控 4ng/ml 维持麻醉。10：10 血压 140/80mmHg，心率 115 次/分。先后静脉滴注地塞米松 20mg、甲泼尼龙 80mg、二羟丙茶碱 0.25g、西地兰 0.2mg、呋塞米 20mg。10：13 SpO_2 渐升至 90%，10：30 自主呼吸恢复改为辅助呼吸，呼之睁眼，SpO_2 波动于 91% ~ 93%。10：35 手术结束。改瑞芬太尼靶控 2.5ng/ml，硬膜外间隙推注 2% 利多卡因 5ml，氧流量 6L/min 时 SpO_2 波动于 90% ~ 93%，期间意识清醒、间断辅助通气。11：45 保留气管插管返回监护室，机械通气治疗。回病房血压 165/90mmHg，心率 105 次/分。术中静脉滴注复方氯化钠溶液 300ml，出血 200ml，尿量 1200ml。行心脏彩超提示：左心室内径 54mm，射血分数 64%。术后第一天脱机拔管；第七天康复出院。

三、病例分析

1. 关键问题

（1）HDCP 合并 ALHF 剖宫产术的风险及处理原则：HDCP 合并 ALHF 是剖宫产术的适应证[1~3]，但此时行剖宫产术风险较高。HDCP 合并 ALHF 孕妇行急诊剖宫产术，治疗心衰与麻醉手术须同时进行，注意可继发肾衰竭、呼吸衰竭等多脏器功能衰竭；新生儿娩出后腹压骤降，回心血量骤增，可加重心衰，应及时放置无菌沙袋预防。HDCP 合并 ALHF，进行性低氧血症，胎儿缺血缺氧，导致急性胎儿窘迫，必须紧急剖宫产[4,5]。备好保温、抢救设备及药品。

HDCP 合并 ALHF 行急诊剖宫产术的麻醉管理重点是保持循环稳定，麻醉镇痛完全，避免应激反应加重心衰，避免使用对胎儿有影响和抑制心肌收缩力的药物。HDCP 的病理生理变化是全身小血管痉挛，血管内皮细胞受损。全身小血管痉挛，外周血管阻力增加，射血阻力增加，心排血量明显减少，低排高阻，加重心脏负担；妊娠晚期血容量比妊娠前增加 30% ~ 45%，而低蛋白血症导致血浆胶体渗透压降低，加上血管内皮细胞损伤时血管通透性增加，大量血管内液体进入细胞间质，水钠潴留，可致心肌缺血、肺水肿，严重者诱发 ALHF，甚至全心衰竭[4]。每次宫缩有 250 ~ 500ml 血液被挤入体循环，进一步加重心衰的程度。此外，妊娠期糖尿病及肥胖均是 ALHF 的不利因素。

（2）HDCP 合并 ALHF 的诊断与鉴别诊断

早期诊断标准[2]：①轻微活动后胸闷、气短、心悸、刺激性干咳、不能平卧等；②休息时呼吸频率 >20 次/分；③端坐呼吸；④肺部湿啰音，咳嗽后不消失；⑤辅助检查：ECG、BNP 等。

鉴别诊断：①仰卧位低血压综合征（supine hypotensive syndrome，SHS）：与体位相关，平卧位出现，侧卧位消失；②羊水栓塞（amniotic fluid embolism，AFE）：多发病急骤，低血压和(或)低氧血症显著；③上呼吸道感染(上感)与肺炎：早期无心悸、气短、端坐呼吸。

(3)HDCP 合并 ALHF 急诊剖宫产术的麻醉处理：麻醉首选 CEA。产妇急诊入室，不能平卧伴干咳，SpO_2 87%，肺底有湿啰音，乃肺淤血、氧气交换障碍所致，初步考虑 AL-HF[3、6]，测 BNP 及血气分析等检查，证实诊断成立。HDCP 产妇没有基础心脏病，其心衰主要是由妊娠晚期血容量增多、小动脉痉挛引起心脏前后负荷增加及血管内皮损伤时血管通透性增加引起肺间质水肿、肺淤血所致[7]。因此，除采用头高位、保证氧合、限制液体入量、持续胎心监测等措施外，治疗应以利尿、扩血管为主以便降低心脏前后负荷，强心为辅。其剖宫产麻醉方式，首选 CEA[2、7]，因其阻滞交感神经，阻力血管及容量血管均扩张，可降低心脏前后负荷；迷走神经兴奋性相对增加使心率减慢，心肌耗氧减少；对血压影响小于 CSEA，故 CEA 对缓解 HDCP 合并的心衰症状有利。当硬膜外间隙注入 2% 利多卡因 3ml 试验剂量，为预防 SHS 发生，保持左侧头高位拟待 CEA 完全起效后再改仰卧位行剖宫产术。但试验量注入后 2 分钟烦躁加剧。烦躁加重原因应与以下情况鉴别：①全脊髓麻醉：产妇此时不配合，难以检测硬膜外间隙麻醉平面，但产妇烦躁所伴发的下肢扭动可排除全脊髓麻醉存在；②局部麻醉药中毒：2% 利多卡因 3ml(60mg)即使完全血管内注射，也不会引起烦躁症状，而此时 SpO_2 进行性降低至 62% 并且吸氧后不缓解，考虑烦躁是严重心衰导致急性脑缺氧所产生的精神症状，必须立即行剖宫产术，以免危及母婴生命。因此在静脉滴注呋塞米利尿、硬膜外间隙推注利多卡因的同时，取头高仰卧位消毒铺巾，考虑硬膜外麻醉给药时间短难以阻滞完全，加用小剂量局部麻醉药行急诊剖宫产术。当新生儿娩出后，腹部立即放置无菌沙袋，防止因腹压骤降，回心血量骤增，加重心衰。此时 SpO_2 仍低于正常，于是采用气管插管、机械通气治疗。随着妊娠结束、CEA 起效及利尿药排钠排水等综合作用，SpO_2 逐渐升至 90% ~93%，自主呼吸恢复，意识苏醒，烦躁消失，说明心衰症状逐渐减轻。术毕仍不能脱氧，于是返回病房呼吸机治疗。本例术中肌肉松弛度可，回病房前测平面 T_6 ~ S_1，说明 CEA 有效。

若有椎管内麻醉禁忌证，选择全身麻醉。采用全身麻醉时，避免使用对新生儿有影响和对产妇心肌收缩力抑制的药物。在消毒铺巾后，以瑞芬太尼(≤2μg/kg)、丙泊酚(<2mg/kg)、琥珀酰胆碱(1.5mg/kg)快速诱导并气管插管，从诱导开始到新生儿娩出不应超过 10 分钟，否则新生儿呼吸循环抑制增加[8~9]，麻醉维持以丙泊酚及瑞芬太尼靶控泵注。若全身麻醉剖宫产经验不足者，可采用局部麻醉行剖宫产术，娩出新生儿后在行全身麻醉，以避免对新生儿呼吸循环的抑制。

2. 诊治思维　HDCP 合并 ALHF 行急诊剖宫产术的麻醉方法，目前多数文献采用椎管内麻醉，以 CEA 居多。因为 CEA 阻滞交感神经，外周血管张力、心率均降低，可降低心脏前后负荷及心肌耗氧量，有利于 HDCP 合并心衰症状的缓解。并且 CEA 对新生儿无影响。但应注意 CEA 的外周血管扩张与治疗心衰的利尿药及血管扩张药之间的协同作用，应预防低血压发生。有椎管内麻醉禁忌证者采用全身麻醉，应采用短效、速效药物，注意麻醉开始至新生儿娩出应小于 10 分钟，并尽量避免使用对新生儿有影响及抑制母体心肌收缩力的药物。基层医院对剖宫产全身麻醉经验少者，可采用局部麻醉加静脉全身麻醉。

3. **规范处理** 对 HDCP 合并 ALHF 的产妇的心衰治疗，同一般心衰患者治疗，但应避免使用对新生儿有影响和抑制母体心肌收缩力的药物。对 HDDP 合并 ALHF 产妇的择期剖宫产术，应在纠正心衰后再行手术。对合并 ALHF 产妇的急诊剖宫产术，应在积极治疗心衰的同时，选用合适的麻醉方法立即手术，切不可以治疗心衰为由，推迟剖宫产术以免影响母婴安全。

在保证氧合、头高位、休息、持续胎心监测等基础上，对妊娠合并 ALHF 行急诊剖宫产术产妇的心衰治疗，以利尿及扩血管为主，强心为辅。首选 CEA，因为 CEA 对血流动力学影响小，尤其是在采用利尿及扩血管后的心衰产妇对血压心率的影响要优于CSEA。有椎管内麻醉禁忌证者，采用全身麻醉，在消毒铺巾后，以瑞芬太尼、依托咪酯、罗库溴铵依次诱导，当瑞芬太尼起效后，立即开始手术，从麻醉诱导开始至新生儿娩出不应超过 10 分钟，否则新生儿呼吸循环抑制增加。全身麻醉剖宫产经验不足者可采用局部麻醉，先娩出新生儿，再行全身麻醉。

4. **经验与教训** ①早发现、早诊断、早治疗：是降低 HDCP 合并 ALHF 是降低剖宫产术麻醉风险的重要保障；②不能以治疗心衰为由推迟剖宫产术及麻醉实施；③注意早期与 SHS、AFE、上呼吸道感染、肺炎等鉴别；④首选 CEA，有禁忌证者选用全身麻醉或局部麻醉＋静脉麻醉；⑤注意利尿药、血管扩张药及麻醉后血管扩张之间的协同作用，预防低血压发生；⑥避免使用对新生儿有影响和抑制心肌收缩力的药物；⑦备好抢救设备及药物；⑧应监测有创动脉压，行床旁心肺超声，以便协助诊治，这是本例不足之处。

四、专家点评

心力衰竭和肺水肿是重度妊娠高血压疾病的严重并发症之一，在通过保守治疗无效后，常需通过急诊剖宫产终止妊娠的方式达到病情的有效缓解，这也为此类产妇接受急诊剖宫产时的麻醉处理增加了风险和难度。这例产妇急性左心衰诊断迅速明确，对于不存在椎管内麻醉禁忌证的妊娠期高血压疾病者，硬膜外麻醉为首选。但目前也有报道证实，妊娠高血压疾病的产妇更少出现蛛网膜下隙麻醉后的低血压，对麻黄碱的需求也较非妊娠高血压疾病产妇更少。因此有些医疗机构也选择蛛网膜下隙麻醉进行此类产妇的剖宫产手术。需要注意的是，妊娠高血压产妇对交感刺激更为敏感，同时血管内容量偏低，血管通透性增加，第三间隙液体过剩，不管是硬膜外麻醉，还是全身麻醉药物的应用，以及液体治疗，都会对产妇的血流动力学产生明显的影响。因此在处理这类产妇时，应综合考虑麻醉本身、药物的心肌抑制和外周血管扩张作用、液体输注后的容量变化、包括产妇体位等各个方面的相互影响而带来的对血流动力学和产妇循环稳定性的综合作用。液体治疗的总体原则应当保守和限制，也不建议在椎管内阻滞前预先给予液体负荷，以防加重肺水肿。对于妊娠高血压疾病的产妇，其血压管理的目标并不在于要使血压恢复到正常水平，可参照患者术前的血压水平，将收缩压控制于 160mmHg 以下，舒张压低于 110mmHg 以下即可。本例产妇在硬膜外穿刺后出现急性呼吸衰竭，血氧饱和度迅速下降，此时为保障母婴安全，应在保证母体充分供氧的情况下，迅速娩出胎儿。具备全身麻醉条件的医疗机构，应当在全身麻醉进行气管插管的同时，进行手术以尽快保证胎儿娩出。在母体由于心力衰竭和肺水肿出现严重低氧的情况下，不应一味追求避免新生儿出生之后的呼吸抑制，而应采取对母体循环最稳定和安全的麻醉方式。维持母体循环稳定和充分氧和，保证充分的胎盘血供，更是保证新生儿安全的重要举措。同时告知新生儿抢救团队，备好纳洛酮和呼吸支持设备，随时准备对新生儿进行呼吸支持。对于出现严重低氧的心衰产妇，尽快进行气管插管呼吸支持，避免手术应激和疼痛刺激引起的交感兴奋进一步加重心脏负担，应该是麻醉处理的首选目标。需要注意的是，对于重度妊娠高血压疾病产妇，可能会因为声门水肿而出现气管插管困难，应备好较小号的气管插管、困难气道设备和充足的人手以备急需。应该建立连续动脉压监测，有助于及时了解麻醉与手术进程对产妇血流动力学的影响，对这例患者是适宜的选择。如果能进行连续心输出量和 SVV 监测，则为更佳。对于气管插管全身麻醉的产妇，应注意维持合适的麻醉深度，既要避免由于麻醉药物的使用造成的循环抑制和低血压，也要注意避免出现术中知晓和对子宫收缩的影响而加重产后出血。对于术前应用了硫酸镁的患者，还需要注意对全身麻醉时应用的非去极化肌松剂作用的影响。同时也应当注意监测尿量和肝肾功能，以及产妇的意识状态，以排除妊娠高血压疾病对多系统的影响。（点评专家：北京和睦家医院 刘 薇）

（病例提供：河北省衡水市第五人民医院 张颖辉）

（校验人员：同济大学附属第一妇婴保健院 杜唯佳）

参 考 文 献

[1] 郑育娟，高慧，钱金洪，等．不同麻醉方式对重度妊高症合并心力衰竭患者母婴结局的影响分析．西部医学，2014，26(3)：350-351，358

[2] 中华医学会妇产科学分会产科学组．妊娠合并心脏病的诊治专家共识(2016)．中华妇产科杂志，2016，51(6)：401-409

[3] 龚云辉，胡蝶，吕东昊，等．早发型重度子痫前期妊娠结局分析．实用妇产科杂志，2011，27(3)：191-193

[4] 谢幸，苟文丽．妇产科学(第8版)．北京：人民卫生出版社，2014，64-71

[5] 杨慧霞．产科诊治指南解读·病案分析．北京：人民卫生出版社，2017：297-300

[6] Borghi A, Ciuffreda M, Quattrociocchi M, et al. The grownup congenital cardiac patient. J Cardiovasc Med, 2007, 8：78-82

[7] 卢家凯．妊娠合并重度心脏病患者剖宫产麻醉处理．实用妇产科杂志，2015，31(6)：414-416

[8] 蔡昀夏，曾葵，黄蔚，等．高危妊娠剖宫产全身麻醉中瑞芬太尼和异丙酚的应用．实用妇产科杂志，2011，27(11)：870-873

[9] 徐铭军．产科麻醉的相关问题与处理．中国医刊，2012，47(12)：6-11

病例 11　连续硬膜外阻滞用于重度子痫前期的围生期处理

一、导读

子痫前期是一种继发于血管痉挛、血管内皮激活和功能失调，导致器官低灌注的妊娠期特异性综合征，临床以高血压、蛋白尿为特征，病因至今未明。治疗目的是预防子痫发生，降低孕妇和产妇及围产儿发病率、死亡率和严重后遗症。主要措施为镇静休息、解痉降压、改善脏器血流灌注和脏器功能，监测及促进胎儿生长发育，适时终止妊娠；目前临床治疗的效果都不甚理想。Schobel 等通过在骨骼肌中植入微电极的方法，通过与正常孕妇和子痫前期孕妇的对比发现，子痫前期孕妇体内支配血管平滑肌的节后交感神经结的活性被提高了。因此，认为子痫前期是妊娠所致的一种交感神经过度活跃状态。Kanayama 等通过大鼠腹部交感神经结的刺激和慢性局部皮肤冷刺激实验，在怀孕大鼠身上产生了类似 HELLP 综合征的异常血液生化指标和类似子痫前期的临床症状，同时病理检查发现孕鼠胎盘的滋养细胞侵蚀能力下降，出现胎盘局部充血和纤维样坏死，胎死数增加和胎仔发育受阻，进一步证实了妊娠期交感神经刺激与高血压、蛋白尿的关系。临床上，Ramos – Santos 通过超声诊断发现，分娩活跃期的腰段硬膜外镇痛能够改善脐带和子宫动脉的血流并降低产妇高血压的程度，据此认为能阻断腹部交感神经的腰段硬膜外阻滞改善了子痫前期患者分娩期间的高血压状况。Ginosar 用超声诊断仪通过随机对照的研究发现，产前连续硬膜外阻滞可以减轻子痫前期患者子宫动脉的血管阻力，从而改善子宫胎盘的血流供给。

二、病例介绍

产妇 39 岁，孕 2 产 0，孕 30^{+3} 周，发现尿蛋白 1 天入院。既往有高血压病 9 年，未服药。本次停经 40^+ 天测尿 HCG（＋），早期即发现血压偏高，予口服降压药治疗，近 1 个月血压控制欠佳，血压波动在 180～195/95～109mmHg。期间外院眼底检查见高血压性视网膜动脉硬化Ⅱ级，产检发现尿蛋白（＋），拟"孕 2 产 0，孕 30^{+3} 周，慢性高血压并发子痫前期（重度）；高龄孕妇；瘢痕子宫（子宫肌瘤剥除未进腔）"收住入院。查体见神清，一般情况可，体温 37℃，心率 90 次/分，律齐，血压 195～165/95～115mmHg，腹部膨隆，宫高 25cm、腹围 235cm、胎方位 LOA、胎心 150 次/分，胎儿估重 2000g。入院后完善相关检查，加强母胎监护，予以硫酸镁解痉，口服拉贝洛尔、心痛定降压治疗。入院后因血压控制欠佳，蛋白尿加重倾向，考虑产妇孕期较短，宫内胎儿较小，讨论决定适当延长孕期后终止妊娠，遂经协商并签署知情同意书后予连续硬膜外阻滞处理，选择 $L_{2～3}$ 间隙头侧置入硬膜外导管并留置 5cm，试验剂量验证有效后接镇痛泵，药物配方为 0.15% 罗哌卡因 + 1μg/ml 芬太尼，持续输注量为 8ml/h，PCA 6ml/次。硬膜外阻滞开始后，血压控制尚可,波动于 125～175/75～98mmHg,处于产科医师可以接受的范围内,24 小时尿蛋白定量没有明显恶化的迹象,产妇无不适主诉,总体情况较入院时好转。入院后第六天,B 超提示出现脐脑血流倒置,胎儿窘迫可能,讨论后决定在连续硬膜外麻醉下行剖宫产术终止妊娠,手术顺利,母子平安。连续硬膜外阻滞治疗为期一周,期间连续肝肾功能监测均正常,产妇无不适主诉。

三、病例分析

1. 关键问题　子痫前期是一种继发于血管痉挛、血管内皮激活和功能失调,导致器官低灌注的妊娠期特异性综合征,临床以高血压、蛋白尿为特征,病因至今未明。治疗目的是预防子痫发生,降低孕妇和产妇及围产儿发病率、死亡率和严重后遗症。主要措施为镇静休息、解痉降压、改善脏器血流灌注和脏器功能,监测及促进胎儿生长发育,适时终止妊娠。目前临床治疗的效果都不甚理想。

Schobel 等通过在骨骼肌中植入微电极的方法,通过与正常孕妇和子痫前期孕妇的对比发现,子痫前期患者体内支配血管平滑肌的节后交感神经结的活性被提高了。因此,认为子痫前期是妊娠所致的一种交感神经过度活跃状态。Kanayama 等通过大鼠腹部交感神经结的刺激和慢性局部皮肤冷刺激实验,在怀孕大鼠身上产生了类似 HELLP 综合征的异常血液生化指标和类似子痫前期的临床症状,同时病理检查发现孕鼠胎盘的滋养细胞侵蚀能力下降,出现胎盘局部充血和纤维样坏死,胎死数增加和胎仔发育受阻,进一步证实了妊娠期交感神经刺激与高血压、蛋白尿的关系。

2. 诊治思维　临床上,Ramos - Santos 通过超声诊断发现,分娩活跃期的腰部硬膜外镇痛能够改善脐带和子宫动脉的血流并降低产妇高血压的程度,据此认为能阻断腹部交感神经的腰部硬膜外阻滞,可以改善子痫前期患者分娩期间的高血压状况。Ginosar 用超声诊断仪通过随机对照的研究发现,产前连续硬膜外阻滞可以减轻子痫前期患者子宫动脉的血管阻力,从而改善子宫胎盘的血流供给。

3. 规范处理　Mavasi 等的报道中,15 例重度先兆子痫的孕妇通过硬膜外阻滞治疗,平均 36 周的孕妇孕期延长至 37^{+1}周(患者孕周平均延长一周左右,36 周至 37^{+1}周);和治疗前相比,患者血压得到控制、血浆蛋白得到提升、肝肾功能均有不同程度的改善、血小板计数显著提高;同时超声诊断提示:子宫胎盘的血流灌注明显改善,新生儿体重和娩出后的 Apgar 评分是令人满意的。Kanayama 等的研究也得到了相似的结果。董有静等通过复制大鼠子痫前期模型,发现连续硬膜外阻滞能有效提高大鼠体内 NO 的水平,进而改善先兆子痫大鼠的血压和蛋白尿水平。李娟等通过对子痫前期患者的观察发现,剖宫产期间的硬膜外阻滞可以提高患者血浆中 NO 的水平,降低 ET 的水平,改善患者高血压状况。

4. 经验与教训　既往的观察研究总体上样本量较少,且都不是随机对照的结果,这是我们开展相关观察研究的初衷,以明确硬膜外阻滞能在多大程度上改善子痫前期的程度;哪类子痫前期的患者能够真正从该治疗中获益;硬膜外阻滞在什么阶段实施更有效;治疗是以控制血压为目的还是以改善胎儿发育迟缓为目标;抑或以子宫动脉或脐血流改善为疗效的评判依据。这些问题都需要进一步的前瞻性随机对照实验来验证。此外,随着近几年早产儿、低体重儿救治水平的提高,产科医师不再过多顾忌胎儿孕龄的大小,重度子痫前期的患者也无须强求延长孕期以期胎儿发育更趋成熟,故治疗过程中一旦出现产妇血压控制不理想或胎儿发生轻微异常都会剖宫产结束妊娠,这也给我们的观察研究带来不便。

四、专家点评

子痫前期是一种交感神经激活状态,在其病理生理过程中,交感神经系统放电加强,血管张力增高,分娩后趋于正常。子痫前期患者血浆、血小板以及尿中儿茶酚胺浓度较正常孕妇增高。体外实验证实,用子痫前期孕妇的血浆刺激培养的交感神经元细胞分泌去甲肾上腺素的量较正常孕妇和非孕妇女显著增高。因此,可以认为交感神经兴奋性增高参与了子痫前期的发病过程。腰段连续硬膜外阻滞可以节段性地阻滞交感神经传出纤维,引起阻力血管和容量血管扩张,从而可以达到控制血压,增加胎盘血流的作用。国外已有应用连续硬膜外阻滞来缓解子痫前期症状的报道,并取得了较满意的临床效果。硬膜外阻滞是一项成熟的基本操作技术,因此通过临床实验研究观察腰段连续硬膜外阻滞控制子痫前期症状的可行性具有重要的临床推广意义。(点评专家:上海交通大学医学院附属国际和平妇幼保健院　徐子锋)

(病例提供:上海交通大学医学院附属国际和平妇幼保健院　安小虎　徐子锋)

(校验人员:同济大学附属第一妇婴保健院　张玥琪)

病例 12　重度子痫前期并发子痫性脑病的处理

一、导读

重度子痫前期是孕妇、产妇和围生儿死亡的主要原因之一。其基本生理改变为全身小动脉痉挛和血管内皮细胞损伤,进而导致心、脑、肾、肝等重要脏器变化及凝血活性的改变。麻醉评估重点是产妇的血压水平、各脏器功能的受损程度(如心脏功能、肝肾功能)、凝血功能状况等;麻醉方式选择则根据相关脏器损害情况而定,对于有凝血功能异常、血小板计数明显减少等的患者首选全身麻醉;麻醉力求平稳,减少应激反应;麻醉诱导可联合小剂量瑞芬太尼;术中根据中心静脉压、血压、尿量谨慎扩容,全面监护,维持内环境稳定;尤其是血小板显著下降的产妇,需加强对凝血功能、血小板计数等的监测;必要时可应用超声实时监测、头颅以及胸部 CT 检查,以防围术期发生子痫性脑病、脑出血和肺水肿等严重并发症。

二、病例介绍

1. **基本资料**　产妇,29 岁,身高 153cm,体重 69kg。因"停经 7 个多月,发现高血压 13 天,下腹痛 5 个多小时"入院。

此病例为经产妇,第一胎产后持续性蛋白尿 2 年余,多次检测尿蛋白呈阳性(+ + +),未予以治疗。本次妊娠 33^{-5}周时产妇出现头痛、头晕、恶心、胸闷等症状,血压 235/

155mmHg，双下肢水肿（＋＋＋＋），急诊拟"孕 2 产 1，孕 33^{+5} 周，LOA，先兆早产，重度子痫前期、肾小球肾炎、肾病综合征？"收住入院。

2. 诊疗过程　入院后完善各相关检查。体格检查示：体温 36.5℃，心率 63 次/分，呼吸 22 次/分，血压 235/155mmHg；宫高 29cm，腹围 105cm，胎心率 142 次/分，可及规律宫缩，间歇 9 ~ 10 分钟，持续 20 秒，胎膜未破。产科 B 超提示宫内单活胎，胎方位 LOA，双顶径 78mm，头围 286mm，股骨长 60mm。实验室检查结果示：血小板计数（98 × 10^9/L）下降，脑钠肽（510pg/ml）和肌钙蛋白（0.043μmol/L）轻度升高，尿隐血（＋＋＋）；其余血生化、出凝血功能、血常规等结果均正常。

基于产妇病情，产科医师给予降压解痉等对症处理，先后给予口服硝苯地平及静脉泵注硝酸甘油（0.4mg/ml）后血压控制效果不佳，产妇病情进一步恶化。眼科会诊提示：视网膜病变，出现Ⅳ级眼底病变。复查血常规提示：血小板 57 × 10^9/L，出凝血时间分别延长 6 秒和 8 秒，可见肉眼血尿。

鉴于病情的变化，提示产妇已处于妊娠期高血压疾病并发 HELLP 综合征急剧恶化的状态下，产科医师决定实行紧急剖宫产术终止妊娠。

3. 麻醉实施和管理　入室后，常规心电监护示：血压 189/133mmHg、心率 133 次/分、呼吸 20 次/分、血氧饱和度 100%，产妇嗜睡，鉴于产妇的血小板计数减少（57 × 10^9/L）且有明显的下降趋势，告知产妇和家属风险后，决定选择全身麻醉。

诱导前经颈内静脉开放中心静脉通路并经桡动脉穿刺置管建立有创血压监测，麻醉诱导选用丙泊酚 150mg（分次静脉注射）、罗库溴铵 40mg、吸入 6% 七氟烷（氧气 6L/min）。插管后生命体征平稳。胎儿娩出前吸入 3% 七氟烷（2L/min 氧气 + 空气）维持，同时给予硝酸甘油 3.2mg/h 泵注降血压；胎儿娩出后给予芬太尼 0.1mg，手术结束前 10 分钟给予舒芬太尼 5μg。术中血压维持在 120 ~ 170/80 ~ 100mmHg、心率 90 ~ 120 次/分、血氧饱和度在 99% ~ 100%。手术历时 1 小时，出血量 500ml、尿量 100ml、补液总量 1890ml。手术结束后 10 分钟产妇自主呼吸恢复，潮气量及呼吸频率均可，脱氧后血氧饱和度维持在 98% 以上。但术后 40 分钟后产妇仍未完全清醒，考虑到产妇呼吸尚可，术后 50 分钟拔除气管导管。拔管后 10 分钟产妇双侧瞳孔散大（0.5cm）、对光反应迟钝，呈嗜睡状态，呼之能应。

入 ICU 后，产妇神志仍不清，呈浅 - 中度昏迷。期间复查血小板 4.2 × 10^9/L，呈进行性下降，给予输注血小板 10U。术后 12 小时腹腔引流出 1100ml 血性液，阴道排出 800ml 血性液体混合血凝块，给予输注红细胞悬液 6U；在硝酸甘油维持下，血压控制欠佳，改用硝普钠调节血压。查头颅 CT 提示全脑肿胀，脑干及全脑多发低密度灶（子痫性脑病）。术后 18 小时重新插管行呼吸机支持通气。术后 50 小时，神志转清。术后 60 小时，出现急性肺水肿。术后 10 天拔除气管导管。历时 15 天出院。

三、病例分析

（一）关键问题

1. 术前评估

（1）麻醉前评估和准备：重度子痫前期产妇麻醉前充分的评估和完善的准备是围术期安全的基础。除了对产妇一般情况的常规评估以外，还应重点对产妇病情严重程度和脏器功能受累情况进行全面评估。并有针对性地对产妇的血压、肾功能、凝血功能异常情况及气道和机体内环境状况进行治疗和处理。

（2）术前评估分析

1）重度子痫前期的诊断：子痫前期产妇出现下述任一不良情况可诊断为重度子痫前期：SBP≥160mmHg 和（或）DBP≥110mmHg；蛋白尿 >5g/24h；持续性头痛或视觉障碍或其他脑神经症状；持续性上腹部疼痛，肝包膜下血肿或肝破裂症状；肝脏功能异常：血 ALT 或 AST 水平升高；肾脏功能异常：少尿（24 小时尿量 <400ml 或每小时尿量 <17ml）或血肌酐 >106μmol/L；低蛋白血症伴胸水或腹水；血液系统异常：血小板呈持续性下降并低于 100×10^9/L；血管内溶血、贫血、黄疸或血 LDH 升高；心力衰竭、肺水肿；胎儿生长受限或羊水过少、胎死宫内、胎盘早剥等[1]。

2）子痫前期产妇的血压控制：严重高血压的子痫前期产妇，即 SBP≥160mmHg 或 DBP≥110mmHg 时，应严格控制血压。尤其是当 SBP≥180mmHg 时，容易出现高血压危象，必须立即进行降压处理，以降低脑内出血甚至产妇死亡的风险[1,2]。目前研究表明，子痫前期产妇的常用降压药物有：拉贝洛尔、尼非地平、肼苯哒嗪等[3]，但有严重的哮喘产妇避免使用拉贝洛尔；也要避免大剂量尼莫地平、硫酸镁降压[3]。目标血压控制在 140～150/90～100mmHg[4]，以 10～20 分钟降低 10～20mmHg 为宜。当出现急性肺水肿时，可用硝酸甘油降压，以 5μg/min 开始逐渐增大至最大剂量 100μg/min。

3）子痫前期产妇的凝血功能：产妇的凝血功能状态与麻醉方式的选择、麻醉并发症和围术期出血紧密相关。研究表明，子痫前期产妇往往存在血小板减少、血小板功能受损、纤维蛋白原降低、血管脆性增加、出血风险增加等。因此，子痫前期产妇麻醉前应评估凝血功能状态。本病例中产妇除了有急性恶性高血压外，已出现明显肾功能损害［尿蛋白（+++）、双下肢水肿（++++）］和眼底病变，并合并凝血功能极度异常。据文献报道30%～50%严重子痫前期产妇伴有血小板数量减少，并可能存在内源性血小板功能失调（血小板凝集功能下降），可使用血栓弹力仪（TEG）和血小板功能分析仪（PFA－100）进行动态监测。血栓弹力图能提供较全面的凝血功能评估，近年来在临床上得到较广泛应用。血小板小于 50×10^9/L 时建议输注血小板；其他凝血因子缺乏时，补充相应的凝血因子，必要时输注新鲜冰冻血浆，以改善凝血功能。特别是重度子痫前期产妇出现溶血、肝酶升高和血小板减少(HELLP 综合征)时，更需要关注凝血功能动态变化。

2. 术中管理

（1）麻醉选择：子痫前期产妇的麻醉选择依据为：①产妇的全身情况、脏器功能、凝血功能、机体内环境状况等；②麻醉医师对麻醉方式的把握程度；③产妇的意愿。大量文献证实，子痫前期产妇剖宫产全身麻醉存在较高的风险，如气管插管困难、高血压危象和脑血管意外等；除非存在椎管内麻醉的禁忌证，全身麻醉一般不作为子痫前期产妇的麻醉方式。换言之，椎管内麻醉是子痫前期产妇剖宫产手术优先选择的麻醉方式[5]。本病例产妇血小板计数在 2 小时内由 98×10^9/L 下降至 57×10^9/L，并可见肉眼血尿。这提示产妇血小板进行性减少，选择全身麻醉相对来说安全系数更高。

（2）麻醉诱导与维持

1）麻醉诱导：重度子痫前期产妇剖宫产全身麻醉时应注意：①麻醉前全面评估产妇

上呼吸道情况（如是否存在水肿），判断气管插管难易程度，并准备困难气道器具；②子痫前期产妇实施快速顺序诱导可能导致血压剧烈波动，影响脏器血液供应以及发生脑血管意外。建议缓慢顺序诱导，并在诱导药物充分起效后才实施气管插管；③选择可减轻气管插管时血流动力学波动的药物，如艾司洛尔（1.5mg/kg）、硝酸甘油（2μg/kg）、瑞芬太尼（1.0μg/kg）、利多卡因（1.5mg/kg）和芬太尼（1.0μg/kg）[6]；④瑞芬太尼起效快，维持时间短，可较安全用于这类产妇；其减轻子痫前期产妇气管插管时血压增高反应的95%有效剂量为1.34μg/kg[7]；⑤由于许多子痫前期产妇麻醉前使用过硫酸镁，应注意高血镁浓度对肌松药的影响，适度减少肌松药剂量。

2）麻醉维持：对于重度子痫前期产妇，静脉麻醉较七氟烷吸入麻醉更具优势。因此本例产妇采用静吸复合麻醉，术中持续泵注丙泊酚复合吸入0.7~1.5MAC的七氟烷；为避免因镇痛不全引起的血压剧烈波动，于胎儿娩出后给予芬太尼0.1mg，并于手术结束前10分钟给予舒芬太尼5μg。手术历时1小时，出血量500ml，尿量100ml，补液总量1890ml。

（3）液体管理：由于子痫前期产妇血管内皮受损、外周小动脉痉挛、毛细血管通透性增加、胶体渗透压低等，开放性补液极易导致液体渗出血管，增加产后肺水肿的风险。关于液体问题，虽然子痫前期产妇使用晶体液或胶体液补充血容量会带来心血管参数一过性改善，但是大样本临床研究及系统性评价均未发现容量扩张具有优势[8]。大量的晶体液会加重组织水肿，甚至导致肺水肿、脑水肿等严重并发症的发生[9]。在没有出血的情况下，应限制液体输注速度在80~100ml/h[10]。目前大多采用谨慎的补液策略，如与扩血管药物合用可能更好，或者在蛛网膜下隙麻醉后再扩容。无出血的情况下，补液应限制于5~10ml/kg；根据CVP补液应特别小心，CVP不应高于5cmH$_2$O。

（4）子痫性脑病：是重度子痫前期孕产妇较为少见的中枢神经系统综合征，是一种由血压急剧升高而引发的急性全面脑功能障碍综合征，属高血压脑病或可逆性后部脑白质综合征的一种类型。当血压急剧升高（动脉收缩压>180mmHg或舒张压>120mmHg），超出脑血管自动调节机制范围时，脑血管腔内压急剧升高导致脑动脉内皮细胞和平滑肌细胞扩张，使脑血管由收缩变为被动扩张，脑血流量增加，造成脑组织血液灌流过多，内皮细胞的应力增加导致血脑屏障的通透性增加，脑血管内压超过脑间质压，脑血管内液体通过血脑屏障漏出到血管周围间隙，引起局部或多灶性血管性水肿，其并发的脑水肿又称为高血压脑病、可复性后脑病变综合征、可复性脑白质综合征等。

3. 术后管理　术后苏醒延迟的原因：苏醒延迟是指全身麻醉后30分钟呼唤产妇仍不能睁眼和握手，对痛觉刺激无明显反应。苏醒延迟的原因有：①药物的残余作用：药物过量；麻醉药物给药时机不当；②硫酸镁抑制神经肌肉接头处的乙酰胆碱的释放，降低神经肌肉接头对乙酰胆碱的敏感性，抑制肌肉纤维膜的兴奋性，硫酸镁增强罗库溴铵的持续效能；③呼吸衰竭：潜在呼吸系统疾病（尤其存在CO$_2$潴留）；使用大剂量阿片类药物；气道阻塞；肌松恢复延迟；④代谢失调：低血糖、严重高血糖；电解质紊乱；酸中毒；⑤体温异常：低温；⑥神经系统并发症和合并症：代谢性脑病；缺氧性脑病；脑血管意外：脑梗死、脑出血等因素。

本病产妇在术后50分钟内未苏醒，术后60分钟发现瞳孔反射迟钝，深静脉穿刺点渗血明显，结合其重度子痫前期病史、血小板进行性下降及头颅 CT 表现，提示子痫性脑病，且产妇未使用硫酸镁，其苏醒延迟可能是由子痫性脑病引起的。

（二）诊治思路

高血压危象可发生在产前、产时及产后的任何一个阶段，此类急症情况要求迅速对症降压处理。目前研究认为，拉贝洛尔、肼苯哒嗪、硝苯地平可作为一线的降压药，硫酸镁为首选的解痉药物，充分的术前评估和完善的准备能减少术后并发症的发生。本病例中产妇血小板进行性下降，麻醉方式首选全身麻醉；围术期适当控制产妇血压、严格液体管理、必要的凝血功能监测以及实时超声或 CT 等检查是麻醉关注的重点。它的风险并不随着妊娠的终止而终止，产后产妇依然面临着肺水肿、持续性高血压、脑卒中、气道梗阻和抽搐等严重并发症的风险，因此仍需对血压和出入量进行严密监测。

（三）规范处理

对于伴有凝血功能异常的重度子痫前期的产妇，应高度怀疑合并 HELLP 综合征，全身麻醉是首选麻醉方式；术中需监测 PETCO$_2$、ECG、SpO$_2$、CVP、IBP 等指标，合理调整呼吸参数，调控酸碱和电解质平衡。在麻醉诱导过程中，尽量减少插管引起的应激反应，可以联合使用短效的阿片类药物，如瑞芬太尼或降压药。而在胎儿娩出后再给予长效的麻醉性镇痛药，如舒芬太尼，以完善镇痛。对于血小板进行性下降和凝血功能异常产妇，结合术中出血情况，输注红细胞和新鲜冰冻血浆等，可使用血栓弹力图或血小板功能分析仪密切监测凝血功能及血小板功能等，必要时补充血小板，减少重度子痫前期产妇并发症的发生。在没有出血的情况下，严格液体管理；出现颅内高压时，建议早期使用脱水剂减轻脑水肿。

（四）经验与教训

回顾本病例，麻醉过程中需要改进的地方有：术前对病史了解不详细，与产科医师交流不够，对眼科会诊没有引起足够的重视；术前未充分评估肺部情况，如肺淤血、肺间质水肿；术前没有实时动态观察心、肺超声或 CT 检查脑、肺等脏器情况；麻醉管理欠佳、血压控制欠佳、液体量过多；术中监测不全面，未及时进行血气分析和 CVP 监测等；术后由于对本疾病专业知识认知的欠缺，未能及时判断出子痫性脑病并给予恰当的处理。

（五）研究进展

重度子痫前期产妇麻醉管理的主要策略为临床情况的持续评估及监测、充分的术前准备和评估。大部分指南[4]建议将子痫前期产妇（特别是重度子痫前期产妇）的收缩压控制在 140～150mmHg，舒张压控制在 90～100mmHg。瑞芬太尼是目前用于全身麻醉的诱导和维持中的最合适药物[11]；限制性补液及合用血管活性药物，如拉贝洛尔、肼苯哒嗪、硝酸甘油等控制血压，是近年来麻醉管理新理念。血栓弹力图能提供较全面的凝血功能评估，近年来在临床上得到较广泛应用。对于不易行胸部 X 线片或 CT 的子痫前期产妇来说，肺部超声是一种可取的无创实时监测手段，将有助于改善子痫前期产妇预后，降低母婴发病率和病死率。

四、专家点评

重度子痫前期是妊娠期特有的严重并发症，常常累及全身各个器官，是围手术期孕妇及产妇死亡的最主要原因之一。重度子痫前期产妇剖宫产的麻醉管理也是产科麻醉中最具挑战性的问题之一。

保障围术期安全的主要环节和内容包括:完善的术前评估、恰当的麻醉方式的选择、科学优化的麻醉管理。术前评估应重点关注血压控制情况、重要脏器功能状态、凝血功能状况等。根据产妇的整体情况和麻醉医师擅长的麻醉技能选择合适的麻醉方式,只要没有椎管内麻醉禁忌证,重度子痫前期产妇优先选择椎管内麻醉(连续硬膜外阻滞麻醉和蛛网膜下隙麻醉均可)。本例产妇因血小板 $57 \times 10^9/L$,且有下降趋势,选择全身麻醉合适。因为若选择椎管内麻醉有较高的椎管内出血或血肿风险。麻醉管理的核心问题是维持稳定的血流动力学状态,避免血压剧烈波动,同时注意保护脏器功能和内环境稳定。麻醉诱导采用慢顺序诱导法,在兼顾新生儿呼吸抑制的情况下,在麻醉诱导、维持及复苏的全过程中应重点关注母体的充分镇静镇痛。本例产妇在麻醉诱导和维持阶段血流动力学基本稳定,未出现血压剧烈波动,说明麻醉镇痛水平基本恰当,未产生明显的应激反应。但遗憾的是,术后产妇苏醒延迟,并发子痫性脑病。

子痫性脑病又称可逆性后脑病综合征(reversible posterior encephalopathy syndrome, RPES),在子痫和有神经症状的子痫前期产妇中的发生率高达 20%[12]。主要发病机制为子痫前期产妇血管通透性增高、血压增高,导致脑血管内液体通过血脑屏障漏出到血管周围间隙,引起局灶性或弥漫性脑水肿。临床表现为在高血压的基础上出现头疼、视物模糊、恶心、意识障碍或昏迷,起病急、进展快,若不及时有效治疗,可发展为脑缺血、脑梗死甚至死亡。

本例病例诊断明确。可吸取的教训有:①术前准备可更充分:术前产妇头晕嗜睡、眼底检查Ⅳ级改变、血压高等都提示存在脑水肿的可能,如进行 CT 或 MRI 检查可以明确诊断,从而给予必要的治疗;②麻醉过程的液体管理有待改进:对于重度子痫前期产妇的液体管理主张采取"限制性"措施,以减少组织水肿的发生;③术中可预防性应用硫酸镁,可降低子痫性脑病的发生率;④复苏过程中血压控制不佳,在充足镇痛的情况下,可使用降压药和硫酸镁。(点评专家:浙江大学医学院附属妇产科医院　陈新忠)

(病例提供:温州医科大学附属第二医院　孔微微　胡明品)

(校验人员:同济大学附属第一妇婴保健院　张玥琪)

参 考 文 献

[1] Mander R, Smith GD. Saving mother's lives: reviewing maternal deaths to make motherhood safer 2003—2005. Midwifery, 2008, 24(1): 8 – 12

[2] Podymow, August P, et al. Update on the use of antihypertensive drugs in pregnancy. Hypertension, 2008, 51(4): 960 – 969

[3] Duley L, Meher S, Jones L. Drugs for treatment of very high blood pressure during pregnancy. Cochrane Database SystRev, 2013, (7): CD001449

［4］ European Society of Gynecology(ESG), Association for European Paediatric Cardiology(AEPC), German Society for Gender Medicine(DGesGM), et al. ESC Guidelines on the management of cardiovascular diseases during pregnancy：the Task Force on the Management of Cardiovascular Diseases during Pregnancy of the European Society of Cardiology(ESC). Eur Heart J, 2011, 32(24)：3147 – 3197

［5］ Henke VG, Bateman BT, Leffert LR, et al. Focused review：Spinal anesthesia in severe preeclampsia. Anesth Analg, 2013, 117(3)：686 – 693

［6］ Pant M1, Fong R, Scavone B. Prevention of peri – induction hypertension in preeclamptic patients：a focused review. Anesth Analg, 2014, 119(6)：1350 – 1356

［7］ Yoo KY, Kang DH, Jeong H, et al. A dose – response study of remifentanil for attenuation of the hypertensive response to laryngoscopy and tracheal intubation in severely preeclamptic women undergoing caesarean delivery under general anaesthesia. Int J Obstet Anesth, 2013, 22(1)：10 – 18

［8］ Sriram S, Robertson MS. Critically ill obstetric patients in Australia：a retrospective audit of 8 years' experience in a tertiary intensive care unit. Crit Care Resusc, 2008, 10(2)：124

［9］ Arulkumaran N1, Lightstone L. Severe pre – eclampsia and hypertensive crises. Best pract Res Clin Obstet Gynaecol, 2013, 27(6)：877 – 884

［10］ Sidani M, Siddik – Sayyid SM. Preeclampsia, a new perspective in 2011. Middle East J Anaesthesiol, 2011, 21(2)：207 – 214

［11］ Ankichetty SP, Chin KJ, Chan VW, et al. Regional anesthesia in patients with pregnancy induced hypertension. J Anaesthesiol Clin Pharmacol, 2013, 29(4)：435 – 444

［12］ Mayama M, Uno K, Tano S, et al. incidence of posterior reversible encephalopathy syndrome in eclamptic and patients with preeclampsia with neurologic symptoms. Am J Obstet Gynecol, 2013, 208(468)：1 – 6

病例 13　HELLP 综合征合并胎盘植入的剖宫产麻醉

一、导读

HELLP 综合征(hemolysis elevated liver enzymes , and low platelets syndrome, HELLP syndrome)是以溶血、肝酶升高和血小板减少为主要临床表现的综合征，是妊娠期高血压疾病的严重并发症之一，如不及时诊治，将严重威胁围生期母婴安全。胎盘植入指胎盘绒毛经受损或发育不良的子宫内膜侵入子宫肌层，是产科较少见的严重并发症，往往在第三产程胎盘剥离困难时才被发现，或于剖宫产术中被诊断，若处理不当，极易发生大出血，危及产妇生命。对于合并这两种妊娠期并发症的产妇诊治时需要多科室多层次协作，重视术前评估和术前准备，将风险关口前置，配备经验丰富的麻醉小组，选择合理的麻醉方法及实施术中麻醉管理，以保障母婴安全。

二、病例介绍

1. 基本资料　患者女，26 岁，孕 1 产 0，孕 33^{+3} 周，因"产检发现血小板进行性减少"入院，产检 B 超：双胎，LOA/ROP。一般健康状况良好，无特殊慢性疾病史，2016 年行 IVF 术，冻胚移植 2 枚，手术顺利。

2. 一般检查　血压 142/93mmHg，心率 85 次/分，呼吸 17 次/分，温度 36.8℃。体重 76kg，身高 162cm，胎心率 146/150 次/分；神清，平卧时稍感不适，但无明显胸闷咳嗽，无头晕眼花，下肢水肿(－)。两肺呼吸音清，未闻及明显干湿啰音。

3. 实验室检查　无刺激胎心监护：NST 有反应。血生化：ALT：103U/L、AST：89U/L、清蛋白：35.8g/L；血常规：红细胞 3.03×10^{12}/L、血红蛋白 96.0g/L、白细胞 17.11×10^9/L、中性粒细胞 90.6%、血小板 58.4×10^9/L、红细胞比容 40.0%、C－反应蛋白 10mg/L；凝血功能无殊；尿蛋白：PRO：(＋＋)；24 小时尿蛋白定量：0.3g。

4. 入院诊断　孕 1 产 0，孕 33^{+3} 周，双胎，试管婴儿妊娠状态，双胎之一脐血流异常，HELLP 综合征、重度子痫前期。

5. 术前处理　给予地西泮镇静，硫酸镁解痉，柳胺苄心定(50mg，每隔 8 小时一次)降压、宁血糖浆、益血生口服改善贫血，地塞米松促胎肺成熟等治疗。但肝功能无明显改善，血小板持续性下降，产妇胎动佳，无宫缩，阴指查宫口未开，胎膜未破，短时间内阴道分娩困难，考虑即刻行剖宫产终止妊娠。

6. 麻醉处理　产妇入手术室，左桡动脉穿刺置管行有创血压监测，血压 168/105mmHg，常规心电监护，心率 75 次/分，血氧饱和度 98%。麻醉方式为气管内插管全身麻醉，面罩加压给氧去氮，平卧位下消毒铺巾后依次给丙泊酚 150mg、瑞芬太尼 50μg、罗库溴铵 40mg，待产妇意识消失，予 7.0 号气管导管插管后行机控呼吸，潮气量 450ml/min，呼吸 12 次/分，维持 $PETCO_2$ 35～45mmHg。1% 七氟烷吸入维持麻醉，娩出一男活婴，1 分钟、5 分钟 Apgar 评分分别为 7 分、9 分，转儿科监护室治疗。胎儿娩出后，缓慢给予缩宫素 20U 静脉滴注，静脉滴注咪达唑仑 2mg、芬太尼 0.15mg、泵注瑞芬太尼 0.1μg/(kg·min)、丙泊酚 3mg/(kg·h)，维持血压 130/80mmHg、心率 75 次/分左右。术中胎盘粘连于子宫前壁，人工剥离胎盘，子宫前壁约 2cm×2cm 胎盘植入，子宫收缩欠佳，予以卡贝缩宫素注射液 1 支＋卡前列素氨丁三醇注射液 1 支宫体肌内注射促宫缩，术中出血 400ml，予宫腔水囊填塞，宫腔水囊注水 300ml，宫腔引流袋积血量约 250ml，即刻血气分析：pH 7.41、二氧化碳分压 36mmHg、氧分压 216mmHg、血红蛋白 82.0g/L、红细胞比容 29.0%、血糖 4.8mmol/L、BE －3、乳酸 1.0mmol/L；立即行右侧颈内静脉穿刺置管，取红细胞悬液体 2U，血浆 200ml，经中心静脉输注，术后予 2 粒卡孕栓纳肛＋阴道纱布填塞压迫止血，术毕按压宫底约 200ml 积血块，产时产后共计出血 850ml，手术历时 68 分钟，术中输液晶体 600ml，输红细胞悬液体 2U、血浆 200ml，尿量 150ml。术毕给予静脉镇痛泵镇痛，拔出气管导管后，回重症监护室，进一步监护辅助治疗。

三、病例分析

(一)关键问题

1. HELLP 综合征的定义及并发症　HELLP 综合征是妊娠期高血压疾病的严重并发症，常危及母儿生命，此病发病率占重度妊高症 4%～12%，产妇病死率 3.4%～24.0%，围产儿病死率 7%～60%。HELLP 综合征是由于妊娠期高血压疾病全身小血管严重痉挛和脂质代谢异常，导致微血管病性溶血，血管内皮细胞损伤，血小板黏附其上并凝集，致使血小板数量下降和肝酶升高，孕妇可并发肺水肿、胎盘早剥、体腔积液、产后出血、DIC、肝被膜下血肿、肾衰竭、肝破裂等，病死率高；易导致胎儿生长受限，早产、死亡。主要临床表现为血压升高、水肿、蛋白尿、头晕、恶心、呕吐、右上腹疼痛、子痫抽搐等非特异性症状。主要实验室异常为血红蛋白下降、网织红细胞增多、胆红素升高、LDH、ASL、ALT 不同程度升高，血小板计数下降等。LDH 升高和血清结合珠蛋白降低是诊断 HELLP 综合征的敏感指标[1]。治疗原则为严密监护母儿情况下积极治疗妊娠期高血压疾病，解痉、镇静、降压、合理的扩容利尿，同时注意纠正血小板数量及功能异常，合理应用肾上腺皮质激素，必要时输注血小板。肾上腺皮质激素主要是为了加快胎儿肺成熟，维护细胞溶酶体，调整肝功能，减少乳酸脱氢酶、转氨酶，加快血小板生成。适时终止妊娠是治疗 HELLP 综合征的有效措施，可降低母婴病死率[2]。

2. 胎盘植入的危害　胎盘植入指胎盘绒毛经受损或发育不良的子宫内膜侵入子宫肌层，它的发生是由于子宫的基膜部分或完全缺失和纤维素层缺陷所形成的结果。胎盘植入往往在第三产程胎盘剥离困难时才被发现，或于剖宫产术中被诊断，常导致严重的产时、产后出血，继发感染，早产等严重不良结局，是产科较少见的严重并发症[3]。植入性胎盘病因尚不清楚，可能与多次人流或剖宫产所导致的子宫内膜及子宫肌层损伤引起再次受孕时子宫蜕膜发育不全有关，同时前次剖宫产手术瘢痕处内膜较薄，易致绒毛侵入宫壁肌层，形成胎盘植入。2014 年，全面二孩政策放开后，全国每年大概有近 100 万的孕妇再次妊娠，植入性胎盘发生的概率明显增加。研究显示，一次、二次、三次剖宫产术史的植入性胎盘发生率分别为 24% ～30%、30% ～50%、55% ～65%。有研究报道，胎盘植入的平均出血量为 3630ml，而胎盘穿透的出血量为 12 140ml。胎盘植入程度越重，则手术时间、麻醉时间越长，出血量越多，血制品需要量越大[4]。

(二)诊治思维

一般认为对于 PLT $> 70 \times 10^9$/L 的产妇，近期没有明显的出血史，椎管内麻醉是安全的。选择腰 - 硬联合麻醉，镇痛完善，肌肉松弛，还可降低血压，避免在全身麻醉诱导时血压剧烈波动及口腔、气道水肿所造成的插管困难，对胎儿呼吸循环系统影响较小。对于 PLT $< 70 \times 10^9$/L 的产妇宜选用全身麻醉，既要考虑麻醉性镇静、镇痛药物通过胎盘对胎儿产生抑制作用，同时要考虑药物对产妇肝肾功能的损害，故麻醉药物的选择是关键。本例产妇为 HELLP 综合征合并胎盘植入，存在血小板数量下降，肝肾功能异常，术中存在发生严重产后出血以及凝血功能异常的风险，局部麻醉效果不完善，可以引起机体应激导致循环剧烈波动，故对于此类产妇建议气管内插管全身麻醉。由于妊娠产妇通常都存在困难插管和反流误吸风险，故我们术前给予 H_2 受体阻滞药，应用快速序贯诱导，sellick 手法压迫环状软骨及可视喉镜下气管插管策略。麻醉药物选择短效、不易透过胎盘的全身麻醉药物以减轻对胎儿的抑制作用，同时辅以代谢迅速的超短效阿片类药物减轻术中心血管的应激反应，维持血流动力学的稳定。为了减少麻醉药物的接触时间，在消毒铺巾后方开始麻醉诱导，同时快速娩出胎儿，故本例产妇在胎儿娩出前未应用苯二氮草，取而代之的是低流量的吸入麻醉及以丙泊酚和瑞芬太尼为主的静脉麻醉药

物。胎儿娩出后追加阿片类药物、咪达唑仑。本例产妇术中人工娩出胎盘时发现胎盘粘连于子宫前壁，子宫前壁约有 2cm×2cm 的胎盘植入，予人工剥离，子宫收缩欠佳，考虑到胎盘植入时出血凶险，短时间内产妇即可因大量失血而陷入休克，严重威胁产妇生命，立即建立有创血压及中心静脉置管，实时监测产妇动脉血压，并及时了解内环境变化并做出相应的处理，帮助指导术中输血补液的量及速度；同时给予宫缩剂帮助子宫收缩，行宫腔水囊填塞压迫止血。根据出血量及血气分析结果保证容量充分，失血即刻开始补血补液，血压开始下降即给予血管活性药物，减少晶体液和胶体液的使用量，降低稀释性凝血病的发生，避免大量输注胶体液加剧凝血因子活性异常。提高新鲜冰冻血浆与浓缩红细胞输注比值，积极补充浓缩红细胞及新鲜冰冻血浆。术后给予镇痛泵等多模式镇痛，同时转入 ICU 并发进一步监测生命体征及宫腔引流量，维持循环稳定。

（三）规范处理

1. 对于 HELLP 综合征的产妇，围麻醉期需要注意以下几点。

（1）HELLP 综合征剖宫产手术的麻醉管理同妊娠高血压疾病，但由于产妇合并凝血功能障碍，原则上均应采用全身麻醉，禁用椎管内麻醉。

（2）监测：除常规监测外，应监测有创动脉压，必要时应插入肺动脉导管监测肺动脉压，此外还应行血小板及凝血功能监测。

（3）择期手术应禁食 8 小时以上。若为紧急手术，应按饱胃处理。麻醉诱导时压迫环状软骨，并进行正压通气。在气管插管成功、套囊充气后方可解除环状软骨压迫。在钳夹胎儿脐带后，立即停用强效吸入麻醉药，因其可引起子宫收缩乏力，此时可给予少量的麻醉性镇痛药芬太尼，并采用其他复合麻醉方法（如丙泊酚、瑞芬太尼与肌松药）。

（4）由于声门区软组织的肿胀，气管插管难度增加，应做好困难插管的准备。

（5）注意维持血流动力学稳定，尤其是要避免高血压与低血压。文献报道，55%～65% 的本病产妇有高血压，加上浅麻醉及产后子宫复旧、宫缩素的应用等，可引起严重的高血压，增加脑卒中和肺水肿发生率。术中除避免使用氯胺酮等可引起血压升高的麻醉药外，还可合用拉贝洛尔或肼苯哒嗪等血管扩张药控制血压，维持平均动脉压不超过 120mmHg。但要注意不可使血压过低（舒张压不低于 60mmHg），以免影响子宫胎盘及肝肾等重要器官的灌注。

（6）应注意围术期使用的镁剂与肌松剂的相互影响，应行肌松监测。

（7）应术中加强凝血功能监测，尤其是要注意有无 DIC。凝血功能异常或手术创面严重出血不止时，应根据血小板计数、凝血功能检查结果，及时补充血小板与凝血因子。

（8）做好新生儿复苏的准备[5]。

2. 合并胎盘植入产妇剖宫产手术的麻醉关注点

（1）术前充分评估产妇情况，对产妇胎盘植入的情况有充分的了解。

（2）做好充分术前准备，术前开放两条 16G 静脉通路，监测中心静脉压及有创动脉压，备好加温输液装置，并使用医用保温毯，提前取血制品置于手术室内。

（3）手术开始前根据"4−2−1"原则补充容量，保证产妇容量充分。

（4）整个手术过程遵循"防患于未然"的原则，手术开始前保证容量充分，失血即刻开始补血补液，血压开始下降即给予血管活性药物。

(5)在胎儿娩出后，创面大量失血时，采用产妇大量出血的液体复苏策略，减少晶体液和胶体液的使用量，降低稀释性凝血病的发生，避免大量输注胶体液加剧凝血因子活性异常，提高新鲜冰冻血浆与浓缩红细胞输注比值(提高比值可以降低凝血功能异常的发生)，积极补充浓缩红细胞及新鲜冰冻血浆。由于子宫血管壁缺乏肌性组织，主要通过子宫肌层收缩止血，胎盘娩出后宫缩乏力会导致出血，产科医师主张维持产科血红蛋白浓度在一较高水平，提供足够氧合，从而达到收缩止血的目的，早期积极补充凝血因子以降低凝血病的发生。

(6)胎盘娩出后，由于植入部位子宫收缩不良，合并胎盘植入的产妇常出现难以控制的大出血，最终导致低体温、凝血病、酸中毒的形成，三者互相作用，也称作"致死性三联征"。应联合使用加温输血仪、保温毯维持产妇体温，提高浓缩红细胞与血浆输注比例，补足循环容量，监测内环境，防止出现酸中毒，以避免"致死性三联征"的出现[6]。

(四)经验与教训

HELLP 综合征合并胎盘植入是产科严重并发症，管理上提倡风险关口前置与术前多学科协作，术前充分评估病情。术前应积极治疗可危及生命的并发症，防止抽搐，改善重要器官及子宫胎盘血流状况，稳定血压，纠正凝血功能异常。术中采取有创监测，维持循环稳定，避免出现高血压和低血压，并监测凝血功能。如术中出现大出血，须合理进行液体复苏、监测，维持产妇于正常体温，危重产妇术后送 ICU 加强监护与处理。

四、专家点评

本例产妇发病急、病情重，术前已存在血小板数量下降，肝肾功能异常，术中胎儿娩出后又发现胎盘植入，若处理不当，极易发生大出血，危及产妇生命。诊治时需要多科室、多层次协作。对于本例产妇的处理，麻醉医师选择全身麻醉较为合理，术前能够积极治疗可危及生命的并发症，防止抽搐、改善重要器官及子宫胎盘血流状况、稳定血压、纠正凝血异常。同时术中发现胎盘植入后防患于未然，失血即刻开始补血补液，血压开始下降即给予血管活性药物。保证容量充分，同时合理输液输血，维持产妇体位，监测凝血功能和血气，及时动态的调整产妇的内环境，最终使产妇转危为安。(点评专家：上海交通大学医学院附属国际和平妇幼保健院 徐子锋)

(病例提供：上海交通大学医学院附属国际和平妇幼保健院 张虓宇 徐子锋)

(校验人员：同济大学附属第一妇婴保健院 张玥琪)

参 考 文 献

[1] Ditisheim A, Sibai BM. Diagnosis and Management of HELLP Syndrome Complicated by Liver Hematoma. Clin Obstet Gynecol, 2017, 60(1): 190－197

[2] Weiner E, Schreiber L, Grinstein E, et al. The placental component and obstetric outcome in severe pre-eclampsia with and without HELLP syndrome. Placenta, 2016, 47: 99－104

［3］ Pettit KE, Stephenson ML, Truong YN, et al. Maternal and neonatal outcomes among scheduled versus unscheduled deliveries in women with prenatally diagnosed, pathologically proven placenta accreta. J Matern Fetal Neonatal Med, 2017, 5: 1 – 5

［4］ Mohamed MA, Mohammed AH. Parallel vertical compression sutures to control bleeding in cases of placenta previa and accreta. J Matern Fetal Neonatal Med, 2017, 16: 1 – 5

［5］ Del – Rio – Vellosillo M, Garcia – Medina JJ. Anesthetic considerations in HELLP syndrome. Acta Anaesthesiol Scand, 2016, 60(2): 144 – 157

［6］ Walker MG, Pollard L, Talati C, et al. Obstetric and Anaesthesia Checklists for the Management of Morbidly Adherent Placenta. J Obstet Gynaecol Can, 2016, 38(11): 1015 – 1023

第四章　妊娠期糖尿病

病例 14　妊娠并发酮症酸中毒

一、导读

妊娠期糖尿病(gestational diabetes mellitus，GDM)并发酮症酸中毒(diabetic ketoacidosis，DKA)是产科的危急重症之一，可严重危及母儿生命。一旦诊断明确，应立即去除诱因、控糖灭酮、及时容量复苏、纠正内环境紊乱，并加强母胎监护。对于孕晚期 DKA 尚未完全纠正而胎儿窘迫持续存在的情况，应尽快实施剖宫产术终止妊娠。本文总结了一例 GDM 并发 DKA 产妇的围生期管理及其剖宫产术中的麻醉处理，现报告如下。

二、病例介绍

1. 基本资料　产妇,34 岁,身高 160cm,体重 60kg。于我院建卡规律产检,孕期诊断为 GDM,孕晚期开始胰岛素控制血糖,此次入院前一周擅自停用胰岛素,并自行加餐,自测血糖升高。入院当天自觉胎动减少,小于 3 次/小时,急诊行 NST 提示无反应,故急诊拟"孕 2 产 1,孕 39^{+4}周,GDM,胎儿窘迫?"收入院。此次自然受孕,2013 年足月顺产一次,自诉前次妊娠孕期 OGTT 也存在异常,诊断 GDM。

2. 酮症酸中毒的诊断及处理　入院后,产妇神志清,精神可,无明显不适主诉。晚餐后 2 小时末梢血糖 19.9mmol/L,再次复测为 21.6mmol/L。查体:心率72 次/分,血压 99/64mmHg,血氧饱和度 100%,呼吸 18 次/分。无呼吸深快,双瞳孔等大等圆,未见吸气三凹征,无眼眶凹陷,未见出血点及淤斑,未闻及烂苹果味。双肺呼吸音清晰,未闻及干湿性啰音;心律齐,心音有力,各瓣膜听诊区未闻及病理性杂音。腹部偶有宫缩,质地软,胎心率135 次/分。实验室及辅助检查:静脉血糖21.8mmol/L;电解质:钾4.4mmol/L、钠130mmol/L、氯100mmol/L;血酮体:阳性;血气分析:pH 7.32、氧分压166mmHg、二氧化碳分压26.9mmHg、BE −12.3mmol/L;血常规、肝功能及凝血功能均未见明显异常。综合以上临床症状体征及相关检查结果,考虑为 GDM 并发 DKA。立即予以开放两路静脉通路,并加强床边连续胎心监护和心电监护。予以 0.9% 氯化钠溶液 1000ml 快速扩容,同时给予胰岛素 4U/h 静脉维持,且每半小时监测血糖。治疗 2 小时后,血糖逐步回落至 12.1mmol/L,且产妇无明显不适主诉,呼吸平稳,心电监护未见明显异常,改用

5%葡萄糖盐水500ml+胰岛素8U静脉滴注,2U/h维持。复查血气分析:pH 7.34、氧分压101mmHg、二氧化碳分压28.4mmHg、BE -10.1mmol/L;血酮仍为阳性;尿酮体4+。此时产妇腹部仍时有不规则宫缩,胎心率125次/分左右,胎儿监测无反应,胎儿宫内窘迫仍不能排除,故产科完善术前谈话,急诊拟行剖宫产术终止妊娠。

3. 术中麻醉的实施与管理 产妇入室后常规生命体征监测,血压显示73/48mmHg,故予以左倾体位,乳酸林格氏液充分扩容,待血流动力学稳定后,于L_{2-3}间隙行硬膜外间隙穿刺置管,妥善固定后平卧。试验剂量后少量多次给予1.3%碳酸利多卡因共计15ml,测麻醉平面达T_5后,开始手术。术中继续5%葡萄糖盐水+胰岛素8U,2U/h静脉滴注维持,生命体征平稳,监测血糖维持在13.5mmol/L左右。复查血气:pH 7.32、PCO_2 32.4mmHg、Na^+ 137mmol/L、K^+ 4.13mmol/L、Cl^- 104mmol/L、$cHCO_3^-$:16.2mmol/L、BE -8.5mmol/L。胎儿娩出顺利,娩出后1分钟和5分钟Apgar评分均为9分,术中出血约300ml。术后继续小剂量胰岛素静脉维持,直至术后10小时血酮体转阴后停用,平稳过渡到胰岛素皮下注射。

三、病例分析

(一)关键问题

1. 妊娠合并DKA对母婴结局的影响 该病例产妇既往有GDM史的高危因素,本次孕期再次出现OGTT筛查异常,但产妇孕晚期并不注意饮食、运动控制,且自行停用胰岛素,所幸因胎动减少及时发现了GDM并发DKA,经积极对症处理,适时终止妊娠,尚未导致严重后果。若未能早期发现并正确处理酮症酸中毒可能会造成母婴不可逆转的结局。

(1)DKA对母体的影响:DKA对母体的不良影响主要是由酸中毒、严重脱水、电解质失衡引起。严重脱水使血容量明显减少,如未能及时纠正,可导致低血压、组织灌注减少,引起少尿,甚至进一步发展为无尿、肾衰竭;在严重脱水、循环障碍、细胞缺氧等多种因素综合作用下,可致脑细胞水肿、中枢神经功能障碍,出现高渗性昏迷[1]。严重高血糖、高血酮和各种酸性代谢产物可引起渗透性利尿,进而使钠、钾、氯等大量丢失,引起电解质紊乱。严重的电解质紊乱(如严重的低血钾)得不到纠正,可引起恶性心律失常,甚至心搏骤停,是引起DKA孕妇死亡的主要原因[2]。

(2)DKA对胎儿的影响:酮体和血糖都能够通过胎盘屏障。若孕早期发生DKA,可导致胚胎发育异常,使胎儿畸形的发生率增加。孕中晚期发生DKA时,渗透性利尿和严重脱水导致子宫胎盘的灌注减少,母体中的酸性代谢物可导致胎儿宫内缺氧、酸中毒,电解质紊乱还可诱发胎儿心律失常甚至心搏骤停[3]。在诊治不及时的DKA孕妇中,胎儿死亡率高达57%[4]。此外,DKA还可对新生儿的智力与中枢神经功能的发育造成不利影响。有研究发现,孕期血酮浓度与其子代出生后第2年的智力发育指数相关[5]。

2. 妊娠期DKA处理的特殊性 妊娠期代谢存在一定特殊性。正常妊娠的情况下即存在胰岛素抵抗增加,有发生酮症的易感性[6],且随着孕周的增加,发生DKA风险越高。另外妊娠本身会导致一系列生理性的改变,因此妊娠期DKA的一些处理也有别于非孕期,需要特别关注。

（1）去除诱因：减少酮体和其他不良代谢产物的产生，对于控制 DKA 至关重要。其中，不定期产检、胰岛素使用不规范（停用、用量不足或未及时调整用量）和感染是引起妊娠合并 DKA 的主因[7]。因此，孕期应规范产检，一旦发现 OGTT 检测异常要给予足够重视，并做好孕妇的宣教工作。另外规范胰岛素的使用，加强血糖监测，及时根据血糖情况调整胰岛素用量；如存在呼吸道感染，应及时给予抗生素治疗；对于先兆早产者，慎用糖皮质激素和 β₂ 受体激动类宫缩抑制药。

（2）适度容量复苏：容量复苏，增加组织灌注，是纠正 DKA 的关键性措施。针对 DKA 的补液遵循的是"先快后慢，先盐后糖"的原则。值得注意的是，妊娠期补液量和补液速度和非妊娠期不同，孕期的血容量通常是增加的，孕妇尤其伴有妊娠期高血压等心血管系统疾病者，应避免输液量过多过快导致循环负荷过重，导致肺水肿及左心衰竭，建议低速、恒速、输液泵补液[8]，或在中心静脉压监测下指导补液更为安全。

（3）DKA 产妇行紧急剖宫产术的麻醉处理：对于孕晚期发生的 DKA，多可以通过吸氧、左侧卧位、纠正代谢紊乱来改善胎儿宫内缺氧状况，DKA 所致的胎儿窘迫可随代谢紊乱的纠正而恢复[4]。建议先积极处理代谢紊乱，除非酸中毒不能及时纠正或相应处理后胎儿窘迫仍持续存在，一般可暂不需要立即终止妊娠。因此，那些并发 DKA 拟行紧急剖宫产的产妇往往存在尚未完全纠正的代谢紊乱、酸中毒或电解质紊乱。对于这类产妇麻醉可选择血流动力学波动相对较小的硬膜外麻醉，小剂量分多次给药，在保证阻滞平面足够的前提下维持血流动力学的稳定。术中应充分扩容，并根据中心静脉压监测实时调整补液速度；继续小剂量胰岛素维持调控血糖，并动态监测血糖、血气分析，根据血气分析结果及时纠正电解质紊乱、纠正酸碱平衡紊乱。

（二）诊治思维

孕中、晚期并发 DKA 时，渗透性利尿和严重脱水可导致子宫胎盘的灌注减少，从而引起胎儿缺氧及酸中毒，严重时可导致胎死宫内[3、9]。Montoto 等[10]的研究发现，DKA 时胎死宫内与高血糖、胰岛素需要量大及糖尿病病程长相关。因此，一旦明确 DKA 的诊断应立即采取相应的救治措施。DKA 的治疗关键是尽早使用胰岛素，纠正糖和脂肪代谢紊乱，充分补液改善血容量和组织灌注，纠正电解质紊乱，消除诱因和积极治疗各种并发症。对于孕晚期发生 DKA，建议持续胎心监护直至代谢紊乱纠正。若 DKA 及时纠正，无产科指征可考虑继续妊娠；若经相应处理后胎儿窘迫仍持续存在应尽早选择剖宫产终止妊娠，以防胎死宫内的发生。剖宫产术中应继续补液及小剂量胰岛素维持，继续调整维持内环境的稳定，麻醉应力求血流动力学的平稳，保证组织及胎盘灌注，避免进一步加重胎儿宫内缺氧，保证母婴安全。

（三）规范处理

对并发 DKA 的产妇，首先应完善各项检查，持续心电监护及胎心监护，积极去除诱因。在此基础上，应充分补液，遵循先快后慢、先盐后糖的原则，首选等渗液体，如 0.9% 氯化钠和乳酸林格液。在治疗开始的 2 小时内可快速补充 0.9% 氯化钠溶液 1000ml，后减慢补液速度。同时根据产妇中心静脉压、皮肤黏膜情况、尿量、生化指标等评估血容量情况，随时调整补液速度。小剂量胰岛素静脉维持，如果血糖 >13.9mmol/L，应将胰岛素加入 0.9% 氯化钠溶液中，以 0.1U/（kg·h）的速度静脉维持。当血糖 < 13.9mmol/L 后，可改用 5% 葡萄糖或 5% 的葡萄糖盐水，胰岛素 3~4U/h 维持。当血糖降至 11.1mmol/L、尿酮体转阴，并可平稳过渡到皮下注射胰岛素时可考虑停止补液[11]。注意补钾，密切监测血气分析，及时根据检测结果及尿量调整补钾速度。经过以上对症处理后，若胎儿窘迫仍持续存在无改善应尽快终止妊娠。

（四）经验与教训

对于妊娠期并发 DKA 且需行紧急剖宫产的产妇，术前应充分评估产妇的循环、内环境、肝肾功能及代谢状态。这类产妇往往仍存在多种代谢异常、电解质紊乱、酸中毒等未完全纠正，尤其应警惕是否存在血容量不足。麻醉前应给予充分补液、恢复组织灌注，维持循环稳定。麻醉时应尽量避免血流动力学巨大波动，避免进一步加重胎儿窘迫。术中继续小剂量胰岛素静脉维持调控血糖，及时纠正电解质紊乱。通过积极控制血糖和纠正低血容量后，酸中毒大多可被纠正。因此，一般不推荐常规应用碳酸氢盐[12]，以免矫枉过正，引起碱中毒，进一步加重脑组织缺氧、胎儿缺氧。

（五）预防

妊娠期并发 DKA 是一种危急的产科重症，且危害巨大，临床医师应给予足够的认识。指导高危孕妇定期产前筛查，早期发现 GDM，严格饮食控制和运动治疗，坚持血糖监测，规范胰岛素运用，加强产时血糖控制，及时处理各类感染。一旦发生 DKA，则参照 DKA 的治疗原则联合内分泌科、麻醉科、产科、新生儿科医师多学科团队协助治疗，力求改善母儿预后。

四、专家点评

这是一个由于孕末期没有严格监测和控制血糖而导致 GDM 并发 DKA 的典型病例。这类产妇如果得不到正确的救治，往往预后较差，对母婴都将造成严重的不良影响。因此，对这类病例进行总结回顾，加强对妊娠期 DKA 的认识，提高对 DKA 的救治成功率显得尤为重要。对于 DKA 的产妇，及时去除诱因，纠正脱水恢复血容量和组织灌注，积极调控血糖直至血/尿酮转阴，纠正电解质紊乱是治疗的关键和总的原则。另外，治疗的过程中还应严密胎心监护，对经积极纠正代谢紊乱后仍无法逆转的胎儿宫内窘迫，应及时选择剖宫产终止妊娠，保证母婴安全。术中除了继续纠正内环境紊乱，还应力求循环稳定，保证母体及胎盘灌注，改善胎儿氧供。（点评专家：同济大学附属第一妇婴保健院　刘志强）

（病例提供：同济大学附属第一妇婴保健院　林　蓉）

（校验人员：同济大学附属第一妇婴保健院　张玥琪）

参 考 文 献

[1] Akram M. A focused review of the role of ketone bodies in health and disease. J Med Food, 2013, 16 (11): 965 – 967

[2] 徐先明. 妊娠期糖尿病酮症酸中毒的处理. 中国实用妇科与产科杂志, 2011, 27(2): 103 – 106

[3] Sibai BM, Viteri OA. Diabetic ketoacidosis in pregnancy. Obstet Gynecol, 2014, 123(1): 167 – 178

[4] Parker JA, Conway DL. Diabetic ketoacidosis in pregnancy. Obstet Gynecol Clin North Am, 2007, 34(3): 533 – 543

[5] Churchill JA, Berendes HW, Nemore J. Neuropsychological deficits in children of diabetic mothers. A report from the collaborative sdy of cerebralpalsy. Am J Obstet Gynecol, 1969, 105(2): 257 – 268

[6] Frisc JG, Mackillop L, et al. Starvation ketoacidosis in pregnancy. Eur J Obstet Gynecol Reprod Biol, 2013, 167(1): 1 – 7

[7] 陈海霞, 李兆生, 卢澄钰, 等. 妊娠合并糖尿病酮症酸中毒 12 例临床分析. 实用妇产科杂志, 2017, 33(2): 148 – 152

[8] 杨慧霞. 妊娠合并糖尿病伴酮症酸中毒的诊断与处理. 中国全科医学, 2004, 7(14), 1023 – 1024

[9] De Veciana M. Diabetes ketoacidosis in pregnancy. Semin Pennatol, 2013, 37(4): 267 – 273

[10] Montoro MN, Myers VP, Mestman JH, et al. Outcome of pregnancy in diabetic ketoacidosis. Am J Perinatol, 1993, 10(1): 17 – 19

[11] 中华医学会妇产科学分会产科学组. 妊娠合并糖尿病诊治指南(2014). 中华妇产科杂志, 2014, 49(8): 561 – 569

[12] Kitabchi AE, Umpierrez GE, Murphy MB, et al. Hyperglycemic crises in adult patients withdiabetes: a consensus statement from the Americandiabetes Association. diabetes Care, 2006, 29(12): 2739 – 2748

病例 15　妊娠期暴发性 I 型糖尿病

一、导读

暴发性 I 型糖尿病是一种特殊类型的糖尿病, 由日本学者 Imagawa 等在 2000 年首次提出, 由于此病具有起病急骤、高血糖症状及酮症酸中毒程度严重、发病后胰岛功能完全衰竭并呈不可逆性、缺乏糖尿病相关抗体、预后差等特点, 逐渐被临床医师认识和关注。我院于 2017 年 3 月收治了一例较典型的妊娠中期暴发性 I 型糖尿病产妇, 由于诊治及时预后较好, 为引起产科医师对此病的认识, 使暴发性 I 型糖尿病产妇能够得到及时的诊断和治疗, 现做总结并结合文献复习报道如下。

二、病例介绍

1. 一般资料　患者，女，24岁。因孕1产0，孕19$^+$周，恶心、呕吐半天来院急诊。既往无糖尿病史，无糖尿病家族史，BMI<18。患者外院建卡并规则产检，孕早期未测血糖。2017年3月13日夜间突发恶心呕吐，初为胃内容物，后为消化液，自觉烦渴、多饮，否认发热、腹痛、腹泻等症状。3月14日烦渴、呕吐症状未缓解，来我院急诊，急查尿常规：尿葡萄糖（++++）、尿酮体（++++）、血糖35.59mmol/L、K$^+$ 5.91mmol/L、Na$^+$ 125mmol/L，急诊胎心未及。急诊拟"孕1产0，孕19^{+4}周，死胎，妊娠合并酮症酸中毒（Ⅰ型糖尿病，暴发型?）"收住入院，并直接送入ICU监护处理。

2. 诊治过程　入手术室后产妇主诉口渴，气急。查体见：神智清晰，焦虑烦躁，全身皮肤干燥，眼眶凹陷，脱水貌。体温37℃，心率131次/分，血压113/69mmHg，呼吸急促28次/分，吸氧，血氧饱和度99%，双肺呼吸音清，未闻及明显干湿啰音。腹隆起，触诊无肌紧、压痛和反跳痛，宫底脐下一指，未及宫缩，阴道无出血，双下肢不水肿。ICU完善实验室检查复测见：血糖34.36mmol/L、尿素氮8.2mmol/L、肌酐80mmol/L、血色素（HGB）121.0g/L、白细胞（WBC）17.8×10⁹/L、中性粒细胞（NEUT）86.8%、血小板计数（PLT）257.0×10⁹/L、红细胞比容（HCT）35.4%。血气分析：pH 7.106、二氧化碳分压（PCO$_2$）11mmHg、氧分压（PO$_2$）：124mmHg、剩余碱（BE）-24mmol/L、实际碳酸氢盐（HCO$_3^-$）3.5mmol/L、总二氧化碳（TCO$_2$）<5mmol/L、血氧饱和度97%，血K$^+$ 5.26mmol/L、血Na$^+$ 130mmol/L、T$_3$ 1.5pmol/L、T$_4$ 106.8nmol/L；糖化血红蛋白5.5%；尿淀粉酶1068U/L。

诊断：孕1产0，孕19^{+4}周，死胎，妊娠合并酮症酸中毒（Ⅰ型糖尿病，暴发型?）

入ICU后立即予生理盐水补液扩容、胰岛素持续静脉泵入，碳酸氢钠静脉点滴纠正酸中毒及抗生素预防感染。入院12小时后血糖渐至正常水平，但仍有波动，酸中毒纠正，血K$^+$、Na$^+$、Cl$^-$等电解质恢复至正常，尿酮体阴性，尿糖（+），尿淀粉酶：1298.00U/L。血气分析：pH 7.384、PCO$_2$ 29.8mmHg、PO$_2$ 190mmHg、BE -3mmol/L、HCO$_3^-$ 17.8mmol/L、TCO$_2$ 19mmol/L、血氧饱和度100%、GLU 8.20mmol/L；尿素氮8.6mmol/L、肌酐68mmol/L；K$^+$ 3.90mmol/L、Na$^+$ 137.1mmol/L、Cl$^-$ 111.4mmol/L、血淀粉酶1082.00U/L。血常规：红细胞3.09×10¹²/L、血红蛋白97.0g/L、白细胞14.8×10⁹/L、中性粒细胞84.8%、血小板194.0×10⁹/L、红细胞比容27.8%。尿素8.6mmol/L、肌酐61mmol/L；糖化血红蛋白（HbA1c）5.6%。胰腺超声检查未见形态学异常。

后继续以胰岛素治疗并完善实验室检查，报告显示：谷氨酸脱羧酶自身抗体（glutamic acid decarboxylase antibody，GAD-Ab）阴性、络氨酸磷酸酶自身抗体（antoantibody to tyrosine phosphtases，IA-2Ab）阴性、促甲状腺受体抗体（thyrotrophin receptor antibody，TRAb）阴性、甲状腺功能正常。胰岛素释放试验0分钟、30分钟和120分钟分别为9.76μU/ml、68.0μU/ml、65.1μU/ml；C肽释放试验0分钟、30分钟、120分钟分别为0.04ng/ml、0.05ng/ml、0.05ng/ml。3月20日产妇诊断明确，情况稳定后予死胎引产，3月22日下午娩出一死婴。后转入内分泌科做进一步处理。两周后病情稳定好转，出院。出院诊断：妊娠期糖尿病、暴发性1型糖尿病、糖尿病酮症酸中毒；中期人工死胎引产术后。

三、病例分析

1. 关键问题 暴发性 I 型糖尿病是由日本学者 Imagawa 等[1]于 2000 年首次提出的,根据 1999 年 WHO 对糖尿病的分型诊断方案,暂被归入特发性 I 型糖尿病(I B 型)的范畴。关于暴发性 I 型糖尿病的流行病学尚缺乏准确统计数据,普遍认为黄种人高于白种人,现有的报道显示日本人发病率最高,为 15% ~ 20%,平均年龄为(39.1 ± 15.7)岁,超过 90% 的产妇年龄在 20 岁以上[2]。

与经典的 I A 型糖尿病相比,I A 型糖尿病临床进展缓慢,即从自身抗体的初现到酮症酸中毒需要经历数年时间,暴发性 I 型糖尿病具有以下鲜明临床特点[3]:产妇多为成年人,男女患病率相当;妊娠妇女是本病的高危人群,特别是在妊娠中晚期或分娩后 2 周内发病的较为多见,起病前两周内多有前驱感染症状,起病后迅速进展至酮症酸中毒,平均病程(4.4 ± 3.1)天,酸中毒及代谢紊乱程度较经典的 I A 型糖尿病更加严重,多数产妇胰酶、转氨酶和肌酶水平升高,甚至发生横纹肌溶解和急性肾衰竭,起病时胰岛素功能完全衰竭,而且不可逆;缺乏胰岛自身的相关抗体。暴发性 I 型糖尿病的诊断要点包括:①高血糖症状出现 1 周内发展为酮症酸中毒;②起病时血糖高,而糖化血红蛋白(HbAlc) < 8.0%;③起病时空腹血 C 肽水平 < 0.10mmol/L,刺激后(餐后或胰高血糖素)C 肽 < 0.17mmol/L;④血胰淀粉酶、胰脂肪酶及弹性蛋白酶 1 的水平不同程度增高,而胰腺超声无异常;⑤胰岛自身抗体阴性[4]。

2. 诊治思维 本例产妇为中孕期妇女,孕早期未做血糖检查,无家族性糖尿病史,孕期无典型糖尿病临床征象,起病急剧,发病 24 小时内迅速进展至酮症酸中毒,并引发胎死宫内,胰岛功能完全丧失,查 GADAb、IA-2Ab 及甲状腺相关抗体均阴性,符合暴发性型糖尿病的诊断标准。Imagawa 等[5]研究证明,几乎所有在妊娠期间初发的 I 型糖尿病均为暴发性 I 型糖尿病,其中 13 ~ 49 岁女性在妊娠期发生的暴发性 I 型糖尿病,占所有暴发性 I 型糖尿病的 21%。Shimizu 等[6]对比了妊娠期发生的暴发性 I 型糖尿病与非妊娠相关的暴发性 I 型糖尿病的临床特点后,发现妊娠期发生的暴发性 I 型糖尿病由于激素水平及代谢紊乱严重,产生饥饿、呕吐,导致严重酸中毒及孕期感染增加,较之非妊娠相关的暴发性 I 型糖尿病产妇表现出更高的胰酶水平,提示妊娠期发生的暴发性 I 型糖尿病临床表现更为严重。

暴发性 I 型糖尿病的发病机制尚不十分清楚,可能与遗传因素、病毒感染、自身免疫有关[7]。

(1)遗传易感性[8]:I 型糖尿病的遗传易感性被认为是由多基因控制的,其中以人类白细胞抗原(HLA)基因 II 影响最大。Imagawa 等[9]研究发现,与对照组相比,暴发性 I 型糖尿病中 HLA - DR4 出现频率明显增高,而 HLA - DRI、DR2、DR5 和 DR8 的出现频率较低。与此相反,DR9 在典型 I A 型糖尿病中出现频率较高,而 DR2 在典型 I A 型糖尿病产妇中极少出现。Nakanishi 和 lnoko[10]研究证明,HLA - A24、DQAI - 03、DR9 同时出现可致暴发性起病和早期胰岛 B 细胞完全破坏。然而这 3 者联合作用在急骤起病的 I 型糖尿病中出现的频率仅占 36%,所以可能存在非 HLA 基因或环境因素参与共同促使胰岛 B 细胞功能破坏。

（2）自身免疫：绝大多数暴发性Ⅰ型糖尿病产妇起病时胰岛自身抗体阴性，所以最初的研究提出暴发性Ⅰ型糖尿病与自身免疫无关，但其后发现在该类产妇中有GADAb转阳现象、胰岛炎以及外周血GAD反应性T淋巴细胞增多，提示至少部分产妇的发病与自身免疫有关。可能由于抗体形成需要一定的时间，产妇起病后胰岛细胞被迅速破坏，来不及形成抗体或未达到被检测的浓度[3]。部分病例与妊娠有关，这可能人类白细胞抗原的特质有关。这类产妇HLA-2类抗原单倍型与其他非妊娠糖尿病产妇存在差异[4]。

（3）病毒感染[11]：有研究发现，暴发性Ⅰ型糖尿病Ig-A抗体滴度显著高于ⅠA型糖尿病产妇，同时在暴发性Ⅰ型糖尿病产妇体内分离出柯萨奇病毒、埃可病毒、人类疱疹病毒6（A），提示病毒感染可能与其发病有关[12]。

暴发性Ⅰ型糖尿病产妇胰岛功能差，严重依赖胰岛素治疗，且使用剂最明显高于ⅠA型糖尿病产妇，发生糖尿病相关并发症的风险更高。Murase-Mishiba等[13]的研究发现，在暴发性Ⅰ型糖尿病产妇中，微血管并发症的5年内累积发生率为24.4%，而ⅠA型糖尿病产妇仅为2.4%。暴发性Ⅰ型糖尿病产妇的各种微血管并发症的累计发生率也明显高于ⅠA型糖尿病，其中两者的视网膜病变分别为9.8%和0，周围神经病变分别为12.2%和2.6%，糖尿病肾病分别为12.2%和1.3%。此外还发现，暴发性Ⅰ型糖尿病的C肽水平明显低于ⅠA型糖尿病，而血糖波动程度明显高于ⅠA型糖尿病。因此认为，C肽水平的低下和血糖的不稳定性在暴发性Ⅰ型糖尿病的微血管并发症的发生中扮演了重要的角色。

3. 规范处理 暴发性Ⅰ型糖尿病起病急、发展快，一旦高度怀疑即使部分实验室报告不全也应立即开始治疗，治疗原则与ⅠA型糖尿病并发酮症酸中毒相同，包括补液、纠正酸中毒和电解质平衡紊乱，静脉滴注胰岛素并防治感染和其他并发症。该产妇在急诊发现尿糖尿酮体阳性并存在严重酸碱平衡及电解质紊乱后被即刻送往ICU，同时开始了相应治疗，取得了较好的临床效果。酮症酸中毒纠正说明急性期已过，应根据血糖变化及时调整胰岛素治疗方案。

截至目前，暴发性Ⅰ型糖尿病仍是一种病因不明，机制不清，发病急剧，预后不佳的特殊类型糖尿病，应进一步研究其发病原因及发病机制。临床医师对此病应有一定的认识和判断，提高警惕，尤其是对于妊娠妇女，一旦有相应证据应及时诊断并积极地救治，以防母婴出现不良后果。

4. 经验与教训 这种产妇发病急，进展快，低血容量性休克、严重代谢性酸中毒、电解质紊乱是产妇致死的原因。怎样提高医务人员的业务水平，尽快尽早识别和诊断很重要，能早期诊断对诊治的结果非常重要。

四、专家点评

妊娠糖尿病合并酮症酸中毒的常见发病原因有：孕前确诊为糖尿病，但胰岛素治疗量不足或未能及时调整胰岛素用量，甚至入院前未进行治疗；发生感染；未能进行孕期产检，或产检不规律；摄入食物过多等。对于妊娠糖尿病合并酮症酸中毒产妇，应该尽快使用胰岛素来控制产妇的血糖。胰岛素是一种降低血糖的常用药物和有效药物，按照治疗方式给予胰岛素，可以快速地将产妇的血糖控制在合理的水平。当产妇血糖下降到11.1mmol/L时，尿酮体转阴，则可停止静脉滴注胰岛素，可以转变为在产妇用餐之后皮下注射胰岛素来控制产妇的血糖。除了控制血糖之外，还应该补液和补钾，可以纠正电解质的紊乱,去除感染的因子。对产妇的补液可以分成两个阶段:第一阶段应该快速补液;第二阶段是缓慢补液,同时应该先补盐后补糖。在输液的过程中,输液的速度要合理,快速大量补液有导致产妇发生肺水肿的风险,有条件可以监测每搏量变异度(SVV)指导容量治疗,可以选择0.9%氯化钠溶液容量治疗。为了保护胎儿的健康,在产妇治疗的期间,还应该做好对胎儿的监护。对于糖尿病的产妇,应该密切监护胎儿。当酸中毒不能及时纠正时,应该终止妊娠。(点评专家:上海交通大学医学院附属国际和平妇幼保健院 徐子锋)

(病例提供:上海交通大学医学院附属国际和平妇幼保健院 安小虎 徐子锋)

(校验人员:同济大学附属第一妇婴保健院 张玥琪)

参 考 文 献

[1] Imagawa A, Hanafusa T, Miyagama J, et al. A novel subtype of type 1diabetes mellitus characterized by a rapid onset and an absence ofdiabetes – related antibodies. Osaka IDDM Study Group. N Engl J Med, 2000, 342: 301 – 307

[2] 李剑波. 暴发性1型糖尿病及诊断和处理. 实用糖尿病血杂志, 2010, 6(3):8 – 10

[3] 周智广, 郑超. 暴发性1型糖尿病:一种不容忽视的糖尿病急危重症. 内科急危重症杂志, 2008, 14(4): 169 – 170

[4] Imagawa A, Hanafusa T. Falminant type ldiabetes mellitus. Endocr J, 2006, 53: 557 – 584

[5] Imagawa A, Hanafusa T, Uchigata Y, et al. Fulminant type ldiabetes a nationwide survey in Japan. Diabetes Care, 2003, 26: 2345 – 2352

[6] Shimizu L, Makino H, Imagawa A, et al. Clinical and immunogenetie characteristics of fulminant type 1diabetesasociated with pregnancy. J Ciin Endocrinol Metab, 2006. 91: 471 – 476

[7] Hanafusa T, Imagawa A, et al. Report of Japandiabetes society committee on fulminant type 1diabetes mellitus: epidermiological and clinical analysis and proposal of diagnostic criteria. J Jpn Diab Soe, 2005, 48 (suppll): A1 – A13

[8] Kawabata Y, Ikegami H, Awata T, et al. Differential association of HLA with three subtypes of type 1diabetes: fulminant, slowly progressive and acute – onset. Diabetologia, 2009, 52(12): 2513 – 2521

[9] lmagawa A, Hanafusa T, Uchigata Y, et al. Different contribution of class Ⅱ HLA in fulminant and typical autoimmunc type ldiabetes mellitus, Diabetologia, 2005, 48: 294 – 300

[10] Nakanishi K, Lnoko H. Combination of HLA – A24 – DQA103, and – DR9 contributes to acute. onset and early complete B – cell destruction in type ldiabetes: longitudinal study 0f residual B – cell function. Diabetes, 2006, 55: 1862 – 1868

[11] Imagawa A, Hanafusa T. Fulminant type 1 diabetes——an important subtype in East Asia. Diabetes Metab Res Rev, 2011, 27(8): 959 – 964

[12] 刘国萍, 吴文君, 卜瑞芳. 妊娠期暴发性Ⅰ型糖尿病一例报告并文献复习. 中华妇产科杂志, 2010, 45(4): 298 – 299

[13] Murase – Mishiba Y, Lmagawa A, Hanafusa T. Fulminant type 1diabetes as a model of nature to explore the role of C – peptide. Expdiabetes Res, 2008, 819123 – 819124

第五章　呼吸系统并发症

病例 16　重症 H1N1 病毒性肺炎的剖宫产麻醉

一、导读

甲型 H1N1 流感是一种新型病毒引起的急性呼吸道传染病，可通过近距离飞沫和接触传播，人群普遍易感[1]。妊娠期妇女由于机械性、免疫及激素的变化，使母体全身及局部免疫功能降低[2]，感染甲型 H1N1 流感病毒后，发生严重肺炎并发呼吸衰竭、多脏器功能不全或衰竭的可能性大，死亡的风险高于常人[3]。感染 H1N1 病毒的孕妇的死亡率为 25%，而且在妊娠晚期感染甲型 H1N1 流感的风险也增加[4]。一旦感染，病情危重，尤其是在孕晚期，及时剖宫产终止妊娠是改善母儿预后的重要措施[5]。呼吸科、产科、麻醉科、重症监护病房(ICU)、新生儿科的多学科协作是保障孕产妇新生儿安全的关键。

二、病例介绍

1. 基本资料　产妇，27 岁，身高 160cm，体重 72kg。因"发热伴咳嗽 4 天"于 2014 年 02 月 18 日 15：18 分以急性支气管炎，孕 2 产 1，孕 36^{+3} 周，呼吸科收入院。呼吸科给予头孢呋辛，针剂 2g，静脉滴注，3 次/日，抗感染。产妇于 2014 年 2 月 19 日 18：20 出现胸闷气促，咯血，血氧饱和度下降，血氧饱和度最低 72%，检查胸部 CT 提示重症肺炎，考虑病毒性肺炎重症，给予奥司他韦，转入 ICU 给予无创正压机械通气(NPPV)呼吸支持，NPPV 通气下无胸闷气急，血氧饱和度上升，氧合指数(动脉血氧分压/吸入氧浓度)上升到 >200，每 2 小时监测胎心音，拟第二日行剖宫产终止妊娠。产妇两年前椎管内麻醉下曾行子宫横切口剖宫产术一次，其他无殊。

2. 术前麻醉会诊　2014 年 2 月 20 日，剖宫产前麻醉会诊，神清，无创通气呼吸支持。参数：IPAP：16cmH$_2$O、PEEP：6cmH$_2$O。查体：体温 37.8℃、血压 115/74mmHg、心率 101 次/分、呼吸频率 35 次/分、血氧饱和度 99%、胎心率 140 次/分。两肺呼吸音粗，湿啰音可闻及，心律齐，双下肢水肿。胎心 140 次/分，无宫缩，未破膜，胎儿估计 3000g。血常规白细胞 10.08 × 10^9/L、中性粒细胞 91.3%、血红蛋白 91g/L、血小板 174 × 10^9/L、C - 反应蛋白 45.00mg/L、PCT 0.205μg/L、血沉 38.0、白蛋白 28.57g/L、BNP、肌钙蛋白、血糖、肾功能、凝血功能无殊。

3. 麻醉的实施和管理　入室后持续无创通气，常规生命体征监测。胎心监测：体温 37.8℃、血压 118/80mmHg、心率 105 次/分、呼吸频率 35 次/分、血氧饱和度 97%、胎心 145 次/分。一麻醉医师专门负责管理产妇无创正压机械通气，帮助产妇左侧卧位，常规消毒铺巾，以 L_{1-2} 为穿刺点，硬膜外麻醉向上留置导管 4cm，穿刺成功后给 1.5% 利多卡因 5ml，血压稳定每隔 5 分钟追加 1.5% 利多卡因 +0.25% 罗哌卡因 5ml，15 分钟后测平面 T_6，开始手术。术中行子宫下段剖宫产术及双侧输卵管绝育术。术中见子宫下段已形成 6cm；羊水清，量为 600ml；胎位 LOA，手托胎头娩出一活婴，重 3050g，Apgar 评分 1 分钟、5 分钟均为 10 分；胎盘剥出完整；检查子宫切口无延长及裂伤，常规缝合。检查双附件未及异常，行双侧输卵管绝育术，将切除的组织送病检，检查无渗血后予以关腹。手术经过顺利，生命体征平稳，术中补乳酸林格液 700ml、出血 200ml，术中尿管通畅，色清，量 100ml。产妇安返 ICU，体温 37.8℃、血压 122/74mmHg、心率 94 次/分、呼吸频率 35 次/分、血氧饱和度 97%。术后经机械通气、抗病毒药物、抗生素、营养支持、合理使用激素治疗后 15 天康复出院。

三、病例分析

（一）关键问题

1. 孕妇一旦出现甲型 H1N1 流感症状，较易成为重症病例，应当给予高度重视。

妊娠期由于心肺负担的加重及抵抗力的降低，使孕妇成为呼吸道疾病的易感人群，且很容易发展为重症。此外，对疾病认识不足及孕期对药物和影像学检查抵触，到病情严重时才就诊或接受治疗，贻误了病情，也是妊娠期间容易发展成重症的原因之一。延迟治疗与入重症监护病房（ICU）和死亡率增加直接相关[6]。在 2009 年甲型 H1N1 流感大流行期间，研究就表明孕妇接受住院治疗的概率是非孕妇的 7.2 倍，收治入 ICU 的概率是非孕产妇的 4.3 倍[7]。所以，孕妇在有呼吸道疾病症状时应及早给予重视，及早治疗，孕妇在出现流感样症状之后，宜尽早（48 小时）给予神经氨酸酶抑制药奥司他韦（达菲）治疗，以防进一步发展为肺部感染及继发急性呼吸窘迫综合征（ARDS），早期使用抗病毒药物（奥司他韦或扎那米韦）可以提高治疗的成功率[8]。美国疾病控制中心（CDC）认为，对于患甲流的孕妇应用抗病毒药物的益处也许大于可能对胎儿造成的不良影响，因为孕妇 ARDS、低氧血症其胎儿死亡或发生流产的风险明显增加。

2. 对于妊娠晚期合并甲型 H1N1 流感孕妇，协同 ICU、呼吸内科、麻醉科、新生儿科多学科协作及时剖宫产终止妊娠是改善母儿预后的关键。

妊娠晚期耗氧量明显增加，腹压增大，膈肌上抬，致心脏移位，肺功能残气量减少，使得 ARDS 纠正困难，预后将很差。ICU、呼吸内科、麻醉科多学科协作，氧合情况暂时得到改善时抓紧时机，立刻行剖宫产术，胎儿娩出后，膈肌下降，肺的膨胀空间增加，产妇心肺功能得到改善，术后血氧饱和度上升较快。张惠欣、李秋玲、陈愉[5、9、10]等证实终止妊娠可显著改善重症甲型 H1N1 流感产妇的病情。新生儿科医师的提前到场为新生儿的抢救赢得时间。

3. 麻醉方式的选择

（1）椎管内麻醉：对于生命体征基本平稳，呼吸功能良好，呼吸道分泌物较少可以选择充分供氧下椎管内麻醉,连续硬膜外麻醉、腰-硬联合麻醉、蛛网膜下隙麻醉都是可行的,麻醉平面要控制在 T_6 水平,减少平面过广对呼吸的影响,同时避免阻滞不全疼痛导致的氧耗增加。

(2)对于呼吸衰竭早期,无创正压通气(NPPV)能改善产妇氧合,此例产妇 NPPV 通气辅助下行椎管内麻醉最终顺利分娩。Anindita Mukherjee[11]也介绍了无创正压通气下成功麻醉管理的病例,孕妇 36 周咳嗽发烧 5~6 天后来到医院就诊,吸氧 10L/min,血氧饱和度 92%~93%,开始 NPPV,氧合改善。第二天咽拭子聚合酶链反应试验显示甲型H1N1 流感,胎心音发生异常急诊剖宫产,在 NPPV 保障下转运至手术室,全身麻醉诱导气管插管后行有创机械通气,术前使用 NPPV 亦考虑到重复使用苯二氮䓬类和阿片类药物可导致胎儿呼吸抑制[12]。

(3)难以纠正的呼吸衰竭、感染性休克、多脏器功能不全、死胎应首选全身麻醉下机械通气管理。

有文献报道[11],麻醉诱导采用丙泊酚 1.0~1.5mg/kg、氯胺酮 1.0mg/kg、琥珀胆碱1.5mg/kg 诱导气管插管。胎儿娩出后吸入异氟烷维持,分次静脉推注芬太尼、阿曲库铵。也有文献报道[13],采用丙泊酚 1.0~1.5mg/kg、罗库溴铵 0.5~0.6mg/kg、瑞芬太尼1.0μg/kg 静脉诱导,麻醉维持阶段持续静脉泵注丙泊酚 4~6mg/(kg·min)和瑞芬太尼0.15μg/(kg·min),产妇生命体征相对平稳,为手术顺利进行提供了保障。常规剂量丙泊酚对胎儿、新生儿没有明显影响[14,15],术中联合使用丙泊酚和氯胺酮不仅能够维持良好的镇静镇痛、血流动力学稳定,还可降低 ARDS 的发生,减少组织损伤和器官损害[16]。罗库溴铵水溶性高,胎盘转移率低,用于剖宫产全身麻醉产妇对母体和胎儿都是安全的[17,18]。

术中采用了肺保护性通气策略,即采用小潮气量机械通气(6ml/kg)+ PEEP 的通气模式。合适的 PEEP 可以使呼气末肺容量增加,萎陷的小气道和肺泡重新开放;纠正通气/血流比例失调,增加肺功能残气量和顺应性,减少肺内分流,达到改善氧合功能的目的。PEEP 从 4~6cmH$_2$O 开始逐渐调整维持血氧饱和度在 90%~95%。虽有文献报道较高水平的 PEEP(>12cmH$_2$O)可能导致呼吸机所致肺损伤(VILI),但综合考虑产妇的全身状况,权衡利弊,改善氧合、满足全身器官的氧供显得更为重要。因此,术中既要应用小潮气量(6.0~6.5ml/kg)+ PEEP 纠正产妇的低氧状态,又要应用保护性通气策略尽量减少 VILI 的发生。

术后机械通气是治疗急性肺损伤(ALI)/ARDS 最有效的手段之一,其主要作用是改善顽固的低氧血症,为治疗原发病争取时间。术后均采用"SIMV(PC)+ PS + PEEP"模式辅助呼吸。在此混合模式中,可由产妇触发的辅助呼吸,减少和避免呼吸机辅助通气造成的气压伤。此种呼吸模式有利于打开部分萎陷的肺泡、减少呼吸做功,有利于产妇呼吸功能的恢复,逐步实现脱机。但呼吸支持治疗本身不能防治 ARDS,只是作为一种支持手段,改善产妇的预后,为后续治疗赢得机会。

4. 医护人员要做好自身防护甲型 H1N1 流感。甲型 H1N1 流感主要是通过飞沫或气溶胶经呼吸道传播,也可通过口腔、鼻腔、眼睛等处黏膜直接或间接接触传播。接触产妇的呼吸道分泌物、体液和被病毒污染的物品亦可能造成传播。故对参加手术麻醉的医护人员必须加强个人防护,以免被传染。对所使用的物品和器械要认真执行消毒管理措施。

（二）诊治思维

麻醉医师接到会诊通知后要高度重视，应充分做好麻醉评估和各项综合治疗措施准备。针对产妇的病情进展选择合适的麻醉方式。对于肺部体征较轻、呼吸道功能尚好的产妇，选择椎管内麻醉；而危重症产妇，常合并呼吸衰竭或呼吸功能不全，应及时给予机械通气管理保证产妇的氧合。

（三）规范处理

麻醉科接到妊娠合并甲型 H1N1 流感产妇行剖宫产手术通知后，应由高年资麻醉医师进行术前会诊，与产科、呼吸科、ICU、新生儿医师共同对产妇、胎儿进行评估。评估后麻醉医师依据产妇症状、体征及辅助检查结果进行麻醉方式选择。监测心电图、无创血压、有创血压、心率、血氧饱和度、尿量、血气分析，保证氧合、血压控制在正常范围内，限制补液量，以防造成心力衰竭。全身麻醉必须考虑到药物对母体及胎儿的影响。因此选择年资较高术者，操作娴熟、轻快、敏捷，手术切口及手术方法要选择最快娩出胎儿的方法，迅速结束手术，出现其他脏器功能损害时，给予相应支持治疗，对病情严重者（如出现感染性休克合并 ARDS），可考虑给予激素治疗。

（四）进展

甲型 H1N1 流感自 2009 年暴发至今，妊娠仍是感染的高危因素，对于气管插管机械通气后仍不能改善的低氧血症，越来越多的文献[19、20]显示体外膜肺在孕妇及产妇中的有一定的应用价值，有助于改善母胎的预后。此外，流感疫苗的接种，对疾病的早期识别和治疗、综合性的治疗手段都能促进母胎安全。

四、专家点评

妊娠合并重症 H1N1 感染性肺炎是临床罕见疾病，但是病情严重、病死率高，需要尽早终止妊娠。

麻醉方式的选择主要依据产妇呼吸系统的症状和体征，如症状体征不明显，呼吸功能尚可者可选择椎管内麻醉。对于合并呼吸功能衰竭的重症产妇，应选择全身麻醉。本例产妇虽然入院时血氧饱和度低至 72%，有明显的呼吸衰竭表现，但在术前已经得到改善。因此该病例选择连续硬膜外麻醉恰当。同时也说明，术前的充分准备，特别是呼吸功能的改善对围术期安全至关重要。麻醉过程重点保证呼吸道通畅、有效的通气和氧合、完善的麻醉镇痛。应及时应用抗病毒药物，如磷酸奥司他韦（达菲）。围术期液体管理采用"限制性"输液策略，如发生呼吸衰竭可采用肺保护性通气策略，如"SIMV + PS + PEEP"模式，减轻肺水肿，改善氧合。积极采取相应措施预防院内交叉感染。

但是，由于重症 H1N1 病毒性肺炎剖宫产麻醉的病例罕见，临床管理经验不足，有许多问题值得进一步的观察和研究，如"如何合理选择麻醉药物；如何呼吸管理和液体管理"等。（点评专家：浙江大学医学院附属妇产科医院　陈新忠）

（病例提供：浙江萧山医院　余　静　罗慧君）

（校验人员：同济大学附属第一妇婴保健院　杜唯佳）

参 考 文 献

[1] 中华人民共和国国家卫生和计划生育委员会. 甲型 H1N1 流感诊疗方案, 2010

[2] JamiesonDJ, TheilerRN, RasmussenSA. Emerging infections and pregnancy. Emerg Infect Dis, 2006, 12: 1638 – 1643

[3] JamiesonDJ, HoneinMA, RasmussenSA, et al. H1N12009 influenza virus infection during pregnancy in the USA. Lancet, 2009, 374: 451 – 458

[4] Puvanalingam A, Rajendiran C, Sivasubramanian K, et al. Case series study of the clinical profile of H1N1 swine flu influenza. J. Assoc. Phys. India, 2011, 59: 14 – 6、18

[5] 张惠欣, 刘影诺, 秦玉珍, 等. 妊娠晚期合并甲型 H1N1 流感 8 例临床分析, 河北医科大学学报, 2011, 4(32): 409 – 412

[6] Oboho IK, Reed C, Gargiullo P, et al. Benefit of early initiation of influenza antiviral treatment to pregnant women hospitalized with laboratory – confirmed influenza. J. Infect. Dis, 2016, 15, 214(4): 507 – 515

[7] Creanga AA, Johnson TF, Graitcer SB, et al. Severity of 2009 pandemic influenza A(N1N1)virus infection in pregnant women: New York City, May – June 2009. Obstet Gynecol, 2010, 115: 717 – 726

[8] Callaghan WM, Creanga AA, Jamieson DJ. Pregnancy – related mortality resulting from influenza in the United States During the 2009 – 2010pandemic. Obstet. Gynecol, 2015, 126(3): 486 – 490

[9] 李秋玲, 张志涛. 妊娠合并甲型 H1N1 流感重症肺炎预防及处理方法探讨. 中国实用妇科与产科杂志, 2010, 26(1): 58

[10] 陈愉, 徐小嫚, 李世煜, 等. 妊娠合并重症新型甲型 H1N1 流感 13 例临床分析. 中国实用内科杂志, 2010, 1(30): 10 – 12

[11] Mukherjee A, Padma S, Karayi SC. H1N1 with adult respiratory distress syndrome for emergency lower segment cesarean section: A case report. Saudi J Anaesth, 2016, 10(3): 366 – 367

[12] Anderson GD. Pregnancy – induced changes in pharmacokinetics. A mechanistic based approach. Clin Pharmacokinet, 2005, 44: 989 – 1008

[13] 张惠欣, 刘燕, 贾慧群, 等. 妊娠晚期合并甲型 H1N1 流感产妇剖宫产麻醉处理. 疑难病杂志, 2012, 1(11): 29 – 31

[14] 李崇化, 朱春仙, 贺晶, 等. 全身麻醉对剖宫产产妇分娩新生儿的影响. 中华妇产科杂志, 2006, 41(3): 162 – 164

[15] 赵轶, 朱春仙, 虞和永. 剖宫产术中异丙酚的血药浓度测定及胎盘转移初探. 药物分析杂志, 2006, 26(10): 1430 – 1433

[16] Gokcinar D, Ergin V, Cumaoglu A, et al. Effects of ketamine, propofol, and ketofol on proinflammatory cytokines and markers of oxidative stress in a rat model of endotoxemia – induced acute lung injury. Acta Biochim Pol, 2013, 60: 451 – 456

[17] Abouleish E, Abboud T, Lechevalier T, et al. Rocuronium(Org9426)for caesarean section, Br J Anaesth, 1994, 73(3): 336 – 341

[18] Abu – Hmaweh SA, Massad IM, Abu – Ali HM, et al. Rapid sequence induction and intubation with 1mg/kg mcuronium bmmide in cesarean section, compansion with suxamethonium. Saudi Med J, 2007,

28(9)：1393 - 1396

[19] Rodrigo T, Amancio A, Celina Machado Acra, et al. Extra - corporeal membrane oxygenation as an indispensable tool for a successful treatment of a pregnant woman with H1N1 infection in Brazil. Respire med Case Rep, 2017, 20：133 - 136

[20] Lidia Łysenko, U Zaleska - Dorobisz, Radosław Blok, et al. A successful cesarean section in a pregnant woman with A (H1N1) influenza requiring ECMO support. Kardiochirurgia i Torakochirurgia Polska, 2014, 11, (2)：216 - 219

病例 17　剖宫产术中突发急进性哮喘沉默肺的处理

一、导读

哮喘对患者生活有显著影响的慢性疾病，可引起反复发作的喘息、气急、胸闷或咳嗽等症状，常在夜间和(或)凌晨发作，多数患者可自行缓解或经治疗缓解。哮喘治疗包括：避免接触过敏源及其他哮喘触发因素、规范化的药物治疗、特异性免疫治疗及患者教育。控制不佳的哮喘对患者日常工作及生活都会造成影响，如出现严重急性发作，救治不及时可能致命[1]。妊娠合并重症哮喘及哮喘持续状态可造成胎儿宫内缺氧、窘迫、发育迟缓，甚至死亡；另外，妊娠期哮喘发作时用药不当也会对母体和胎儿造成危害。本例剖宫产产妇在麻醉后立即出现急性重症发作，无法通气,血氧饱和度持续下降，一度心率下降至 60 次/分，经一系列对症处理后产妇转危为安。

二、病例介绍

1. 基本资料　产妇,30 岁，身高 158cm，体重 76kg。主诉：停经 39^{+2}周，规律腹痛 1 小时，既往有哮喘病史。诊断：①孕 3 产 1，孕 39^{+2}周，头位；②瘢痕子宫；③脐带绕颈 2 周；④过敏性哮喘合并妊娠；⑤高危妊娠。1 年前有哮喘重症发作史，10 天前曾有哮喘发作，自行吸入美沙特罗替卡松粉剂后缓解。

术前检查：超敏 C - 反应蛋白(Hs - CRP) 9.24mg/L。血常规、凝血、心电图正常，肺部听诊右下肺可闻及少许哮鸣音。

2. 麻醉的实施及术中管理　产妇入室后建立静脉通道。常规监护：血压 123/73mmHg、心率 86 次/分、血氧饱和度 99%。吸入美沙特罗替卡松喷雾剂一喷。相关物品准备：气管插管全套，阿托品(0.1mg/ml)、麻黄碱(6mg/ml)、多巴胺(1mg/ml)、肾上腺素(10μg/ml)、去甲肾上腺素(40μg/ml)抽吸备用。多索茶碱、甲泼尼松琥珀酸钠、特布他林注射液及雾化液、沙丁胺醇吸入剂备用。液体选择平衡盐，输注约 800ml 后选择 L$_{3~4}$行腰 - 硬联合麻醉，蛛网膜下隙使用盐酸罗哌卡因 1.6ml (脑脊液稀释至 3.2ml)，过程顺利，麻醉平面 T$_{6~8}$。术者消毒过程中产妇诉胸闷、血氧饱和度进行性下降，立即面罩加压吸氧并吸入七氟烷 8%，通气困难，静脉给予肾上腺素 20μg，氧饱和度仍无改善，静脉给予顺式阿曲库铵 10mg 后气管插管，同时嘱术者立即行剖宫产术。气管插管后仍然无法通气，听诊为沉默肺，血氧饱和度无法显示，心率进行性下降最低至 60 次/分，静脉给予肾上腺素 40μg，气管内给予 20μg 肾上腺素，甲泼尼松琥珀酸钠 40mg 静脉滴注，氨茶碱 0.125g 静脉滴注，特布他林 0.25mg 静脉滴注，特布他林雾化液 0.25mg 气管内滴入。期间一直手动加压通气，潮气量 100ml 左右，气道压力超过 70cmH$_2$O。手术开始 4 分钟左右胎儿娩出（1 分钟 Apgar 评分 5 分、3 分钟评分 9 分）。血气分析：pH 7.35、PaCO$_2$ 50mmHg、PaO$_2$ 20mmHg、Lac 0.7mmol/L、HCO$_3^-$ 27.6mmol/L、TCO$_2$ 29.1mmol/L、SCO$_2$ 29%、BE 2mmol/L。气道压力缓慢下降（35cmH$_2$O 左右），潮气量约 250ml，血氧饱和逐渐上升，维持在 90%，双肺哮鸣音，再次给予甲泼尼松琥珀酸钠 40mg，前列地尔注射液 10μg 静脉滴注，肾上腺素 20μg 气管内滴入。手术开始 10 分钟左右血氧饱和度 98%，潮气量 450ml，气道压力 25cmH$_2$O，病情稳定。术毕血气分析：pH 7.05、PaCO$_2$ 81mmHg、PaO$_2$ 84mmHg、Lac 3.0mmol/L、HCO$_3^-$ 22.9.6mmol/L、TCO$_2$ 25.4mmol/L、SCO$_2$ 91%、BE −7.4mmol/L。带管送入 ICU 病房继续治疗，术后 4 小时肺部哮鸣音缓解，血气分析：pH 7.40、PaCO$_2$ 30mmHg、PaO$_2$ 136mmHg、Lac 4.0mmol/L、HCO$_3^-$ 18.6mmol/L、TCO$_2$ 19.5mmol/L、SCO$_2$ 99%、BE −5.3mmol/L。拔出气管导管，生命体征平稳，三天后转入普通病房，七天后无不适出院，嘱不适随时就诊。

三、病例分析

（一）关键问题

1. 哮喘的病因及发病原因

（1）遗传因素：哮喘是一种具有复杂性状的，具多基因遗传倾向的疾病。

（2）变应原：哮喘最重要的诱发因素可能是吸入了变应原。

1）室内外变应原：室内螨虫是最常见的，危害最大的室内变应原，是哮喘在世界范围内的重要发病因素。家中饲养宠物如猫、狗、鸟释放变应原在它们的皮毛、唾液、尿液与粪便等分泌物里。蟑螂为亚洲国家常见的室内变应原。真菌亦是存在于室内空气中的变应原之一，特别是在阴暗、潮湿以及通风不良的地方。花粉与草粉是最常见的引起哮喘发作的室外变应原。

2）职业性变应原：可引起职业性哮喘常见的变应原有谷物粉、面粉、木材、饲料、茶、咖啡豆、家蚕、鸽子、蘑菇、抗生素（青霉素、头孢霉素）异氰酸盐、邻苯二甲酸、松香、活性染料、过硫酸盐、乙二胺等。

3）药物及食物添加剂：阿司匹林和一些非皮质激素类抗炎药是药物所致哮喘的主要变应原。水杨酸酯、防腐剂及染色剂等食物添加剂也可引起哮喘急性发作。

（3）诱发因素

1）大气污染：空气污染（SO$_2$、NO）可致支气管收缩、一过性气道反应性增高并能增强对变应原的反应。

2）吸烟：可引起哮喘发作。

3）呼吸道病毒感染：与哮喘发作有密切关系。

4）围生期胎儿的环境：若母体已有特异性体质，又在妊娠期接触大量的变应原（如牛奶中的乳球蛋白,鸡蛋中的卵蛋白或螨虫等)或受到呼吸道病毒特别是合胞病毒的反复感染,可能增加出生后变态反应和哮喘发病的可能性。

5)其他:剧烈运动、气候转变及多种非特异性刺激,如吸入冷空气、蒸馏水雾滴等。此外,精神因素亦可诱发哮喘。

2. 哮喘发作的临床表现和治疗　哮喘表现为发作性咳嗽、胸闷及呼吸困难。部分患者咳痰,多在发作趋于缓解时痰多,如无合并感染,常为白黏痰,质韧,有时呈米粒状或黏液柱状。发作时的严重程度和持续时间个体差异很大,轻者仅有胸部紧迫感,持续数分钟,重者极度呼吸困难,持续数周或更长时间。症状的特点是可逆性,即经治疗后可在较短时间内缓解,部分自然缓解。当然,少部分不缓解而呈持续状态。发作常有一定的诱发因素,不少患者发作有明显的生物规律,每天凌晨 2 ~ 6 时发作或加重。哮喘一般好发于春夏交接时或冬天,部分女性(约 20%)在月经前或期间哮喘发作或加重。有的患者常以发作性咳嗽作为唯一的症状,临床上常易误诊为支气管炎;有的青少年患者则以运动时出现胸闷、气紧为唯一的临床表现[1,2]。本例产妇有多年哮喘病史,一年前曾有胸闷、严重呼吸困难持续发作住院史,10 天前发作一次表现为呼吸困难、咳嗽咳痰,自行吸入药物后缓解。

3. 哮喘的治疗原则

(1)缓解期应加强锻炼,避免接触反应原,预防肺部感染。

(2)长期抗感染治疗是基础的治疗,首选吸入激素。

(3)缓解症状首选药物是吸入 β_2 受体激动药。

(4)规律吸入激素后病情控制不理想者,宜加用吸入长效 β_2 激动药,或缓释茶碱,或白三烯调节剂(联合用药);亦可考虑增加吸入激素量。

(5)重症哮喘患者,经过上述治疗仍长期反复发作时,可考虑做强化治疗。即按照严重哮喘发作处理(给予大剂量激素等治疗),待症状完全控制、肺功能恢复最佳水平 2 ~ 4 天后,逐渐减少激素用量。部分患者经过强化治疗阶段后病情控制理想。

(6)麻醉中的哮喘发作还可给予抗胆碱药物,如阿托品和长托宁。

(二)诊治思维

1. 麻醉方式的选择　本例产妇有哮喘发作史,如选择全身麻醉,气管插管本身就是哮喘或气管痉挛的诱发因素之一,全身麻醉药物也有诱发哮喘的可能。腰 – 硬联合麻醉用药更少,能满足剖宫产手术的麻醉平面,但麻醉平面过高引起迷走神经张力增加也可能诱发哮喘发作。因该产妇近期有发作史,围术期发作可能性大,最后选择腰 – 硬联合麻醉控制平面 T_6 以下,并备好全身麻醉气管插管需要的药品和器械及处理哮喘急性发作的药物[3]。

2. 术中处理　麻醉后,平卧术者消毒过程中出现咳嗽、呼吸困难,结合病史基本情况可以确定哮喘发作,遂立即吸入沙美特罗替卡松粉剂,面罩给氧,发现通气困难,血氧饱和度持续下降,静脉给予肾上腺素 20μg 的同时吸入七氟烷,气管插管机械通气并嘱术者尽快娩出胎儿,积极处理哮喘重症发作。

(三)规范处理

1. 术前准备　哮喘患者择期手术应在术前积极治疗,待症状完全控制、肺功能恢复最佳水平后再行麻醉及手术[2]。

（1）充分时段的戒烟（至少 3 天以上），加强锻炼尤其是肺功能的锻炼。

（2）控制感染：急性发作期和急性肺部感染是择期手术的禁忌证，充分控制感染可显著降低围术期哮喘的发作。

（3）药物治疗：控制气道炎症，降低气道的高反应性。最佳给药途径是吸入包括激素和支气管扩张药。

（4）物理治疗：雾化尽可能充分排痰。

2. 麻醉前准备　麻醉前 1~2 小时吸入 β_2 受体激动药和激素，并静脉给予充分的抗胆碱药物和适量激素，消除患者焦虑尤其的小儿患者。麻醉用药应避免选择可引起组胺释放的药物、β 受体阻滞药及可抑制交感神经的药物。同时应备好控制急性发作的药物和器械[5]。

3. 发作后的处理　发现麻醉中哮喘急性重症发作或支气管痉挛时应：①立即呼叫上级医生，同时高流量面罩加压纯氧通气，必要时气管插管（充分的镇痛镇静，避免进一步刺激加重痉挛）；②七氟烷吸入麻醉；③反复多次吸入 β_2 受体激动药，静脉给予抗胆碱药物如异丙托溴铵；④如果病情严重（如本例产妇术中血氧饱和持续下降后心率也持续下降时）可给予肾上腺素；⑤考虑使用氯胺酮，可提高血压、加深麻醉[4]；⑥静脉使用激素，优先考虑使用起效时间短的，如甲泼尼松琥珀酸钠；⑦考虑气管内给予肾上腺素；⑧黄嘌呤类药物，如氨茶碱；⑨排除过敏反应；⑩动脉血气动态分析。

（四）经验与教训

哮喘时比较常见的内科疾病，多数患者呈慢性发作，急性发作致沉默肺少见。本例产妇急诊手术，充分考虑了哮喘发作的可能，也做了一定的准备，但是术中一度插管后无法通气，心率进行性下降，虽然经过一系列处理好转，但是仍然值得我们思考。充分的术前评估与准备可以大大提高麻醉安全：应加强麻醉科门诊的建设与沟通，患者到麻醉科门诊咨询，提前入院做好相关术前准备，把围术期哮喘发作的概率降至最低，急诊患者麻醉前给予足量激素、β_2 受体激动药、抗胆碱药等预防哮喘发作。避免有可能诱发哮喘的诱发因素，如手术间温度、药物选择、安抚患者情绪等，最重要的是麻醉后时刻密切观察患者，不仅仅是看监护仪，必要的体格检查和问诊可以提前诊断并及时的处理。

四、专家点评

围生期哮喘急性发作是临床中的紧急状态，如发生了哮喘持续状态需要临床医生紧急有效地处理，如果治疗不及时可能对母婴的安全带来严重的影响，甚至危及母婴生命。

本病例产妇行剖宫产术，麻醉医师从术前准备（包括医师、产妇的心理准备，急救药物、急救器材准备等）、麻醉后观察产妇到急救处理（包括病情的急救处理以及嘱妇产科医师立即快速剖出婴儿）均非常仔细，处理及时。发现产妇自诉胸闷、呼吸困难，血氧饱和度进行性下降时立即诊断出哮喘急性发作，并有条不紊地进行了急救处理，保证了母婴的安全，作为县级医院的麻醉医师，抢救处理过程基本无可挑剔。

但此例产妇在孕期哮喘发作及治疗情况没有详细描述，麻醉医师在术前评估病情时若发现产妇已诊断为孕期哮喘，考虑到围麻醉期可能导致哮喘持续状态发作，即使急诊手术,是否应该术前尽早进行相关干预? 应该预备好快速起效的哮喘治疗药物,如沙丁胺醇喷雾剂等,或者入室后麻醉前给予相关预防性治疗,降低哮喘持续状态发生的概率。

妊娠期哮喘主要由于孕期孕酮、激素水平升高,以及胎儿及胎盘组织出现了某些易感物质导致孕妇血浆 IgE 水平升高,加之子宫增大,膈肌抬高,残气量不同程度的降低,均可加重妊娠期哮喘的发作程度,因此孕期哮喘的治疗显得尤为重要。

孕期哮喘与非孕期哮喘孕妇的治疗不完全相同,因为需要考虑胎儿的发育。不同孕期亦需要选择对胎儿发育无影响或者影响最小的药物。治疗药物主要包括皮质类固醇类、色甘酸钠、长效 β_2 受体激动药、白三烯受体拮抗药以及茶碱类药物等,急救治疗可用快速吸入短效 β_2 受体激动药。孕期哮喘控制良好,可大大降低围麻醉期哮喘急性发作的概率。(点评专家:中国人民解放军总医院 米卫东)

(病例提供:湖北省黄冈市红安县人民医院麻醉科 宋仕华)

(校验人员:同济大学附属第一妇婴保健院 徐振东)

参 考 文 献

[1] 邓小明,姚尚龙,于布为,等. 现代麻醉学(第4版).北京:人民卫生出版社,2014,1762-1764

[2] 韩传宝,周钦海,孙培莉,等. 哮喘患者围术期麻醉管理. 临床麻醉学杂志,2013,29(8):820-822

[3] 周冬梅,费治华. 腰硬联合麻醉后突发严重支气管哮喘抢救1例报告. 长江大学学报(自科版)医学下旬刊,2013,10(15):37-38

[4] 余云明,李霞,秦俊. 3例全麻下哮喘持续状态的处理. 重庆医学,2010,39(24):3453-3454

[5] 张正利,李建荣. 支气管哮喘患者急诊手术的麻醉处理. 甘肃医药,2012,31(2):131-132

病例 18 双胎妊娠合并 Kartagener 综合征的剖宫产麻醉

一、导读

Karagener 综合征(kartagener syndrome, KS)是一种罕见的以纤毛运动障碍为特征的常染色体隐性遗传病,为原发性纤毛运动障碍(primary ciliary dyskinesia, PCD)最严重的表现形式之一,于1933年由 Kartagener[1]首先报道,包括支气管扩张、鼻窦炎、内脏转位三联征。关于 KS 患者的麻醉鲜有报道,本文就一例在我院就诊的 KS 患者的两次手术麻醉报道如下,以提高对此类患者麻醉的认识。

二、病例介绍

1. 基本资料 患者 32 岁,既往体弱,反复鼻塞,咳嗽、咳痰 30 余年,父母系近亲结婚,否认家族性遗传病史。2007 年,因鼻息肉在外院行手术治疗,术前检查发现右位心。2015 年 9 月于北医三院确诊 Kartagener 综合征(支气管扩张并感染、鼻窦炎、内脏翻转右位心)。

2. 腹腔镜检查术 术前准备及麻醉管理因原发不孕予以抗感染治疗后,于 2015 年 11 月在静脉全身麻醉下行腹腔镜下盆腔粘连松解 + 双侧输卵管伞端成型 + 亚甲蓝通液术。术前肺功能提示轻度阻塞性通气功能障碍,肺弥散功能轻度下降,FEV_1 65.7%,超声心动图提示:镜像右位心,心脏结构及功能未见异常,射血分数为 69%。辅助检查:血常规:白细胞 $10.05 \times 10^9/L$,NE% 79.8%。血气分析:pH 7.42、PaO_2 102mmHg、$PaCO_2$ 30mmHg。

入室后静脉滴注东莨菪碱 0.3mg,麻醉诱导采用咪达唑仑 0.03mg/kg、舒芬太尼 0.4μg/kg、丙泊酚 2mg/kg、顺式阿曲库铵 0.1mg/kg,选取 7 号气管导管,备好吸引器吸痰管,可视喉镜下行气管插管。吸入氧浓度 80%,潮气量 450ml/次,通气频率 12 次/分,气道压力 $20cmH_2O$。术中采用丙泊酚和瑞芬太尼进行麻醉维持,头低脚高位,分泌物较多,间断吸痰,行动脉血气分析,调整呼吸机参数。手术时长 45 分钟,术毕地塞米松 10mg 静脉滴注,充分吸痰,清醒后拔除气管导管。术后继续抗生素预防感染 3 天,观察无特殊后出院。

3. 双胎剖宫产 术前检查及麻醉管理因原发性不孕,于 2016 年 12 月 29 日在我院行体外受精 - 胚胎移植(in vitro fertilization and embryo transfer,IVF - ET),移植 2 枚胚胎,均存活。2017 年 8 月 21 日,因"停经 36^{+6} 周,发现双胎 29^{+3} 周"再次入院治疗。孕期鼻塞、咳嗽、咳黄脓痰,量多,平卧位加重,不伴咯血,无胸闷头痛。

入院查体:体温 36.7℃,脉搏 76 次/分,呼吸 18 次/分,血压 120/70mmHg(1mmHg =0.133kPa)。一般情况可,双肺叩诊过清音听诊呼吸音粗,双下肺可闻及少许干啰音,以右侧为重。心前区无隆起,心尖搏动在右侧锁骨中线第四肋间,无震颤及心包摩擦感,心音低钝、律齐,各瓣膜区未闻及病理性杂音。产科检查:宫高 38cm、腹围 110cm、胎位 LOA/ROA、胎心 140~145 次/分。完善术前检查,超声心动图提示镜像右位心,三尖瓣少量反流,射血分数 64%。根据痰培养及药敏试验选择敏感抗生素控制感染,择期行子宫下段剖宫产术。

入手术室后,鼻导管吸氧,监测血压、心率、血氧饱和度及心电监护。超声引导下行桡动脉、右颈内静脉穿刺,连续监测有创动脉压、中心静脉压。取左侧卧位,于 $L_{2~3}$ 间隙行腰 - 硬联合麻醉,向头侧注入等比重 0.5% 罗哌卡因 2ml(10mg),向头侧置入硬膜外导管 4cm。平卧后手术床左倾 15°,静脉泵注甲氧明 5mg/h,预防仰卧位低血压。术中胎儿娩出后即刻予沙袋压迫上腹部,分别于麻醉前、胎儿娩出后和手术结束前监测血气分析。手术时长 45 分钟,术中共输注晶体液 750ml、失血量 300ml、尿量 100ml。

三、病例分析

1. 关键问题

(1)KS 定义:Kartagener 综合征为一种罕见先天性常染色体隐性遗传疾病,包括支气管扩张、鼻窦炎、内脏转位三联征。为原发性纤毛运动障碍(primary ciliary dyskinesia,

PCD)最严重的表现形式之一。PCD 是由纤毛结构缺陷引起多发性异常的遗传病,大多数缺陷可能与蛋白突变有关[2]。DNA I1(chromosome 9P13221)和 DNA H5(chromosome 5p1525p14)基因被证实其突变与 PCD/KS 有关。这两个基因突变会导致纤毛外动力蛋白臂缺失,从而导致纤毛超微结构及运动功能的异常[3]。胚胎纤毛细胞的纤毛结构异常,可致内脏完全性或部分转位。

(2)KS 发病率:一般发病年龄在 10~29 岁,95% 的病例发生在 15 岁以前,发病率没有明显性别差异,但有家族遗传倾向[4],在群体中的发病率为 1:(30 000~40 000),近亲结婚发病率高达 20%~30%。

(3)KS 发病基础:KS 的发病机制为纤毛超微结构异常伴纤毛摆动频率异常。电镜显示,纤毛超微结构缺失,表现为动力蛋白、中心微管对、内套、放射状轮辐或连接蛋白缺失,最常见动力蛋白臂缺失[5]。超微结构异常影响纤毛的功能,纤毛的摆动频率和波形决定了其黏液清除作用,由于纤毛广泛分布于人体呼吸道、鼻窦、输卵管以及耳咽管等处,其运动障碍导致该处黏膜的清除率下降,使分泌物和细菌不能有效及时排出,反复感染和炎症刺激产生支气管扩张、鼻窦炎、鼻息肉、中耳炎。在疾病的后期,可发展到弥漫间质性肺纤维化,严重损害心肺功能[6]。同时纤毛的异常运动使男性精子活动及女性卵子的排出异常引起不育不孕。胚胎早期上皮纤毛运动障碍导致内脏无法顺利地完成移位,形成内脏反位,从而形成了本病的 3 个特征:支气管扩张、内脏转位、鼻窦炎。

2. 诊治思维

(1)诊断标准:PCD 的诊断主要依赖电镜下纤毛活力及超微结构异常分析。可供参考的临床诊断标准[7]为:①Kartagener 综合征;②男性无内脏异位者有典型的临床症状;③临床表现典型,近亲同胞中具有①或②;④临床表现典型,纤毛运动明显异常,超微结构缺陷。具备以上一项即可确诊。

而 Kartagener 综合征的诊断标准[8]即有以下三联症:支气管扩张、鼻窦炎或鼻息肉、内脏转位和(或)右位心。

(2)临床表现:KS 患者几乎均以咳嗽、咳浓痰、咯血、呼吸困难等呼吸道症状首诊。呼吸道反复感染导致慢性支气管炎、支气管扩张或肺炎。鼻黏膜纤毛功能异常引起鼻窦内黏液或脓液分泌物潴留,导致慢性鼻炎、鼻窦炎、鼻息肉。中耳和耳咽管纤毛异常,可致慢性中耳炎、鼓膜穿孔、耳流脓等。精子尾部纤毛运动障碍,造成男性不育。女性输卵管纤毛异常则表现为生育能力下降和宫外孕。胚胎发育过程中纤毛结构异常,将随机地发生内脏旋转。因脑室纤毛运动缺失导致脑脊液循环障碍患者多表现头痛。

(3)影像学表现:高分辨率 CT(high resolution CT, HRCT)是目前显示支气管扩张的最佳方法简便易行,具有极高的特异性和敏感性[9]。能早期发现并提示扩张的支气管表现为支气管走行异常、管壁增厚、扩张,以柱状、囊柱状多见。可见印戒征、轨道征、蜂窝征等,其扩张的严重程度与年龄和肺功能相关[10]。

(4)鉴别诊断:主要与临床表现相似并影像上具有肺部支气管扩张的疾病鉴别,包括 Young 综合征和囊性纤维化。三者均为常染色体隐性遗传性疾病,临床有鼻窦炎、肺部感染、不育症等。肺部影像表现有支气管扩张,Young 综合征和囊性纤维化患者无内脏转位。Young 综合征支气管扩张分布于两肺下叶基底段,表现较轻。而囊性纤维化为上肺为主的重度支气管扩张，合并外分泌腺的异常及皮肤汗液氯实验阳性以鉴别。

（5）早期治疗：根据典型临床表现及影像学检查，早期诊断、早期治疗。目前尚没有促纤毛功能恢复的特效药物，仍以对症治疗为主，主要策略包括抗炎抗感染和增加黏膜纤毛清除率（mucociliary clearance，MCC）。现已有一些证据支持长期吸入糖皮质激素及使用大环内酯类药物、祛痰剂能够直接改善 MCC，对缓解患者呼吸道症状成效明显。痰液培养根据药敏结果选择敏感抗生素控制感染、预防支气管扩张的发展，延缓肺部结构的改变，可望改善患者的预后。

3. 规范处理　KS 患者麻醉选择 KS 患者可能会经历鼻窦手术、肺部手术、不孕症检查甚至心脏手术，根据手术部位和范围的不同选择全身麻醉或椎管内麻醉。由于全身纤毛运动障碍和内脏结构异常，以及多合并其他系统畸形，KS 患者麻醉并发症相应增加，已报道的有困难气道、术中低氧血症、术后肺炎等[11]。全身麻醉与呼吸系统关系密切，增加术后肺部感染的风险，麻醉宜选择对呼吸、循环干扰小的椎管内麻醉[12]。

（1）KS 患者的全身麻醉：最主要的是要评估心肺功能，预防支气管扩张患者的肺部并发症，观察有无心功能不全、肺动脉高压、气道堵塞及肺弥散情况。术前控制肺部感染，根据痰培养及药敏试验使用敏感抗生素抗感染治疗，抑制腺体分泌，减少痰液对气管及支气管的刺激。围术期应纠正容量不足，避免低温和高浓度氧气吸入，湿化加温气体吸入，插管前备好吸痰管及氨茶碱等防止气管痉挛药物。腹腔镜手术采用头低脚高位，人工气腹，膈肌上抬，胸腔容积变小，呼吸道分泌物易流入正常肺组织，宜选择气管导管，增加吸痰次数，避免使用喉罩，以防痰液堵塞气道及喉罩移位。呼吸末正压通气（positive end expiratory pressure，PEEP）可能将脓痰压入终末端细支气管加重肺部感染，术中呼吸机宜采用小潮气量，高频通气，不宜使用 PEEP。监测动脉血气，调整呼吸机参数，使气道压力和呼吸末二氧化碳维持正常水平。选取全凭静脉麻醉维持，减少吸入麻醉药对呼吸道的刺激[13]。术中术后充分吸痰，避免术后肺部感染。术后充分镇痛，防止因疼痛引起的心功能不全的发生。

（2）KS 患者的椎管内麻醉：Kartagener 综合征患者麻醉的风险在于：支气管扩张及鼻窦炎可引起阻塞性通气障碍，肺弥散障碍，肺通气血流比例失调，动脉血氧合不足。呼吸道黏液脓性分泌物如果处理不当可导致气管、支气管痉挛，肺水肿，甚至急性呼吸衰竭。因此，Savitha 等[14]主张优先选择局部麻醉。椎管内麻醉因其对呼吸和循环干扰轻微，成为这类患者腹部手术麻醉的首选。

本例患者采用 IVF－ET 移植后双胎存活，孕期血容量增加，心脏负荷增大，心肌耗氧量增加，呼吸道症状加重，需注意与肺动脉高压、心衰鉴别。因 KS 患者多存在内脏转位，大血管位置异常[14]，术前超声下观察主动脉、肺动脉、上下腔静脉走行位置，动静脉之间毗邻关系，于超声引导下行桡动脉及右侧颈内静脉穿刺。术中严密监测动、静脉压，适当应用血管活性药物，维持血流动力学稳定。胎儿娩出后，沙袋压迫上腹部，防止下腔静脉回心血量过多，心脏负荷过重。缩宫素、卡前列素氨丁三醇等促子宫收缩药易导致肺动脉收缩，肺动脉压力升高，在伴有肺动脉高压的 KS 产妇应慎用。术后继续抗生素预防感染，鼓励患者早期下床活动，防止坠积性肺炎和深静脉血栓的发生。

4. 经验教训　由于生殖系统纤毛结构及功能障碍，输卵管或子宫内膜纤毛运动障碍，卵子排出受阻，男性则精子运动能力不足，故 KS 患者可伴有不孕或不育[15]。本例患者行盆腔粘连松解＋双侧输卵管通液术后仍未孕，最终采取了 IVF－ET。亦有报道 KS 患者在腰－硬联合麻醉下行免气腹腹腔镜下子宫肌瘤剔除术[16]。故麻醉方式的选择还是应根据手术和患者的心肺功能做出综合性判断。

四、专家点评

Karagener 综合征是一种罕见的遗传病，以支气管扩张、鼻窦炎或鼻息肉、内脏转位和或右位心三联症为表现。此病为原发性纤毛运动障碍疾病的一种类型，可导致黏液分泌增加及细菌潴留，持续或反复感染，形成支气管扩张或肺炎。该类患者几乎均有咳嗽、咳浓痰、咯血、呼吸困难等呼吸道症状，并多合并有慢性鼻炎、鼻窦炎、鼻息肉及慢性中耳炎等。此类患者的麻醉方式应尽量选择对呼吸功能影响较小的椎管内麻醉，当受到手术范围所限时才会选择全身麻醉气管内插管，并可能在围术期出现低氧血症和术后肺炎。

该病例患者在全身麻醉下行腹腔镜妇科手术时，采取气管内插管，需要注意调整呼吸机参数，选择小潮气量，增加通气频率，避免增加气道压力，不宜使用 PEEP。因全身麻醉的多个环节可通过对呼吸道黏液纤毛传输系统的影响而引发或加重术后呼吸系统的并发症，脱水及吸入湿度过低导致黏液变稠，纤毛摆动减慢，低温及高浓度氧吸入均可降低纤毛传输功能。抗胆碱药及吸入麻醉药均能剂量依赖性地抑制黏液纤毛的运输功能，因此围术期要纠正血容量，避免低温及高浓度氧吸入，湿化并加温吸入气体，可选取全凭静脉麻醉维持。同时注意术中吸痰。

该患者在行剖宫产手术时，椎管内麻醉应作为首选，术中控制麻醉平面不宜过高，注意维护呼吸功能，适当应用血管活性药物，维持血流动力学稳定。在使用缩宫素时应谨慎，要考虑促子宫收缩药易导致肺动脉收缩，会使此类患者肺动脉压力进一步升高，需要格外注意。（点评专家：首都医科大学附属北京安贞医院　赵丽云）

（病例提供：北京市海淀区妇幼保健院　郭　敏　王　雷　贺淑君）

（校验人员：同济大学附属第一妇婴保健院　杜唯佳）

（本章总校验：浙江大学医学院附属妇产科医院　陈新忠）

参 考 文 献

[1] Kartagener M. Zurpathogenese der bronchiektasien bronchiektasienbei situs visceruminversus. Beiträgezur Klinik der Tuberkulose, 1933, 83(4): 489－501

[2] Leigh MW, Pittman Je, Carson JL, et al. Clinical and geneticaspects of primary ciliary dyskinesia/Kartagenersyndrome. Genet Med, 2009, 11(7): 473－487

[3] 蔡柏蔷，李龙芙. 协和呼吸病学 UMU. 北京：中国协和医科大学出版社，2005：1981－1985

[4] Geremek M, Schoenmaker F, Zeitkiewicz E, et al. Sequence analysis of 21 genes located in the Kartagener syndrome linkage region on chromosome15q. eur J hum Genet, 2008, 16(6): 688－695

［5］Gurne Y. 肺部高分辨率 CT. 北京：人民卫生出版社，2010，190 – 191

［6］李华，施蓉萍. Kartagener 综合征 1 例并文献复习. 中华肺部疾病杂志(电子版)，2012，5(6)：575 – 576

［7］Van，sGravesande KS，Omran H. Primary ciliary dyskinesia：clinical presentation，diagnosis and genetics. Ann Med，2005，37(6)：439 – 449

［8］胡亚美，江载芳，诸福棠. 实用儿科学(第 7 版). 北京：人民卫生出版社，2002，1226 – 1229

［9］刘进康，曾纪珍，朱志明. 高分辨率 CT 与数字减影支气管造影诊断支气管扩张症的对比研究. 中华结核与呼吸杂志，1999，22(5)：287 – 289

［10］Kennedy MP，Noone PG，Leigh MW，et al. High resolution CT of patients with primary ciliary dyskinesia. AJR，2007，188(5)：1232 – 1238

［11］Reidy J，Sischy S，Berrow V. Anesthesia for Kartagener Syndrome. Br J Anesth，2000，85：919 – 921

［12］Gávai M，HupucziP，BerkesE，et al. Spinal anesthesia for cesarean section in a woman with Kartagener's syndrome and a twin pregnancy. Int J ObstetAnesth. 2007，16(3)：284 – 287

［13］徐雪，张韫辉，张惠军，等. Kartagener 综合征麻醉 1 例. 实用医学杂志，2011，27(21)：3495

［14］顾月清，李延文，李晓宁. Kartagener 综合征 3 例报告. 中国实用内科杂志，2004，24(11)：703 – 704

［15］Shapiro AJ，Davis SD，Ferkol T，et al. On behalf of the Genetic Disorders of Mucociliary Clearance Consortium. Laterality defects other than situs inversustotalis in primary ciliary dyskinesia：insights into situs ambiguus and heterotaxy. Chest，2014，146(5)：1176 – 1186

［16］刘强，孙雪冰，李斌. 合并 Kartagener 综合征的非气腹腹腔镜子宫肌瘤剔除术 1 例及文献复习. 中国微创外科杂志，2011，11(10)：911 – 913

第六章　心血管疾病并发症

病例 19　剖宫产术前急性左心衰致心搏骤停

一、导读

随着妊娠期变化，产妇身体会发生相应的改变，循环血容量增加的同时，心脏负荷也增加，易发生心力衰竭。尤其二孩政策放开后，高龄产妇数量增加，高龄产妇因为各种原因不容易受孕，受孕后易流产，所以休息保胎的现象普遍，容易造成心脏储备能力下降，增加心衰发生的概率。本例产妇就是高龄，试管婴儿，休息保胎时间久，心脏储备功能差，发生心衰速度快，极为凶险。

二、病例介绍

产妇42岁，因"试管婴儿，38^{+1}周，孕1产0，LOA，高龄"入院。8月13日因"羊水过少，高龄初产妇"择期行剖宫产手术。术前检查均未见异常，9：00入室后建立静脉通道，生命体征平稳，产妇诉心悸，继而出现烦躁，面罩吸氧，产妇感觉胸闷，坐起，离开手术床，下地坐下，突然大口呼吸，诉呼吸困难，面色苍白，十几秒后倒地，意识丧失，即刻抬上手术床，无呼吸，嘴唇发紫，口腔溢出泡沫，摸不到颈动脉搏动。即面罩加压给氧，行胸外按压，静脉给予肾上腺素1mg，呼叫支援。

行气管插管，置入喉镜，满口粉红色泡沫，无法探及声门，在泡沫溢出的中心将气管导管推进，马上见气管导管中粉红色泡沫溢出，以此确认导管位置正确在气管中，固定气管导管，连接麻醉机，手控呼吸，听诊确认导管位置，两肺遍及湿啰音。粉色泡沫痰从气管导管溢出，每隔2分钟左右用吸痰管进入气管导管吸引，持续吸引几秒钟，给予东莨菪碱0.3mg、西地兰0.4mg，继续胸外按压。按压约10分钟左右心跳恢复，心率约为140次/分，血压140/90mmHg，改用机械通气。再次给予西地兰0.4mg后心率逐渐降至120次/分左右。同时向家属交代病情进展，及时沟通治疗经过，取得家属积极配合。10：00左右仍无自主呼吸，气道泡沫逐渐减少，间断气道内吸引分泌物，双肺仍有湿啰音，心率120次/分左右，血压140/90mmHg。10：30分产妇情况稍稳定，向家属协议后决定手术，并请儿科医生到场协助抢救新生儿。未使用任何麻醉药和肌松药物行剖宫产术，产妇对手术刺激无反应。约5分钟后娩出一女婴，无呼吸、心跳，羊水三度污染。新生儿外观无畸形，考虑重度窒息，儿科医师积极抢救1个小时仍无自主呼吸，无心搏，家属要求放弃抢救新生儿。术后继续辅助通气，给予呋塞米（速尿）10mg、东莨菪碱

0.3mg、地塞米松10mg、间断给纳洛酮0.4mg共3次。14：00产妇出现自主呼吸，双肺仍有少量湿啰音，不需要气管导管内吸引，血压140/90mmHg左右，心率100次/分左右，潮气量100ml左右，仍无意识，补液3000ml，尿量500ml。考虑麻醉机没有潮气量补偿功能，带气管导管回重症监护室，用呼吸机维持呼吸。

18：40产妇烦躁不安，意识模糊，血压140/80mmHg，心率95次/分左右，双肺湿啰音减轻，潮气量150ml左右，给予地西泮10mg后产妇逐渐平静。于20：30产妇再次出现烦躁不安、意识模糊，给予异丙嗪25mg、氯丙嗪50mg，效果不佳。20：45给予安定10mg后，产妇逐渐平静入睡。14日凌晨1：00，产妇清醒，血压140/80mmHg，心率90次/分左右，潮气量200ml左右，双肺湿啰音，瞳孔等大等圆，对光反射灵敏。向产妇解释气管导管的重要性，取得积极配合治疗。8：00查体温37.5℃，心率83次/分，血压134/67mmHg，神志清楚，精神差，颜面略水肿，双侧瞳孔等大等圆，对光反射灵敏，双肺呼吸音清晰，少量湿啰音，潮气量350ml。多科会诊后继续呼吸机维持，术后常规治疗。15日晨7：00，潮气量达450ml，停呼吸机观察，下午16：00拔除气管导管。17日查见颜面部水肿消退，双肺呼吸音清，无啰音，无心悸气短，活动良好，饮食正常，常规术后治疗，拆线出院。出院后半年内来院复查两次，均正常。

三、病例分析

（一）关键问题

1. 妊娠期循环系统的变化　妊娠期由于胎儿发育，子宫增大，代谢增加以及内分泌改变，在血容量、心脏和血流动力学方面都可发生较大变化。

（1）血容量变化：孕妇总循环血量逐日增加，妊娠33周时达最高峰，平均增加50%左右。增加的血容量中，血浆成分占50%~60%，血细胞仅10%~20%，故血液呈稀释状态，红细胞比容减低，血黏度降低，红细胞沉降率加快，呈生理性贫血，同时水钠潴留，水钠潴留将加重循环负荷[1]。

（2）心脏的改变：妊娠8~10周开始心率逐渐加快，单胎妊娠心率一般增快10~15次/分，心脏容量从早孕到孕末期增加约10%，由于心率增快，心搏量加大，心脏做功增多，心肌可呈轻度肥厚，妊娠后期因宫底位置升高致膈肌上抬，心脏可被向上向左推移[1]。妊娠期高动力性循环使心音加强，肺动脉瓣区和心尖区出现2~3级收缩期吹风样杂音。妊娠期可能出现房性或室性早搏等心律失常。

（3）血流动力改变：因卵巢和胎盘激素的作用，妊娠10周内即见心排血量增加，在妊娠20~30周达最高峰，比孕前增加25%~30%。妊娠期心排血量的增加主要由于每搏输出量加大，其次是心率增快。每搏量虽增多，但动脉压并不高，周围血管阻力则降低。周围阻力降低意味着机体对血流急剧改变的调节代偿能力减弱，由此可以部分解释孕妇容易发生昏厥或肺水肿。妊娠末期血压的变化常受体位的影响，有5%~10%孕妇由于增大的子宫压迫下腔静脉，使回心血量减少，而发生仰卧位低血压综合征。当从仰卧位改成侧卧位时，心排血量可增加22%，症状即缓解。静脉压随妊娠进展而增高。妊娠期由于动脉、静脉张力增高，并存脑血管瘤者发生破裂的风险增高。

临产时有许多因素可增加心脏及循环负荷。第一产程中的子宫收缩，子宫排出的血液进入循环导致回心血量增加，心排血量可暂时增加约20%，与产前心排血量相比约增加40%，同时右心房压增高，平均动脉压增高约10%，左心室做功增大[1]。宫缩疼痛也会引起每搏量增加；第二产程中，除子宫收缩外，腹壁肌与骨盆肌亦收缩，使周围血管阻力增高。产妇屏气动作使肺内压显著增高，右室压力亦增高。同时，因腹内压力增加迫使内脏血管外的血流向心脏回流增加，故心脏负担明显加大；第三产程中，因胎儿娩出使子宫缩小，腹内压力骤减，血液回流到内脏血管。产后子宫收缩，血液从子宫窦进入血循环导致血容量骤增，心排血量可增加45%，每搏量和右心收缩力亦增加。疼痛也促使血压或静脉压增高。总之，妊娠期循环负荷显著加重，导致心血管系统压力增加，限制了呼吸功能，合并或未合并心脏病的孕妇均可出现诸如心力衰竭等各种并发症。

2. 急性左心衰的治疗　心力衰竭是由多种疾病引起的心功能不全综合征。因此，其治疗的关键首先是纠正原发病因，特别是非心源性病因或诱因的控制是相当重要的。但是对心力衰竭的控制亦很重要，特别是急性心力衰竭，如不及时治疗，可危及患者生命。对心力衰竭治疗的基本原则如下。

（1）增强心肌收缩力：主要应用具有正性肌力作用的药物，这类药物可以增强心肌的收缩力，增加心排血量，并降低肺毛细血管楔压。因此，可以应用于肺充血及（或）外周低灌流的心力衰竭。应用洋地黄制剂改善心肌收缩力，孕妇对洋地黄类强心药的耐受性较差，需密切观察有无毒性症状出现。

（2）利尿：作用是降低循环血容量及减轻肺水肿，利尿药的使用可使已经升高的肺毛细血管楔压下降，但是对心排血量和心率无明显影响。利尿药还能降低心力衰竭时肾脏严重水钠潴留的风险，恢复肾脏的排钠能力，恢复钠平衡。利尿药使用的主要指征是存在有肺水肿，或充血伴有外周低灌流的心力衰竭。

（3）镇静：小剂量吗啡稀释后静脉注射，是治疗急性左心衰竭肺水肿的常用药物，虽其作用机制不明，但已知主要与吗啡的下列作用有关：周围血管扩展、轻微的正性肌力作用、中枢镇静作用。

（4）氧治疗：该项治疗是非常重要的措施之一，能提高 PaO_2 和 SaO_2，增加氧的传输能力，有利于缺血组织氧供，从而改善或代偿急性肺水肿或由于心排血量减少所造成的外周低灌流时的组织缺氧状态。

（5）减轻心脏负荷：近年来心力衰竭伴随的外周血管反应受到关注，周围血管收缩不仅直接加重心脏的前后负荷，而且也使心肌耗氧量增加，心力衰竭患者应用血管扩张药对改善血流动力学具有重要价值，可使心排血量增加，肺毛细血管楔压下降，但心率改变甚少。

3. 心肺复苏　心搏骤停又称循环骤停，对心搏骤停患者所采取的恢复循环和呼吸功能的抢救措施，称为心肺复苏。心搏骤停常是骤然发生的，能否迅速、准确地开始抢救，是复苏成败的关键所在。无论何种原因所致的心搏骤停，现场抢救时的基础生命支持流程相同。

（1）建立人工循环：心脏按压是急救的一种措施，除在开胸手术中发生心搏骤停，可直接挤压心脏外，皆应首先采用胸外心脏按压。频率≥100 次/分。

（2）开放气道：保持气道通畅是人工通气的先决条件，造成气道梗阻的最重要原因是舌根后坠和异物阻塞气道。舌根附于下颌,将下颌前推,使舌根离开咽后壁,气道即开放。口咽部异物,应用抬颏法使舌根脱离咽后壁和异物,再将示指沿患者颊内侧向咽部深入,直达会厌背侧,用屈指法掏出异物。

(3)人工通气:口对口人工通气是最简便有效的现场急救人工通气法。有简易呼吸器,连接氧气,一手固定面罩,一手挤压简易呼吸器。有条件改行气管插管人工通气最为稳妥。频率为 10~12 次/分。

(二)诊治思维

心搏骤停常是骤然发生的,能否迅速、准确地开始抢救,在很大程度上决定了患者的生命。无论何种原因所致的心搏骤停,现场抢救时的基础生命支持措施相同。对心搏骤停的诊断必须迅速、果断。其主要依据如下。

1. 神志突然消失,大动脉触不到搏动,结合可能引起心搏骤停的原因,在 15~30 秒即可诊断,无须等待血压和心电图监测结果而延误了复苏。

2. 呼吸停止或呈叹息样呼吸,面色苍白或发绀。由于呼吸中枢的神经元较大脑皮质有更强的耐受缺氧的能力,故在心搏骤停后可以短暂地保留呼吸动作。

3. 听不到心音,测不到血压。但在成人,尤其是肥胖患者和女性,未及心音未必是心搏停止的可靠征象。

4. 瞳孔散大,无任何反射。对瞳孔的变化必须具体分析。有时,死后瞳孔的直径也不超过 4~5mm,特别是老年人和阿片类药物使用者。另外,使用麻醉药物、神经节阻滞药、阿托品类扩瞳药和大量升压药也会导致瞳孔散大。

5. 手术创面血色变紫,渗血或出血停止。

(三)规范处理

无论何种原因所致的心搏骤停,现场抢救时的基础生命支持流程相同,包括建立人工循环、开放气道、人工通气。心搏恢复后的处理,取决于心搏骤停前患者的全身情况、心搏骤停的持续时间以及复苏过程中的病理生理变化。因为自主循环的恢复并不意味着预后良好,其转归尚难预料,即使是短暂的心搏骤停,也应给予加强治疗与监测。心搏恢复后要维持循环呼吸稳定,防止肾衰竭,防止消化道出血,更应做好脑复苏和脑保护措施。

(四)经验与教训

随着妊娠期变化,产妇身体会发生相应的改变,循环血容量增加的同时,心脏负荷也增加,易发生心力衰竭。尤其二孩政策放开后,高龄产妇数量增加,高龄产妇因为各种原因不容易受孕,受孕后易流产,所以休息保胎的现象普遍,容易造成心脏储备能力下降,增加心衰发生的概率。

本例产妇抢救成功,主要是:①科室平时加强学习,在有限的条件下,尽量多学书本知识,多做突发事件应急训练,模拟训练和参加培训;②平时加强抢救设备的使用、配备以及保养,简单的抢救设备每个手术间都有配备,并且要求不论哪种类型麻醉,全身麻醉插管喉镜等都要准备,以备急用;③平时加强急救药品管理,定期备药,补充急救药品齐全,更换过期药品;④沉着冷静,准确判断,发生这样的突发事件,不能自己乱了方寸,也不能盲目自信,更不能放过一丝希望;⑤本例产妇看不到声门,但从泡沫溢出的中心推进气管导管，顺利进入，减少了吸引口咽部泡沫而暴露声门，节约了时间。没有遇到阻力，顺利进入是可行的，如果没有推进，或者遇到阻力，这个方法就不可取，还是吸引口咽部泡沫，充分暴露声门为好，或者边吸引泡沫暴露声门，边推进气管导管，插管切忌盲目，快速成功的气管插管，是抢救成功的首要条件，不应在气管插管上耽误过多时间，而延误抢救时机，给下一步抢救造成困难。

本例产妇多年不孕，心理负担重，妊娠后怕流产，所以产妇活动量少，心脏储备差。术前心脏没有明显不适，没有对高龄产妇术前各项检查过多要求，警惕性不高。基层学习条件有限，接触病例相对较少，发生这样的突发情况，难免有失误的地方，以及考虑不全的治疗。基层医院设备有限，术中检查也没法做，有时间处理盲目性很大，但转院已经不可能，只能在现有的条件下做最大努力。

四、专家点评

这例患者的临床处理要点主要集中在以下方面。

1. 妊娠期心肺复苏的原则和流程　妊娠女性发生心搏骤停的概率大概在 1/50 000 ~ 1/20 000，其病因可能与孕前基础疾病或妊娠特有疾患相关。有报道最常见的病因为肺栓塞、出血、脓毒血症、围生期心肌病、脑卒中、妊娠期高血压综合征、麻醉相关并发症（如困难气道所致气管插管失败、局部麻醉药毒性反应和误吸）等。其他病因还可能包括羊水栓塞、先天性或获得性心脏疾患等。美国心脏病协会（AHA）用 A ~ H 八个字母帮助医务人员记忆常见的妊娠期心搏骤停的原因：A：麻醉并发症；B：出血；C：心脏疾病；D：药物；E：栓塞性原因；F：发热；G：其他常见原因，如缺氧和电解质紊乱；H：高血压。在对妊娠女性进行心肺复苏的过程中，除常规的基本生命支持流程之外，需注意的内容如下。

（1）参与紧急救治的团队应该由多学科组成，除了成人复苏团队，麻醉科、产科、内科及新生儿科应该是团队的必要组成部分。

（2）在进行标准胸外按压时，如果孕周数较大，子宫底位于脐水平以上（通常孕周数在 20 周以上），仰卧时应将孕妇右侧垫高或者手动推移使子宫左倾，以尽可能减少对主动脉 – 下腔静脉的压迫。

（3）应在上腔静脉回流区建立静脉通路，以确保外周给予的药物能够充分起效。

（4）应积极采取基本生命支持措施，如标准监测、高质量的胸外按压、肾上腺素等药物治疗，以及对可除颤性心律进行积极除颤；非妊娠患者心肺复苏时使用的药物均可以相同剂量应用于妊娠患者。

（5）妊娠晚期女性出现困难气道和误吸的风险增加，同时由于功能残气量的降低，对缺氧的耐受下降。因此，应当采取积极的气道管理措施，保证母体氧供，同时避免反流误吸发生；通气过程中应避免碱中毒，以防子宫胎盘血管收缩减少胎盘血流。

（6）如果通过常规措施患者没有恢复自主循环，胎儿有较大孕周，应在复苏开始 4 分钟内开始濒死期剖宫产，并在 5 分钟内完成新生儿分娩，以提高胎儿救治成功的可能性。

从本例产妇的抢救过程来看，对心搏骤停的判断迅速，气管插管及时有效。但因文中并未提及当时的监护数据，无法确切获知当时产妇的心律情况，是否具有除颤条件。如果心电图显示为无脉性室速或室颤，应当及时进行除颤。高质量的胸外按压，是复苏成功的关键。在手术室内，如果有呼吸末二氧化碳监测，可以有效帮助判断其有效性。

此外，肾上腺素在复苏过程中的应用，应当在自主节律恢复前，每2分钟给予一次，1mg/次，同时伴随不间断的高质量胸外按压，为标准复苏流程。对于妊娠期接受心肺复苏的产妇，采取"4分钟-5分钟"原则，更加积极地进行剖宫产，也为成功救治新生儿提供更大可能。麻醉医师作为紧急心肺复苏时的团队领导者，应当熟悉复苏流程，包括药物的使用和除颤的时机，有效组织复苏团队的工作，在复苏抢救的同时，判断可能病因，并积极进行针对病因的治疗，尽可能提高复苏成功可能。

2. 妊娠期心衰的处理原则 妊娠期血容量和心输出量的增加，可能使有心脏疾病病史的妊娠妇女出现心功能失代偿，而出现心衰。而妊娠之前没有基础疾病的患者，也可因为妊娠期的获得性疾病，如围生期心肌病、妊娠高血压综合征等疾病出现心力衰竭。本例产妇妊娠之前没有心脏疾患的病史，病情缓解之后也没有进行进一步病因排查，但从其预后和恢复过程推测，可能妊娠期获得性疾病引起肺水肿的可能性较大。患者也可能孕晚期即有心脏失代偿的表现，但因为基本没有任何体力活动，症状表现不明显，而被产前检查时忽略。

在孕前即患有心血管疾病的女性中，在妊娠的早期阶段即应该对心脏代偿情况进行全面评估，以判断是否可以继续妊娠，或者必须终止妊娠。对于这类产妇，管理的重点在于长期的内科治疗调整及严密的随诊，以及早发现心脏失代偿的情况。对于新发的急性失代偿性心力衰竭，最常见的临床表现是进行性呼吸困难，或伴有持续的咳嗽。通过详细的病史和体格检查，心电图，实验室检查，如BNP、电解质、血常规计数和肾功能检查，以及超声心动图检查，可以对心衰的严重程度进行评估，并及时发现心脏的结构性异常，为心力衰竭的诊断和治疗提供依据。

需要注意的是，应将妊娠期急性心力衰竭与妊娠期急性肺水肿加以鉴别。妊娠期急性肺水肿的发生率大概0.08%，病因常见于β_2受体激动药进行抑制宫缩治疗、产妇有心脏病史心脏功能失代偿、子痫或者先兆子痫，或者是医源性容量超负荷所致。如果肺水肿是由于使用抑制宫缩的β_2受体激动药引起，通过停止使用宫缩抑制药，给氧，限液及利尿，会有比较满意的治疗效果。对于先兆子痫和子痫的产妇，发生肺水肿的概率大概在3%，高龄和多次妊娠孕妇风险相对较高。各种原因引起的肺水肿，其临床表现并无明显不同。但根据基础疾病，其伴随症状各有不同。因此，针对原发病进行有针对性的治疗非常必要。与非妊娠妇女相比，治疗时应该更加关注子宫和胎盘的血流灌注，特别是在子痫和先兆子痫的产妇，血管内容量相对较低，对于容量治疗的把控应当更为精确，以确保母体和胎儿安全。

在本病例报告中，因为提供的信息比较有限，因此不易判断引起肺水肿的原因。如果在手术之前对产妇进行较为详尽全面地评估，将有利于早期发现产妇可能存在的症状和体征，通过相应的辅助检查协助明确诊断，进一步通过内科治疗优化产妇状态，可以大大降低手术风险。在复苏成功之后，也可以进行心脏超声检查，可以协助判断病因，便于进行后续治疗。

3. 如何进行全面的术前评估以优化产妇的术前功能状态、降低手术风险 前文已经提到，详尽而全面的麻醉前评估，对于成功实施麻醉非常重要。麻醉前的评估应当包括详细的病史和既往史的询问，体格检查和相应的实验室检查。如果此产妇术前已存在肺水肿或者心衰征象,通过详细的病史询问和体格检查往往可以发现端倪。对于诊疗条件有限的基层医院,这两项尤为重要。在麻醉前对产妇情况有全面的了解,不仅可以评估手术和麻醉的风险,帮助麻醉医师选择和判断适宜的麻醉方式,更重要的是通过有效的手段,优化产妇的身体状态,尽可能降低麻醉与手术风险。对于这个病例来说,麻醉前评估与麻醉后随访及病因判断,可以做得更好。(点评专家:北京和睦家医院 刘薇)

(病例提供:陇南市中医医院 秦文飞)

(校验人员:同济大学附属第一妇婴保健院 杜唯佳)

参 考 文 献

[1] 刘俊杰,赵俊. 现代麻醉学. 北京:人民卫生出版社,1991,765、766

病例 20 剖宫产术后心搏骤停

一、导读

剖宫产是产科最常见的手术,也是一类对麻醉要求较高的手术,产科麻醉一直是麻醉医师关注的重点。与临床各科都是面对着各种各样的疾病不同,产科面对的是健康妇女,我们不能称之为"患者",至多称之为"产妇",但是妊娠过程中会伴随一系列生理变化,甚至病理变化。产科麻醉不但要考虑母体安全无痛,还要权衡对新生儿的影响。目前,产科麻醉管理的难点不但要考虑产妇的生理变化,还要保证产妇及胎儿的生命安全。工作中既可能出现麻醉相关并发症发生,也可能出现胎盘植入、产后出血、严重的羊水栓塞,甚至心搏呼吸骤停的极端状况发生。

二、病例介绍

1. **基本资料** 孕妇,34 岁,因"停经 39^{+1} 周,下腹坠胀 1 个小时"于 2012 年 3 月 28 日入院,既往无特殊。入院检查:血常规、血凝、心电图、血生化等检查都正常。

2. **分娩镇痛** 产妇入待产室待产后要求分娩镇痛,评估无异常情况后实施硬膜外分娩镇痛,在 L_{2-3} 行硬膜外穿刺,并向头侧置管 3.5cm,试验剂量含 1:200 000 肾上腺素的 1% 利多卡因 3ml,使用硬膜外镇痛泵,配方为 0.075% 罗哌卡因 + 0.4μg/ml 舒芬太尼,负荷剂量 10ml,持续剂量 8ml/h,单次给药量 8ml,锁定时间 30 分钟。

3. **手术过程** 在阴道分娩过程中,分娩镇痛效果良好,VAS 评分 1 ~ 2 分,双下肢肌力正常。因"胎儿宫内窘迫"由待产室送入手术室拟行子宫下段剖宫产。入室时,血压 96/60mmHg、心率 80 次/分、呼吸 18 次/分、血氧饱和度 98%,试验剂量 2% 利多卡因

3ml 后，产妇自诉双腿略有麻木，后分两次注入 0.75% 罗哌卡因 10ml，期间未有异常情况。麻药注入 15 分钟后产妇感觉恶心，呕吐出少量胃内容物，将产妇左侧卧位后好转，测麻醉平面至 T_4。手术医师消毒开始，娩出一女婴，3550g，50cm，1 分钟、5 分钟 Apgar 评分分别为 10 分、10 分，缩宫素 20U 静脉滴注，酒石酸布托啡诺 1mg、昂丹司琼 8mg 静脉推注。2 分钟后产妇感觉胸闷，给予吸氧，血压 90/56mmHg，测血氧饱和度 96% ~ 99%，心率 70 ~ 80 次/分，神志渐淡漠。17：50 手术结束，测量平面至 T_4，上肢无麻木，血压 90/55mmHg，血氧饱和度 98%，心率 75 次/分，拔除硬膜外导管送往病房。

4. 抢救过程 17：58 在病房换床时，产妇张口呼吸，面色发绀，测血氧饱和度 58%，继而意识、呼吸心搏停止，开始抢救。行胸外按压，简易呼吸囊辅助呼吸后行气管插管，呼吸机辅助呼吸，予肾上腺素、电除颤、脑部降温脑保护等抢救措施。18：11 产妇心搏恢复窦律，自主呼吸恢复，呼吸机 SIMV 模式，血压 193/112mmHg，血氧饱和度 99%，心率 154 次/分，双侧瞳孔等大等圆，对光反射存在，行血气分析、生化电解质、胸片等检查，并予纠酸、补钾、脱水、头部低温、脑保护、镇静，降压等治疗。19：30 麻醉平面 T_8 处刺激有疼痛表情。血气分析：pH 7.22、PCO_2 49mmHg、PO_2 445mmHg、BE − 8.3mmol/L、HCO_3^- 19.3mmol/L、K^+ 3.0mmol/L。次日 7：00 产妇深度镇静中，呼吸机辅助通气。查体：双侧瞳孔等大等圆，对光反射存在，有吞咽和咳嗽反射，双肺听诊呼吸音对称，未闻及明显干湿啰音，心律齐，未闻及杂音，腹稍膨隆，肠鸣音减弱，四肢肌张力高，右侧为重，下肢病理反射阳性。血气分析：pH 7.33、PCO_2 33mmHg、PO_2 235mmHg、BE − 0.4mmol/L、HCO_3^- 24mmol/L、K^+ 3.3mmol/L。影像检查：胸片示两肺纹理增多、模糊，右下肺显著；脑 CT 示脑干见模糊片状稍高密度影，余脑实质未见异常密度影，脑组织界面清晰，脑室、脑沟、脑池未见受压、移位及变形，脑中线结构居中，硬膜下、外未见积液征象。给予纠酸、补钾、脱水等治疗；头部重点低温、深度镇静减少脑氧耗；抗缺血再灌注损伤（依达拉奉、谷胱甘肽等）；转院、高压氧治疗。产妇愈后一般情况较好，有部分记忆力缺失。

三、病例分析

1. 关键问题

（1）孕妇生理变化：孕妇妊娠期发生了的生理变化，如体重增加、乳房体积增大，循环血量增加、孕激素水平增高会导致大量液体潴留[1]，继而全身水肿。鼻咽部、支气管黏膜、舌体水肿都可能致通气发生困难，膈肌上移及胸壁顺应性下降致孕妇氧储备功能下降[2]。

（2）心搏呼吸骤停的诊治：心搏呼吸骤停的诊断依据有以下几条：①意识丧失；②呼吸停止或叹息样呼吸；③无法触及大动脉搏动。如有心电图可见以下三种表现：①室颤或室扑，最为常见；②心室停搏；③电 - 机械分离。治疗上需要及时高质量的 CPR，才能提高心肺复苏的成功率，从而挽救产妇生命。

（3）呼吸心搏骤停可以排除的原因：剖宫产术后出现呼吸心搏骤停主要原因可能有：羊水栓塞、心脏疾病、脑血管意外、麻醉平面过高、电解质紊乱等因素。对于该产妇我们可以排除以下原因：①羊水栓塞：胸片检查肺门周围无浸润性点状阴影及肺不张，还有临床上没有出现 DIC 等；②心脏疾病：产妇术前窦性心律，无心脏杂音，抢救过程中心电图也没有出现异常情况；③脑血管意外：头颅 CT 无异常。

2. 诊治思维　该产妇心搏呼吸骤停的最大可能性是由于低血钾引起的呼吸抑制与心律失常。临床上出现低钾的表现包括：①神经－肌肉症状：软弱无力，如果 < 2.5mmol/L 可以出现呼吸肌麻痹；②中枢神经系统症状：轻者神志淡漠或烦躁不安，重者嗜睡、谵妄，甚至昏迷；③循环系统症状：心肌兴奋性增高，出现心律失常，甚至室颤，严重者心搏骤停；④胃肠道症状：腹胀，肠鸣音减弱或消失。产妇低钾原因可能由于产妇临产过程中进食少，摄入不足，但是排出相对过多，比如呕吐、出汗等。此外，临产过程中由于产妇过度通气引起呼吸性碱中毒，也可导致 K^+ 向细胞内转移，血浆中 K^+ 浓度下降，引起钾的分布异常。该产妇第一次血气分析：pH 7.22、K^+ 3.0mmol/L。K^+ 主要存在于细胞内，在此前产房待产时过度通气，可能存在呼吸性碱中毒，血浆中 K^+ 浓度可能更低，甚至低于 2.5mmol/L。

另外还有其他因素可能引起该产妇心搏呼吸骤停：①循环系统变化，一般孕妇血容量平均增加 50%，剖宫产后回心血量增多，心搏量加大，心脏负担加重；②术中用药可能欠妥，酒石酸布托啡诺有镇静作用，会加重呼吸抑制；③硬膜外异常广泛阻滞，发生率约 0.17%，足月妊娠比正常情况时麻醉平面扩大 30%，或出现硬膜下间隙（位于硬脊膜和蛛网膜之间潜在间隙）阻滞，更易引起广泛弥散。该产妇分娩镇痛效果非常好，2% 利多卡因 3ml 出现下肢麻木；0.75% 罗哌卡因 10ml 分两次注入，约 7 分钟至 T_4；术中有胸闷，SpO_2 一过性降低等都是广泛阻滞的疑点。产妇上肢无明显麻木感，不知是否与使用酒石酸布托啡诺而神志淡漠说不清楚，还是因为在搬运过程导致麻醉平面的扩散所引起。

3. 规范处理　麻醉实施之前，麻醉医师首先应对产妇进行全面的术前麻醉评估，包括既往病史、过敏史、手术史、生理病理改变、心肺功能以及禁饮禁食情况等[3]。从而决定适合产妇的麻醉方式，更重要的是对整个麻醉过程中有哪些关键注意点做到心中有数，运筹帷幄，保证产妇及胎儿的安全。所以完善的术前麻醉评估，是麻醉成功的第一步，也是最关键的一步。后面一系列的麻醉工作进行，都是围绕术前评估而展开的，麻醉过程中严密监测产妇的生命体征，手术医师及时沟通，了解手术进展情况，以及子宫收缩、出血等状况，才能做到有的放矢。

4. 经验与教训　呼吸管理是产科麻醉管理的一个重点[4~5]。产妇由于生理的变化，内环境也出现较大变化，麻醉用药及管理不同于非妊娠妇女。该产妇麻醉效果异常的好，术中神志淡漠、胸闷等没引起麻醉医师的注意，妊娠期由于呼吸道毛细血管扩张，鼻、咽喉、支气管黏膜充血，可使气道不畅，特别是血 K^+ 的降低，导致肌肉无力，影响到呼吸肌肉而致通气不足，加用酒石酸布托啡诺进一步加剧抑制情况恶化，应以为鉴，气道管理是产科麻醉管理的一个重点[4~5]。

四、专家点评

心搏骤停原因：剖宫产术后发生心跳骤停常见原因有羊水栓塞、血栓（肺栓塞）、血流动力学急剧变化、心脏疾病、出血低血容量、麻醉阻滞平面过高及电解质紊乱等因素。该病例术前无心脏疾病及其他合并症，也没有羊水栓塞及血栓（肺栓塞）的临床证据。根据上述病例的临床特征,该病例术后麻醉平面在 T_4 水平、血压偏低、血气中 PH 及钾偏低,说明有缺氧和内环境紊乱情况存在。另外,在麻醉平面偏高、呼吸储备功能低下的基础上又给了镇痛药(布托啡诺单次静脉 1mg,剂量偏大),抑制了呼吸功能,加重了缺氧。上述原因加上换床搬动产妇,血流动力学的变化等多种因素导致心搏骤停。

救治处理:该病例发现及时,快速反应使用肾上腺素、电除颤、脑部降温等措施,及时纠正内环境紊乱情况,抢救措施及时有效。值得关注的是,对脑保护的意识强,心肺复苏成功的关键在于争分夺秒,"时间就是生命",而高质量的生命复苏在于脑的保护。

改进措施:该病例在术中的观察不够仔细,产妇术中有胸闷、SpO_2 一过性降低及血压偏低等说明产妇有缺氧的情况,应引起高度重视。手术结束后麻醉平面偏高应关注产妇的呼吸情况,镇痛药布托啡诺单次静脉剂量应不超过 0.5mg。在血压低、出血多、低温等情况时,在移床搬动时避免动作幅度过大,导致血流动力学急剧变化,发生心搏骤停。
(点评专家:南京医科大学附属妇产医院　沈晓凤)

(病例提供:南京医科大学附属妇产医院　王万根　冯善武)

(校验人员:同济大学附属第一妇婴保健院　杜唯佳)

参 考 文 献

[1] ReisnerLS, Benumof JL, Cooper. Obstebric Anesthesia: Princples and Practice. 2nd. St. Louis: Mosby, 1999, 590 – 620

[2] Vasdev GM, Harrisou BA, Keegan MT, et al. Management of the difficult and failed airway in obstetric anesthesia. J Anesth, 2008, 22(1): 38 – 48

[3] 任晓惠. 妇产科手术患者心理特点及护理. 中国社区医师: 医学专业, 2012, 14(7): 367

[4] Enohumah KO, Imarengiaye CO. Factors associated with anaesthesia – related maternal in a tertiary hospital in Nigeria. Acta Anaesthesiologica Scandinavica, 2006, 50(2): 206 – 210

[5] Mhyre JM, Riesner MN, Polley LS, et al. A series of anesthesia – related matemal deaths in Michigan, 1985 – 2003. Anesthesiology, 2007, 106(6): 1096 – 1104

病例 21　急性左心衰合并反流误吸的剖宫产麻醉

一、导读

误吸是罕见但可能致命的事件。误吸性肺损伤发病机制复杂,如对吸入物的炎症反应可以引起化学性肺炎、细菌感染可以引起细菌性肺炎、气道阻塞可引起肺不张等。在产科麻醉中,我们经常遇到产妇术前饱胃的情况,围术期易出现反流误吸。误吸可导致气道阻塞、气管黏膜及肺组织化学性损伤,破坏正常的呼吸膜结构,引起不同程度的支气管痉挛、肺不张以及吸入性肺炎，甚至呼吸衰竭。因此，反流误吸的预防和处理极为重要，值得引起重视。

二、病例介绍

1. 基本资料 产妇，22岁，身高140cm，体重36kg。主因"停经32周，阴道流液8小时"于9月5日23：40入院，孕2产0，孕32周，头位，既往无特殊病史。

2. 术前产科及麻醉科会诊 9月6日2：05产科急会诊意见：产妇呼吸困难需要紧急气管插管。2：07产妇无明显诱因出现胸闷、气促、咳嗽、不能平卧等不适，精神烦躁，神志尚清，端坐呼吸，呼吸急促。双肺听诊呼吸音粗，满布湿啰音并可闻及哮鸣音。血压85/42mmHg，血氧饱和度64%，心率136次/分。产妇因多次咳出大量粉红色泡沫样痰及呕吐食物，不排除急性左心衰竭、羊水栓塞的可能。术前产科按羊水栓塞处理，但根据产妇反复多次呕吐大量食物、呼吸困难、口唇发绀及肺部听诊情况等症状和体格检查，不排除急性左心衰竭及已经存在反流误吸的可能。我科会诊建议立即送手术室，拟在局部麻醉复合静脉全身麻醉下行剖宫产手术，同时积极准备抢救设施，将发生率较高的反流误吸、小颌畸形致困难气道、心力衰竭、呼吸衰竭、羊水栓塞以及大出血等风险反复告知家属，并签署麻醉知情同意书。

3. 麻醉过程 产妇于9月6日0：25左右大量进食进水，饱胃；小下颌，张口度1.5横指（典型的困难气道）。2：25入手术室，入室心率149次/分，血压83/43mmHg，血氧饱和度64%，入室后按急性左心衰竭、急性呼吸窘迫综合征处理，不排除心源性肺水肿和肺栓塞。限制补液，同时给予强心、利尿、扩血管及镇静治疗，泵注多巴胺$8 \sim 16\mu g/(kg \cdot min)$，去甲肾上腺素$4 \sim 8\mu g/(kg \cdot min)$。根据血气分析结果纠正电解质及酸碱失衡，同时请多学科会诊，听取心内科医师建议使用血管活性药物。2：43在局部麻醉复合静脉全身麻醉下（静脉注射丙泊酚注射液50mg + 瑞芬太尼注射液$2\mu g/kg$）。于2：45剖出一活婴，此时孕妇生命体征为心率140次/分、血压93/43mmHg、血氧饱和度84%。考虑产妇存在困难气道，按压环状软骨，手控呼吸4分钟后拟行经口气管插管。准备置入喉镜时，产妇口内涌出大量食物和水，立即快速吸引，紧急插管，盲探插管成功，听诊双肺确定气管导管位置正确，加深麻醉，静脉给予丙泊酚100mg、罗库溴铵6mg、舒芬太尼$20\mu g$、长托宁0.5mg。此时产妇心率144次/分、血压88/49mmHg、血氧饱和度24%，给予手控呼吸，血氧饱和度上升至84%。3：00行中心静脉穿刺置管术、桡动脉穿刺置管术，并监测中心静脉压及动脉血压。听取呼吸科医师建议，行机械通气及4次肺泡灌洗治疗，给予呋塞米20mg，静脉推注2次；西地兰1mg，静脉推注；注射用甲泼尼龙琥珀酸钠200mg，静脉滴注；15分钟后追加甲泼尼龙100mg，静脉滴注；罂粟碱150mg，静脉注射。术中血气结果：pH7.22、PCO_2 50mmHg、PO_2 74mmHg、K^+ 3.5mmol/L、红细胞比容26%、BE −7、血红蛋白7.4g/dl。根据血气结果及中心静脉压，输注悬红2U，血小板1个治疗量，血浆210ml。3：25产妇心率84次/分，血压128/69mmHg，血氧饱和度94%，多巴胺$6\mu g/(kg \cdot min)$、去甲肾上腺素$2\mu g/(kg \cdot min)$，3：45手术结束。术中出入量小结：输注红细胞悬液2U，血小板1个治疗量，血浆210ml，0.9%氯化钠250ml，尿量450ml，出血210ml。4：00带气管导管安返MICU。MICU交班生命体征为心率80次/分，血压138/79mmHg，血氧饱和度93%。

4. 术后随访 9月9日14：00拔除气管导管，生命体征平稳。9月10日上午10：00

转出 MICU。转出诊断：急性肺水肿；孕 2 产 1，妊娠 32 周；急性左心衰竭、低蛋白血症、妊娠合并贫血。9 月 13 日产妇出院。

三、病例分析

（一）关键问题

1. 反流误吸　反流（regurgitation）指由于贲门松弛或胃内压力过高等原因，胃内容物逆流到咽喉腔的现象。误吸指由于产妇咽喉反射迟钝或消失，胃内容物进入气道，造成气道阻塞或吸入性肺炎（Mendelson 综合征）[1]。麻醉下反流较呕吐更常见，因为是一种"无声"的动作，不易被发现，更易发生误吸。在麻醉诱导和苏醒过程中经常出现反流误吸的情况，给饱胃的急诊手术产妇带来很高的风险[2]。

2. 急性心力衰竭（acute heart failure，AHF）　是一种危重而复杂的临床综合征，是指由于急性心脏病变引起心排血量显著、急剧降低，导致组织器官灌注不足和急性淤血的综合征。临床上以急性左心衰竭较常见，以肺水肿或心源性休克为主要表现。由于 AHF 发病急、进展快、表现复杂、并发症多，所以要高度重视，快速诊断快速治疗[3]。

（二）诊治思维

产妇入院诊断：呼吸困难，羊水栓塞。要求麻醉科紧急会诊并行气管插管，病房见产妇大量呕吐误吸，呼吸困难，端坐呼吸，咳粉红色泡沫痰，血氧饱和度 46%～64%，心率 149～158 次/分，血压 64/34mmHg。产妇小下颌，张口度 1.5 横指，身材矮小，妊娠 32 周。立即面罩给氧，同时送往手术室行急诊手术，入室监护生命体征，血氧饱和度 54%，心率 148 次/分，血压 61/34mmHg，听诊双肺满布湿啰音，咳粉红色泡沫痰，此时修正诊断为：妊娠合并心力衰竭、反流误吸合并急性呼吸窘迫综合征、不排除羊水栓塞。所以我们给产妇采取半坐卧位，面罩吸氧，并做以下处理。

1. 清理呼吸道，保持呼吸通畅，吸氧，签麻醉知情同意书，备抢救设施，全身麻醉药品和呼吸机。

2. 快速手术，先在局部麻醉下剖出胎儿解除诱因，剖出胎儿后行气管插管全身麻醉，同时缓解心力衰竭、呼吸衰竭。

3. 控制心力衰竭，给予强心、利尿、扩血管及镇静治疗。

4. 控制呼吸衰竭，控制气道。

5. 动静脉穿刺置管并监测。

6. 血气分析，根据血气分析结果纠正电解质酸碱失衡。输注血液制品，在中心静脉压指导下输液。

7. 清除反流误吸的胃内容物。

8. 多学科会诊，组织抢救团队。

术后多科室会诊排除羊水栓塞诊断，产妇主要问题是心力衰竭合并反流误吸，围绕上述问题进行了相应处理。产妇术后转 MICU 行进一步治疗，术后 7 天痊愈出院。

（三）规范处理

1. 紧急处理

（1）停止手术操作。

(2)调整体位：头低侧卧位。

(3)保持呼吸道通畅：清理吸引咽喉及气管内反流物。

(4)支气管吸引及冲洗：经气管导管插入细导管，注入无菌生理盐水 10～20ml 后，立即吸出和给氧，反复多次直至吸出的生理盐水为无色透明为止。

(5)纯氧吸入。

(6)加深麻醉，防止诱发喉痉挛和(或)加重呕吐误吸。

(7)面罩轻度持续气道正压通气(CPAP)和间歇正压通气(IPPV)，并行环状软骨加压。

(8)环状软骨加压下静脉注射琥珀胆碱 1.0～1.5mg/kg，后行气管插管。

(9)药物：氨茶碱 0.25g + 葡萄糖液 20ml 缓慢静脉注射；地塞米松 5～10mg，每 6 小时一次，静脉注射。

(10)纤维支气管镜下取固体呕吐物并进行气道内吸引。

(11)保留气管导管到麻醉恢复室或 ICU。

(12)正确处理喉痉挛和支气管痉挛。

2. 后续处理

(1)镇静，镇痛，机械通气。

(2)气道内负压吸引及清洗,调整最佳吸入氧气浓度(FiO_2)和呼气末正压(PEEP)水平。

(3)必要时使用支气管扩张药，雾化治疗。

(4)气管导管拔管指征：$FiO_2 < 0.5$，$SpO_2 > 95\%$；心率每分钟在 60～100 次；呼吸频率每分钟 <25 次；无支气管痉挛和发热等。

(5)拔管后观察 2 小时，若产妇病情稳定，可考虑回普通病房。

(四)经验与教训

该病例的成功处理，得益于以下几点。

1. 多学科会诊，及时做出正确诊断与治疗。

2. 尽早剖出胎儿有效缓解了产妇心力衰竭的病情。

3. 对于疑似误吸的产妇，应尽早行纤维支气管镜检查，做出明确诊断，如发现气管内有呕吐物可及时清洗处理。

4. 全身麻醉诱导时行环状软骨按压可以降低误吸发生率。面罩通气时行环状软骨按压也可减少胃胀气。

5. 发生误吸时，保持呼吸道通畅，快速清理吸引咽喉及气管内分泌物，快速控制气道。

(五)研究进展

1. 胃排空时间　尽管对于妊娠是否会延长胃排空时间仍有争议，但诸多研究证明妊娠产妇胃排空时间并无延长[4]。

2. 分娩过程中进食　许多分娩中心对于分娩期间产妇是否进食存在争议，美国麻醉医师协会产科麻醉组最近更新分娩进食的原则，指出可以摄入清亮液体，不推荐摄入固体食物[4]。麻醉前 2 小时禁水, 麻醉前 6~8 小时禁食固体食物[5]。

3. 本病例进行了支气管肺泡灌洗, 但诸多文献不建议行支气管肺泡灌洗, 该方法有可能使得食物颗粒进入肺深处, 进一步损害肺组织。建议反复吸引, 清除颗粒型物质。有些情况需要硬质支气管镜去除食物颗粒[2]。

4. 目前也不建议常规使用抗生素和激素。

5. 全身麻醉诱导时行环状软骨按压可以降低误吸发生率。面罩通气时行环状软骨按压也会减少胃胀气[6]。

四、专家点评

产科急诊产妇的处理要求麻醉医师对产妇的病情判断做到迅速、准确, 处理要坚决、果断。术前访视应在最短时间内完成病史采集, 重要体格检查, 并与产科主刀医师共同探讨、制定相应处理方案, 做好风险处理预案, 一旦发生紧急情况, 就要及时、冷静、有序的处理。剖宫产需全身麻醉时, 选择气管插管, 并行快速顺序诱导(rapid sequence induction, RSI)辅以按压环状软骨。麻醉医师对反流误吸诊治水平的提高, 在降低产科致命性误吸发生率方面起到重要的作用。良好的麻醉团队合作, 充分的准备、训练及完备的抢救设施, 可以降低反流误吸的风险。

本病例为妊娠合并心力衰竭和反流误吸的全身麻醉剖宫产, 首先要明确的是产妇的呼吸困难是羊水栓塞还是急性左心衰竭所致, 在明确心力衰竭诊断后, 本病例反流误吸的处理也应与常规处理做到有所侧重。全身麻醉时反流和误吸在产科(孕妇腹腔压力高)和小儿外科患者(食管括约肌尚未发育好)的发生率高, 尤其是急症饱胃产妇。一旦发生, 其后果严重, 误吸入大量胃内容物的病死率可达到 70%。全身麻醉诱导时因产妇的意识消失, 咽喉部反射消失, 肌肉松弛, 此时是发生反流高危期, 应重点防范。环状软骨压迫法证实是有效的, 而误吸是发生在反流之后有吸气动作时才可能发生, 因此及早发现反流, 抑制呼吸动作或头低位引流反流物均能避免或减少误吸的发生。误吸发生后早期处理与后续处理一样重要。(点评专家:广东省妇幼保健院 广东省儿童医院 广东省妇产医院 胡祖荣)

(病例提供:广东省妇幼保健院 广东省儿童医院 广东省妇产医院 韩宝义 胡祖荣)

(校验人员:广州市妇女儿童医疗中心 曾敏婷 徐海平)

参 考 文 献

[1] 姚尚龙, 王晓玲. 预防误吸与麻醉前禁食新概念. 中华麻醉学杂志, 2000, 20(4): 255-256

[2] 唐国平. 14 例麻醉中反流误吸的分析. 中外医疗, 2008, 27(15): 110

[3] 刘俊杰, 赵俊. 现代麻醉学(第 2 版). 北京: 人民卫生出版社, 2000

[4] 廖浩, 罗健梅. 创伤患者管饲误吸的原因分析及护理对策. 护士进修杂志, 2006, 21(3): 273-274

[5] 吴新民, Philip E. Hess Nancy E. Oriol. 产科麻醉原理与临床. 北京: 人民卫生出版社, 2012

[6] 刘进, 于布为. 麻醉学. 北京: 人民卫生出版社, 2014

病例 22　妊娠合并心脏瓣膜病致心力衰竭的处理

一、导读

妊娠合并心脏病属高危妊娠,是产妇死亡的重要原因之一,病死率达 0.1% ~ 1%。其最大风险是伴随妊娠进展所出现的心力衰竭。关于选择何种麻醉技术,对妊娠合并瓣膜病产妇施行剖宫产术最为安全,目前还没有共识。一般而言,预产期内选择阴道分娩,倘若自然分娩困难,或出现心功能失代偿,则选择剖宫产术。麻醉中尽量避免肺循环阻力增加,维持心室前后负荷及右室的收缩力在安全的范围内,预防低体温、酸中毒、低氧血症、高压通气,避免使用肾上腺素受体激动药(如肾上腺素和去甲肾上腺素)的使用。

二、病例介绍

1. 基本资料　产妇,30 岁,因"停经 37^{+6}周,阴道流液半小时"入院。拟诊断:①孕1 产 0,孕 37^{+6}周,LOA 未临产;②胎膜早破;③妊娠期糖尿病。

2. 分娩镇痛前访视　产妇自怀孕以来,精神、胃纳、睡眠可,体重增加约 12kg。怀孕期间能能够自行上 5 层楼梯。否认高血压病、糖尿病、心脏病、肾病等病史。体查:体温 36.9℃,心率 90 次/分,呼吸 18 次/分,血压 113/76mmHg,身高:150cm,体重 50kg。产科检查:腹型椭圆,宫高 33cm,腹围 97cm,胎方位 LOA,胎心音 147 次/分。胎膜已破,头位,宫口开 2cm,规律宫缩,产妇疼痛难忍,视觉模拟评分为 7 分。产科决定经阴道试产,无椎管内穿刺禁忌证,于产房签署硬膜外分娩镇痛同意书,拟行连续硬膜外分娩镇痛术。

3. 硬膜外分娩镇痛的实施和管理　麻醉医师完成硬膜外(L$_{2-3}$)穿刺,置管 4cm,开始硬膜外分娩镇痛,给予硬膜外镇痛首剂量 12ml(0.0625% 左布比卡因 +4.8μg 舒芬太尼),术后持续给予硬膜外分娩镇痛药物(0.0625% 左布比卡因 +96μg 舒芬太尼,共240ml),持续剂量为 6ml/h,负荷剂量为 8ml,锁定时间为 15 分钟,限定每小时不超过40ml。镇痛效果优良。予以羟乙基淀粉溶液 500ml,以及乳酸钠林格液 500ml 静脉输注。4 小时后宫口开大至 9cm 时,疼痛评分为 5 分,产妇被转运至分娩室,此刻产妇,不能平卧,端坐呼吸,鼻导管吸氧时血氧饱和度为 94% ~ 98%。在向上级医师汇报病情进展时,产妇突然异常烦躁,虽面罩吸氧,血氧饱和度仅维持在 88% ~ 94%,心率 130 次/分,此刻双肺可闻及大量湿啰音。半小时内产妇呼吸困难加重,血氧饱和度进行性下降,快速诱导下立即行紧急气管插管,在全身麻醉下完成剖宫产手术,术中成功剖出一男婴,Apgar 评分 8 分(1 分钟)、10 分(5 分钟)。

术毕产妇被转运至妇产科重症监护室,给予持续呼气末正压(PEEP)呼吸机维持通气,利尿、扩血管治疗。监测产妇凝血功能,积极调整内环境,控制液体出入量,第二天

待氧合指数 > 300 后拔除气管导管，术后第三天查心脏彩超提示重度二尖瓣关闭不全、中度三尖瓣关闭不全，射血分数（EF）值为 62%。

三、病例分析

1. 关键问题

（1）妊娠合并心脏瓣膜病：Roos – Hesselink JW 等[1]在 2007—2011 年，从 28 个国家的 60 家医院收集了 1321 位孕妇资料。研究对象的年龄中位数是 30 岁。多数患者（72%）处于纽约心脏协会心功能分级中的 I 级，只有 0.3% 的患者处于Ⅳ级。最常见的诊断是先天性心脏病（66%），其余依次为瓣膜病（25%）、心肌病（7%）和缺血性心脏病（2%）。瓣膜狭窄对孕妇和胎儿的风险最高，而瓣膜关闭不全引发的反流则容易耐受，随着妊娠进展，美国纽约心脏病协会（NYHA）心功能分级增高。瓣膜病的严重程度和 NYHA 心功能分级与围生期发生心脏并发症的风险高度相关[2]。

（2）正常妊娠的循环改变：正常妊娠时，孕妇会出现血容量增加、心率加快、心输出量增加及外周血管顺应性降低[3]。因满足胎儿代谢的需求，妊娠孕妇的血容量可增加 30%～50%，从怀孕 6 周时开始，到孕 20～24 周时达高峰，直至妊娠终止。随着血容量增加，心输出量也相应增加 30%～50%，与此同时，通过瓣膜的血流速度也加快，出现轻度的二尖瓣和三尖瓣反流[4]。妊娠时外周血管顺应性降低约 30%，而肺血管顺应性的降低，在一定程度上弥补了血流的增加。

妊娠分娩时，疼痛、焦虑、子宫收缩等会对血流动力学造成不良影响。比如有效宫缩可使心率和血压瞬间增加 50% 以上，300～400ml 的血液从子宫进入循环，心排血量则相应增加 50%。分娩后，由于下腔静脉压迫解除，回心血量骤然增多，心排血量可增加 60%～80%。因此产后的风险仍然很高，也是各种并发症的高发期。对于合并有心血管疾病的孕妇，妊娠时这些正常的生理变化则会导致机体的失代偿甚至母胎的死亡。

（3）妊娠合并二尖瓣狭窄的病理生理改变：二尖瓣狭窄时，左室流入道阻力增高，左房发生代偿性扩张及肥厚，以增强心肌收缩。随着瓣口面积的减少，左房压力逐渐增高，肺静脉和肺毛细血管压力相继增高，导致肺顺应性降低，血浆可渗出到毛细血管外；若压力上升过高过快，血浆及血细胞进入肺泡，临床上会发生急性肺水肿，出现急性左心衰竭。严重的肺动脉高压使右室肥厚扩张，终致右心衰竭。慢性二尖瓣狭窄可导致左房扩大，引起心房颤动，而心率增快使舒张期心室充盈时间减少，对肺循环的影响进一步加重。

而妊娠后由于血容量增加、宫缩时回心血量增加、胎儿娩出后大量血液涌向心脏等因素，可引起肺循环超负荷，当左心排血量低于右心房时，可造成左心房压力骤增，继而使肺静脉及肺毛细血管压力升高，进一步恶化二尖瓣狭窄症状，甚至导致肺水肿及心功能不全。

（4）妊娠合并二尖瓣关闭不全的病理生理改变：急性二尖瓣关闭不全常因为心脏容量负荷的急剧增加大而存在心功能不全等症状体征，而慢性期大多是无症状的，从起病开始无症状期可以延续很多年，很大比例的二尖瓣关闭不全患者是由于多年以后出现心力衰竭才去就诊被发现的。由于瓣膜关闭不全使心脏前负荷增加，根据 Frank – starling 定律前负荷增加可引起心肌收缩力增加，从而维持正常左心射血能力；同时左室及左房容积增加，可减少二尖瓣反流充盈压，延缓肺淤血的发生。因此，患者即使进行激烈运动时也可以没有心力衰竭症状。但是随时间推移，长期的高负荷状态使左室收缩功能下降，左室收缩末容积增加，左心室射血分数下降，肺静脉压力增加，肺淤血形成而引起严重的临床症状。

因此，有器质性心脏病的孕妇，在妊娠晚期，分娩期及产褥期最初 3 天内极易发生循环容量超负荷，并发心功能不全，尤其当左房压力超过血浆渗透压时大量血清渗出至肺泡及间质内，造成急性肺水肿。

（5）妊娠合并心脏瓣膜病的麻醉选择：对于二尖瓣狭窄孕妇，麻醉管理中应当维持血流动力学接近患者正常状态，保持窦性心律，避免外周阻力降低，避免下腔静脉受压，监测并维持充分的心脏前负荷，而不造成肺水肿，充分控制疼痛、避免低氧、高碳酸血症和酸中毒。

慢性二尖瓣反流常伴有肺充血。孕妇经过多年的病情进展，通过左心房和肺静脉系统扩张，以适应血容量增加。但扩张后容易发生心律失常，比如心房颤动，与急性二尖瓣反流相比，肺循环阻力增加较少见，但严重慢性二尖瓣反流并发容量超负荷时仍会出现。因此，降低妊娠的外周循环阻力，中度的心动过速有利于缓解二尖瓣反流。

椎管内麻醉阻滞交感神经系统，小动脉和静脉扩张，降低前后负荷。对于代偿期内的瓣膜病孕妇是有利的。但是，后负荷的急剧降低会发生血压下降和心肌缺血，不利于二尖瓣反流患者的麻醉管理。蛛网膜下隙阻滞平面控制不佳时，可出现低血压甚至昏厥、心搏停搏的发生率要比硬膜外阻滞要高得多。

另外，椎管内麻醉时，麻醉平面的控制也至关重要，随着阻滞平面的升高，尤其当平面升高至 T_6 以上时，会出现明显的呼吸抑制，这不仅威胁到孕妇的安危，还会导致胎儿的酸血症。

大多数全身麻醉药物是血管的直接或间接扩张药，可产生轻度的心动过速和外周循环阻力下降，而无显著的心肌抑制。必要时应当采用血管活性药物维持孕妇的血流动力学稳定，如果麻醉药物如丙泊酚使用时，推荐缓慢注射以避免显著心肌抑制或前负荷减少。

2. 诊治思维　在合并心脏瓣膜疾病的孕妇中，又以风湿性心脏病最为常见[5]。妊娠合并心脏瓣膜病有并发心功能不全的风险，目前多数文献和指南认为对于妊娠合并心脏瓣膜病的孕妇应早期行椎管内分娩镇痛，减少分娩疼痛刺激，增强妊娠合并心脏瓣膜病产妇阴道试产的信心，同时硬膜外导管置入可为阴道分娩困难而需紧急剖宫产，提供了充分准备，增加分娩过程的安全和成功率；另外，一旦发生呼吸困难等心功能不全症状时，在硬膜外间隙麻醉药物镇痛的基础上，给予气管内全身麻醉，起到了减少全身麻醉药物使用剂量，硬膜外分娩镇痛到剖宫产的快速转换。并且对减轻术后产妇疼痛，减轻心脏负担，均有帮助。

3. 规范处理　对患有心脏瓣膜病的患者，育龄妇女或孕妇，是否适宜妊娠，能否安全度过妊娠、分娩和产后围生期，均应认真评估。包括详细病史、用药情况、体格检查、12 导联的心电图、超声心动图；计划怀孕者应进行运动试验，测定耗氧量有利于心功能分级。通过评估决定能否耐受妊娠期的血流动力学变化。对妊娠患者要随访监测，根据瓣膜病变类型和严重程度以及产妇的状态决定随访和计划妊娠时间。

4. 经验与教训分析　心脏瓣膜病变患者，在分娩过程中极易诱发心功能不全。本例二尖瓣反流产妇，由于症状隐匿，分娩前未能及时发现，以至于在分娩期间 4 小时内输注液体达 1000ml 以上，未能有效管理液体出入量，增加了心脏前负荷；再者，第二产程期间，由于疼痛控制欠理想，导致产妇应激反应显著，循环超负荷，最终并发心功能不全、肺水肿。所以，应当做好术前排查和评估，在分娩过程中避免液体超负荷，降低分娩的疼痛应激反应。出现肺水肿后没有及时听诊排除心脏原因，导致第三天才做心脏彩超，延误了治疗。

5. 研究进展　妊娠期心脏病发作并不常见，但过去十年以来妊娠期妇女患心脏病的概率增大，这可能与越来越多的高龄孕妇有关。这些妇女怀孕时较年轻孕妇体力活动量减少，胆固醇水平较高，患心脏病和糖尿病的风险更大。研究显示，妊娠期间心脏功能通常要好于平时，因为心脏需增加泵血能力以适应机体增加的需求。一项新的芝加哥大学伯克利分校进行的研究显示，在大鼠和小鼠身上，如在妊娠的最后阶段或最后数月发生心脏病发作将较非妊娠期的发作转归为更差，导致更多的心肌组织损伤。这些发现提示，晚期妊娠时的心脏可能更易受到心脏病发作的损害[6]。

目前关于患有心脏疾病的女性妊娠后心脏长期预后的研究数据匮乏。对绝大多数先心病女性而言，一般优先选择经阴道分娩。改良的世界卫生组织(mWHO)妊娠风险分级是一项评估妊娠风险的有效工具。对于 mWHO 的Ⅲ级风险与致残率和死亡率增加相关[7]，该级别风险包括植入机械性心脏瓣膜、二尖瓣狭窄且瓣膜面积 <2cm^2 以及射血分数 30% ~40% 。mWHO Ⅳ级风险(高死亡率，不建议妊娠)包括重度二尖瓣狭窄、肺动脉高压、射血分数 <30% 、NYHA 心功能分级Ⅲ ~ Ⅳ级等。

四、专家点评

麻醉风险和患者预后，与孕妇的个体情况、手术方式以及麻醉方法的选择密切相关，因此术前麻醉医师必须对患者的情况有较为全面的了解，并需在产科和麻醉医师的讨论下制订详尽的麻醉和治疗计划，提倡无产科禁忌情况下实行无痛分娩，血流动力学比剖宫产更稳定。①必须了解孕妇妊娠条件下心脏病的病理改变，做好充分的术前准备；②术中全程经食管超声心动图(TEE)监测血流动力学改变，为临床决策提供依据；③选择适宜的麻醉，避免因麻醉平面过高而引起严重的低血压和肺通气障碍，减少血流动力学的大幅波动；④术中确保镇静、镇痛效果，减少心血管的应激反应；控制静脉输液量，密切关注当胎儿娩出后子宫骤然收缩致血窦内大量血液进入体循环时的血流动力学变化；对于心率增快或心功能较差者，可给予小剂量西地兰控制心率，提高心肌的储备能力；⑤应当减轻产妇术后疼痛，减轻心脏负担，避免心力衰竭、肺水肿的发生，同时注意保温，减少寒战的发生。(点评专家：广州市妇女儿童医疗中心　宋兴荣)

(病例提供：广州市妇女儿童医疗中心　张文华　宋兴荣)
(校验人员：广州市妇女儿童医疗中心　曾敏婷　徐海平)

参 考 文 献

[1] Roos – Hesselink JW, Ruys TP, Stein JI, et al. Outcome of pregnancy in patients with structural or ischaemic heart disease: results of a registry of the European Society of Cardiology. Eur Heart J, 2013, 34(9): 657 – 665

[2] Warnes CA, Williams RG, Bashore TM, et al. ACC/AHA 2008 guidelines for the management of adults with congenital heart disease: a report of the American College of Cardiology/American Heart Association Task Force on Practice Guidelines(Writing Committee to Develop Guidelines on the Management of Adults With Congenital Heart Disease). Developed in Collaboration With the American Society of Echocardiography, Heart Rhythm Society, International Society for Adult Congenital Heart Disease, Society for Cardiovascular Angiography and Interventions, and Society of Thoracic Surgeons. J Am Coll Cardiol, 2008, 52 (23): e143 – 263

[3] Pijuan Domenech A, Gatzoulis MA. Pregnancy and heart disease. Rev Esp Cardiol, 2006, 59(9): 971 – 984

[4] Campos O, Andrade JL, Bocaneqra J, et al. Physiologic multivalvular regurgitation during pregnancy: a longitudinal Doppler echocardiographic study. Int J Cardiol, 1993, 40(3): 265 – 272

[5] Ayoub CM, Jalbout MI, Baraka AS. The pregnant cardiac woman. Curr Opin Anaesthesiol, 2002, 15(3): 285 – 291

[6] Li J, Umar S, Iorga A, et al. Cardiac vulnerability to ischemia/reperfusion injury drastically increases in late pregnancy. Basic Res Cardiol, 2012, 107(4): 271

[7] Greutmann M, Pieper PG. Pregnancy in women with congenital heart disease. Eur Heart J, 2015, 36(37): 2491 – 2499

病例 23　严重产后出血伴心搏骤停的救治

一、导读

产后出血是指胎儿娩出后 24 小时内,阴道分娩者出血量≥500ml[1]、剖宫产分娩者出血量≥1000ml。产后出血是我国也是全世界产妇死亡的首要原因。早期的发现、对出血量的正确评估以及治疗可以防止灾难性的后果。本病例总结了一例产后出血发生呼吸心搏骤停并成功救治的产妇,现做如下汇报。

二、病例介绍

产妇,36 岁,身高 160cm,体重 71.5kg。因"孕 3 产 1,孕 40+1周"临产入院,曾在 2008 年阴道分娩一婴儿。

产妇 16:45 胎膜自破,宫口 1cm,羊水清,17:45 查宫口开全,18:02 阴道分娩一足月活婴，体重 3415g，Apgar 评分 9～10 分。缝合会阴伤口后常规按压宫底见阴道有持续性出血，产后多次检查胎盘胎膜完整，行软产道探查发现子宫下段收缩乏力，宫颈内口广泛糜烂渗血，予以宫缩药物加强宫缩。当时估计第三产程 + 产后出血约 500ml。生命体征：血压 107/68mmHg，心率 110 次/分，血氧饱和度 98%，呼吸 20 次/分。19：00 产妇累计阴道出血量 800ml，血压 101/63mmHg，心率 118 次/分，血氧饱和度 97%，继续使用药物加强宫缩及扩容。19：25 输注红细胞悬液 4U、冰冻血浆 4U。凝血检查：PT（凝血酶原时间）：18.9 秒、APTT（活化部分凝血酶时间）：60.6 秒、凝血酶时间：39.6 秒、纤维蛋白原：0.240g/L。血浆鱼精蛋白副凝试验：阳性。予以氢化可的松 500mg 静脉滴注，到 19：45 产妇称重累积阴道出血 2000ml。

产科医师考虑不能排除羊水栓塞，此时才请麻醉科会诊，麻醉医师到达现场后立即行中心静脉穿刺置管，并开放第三路静脉扩容。产妇轻微烦躁，予以咪达唑仑 0.5mg、舒芬太尼 5μg 静脉注射，当时生命体征：血压 96/57mmHg、心率 139 次/分、血氧饱和度 98%。20：15 红细胞悬液 2U、冰冻血浆 2U 到场，即刻加压输血，输纤维蛋白原 2g。但阴道仍有持续性不凝血流出，累计阴道出血 3000ml。20：40 放置 Bakri 球囊，继续加压输血输液，并予以去氧肾上腺素 2mg/h 泵注维持血压，间断推注去甲肾上腺素，并输注碳酸氢钠纠正酸中毒，补充电解质，当时生命体征：82/43mmHg、心率 143 次/分、血氧饱和度 100%。产妇放置球囊后，阴道仍有活动性不凝血流出。21：18 产妇共计出血 5000ml，共输注红细胞悬液 8U、冷沉淀 8U、冰冻血浆 500ml、晶体 2000ml、胶体 1500ml。考虑产后大出血保守治疗失败，拟全身麻醉下行全子宫切除术。21：19 麻醉诱导：舒芬太尼 5μg、丙泊酚 50mg（分两次推注，一次 20mg，一次 30mg）、琥珀酰胆碱：100mg。20：20 完成气管插管，听诊两侧呼吸音对称。21：23 产妇氧饱和度骤降至 58%，血压心率未及，立即予以心肺复苏，静脉推注肾上腺素、阿托品、氨茶碱、甲泼尼龙，并根据血气纠正酸中毒及电解质紊乱，冰帽降温保护脑功能。21：30 心电监护示室颤，予 150J 电除颤两次，产妇恢复窦性心率，血压 170/95mmHg、心率 145 次/分、血氧饱和度 99%。23：25 完成全子宫切除术，术毕统计患者总计出血 7450ml，APTT 最长 126.9s，最低 pH 7.003，BE −23.3mmol/L，最低 Ca^{2+} 测不出，K^+ 2.5mmol/L。予输血、纠正凝血功能、纠酸、纠正电解质、内环境紊乱、头部冰帽物理降温等治疗，产妇术后第一天拔管，后顺利出院，无神经系统并发症。

三、病例分析

（一）关键问题

1. 产后出血的定义　产后出血的定义很多，常用指南定义产后出血是指胎儿娩出后 24 小时内，阴道分娩者出血量 ≥500ml[1]、剖宫产分娩者出血量 ≥1000ml。严重产后出血是指胎儿娩出后 24 小时内出血量 ≥1000ml。难治性产后出血是指经宫缩剂、持续性子宫按摩或按压等保守措施无法止血，需要外科手术、介入治疗甚至切除子宫的严重产后出血[2]。

2. 产后出血的原因[3,4]

（1）宫缩乏力：多胎妊娠、巨大儿、羊水过多、多产、产程延长、绒毛膜羊膜炎、急产、催产、双角子宫、残角子宫等。

（2）产道损伤：会阴、阴道和宫颈的裂伤和血肿，剖宫产子宫切口延伸或裂伤，子宫破裂、子宫体内翻。

（3）胎盘因素：胎盘异常、胎盘胎膜残留。

（4）凝血功能异常：血液系统疾病、肝脏疾病、产科 DIC（羊水栓塞、Ⅱ～Ⅲ度胎盘早剥、死胎滞留时间长、重度子痫前期及休克期）。

3. 常用的估计出血量的方法

（1）称重法或容积法。

（2）监测生命体征、尿量和精神状态。

（3）休克指数法。

（4）血红蛋白水平测定：血红蛋白每下降 10g/L，出血量为 400～500ml。需要注意的是产后出血的早期，由于血液浓缩，血红蛋白值常不能准准确反映实际出血量。

（二）诊治思维

产后出血的诊治需要提早预测、及时发现、积极处理、妥善转运。而血液管理是产科指南中产后出血非手术治疗的重点，多个权威指南都强调产科出血时血液管理和容量复苏的重要性。如何正确地测量和估计出血量是关键，尤其是缓慢、持续的少量出血和血肿往往会被忽视。一旦发生产后出血，麻醉医师应给予呼吸、循环支持，维持产妇生命体征稳定。

（三）规范处理

对于产后出血的产妇，麻醉医师的首要任务是维持产妇呼吸循环的稳定，维持其生命体征，争取给产科医师确定病因的时间，并做好做全子宫切除的准备。产妇无论顺产、剖宫产都应常规开放粗大静脉，以防产后出血的发生，并在术前应做好基础全血细胞、凝血功能检查，完成血型及交叉配血。一旦发生产后出血，尽可能行中心静脉穿刺置管，进行容量复苏，使用血管活性药物，维持基本生体征。对于严重产后出血产妇，建议行有创动脉血压监测，并准备液体加温器、躯体加温器。定期督查监测产妇血气分析结果、凝血功能以根据血红蛋白、内环境、电解质的情况做相应的对症处理，并指导输血。目前各大指南对于血制品输注的指征及时机尚未统一。但总体治疗目标大多定义为 Hb > 80g/L。Hb >100g/L 可不考虑输注红细胞，<70g/L 应考虑输血，<60g/L 建议输血。围生期的子宫切除术对麻醉医师来说往往具有挑战，对于阴道分娩后需要子宫切除的产妇，即使已经放置了分娩镇痛硬膜外导管，仍强烈建议进行全身麻醉。对于严重的产后出血，血容量缺失往往被低估，因此应谨慎选择诱导药物和剂量。

（四）经验与教训

对于产科出血的产妇，关键是找到出血的原因并处理，而如何准确的评估失血量更是重中之重。因为对于既往健康的产妇，在出血量达到 1500ml 前，血压几乎没有变化，尤其是经阴道分娩的产妇，产科医师对失血量的评估通常是偏低的，而请麻醉科医师会诊时产妇往往已经处于循环衰竭的边缘，如何进行容量复苏维持产妇生命体征对于麻醉医师是巨大的挑战。而本例中，麻醉医师因未参与前期的处理，对产妇的情况评估不足，且情况紧急情况下也难有足够的时间进行评估。产妇处于失代偿边缘，很小的麻醉药诱导剂量可能导致严重的意外。所以最好应在短时间内快速完成粗大静脉的开放，进行容量复苏，并根据床旁监测结果（血气分析、血栓弹力图等）及实验室监测结果，选择血液制品进行成分输血、输注凝血药物等，纠正内环境紊乱、维持产妇生命体征。

（五）研究进展

1. 对于重组活化Ⅶ（rFⅦa）在产后出血的使用目前尚无统一共识，虽然有研究发现使用 rFⅦa 可以明显减少严重产后出血子宫动脉栓塞、动脉结扎及子宫切除的比例[5]，但是也有文献报道使用 rFⅦa 会增加动脉血栓形成的风险[6]。RCOG 等指南推荐在发生危及生命的产后出血中可使用 rFⅦa，但 rFⅦa 使用不应该延迟或替代另外的治疗措施。而 ACOG 则不作推荐，并建议关注其潜在血栓形成风险以及成本问题。

2. 对于抗纤溶药物氨甲环酸的使用　20 世纪 60 年代，由日本 Shosuke 和 Utako Oka-moto 发明最早用于治疗月经过多、创伤和术后出血。2017 年，The Lancet（柳叶刀）杂志发表的涉及 20 060 名产妇的国际化、随机、双盲安慰剂对照研究发现与安慰剂相比，使用氨甲环酸的产妇死亡明显减少，产后出血发生 3 小时内使用，死亡例数明显少于对照组，氨甲环酸对产后出血有效且无明显不良事件发生，建议早期使用[7]。2017 年，WHO 发布了氨甲环酸治疗产后出血的知识更新，建议产后 3 小时内在无论经阴道分娩或剖宫产产后出血的常规处理外推荐加用使用氨甲环酸（强烈推荐，证据等级中等）[8]。

四、专家点评

产后出血仍然居于我国孕妇和产妇死亡的首位，绝大多数产后出血导致的产妇死亡是可以避免的。对于产后出血处理的关键在于早期的诊断、发现，准确的估计失血量，及时正确地处理。对于失血量的低估将会错失抢救的时机，突发的大量出血往往容易受重视和早期处理，而缓慢、持续的少量出血和血肿往往被忽视，尤其是经阴道分娩的产妇。

本例中的产妇就是经阴道分娩后的宫颈弥散性渗血，产科医师对出血估计严重不足。该产妇为经产妇，产程进展迅速，急产也是产后出血的高危因素，且由于经阴道分娩，麻醉医师在出血的第一时间并不在现场，等邀请麻醉科会诊时该产妇已经处于循环衰竭的边缘。该病例处理及时，麻醉医师很快开放中心静脉、有创动脉血压监测，使用血管活性药物维持血压，产科医师也及时做出了全子宫切除的决定。在产妇心搏骤停后的处理也非常及时和果断，这些都是产妇最终抢救成功的关键。但本病例的处理仍有些不足，如产科医师对失血量和产妇生命体征的判断不准确，应该在发现产后出血后及时请麻醉科协助抢救。虽然病因治疗是产后出血最重要的治疗，但需要麻醉科、ICU 等科室协助抗休克治疗。其次产妇血压维持的不够理想，在使用去氧肾上腺素泵注血压不理想的情况下可以加用其他血管活性药物，务必维持基本生命体征。最后，对于该例产妇使用依托咪酯诱导是否会更安全一些？在循环衰竭的情况下，诱导药物的选择应当十分谨慎。（点评专家：同济大学附属第一妇婴保健院　徐振东）

（病例提供：同济大学附属第一妇婴保健院　宋玉洁）

（校验人员：广州市妇女儿童医疗中心　曾敏婷　徐海平）

（本章总校验：广东省妇幼保健院 广东省儿童医院 广东省妇产医院　胡祖荣）

参 考 文 献

[1] Souza JP, Gulmezoglu AM, Vogel J, et al. Moving beyond essential interventions for reduction of maternal mortality(the WHO Multicountry Survey on Maternal and Newborn Health): a cross – sectional study. The Lancet, 2013, 381(9879): 1747 – 1755

[2] 中华医学会妇产科学分会产科学组. 产后出血预防与处理指南(2014). 中华妇产科杂志, 2014, 49(9): 641 – 646

[3] Say L, Chou D, Gemmill A, et al. Global causes of maternal death: a WHO systematic analysis. Lancet Glob Health, 2014, 2(6): e323 – e333

[4] Oyelese Y, Ananth CV. Postpartum hemorrhage: epidemiology, risk factors, and causes. Clin Obstet Gynecol, 2010, 53(1): 147 – 156

[5] Lavigne – Lissalde G, Aya AG, Mercier FJ, et al. Recombinant human FⅦa for reducing the need for invasive second – line therapies in severe refractory postpartum hemorrhage: a multicenter, randomized, open controlled trial. J Thromb Haemost, 2015, 13(4): 520 – 529

[6] Levi M, Levy JH, Andersen HF, et al. Safety of recombinant activated factor Ⅶ in randomized clinical trials. N Engl J Med, 2010, 363(19): 1791 – 1800

[7] WOMAN Trial Collaborators. Effect of early tranexamic acid administration on mortality, hysterectomy, and other morbidities in women with post – partum haemorrhage(WOMAN): an international, randomised, double – blind, placebo controlled trial. Lancet, 2017, 389(10084): 2105 – 2116

[8] WHO Recommendation on Tranexamic Acid for the Treatment of Postpartum Haemorrhage. Geneva: World Health Organization, 2017, Licence: CC BY – NC – SA 3. 0 IGO

第七章 中枢神经系统并发症

病例 24 硬膜外分娩镇痛期间发生意识障碍

一、导读

硬膜外分娩镇痛是由麻醉医师将镇痛或麻醉药物注入硬膜外间隙,产生区域性镇痛效果,减少宫缩痛到可以忍受的程度,被公认为最有效的分娩镇痛方法之一。它不仅有良好的镇痛效果,而且在自然分娩失败时,经硬膜外导管注入局麻药可迅速转为满足剖宫产手术的麻醉。硬膜外分娩镇痛安全有效,但是它也可能带来一些让麻醉医师及产科医师都特别关注的并发症,如产妇一过性的意识障碍等。虽然目前文献报道其对母婴健康无不良影响,但仍需引起足够的重视。

二、病例介绍

1. 基本资料 产妇,31 岁,身高 161cm,体重 73kg。主因"孕 1 产 0,停经 38^{+5} 周,下腹胀痛伴见红 5 小时"入院。定期产检,未见明显异常。既往有先锋霉素、双黄连口服液、美林布洛芬、海鲜等过敏史。

2. 分娩镇痛前访视 查体:体温 36.7℃,血压 136/82mmHg,心率 95 次/分,胎心率 139 次/分。血常规、凝血功能和生化等化验检查均无异常。当日 22:55 因"不规则宫缩时间过长"行人工破膜,羊水清,宫口开 1cm。次日 0:30 予"间苯三酚"软化宫颈、"葡萄糖酸钙"协调宫缩。0:50 予"阿奇霉素"预防感染,用药后患者下腹阵痛较前频密,诉宫缩痛难忍,VAS 8 分,无其他不适,麻醉医师和产科医师查房后决定给予硬膜外分娩镇痛。

3. 分娩镇痛的实施与不良事件的处理 签署知情同意书后决定行硬膜外分娩镇痛。1:25 麻醉医师选择 $L_{2\sim3}$ 穿刺置管,硬膜外间隙留置导管 3.5cm,过程顺利,回抽无血无脑脊液,给予 1% 利多卡因 3ml 试验剂量,3 分钟后确认硬膜外神经阻滞,一次性给予 0.1% 罗哌卡因 + 10μg 舒芬太尼共计 10ml,2 分钟后疼痛明显缓解,VAS 2 分,5 分钟后产妇突然出现全身震颤、倦怠,意识障碍,呼之有应答,发音含糊,无气促及呼吸困难,立即暂停阿奇霉素静脉滴注,静脉注射地塞米松 10 mg,面罩吸氧(6 L/min)。12 分钟后产妇意识渐清，能简单对答，吐字仍不清，诉下腹阵痛，但较行分娩镇痛前明显减轻，VAS 评 4 分，寒战较前有缓解，麻醉平面 T_{10}。45 分钟后产妇意识清醒，应答切题，吐字明显清晰。整个过程产妇无呼吸困难，生命体征平稳，胎心率正常。由于家属及产妇担心意识障碍对胎儿的不利影响，要求行剖宫产术，遂送手术室重新硬膜外穿刺麻醉，分次给予 2% 利多卡因 15ml，过程顺利，术中、术后意识清醒，对答如流，安返病房。

三、病例分析

（一）关键问题

1. 产妇意识障碍的可能原因　意识障碍是指个体对外界环境、自身状况以及其相互联系的确认发生了困难。根据意识障碍的轻重程度分为五级：① 嗜睡：可以被唤醒，能正确回答问题；② 意识模糊：能保持简单的精神活动，但定向能力障碍；③ 昏睡：不易被唤醒，唤醒后答非所问；④ 昏迷：轻度昏迷时呼之不应，对强烈疼痛刺激有反应，角膜及瞳孔反射存在。中度昏迷时对各种刺激无反应，对剧烈疼痛有防御反射，角膜反射激弱，瞳孔对光反应迟钝。重度昏迷时对各种强弱刺激均无反应；⑤ 谵妄：出现意识模糊、定向障碍、感觉错乱、躁动乱语。产妇行硬膜外分娩镇痛后通常是完全清醒的，部分产妇因疼痛减轻而入睡，属于生理性睡眠，呼叫后可清醒，不属于意识障碍。本例产妇虽然对外界环境可以做出反应，但较为迟钝，属于意识障碍。正常产妇在硬膜外分娩镇痛后很快发生意识障碍并不多见，结合产妇的既往史及椎管内阻滞的特点，做如下分析。

（1）药物过敏反应导致的过敏性休克：产妇既往有药物过敏史，产科医师及当事麻醉医师也考虑可能是抗生素或者其他的麻醉药物引发的过敏反应，立即停用了抗生素，给予地塞米松等处理措施。但产妇呼吸及循环始终稳定，也无皮疹等过敏征象出现，因而不支持药物过敏反应。

（2）局部麻醉药中毒反应：局部麻醉药中毒反应：椎管内麻醉或者镇痛出现的意识障碍，通常会考虑局部麻醉药中毒反应，但是产妇分娩镇痛中应用了 30 mg 利多卡因、10 mg 罗哌卡因。文献报道[1]利多卡因和罗哌卡因致惊厥的量比为 5：2，以此测算 10 mg 罗哌卡因相当于 25 mg 利多卡因的毒性，所有局部麻醉药换算成利多卡因为 55 mg。对于本例 73 kg 的产妇而言，即便 55 mg 全部入血，按照分布容积按分布全身 40L 进行估算，血浆药物浓度接近 1.3μg/ml，也达不到使产妇意识发生障碍的 5μg/ml（利多卡因血药浓度超过 5μg/ml 患者会出现嗜睡、肌紧张，超过 10μg/ml 会出现抽搐，超过 15μg/ml 会出现意识丧失）。加上虽然 10μg 的舒芬太尼完全入血会产生较强的镇静效应，患者有可能出现呼吸抑制，但不应出现震颤，这与产妇的临床表现并不相符，且反复回抽硬膜外导管，并未见血液，因此可认为并非药物直接入血导致。目前有观点认为硬膜外静脉丛与硬脑膜窦相交通[2]，硬膜外给药可能会导致颅内局部麻醉药及镇痛药浓度异常升高，但我们分析此说法并不成立，因为硬脑膜窦为静脉系统范畴，其流向是指向心脏的，并非脑组织，因而脑组织药物浓度不会因为椎管内药物经由硬脑膜窦回流而异常升高。产妇清醒后自述有疼痛，但是非常明确有麻醉平面存在，故麻醉药物一定要注入椎管内（未必是硬膜外）才能有此效应，而并非局部麻醉药物入血。综上所述局部麻醉药毒性反应的可能。

（3）蛛网膜下阻滞：此例中麻醉医师反复回抽硬膜外导管未见脑脊液，而且产妇 12

分钟后意识转清醒,自述有宫缩痛存在,加之其呼吸循环始终稳定,故排除此种可能。

(4)硬膜下阻滞:硬膜下间隙是指硬脊膜与蛛网膜之间潜在的腔隙,与蛛网膜下隙不直接相通,硬膜外阻滞操作不慎将硬脊膜穿破,蛛网膜仍保持完整,无脑脊液流出,单次或置管注药均会出现硬膜下间隙阻滞。因此当临床上出现硬膜外麻醉后无法解释的迟发性麻醉阻滞平面过高,严重的呼吸抑制,阻滞区域肌松良好,但循环影响不显著的病例应高度怀疑硬膜下间隙阻滞。可经导管注入造影剂后摄 X 片确诊,因此本病例不排除其可能。最近有文献报道了硬膜内注射(即"第四间隙[3]"注射,图7-1A),其特点是:少量给药无作用,可出现一过性注射痛,反复给药时,药物蓄积在局部硬膜内压力增大,当药物沿着硬膜外导管返回硬膜外间隙或者药物穿破硬膜时,便进入硬膜外间隙(图7-1B),此时符合硬膜外麻醉特点,血压波动温和;当药物背向硬膜外间隙突破硬膜时,药物进入第三间隙(图7-1C),进一步突破蛛网膜进入蛛网膜下隙时(图7-1D),分娩剂量的药物进入虽然不会出现血压剧降,但可发生意识淡漠,敏感患者可能出现意识丧失,大量局部麻醉药进入则可能发生全脊髓麻醉。

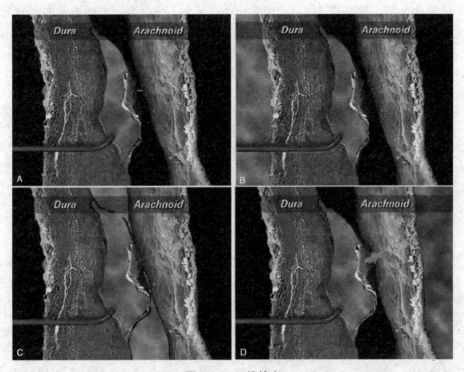

图7-1 X线检查

注:A:硬膜内注射图;B:药物进入硬膜外间隙;C:药物进入第三间隙;D:药物进入蛛网膜下间隙

(5)椎管内注入麻醉药物对意识的影响:文献报道[4],椎管内麻醉会减少镇静药或全身麻醉药(如咪达唑仑、七氟烷、丙泊酚等)用量而产生镇静效应或意识消失作用。椎管内麻醉通过抑制脊髓丘脑束的传入而减弱下丘脑的电活动,进而影响皮层的活动而产生镇静效应,临床上椎管内麻醉患者意识消失的原因可能是感觉神经传入受损所致,其产生的机制目前还不是很清楚。结合本例分娩镇痛过程,分析认为无论是药物注入到了哪个间隙(非血管内)都可能会影响脊髓的上行传导功能,因而脊髓传入网状结构维持兴奋功能受到了影响产生镇静效应。但手术又是采用硬膜外麻醉完成的,产妇意识是清醒的,因此无法确定为椎管内注射麻醉物对产妇的意识产生了影响。

2. 意识障碍对母婴安全的影响　母婴安全是分娩镇痛中首要考虑的问题,本例中产妇呼吸循环始终稳定,其生命体征的稳定使胎儿的安全得以保障,全程胎心稳定。由此推断虽然产妇发生了意识障碍,但对母婴安全没有构成严重的影响

3. 意识障碍后分娩方式的选择　在母婴生命体征平稳的情况下,完全可以继续经阴道分娩,但是产妇有宫缩痛能否继续给予麻醉药物值得商榷。如产妇 VAS 疼痛评分大于 4 分,较为稳妥的做法是回退硬膜外导管 1 ~ 1.5cm,再分次给予低浓度的局麻药(如 0.1% 罗哌卡因)10ml,观察其对产妇的影响,如不出现对意识的影响,且有较好的镇痛效应,便可留置镇痛泵持续给药,至分娩结束;如再次对意识产生影响,则放弃硬膜外分娩镇痛。本例产妇因不明原因发生意识障碍,无论医生和家属都较为紧张,迫于重重压力,立即行了剖宫产术。

4. 改为剖宫产的麻醉选择　母婴生命体征平稳,可以继续采用椎管内的麻醉方式,但应重新穿刺置管,且最好不要在同一间隙行硬膜外间隙穿刺,谨慎给予局部麻醉药物,如有异常,果断改为全身麻醉,以保证母婴安全。本例麻醉医师采用了重新硬膜外穿刺置管,手术顺利实施,母婴生命体征平稳。

(二)诊治思维

上行网状激活系统和大脑皮质功能的正常是维持人觉醒的前提条件,任何影响上行网状激活系统和大脑皮质功能的药物或者损伤都可能导致患者意识障碍。本例产妇意识障碍出现在椎管内给予分娩镇痛药物之后,显然与局部麻醉药利多卡因、罗哌卡因以及镇痛药舒芬太尼相关。因此需要讨论麻醉药物的作用部位及产生的作用对上行网状激活系统和大脑皮质功能的影响,从而推断原因。

(三)规范处理

无论产妇生命体征正常与否,都应立即给予面罩高流量吸氧,进行血氧饱和度、心电图及血压的监测,必须严密监护生命体征的变化,保证呼吸道的通畅。如果有通气不足血氧饱和度下降或者循环的剧烈波动,都要立即给予相应的处理,如有必要立即行气管内插管和产房内剖宫产。

(四)经验教训

硬膜外分娩镇痛发生产妇意识障碍尽管是低概率事件,且母婴生命体征也是正常的,但提示麻醉医师椎管内注入局部麻醉药或者镇痛药可能产生无法预料的后果。虽然给予的局部麻醉药浓度较低,镇痛药剂量较小,但是仍可能产生较大影响。因而硬膜外分娩镇痛实施后要常规监护,麻醉医师要观察患者 15 分钟后再离开产妇,之后仍要有医务人员进行巡视,有条件的最好麻醉医师入驻产房,以便及时处理发生的意外事件。

(五)研究进展

国内外类似病例也有相关报道[5、6],认为可能是癔症发作。文献中的患者都有过相

关的病史或者麻醉前高度紧张,而本病历患者既往没有癔症病史,能够较为平静地面对麻醉手术,无过分紧张,此类患者发生意识障碍是麻醉药物作用的影响还是产妇本身的因素,目前并没有定论。

四、专家点评

在临床工作中,椎管内麻醉导致患者意识障碍的病例在既往临床工作中有较多的报道,也有引发严重并发症乃至威胁患者生命安全病例,需要引起临床麻醉医师高度重视。

本例患者为分娩镇痛患者,在用药上,无论剂量还是浓度都与临床麻醉有较大的区别;因为是分娩镇痛的需求,故总的剂量较小,较少引发意外事件。本例作者从意识的产生与维持这个生理基础出发,从麻醉药物进入不同部位(血液、脑脊液、硬膜下间隙、硬膜内及硬膜外间隙)产生作用的特点入手,分析麻醉药对意识的影响,从基础理论到临床现象,较为全面地阐释了椎管内注入麻醉药物发生短暂意识障碍的原因,分析有一定深度。特别是提出了"第四间隙"及脊髓传导对意识的影响,拓宽了既往我们对类似事件的思维,观点较新。

不足之处在于作者没有给出本例产妇意识消失的明确原因,推测的原因也与作者本身的分析有矛盾之处,不能很好地解释临床出现的现象,当然学术界对此也仍然没有定论,也要对此进行进一步观察和研究。(点评专家:广州市妇女儿童医疗中心　宋兴荣)

(病例提供:广州市妇女儿童医疗中心　田　航　宋兴荣)

(校验人员:广州市妇女儿童医疗中心　曾敏婷　徐海平)

参 考 文 献

[1] Becker DE, Reed KL. Local anesthetics: review of pharmacological considerations. Anesth Prog, 2012, 59
　　(2): 90 - 101

[2] 刘冬祺,葛宝健,张健飞,等. 硬膜外隙的解剖学结构特征和临床意义. 解剖学杂志, 2016, 39
　　(6): 738 - 740

[3] Collier CB. The intradural space: the fourth place to go astray during ep - idural block. Int J Obstet
　　Anesth, 2010, 19(2): 133 - 141

[4] Dardis C, Lawlor D, Schusse CM. Transient Coma Due To Epidural Anesthesia: The Role of Loss of Sensory Input. Am J Case Rep, 2015, 16: 893 - 898

[5] 吕桂军,王会生. 硬膜外阻滞后出现短暂意识消失 2 例分析. 中国误诊学杂志, 2008, 8(28):
　　7025 - 7026

[6] Collier CB. Unplanned 'unconsciousness' at Caesarean sectio 中性粒细胞 hysteria or drug reaction? Int J
　　Obstet Anesth, 2007, 16(2): 192 - 193

病例 25 剖宫产术中广泛蛛网膜下隙出血致脑疝

一、导读

蛛网膜下隙出血(subarachnoid hemorrhage，SAH)是指各种原因出血致血液流入蛛网膜下腔的统称，其总发病率为9/100 000，在某些国家甚至可达20/100 000。6 个月内死亡率约为60%。临床上分为自发性与外伤性两类，自发性又分为原发性与继发性两种。一般所谓的 SAH 仅指原发性 SAH。SAH 的主要原因是脑动脉瘤破裂，占 SAH 的75% ~ 80%，其次是动静脉畸形和脑底异常血管网症。动脉瘤破裂的高危因素包括：高龄、既往动脉瘤破裂 SAH 病史、家族史、高血压、吸烟、大量饮酒史、可卡因滥用史、妊娠等。妊娠作为动脉瘤破裂的高危因素，围产期破裂的风险较高，然而从流行病学来看，动脉瘤发病率偏低，且缺乏典型的临床症状，出于经济方面的原因，颅内 CT 并不作为妊娠的常规筛查项目，一旦发生动脉瘤破裂，临床处理十分被动，围术期死亡率较高。

二、病例介绍

产妇，32 岁，64kg。因"孕 41 周，头位，胎儿窘迫(羊水型)，胎膜早破"拟行"剖宫产术"。既往体健，自述磺胺药过敏史，术前实验室检查基本正常。产妇 8 小时前行腰 – 硬联合下分娩镇痛，L_{2-3} 间隙穿刺，头侧置管，穿刺过程顺利，镇痛效果良好。入室后，常规吸氧监护，开放外周静脉。于硬膜外钢丝导管给予 0.5% 罗哌卡因 5ml 试验剂量，未见明显蛛网膜下隙阻滞及局部麻醉药中毒反应后，继续给予 0.5% 罗哌卡因 12ml，15 分钟后麻醉平面至 T_8，循环平稳，自动化无创性测压(automated non – invasive blood pressure，NIBP)130/83mmHg，心率 75 次/分，血氧饱和度 100%，呼吸频率 18 次/分，胎心率 140 次/分。麻醉效果确切，产妇主诉对切皮及腹膜牵张无不适，循环平稳。手术开始 5 分钟后娩出一男婴，术中见子宫下段出血，给予卡列前素氨丁三醇 250μg 宫壁注射，给药 1 分钟后产妇主诉胸闷憋气伴剧烈爆裂样头痛，头痛部位主诉不清，极度焦躁，监护仪示 NIBP160/88mmHg、心率 118 次/分、血氧饱和度 99%，给予舒芬太尼 5μg、艾司洛尔 40mg，头痛、焦躁未见好转，给药 10 分钟后产妇突然安静、意识消失、呼吸停止。即刻行气管插管，控制通气，潮气量 400ml，呼吸频率 14 次/分。体格检查可见双侧瞳孔等大等圆，5mm，双侧对光反射消失。给予 20% 甘露醇 250ml 快速静脉滴注，给药 12 分钟后产妇自主呼吸恢复，无意识、压框无反应，改为纯氧支持通气。给予甲泼尼龙 40mg 静脉注射，冰帽行脑保护。给药 20 分钟后手术结束，术中出血量 400ml，尿量 750ml，未见明显凝血障碍。术毕 15 分钟后产妇心率由 120 次/分突降至 70 次/分，NIBP 110/60mmHg，血氧饱和度 100%，左侧瞳孔 2mm，右侧瞳孔 5mm，双侧对光反射(–)。开放桡动脉行有创血压监测，血气分析示：pH 7.340，PO_2 302mmHg，PCO_2 34.4mmHg，BE – 7，Hb 10.2g/dl，K^+ 3.0mmol/L。联系院外会诊，术毕 30 分钟后产妇心率进一步下降至 40 ~ 50 次/分，

NIBP 135/70mmHg，血氧饱和度 100%，双侧瞳孔等大等圆，左侧对光反射(+)，右侧(−)。予氯化钾 1.5g 静脉滴注，同时给予多巴酚丁胺 5μg/(kg·min)持续泵注，维持心率大于 50 次/分。即刻转院行头颅 MRI 检查，离室前血气分析 pH 7.355、PO_2 340mmHg、PCO_2 35.4mmHg、BE −6，Hb 11.2g/dl、K^+ 4.2mmol/L。MRI 检查示：广泛蛛网膜下隙出血、脑室积血、双侧脑实质后叶大面积缺血灶，增强 CT 诊断为颅内动脉瘤破裂出血。紧急开颅行动脉瘤夹闭术，术后转 ICU 进一步治疗。患者术后生命体征平稳，意识不清，昏迷状态，3 日后行高压氧舱治疗，效果欠佳，术后 5 天拔除气管导管，深度昏迷状态，生命体征稳定。术后 50 天转入康复医院行后续治疗，术后 3 个月回访，产妇植物生存状态。

　　颅脑检查如图 7−2 所示。

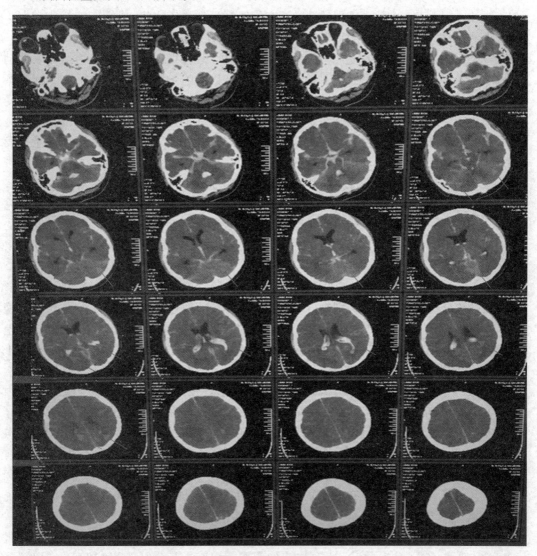

图 7−2　颅脑检查

　　注：红色箭头指示双侧脑实质后叶大面积低密度影，蓝色箭头指示双侧脑室、第三脑室、第四脑室内高密度影(见彩色插图 7−2)

三、病例分析

1. 关键问题

(1)妊娠期 SAH 的常见原因及处理：Dias 和 Sekhar 回顾了 154 个已发表的确诊的妊娠期颅内病变所致 SAH 病例，发现 77% 的颅内出血源于动脉瘤，余下与动静脉畸形有关[1]。Donaldson 等分析了不同年龄段女性 SAH 的主要原因，发现 77% 的颅内出血源于动脉瘤，余下与动静脉畸形有关[2]。少年女 SAH 以动静脉畸形为主。随着年龄增加，发病率逐渐降低；而大于 30 岁的女性，动脉瘤因素成为主要因素，并且发病率呈逐年上升的趋势[3]。

SAH 的典型临床表现为突然发生的剧烈头痛、恶心、呕吐和脑膜刺激征，伴或不伴局灶性体征。由于大多数未破裂的动脉瘤产妇通常没有临床症状，或仅仅表现为长期头疼、头晕等非特异性症状，常常于体检时或动脉瘤破裂时偶然发现。大多数学者认为，妊娠期动脉瘤破裂出血概率进行性增加与血容量的生理性增加密切相关。有数据表明动脉瘤在妊娠晚期和产后 6 周最容易破裂[4]。对于已诊断的未破裂的动脉瘤产妇，或者既往有动脉瘤出血史的产妇，由于后者存在再出血的风险，可以耐受手术的产妇应该接受动脉瘤夹闭手术。妊娠期行动脉瘤手术后，母体和胎儿的死亡率都有了显著的下降[3]。已行根治性动脉瘤手术治疗者，临产和分娩过程与正常产妇无异。如果在妊娠期意外发现尚未出血的动脉瘤，处理措施应基于动脉瘤的大小和位置而定。临床有报道两例临产产妇发生动脉瘤破裂，成功应用血管内支架或者填塞治疗，避免行开颅手术[4]。

妊娠是否增加动静脉畸形的出血风险，目前还存在争议[5]。关于妊娠期手术的研究结果各不相同，部分结果表明手术对母体和胎儿的死亡率无明显影响[3]。动静脉畸形的治疗需介入等多科综合制订方案，考虑病变部位、妊娠时间及干预或不干预的不同后果等因素。

(2)合并动脉瘤及动静脉畸形产妇的产科及麻醉管理要点：如果已经行手术治疗产妇，临产和分娩过程中无需特别对待。如果动脉瘤和动静脉畸形未经治疗，临产和分娩过程中的血流动力学刺激应降低到最低。目前的研究并不能证明剖宫产较阴道助产有绝对优势[3,6]。临产和阴道分娩实施硬膜外分娩镇痛、低位产钳或真空吸引助产，有助于缩短第二产程并且减少血压波动。分娩方案的制订应考虑产妇的个体情况及其妊娠史。

如果计划阴道分娩，推荐行椎管内分娩镇痛技术[7]；计划行剖宫产的产妇，椎管内麻醉相对全身麻醉而言，可能存在更多的优势，产妇神志清楚，可以更好地及时发现异常情况。由于硬膜外麻醉可以更好地维持血流动力学稳定，因而更适用于此类剖宫产患者。在脐带脱垂、胎盘早剥、子宫破裂等存在胎儿窘迫的急诊剖宫产产妇，如果已提前行椎管内分娩镇痛并留置导管，可继续行椎管内麻醉。否则，全身麻醉更加快速、麻醉效果确切，对于胎儿可能更有益。对于此类产妇，保持足够的麻醉深度、维持循环系统的平稳至关重要。

(3)SAH 的分级：临床通常采用 Hunt - Hess 分级法和世界神经外科医师联盟(WFNS)分级标准(表 7 - 1)，对 SAH 产妇的严重程度进行分级，分级越高，病情越严重，并且与预后相关。

表 7 – 1 SAH 的临床分级

分级	Hunt – Hess 分级法	WFNS 量表
Ⅰ级	无症状或有轻度头痛、颈项强直	Glasgow 昏迷评分15分，无运动功能障碍
Ⅱ级	中度至重度头痛、颈硬，颅神经麻痹	Glasgow 昏迷评分13～14分，无运动功能障碍
Ⅲ级	轻度局灶性神经障碍，嗜睡或意识错乱	Glasgow 昏迷评分13～14分，有运动功能障碍
Ⅳ级	昏迷，中度至重度偏瘫，去大脑强直早期	Glasgow 昏迷评分7～12分，有或无运动功能障碍
Ⅴ级	深昏迷，去大脑强直，濒死	Glasgow 昏迷评分3～6分，有或无运动功能障碍

注：①伴有严重系统疾病（如动脉粥样硬化、高血压等）或血管造影证实严重脑血管痉挛者，加1级；②将未破裂动脉瘤归为0级，将仅有颅神经麻痹而无急性脑膜刺激征者列为Ⅰa级

SAH 的影像诊断，首选头部 CT 扫描。这是诊断 SAH 的基本检查，其敏感性近100%。头部 CT 扫描能显示 SAH 出血的部位及程度，出血部位对病因诊断具有指导性意义。SAH 出血程度的评估通常采用 Fisher 分级（表 7 – 2），分级越高，脑血管痉挛（cerebral vasospasm，CVS）的发生率越高，其对 CVS 的预测有一定价值。

表 7 – 2 SAH 头部 CT 表现的 Fisher 分级

分级	CT 表现
Ⅰ级	蛛网膜下隙未见血液
Ⅱ级	纵裂、脑岛池等各扫描层面有薄层血液，厚度＜1mm，或血液弥漫分布于蛛网膜下隙
Ⅲ级	蛛网膜下隙有局限血凝块，或垂直各层面血块厚度≥1mm
Ⅳ级	脑内或脑室内有血块，无或有弥漫性蛛网膜下隙出血

2. **诊治思维** 既往体健的产妇，术中主诉剧烈头痛，首先要明确头痛的部位、性质、程度及伴随症状进行鉴别诊断。头疼的原因很多但不典型，围术期头痛十分常见，且以血管性头痛为主。血管性头痛分为原发性和继发性两大类。因头部血管舒缩功能障碍引起的头痛，称为原发性血管性头痛，包括偏头痛、丛集性头痛等；有明确的脑血管疾病所致的头痛，称为继发性头痛，包括高血压、SAH、脑卒中、颅内血肿、脑血管炎等所引起的头痛。偏头痛以发作性中重度、搏动样头痛为主要表现，头痛多为偏侧，常伴家族史，可由食物、药物、精神及环境因素诱发，发作前部分产妇有先兆症状；丛集性头痛以一侧眶周和前额的突发性搏动痛或胀痛为主，头痛突发突止，发作时间较恒定，发作时常伴有眼部充血、流泪、鼻阻、流涕，病侧可出现 Horner 综合征；继发性头痛主要以原发性疾病的症状为主，头痛部位不典型，轻重不一，常伴局灶性体征，如癫痫、颅神经功能障碍、意识障碍、肢体偏瘫、脑膜刺激征及脑疝等。一旦头疼伴随神经功能障碍，鉴别相应的原发疾病对临床的处理措施及其预后都至关重要。

3. **规范处理**　由于动脉瘤或者颅内动静脉畸形常常缺乏相应的典型症状，而且其诊断又主要依据影像学证据，出于经济方面的考虑，况且源于射线的辐射问题，对所有妊娠产妇进行颅内 CT 筛查是不现实的。病史采集虽然十分重要，但能明确颅内血管畸形的诊断，几乎是不可能的。许多研究表明，大约 10% 的 SAH 患者有家族史，如果有 2 个或 2 个以上一级亲属发生 SAH，通过筛查发现动脉瘤的概率大约为 10%。因此，对于此类产妇，可以考虑进行筛查。针对 SAH 的流行病学调查，其可控的独立危险因素似乎只有吸烟、酗酒和高血压[8]。高血压是 SAH 的重要危险因素，同时可能是动脉瘤形成和致命性动脉瘤破裂的危险因素；吸烟是影响动脉瘤形成、生长和破裂的最重要的可干预危险因素，应鼓励戒烟；酗酒特别是突然大量饮酒，是动脉瘤破裂的危险因素，应制止酗酒。应该明确的是，SAH 发病较急，病情复杂，治疗困难。相对于治疗而言，改变生活习惯，控制血压，早期手术或者介入干预显得极为重要。

4. **经验与教训**　产妇围术期发生不明原因的呼吸心搏骤停，首先要考虑羊水栓塞的可能。羊水栓塞可迅速发展为呼吸循环衰竭，或以弥散性血管内凝血（DIC）作为首发症状，其后可伴随肾衰竭为主的多器官功能衰竭。该产妇以剧烈头疼为主述，未表现明显的呼吸困难及低氧血症。且呼吸骤停发生时，循环系统较为平稳，手术术野也未见到明显的凝血障碍，随后出现瞳孔对光反射消失等脑疝特征性体征，排除羊水栓塞后，应考虑颅内大量出血导致颅内压迅速增高突发脑疝的可能。在缺乏影像学诊断的前提下，临床上以经验治疗为主。控制血压、应用止血药物以减少颅内出血量，严密监测，维持呼吸循环系统平稳。脑疝是由于急剧的颅内压增高造成的，颅内压增高的处理原则为快速静脉输注高渗降颅内压药物，以缓解病情，争取时间。当确诊后，根据病情迅速完成开颅术前准备，尽快手术去除病因。如难以确诊或虽确诊而病因无法去除时，可选用脑室外引流、脑脊液分流等姑息性手术，以降低颅内高压和抢救脑疝。

产后出血仍是我国孕妇和产妇死亡的首要原因，子宫收缩药物的使用，大大减少了围术期出血量，为预防产后出血最重要的常规推荐措施。卡前列素氨丁三醇为天然前列腺素 F2α 的（15S）-15 甲基衍生物的氨丁三醇盐溶液，前列腺素及其衍生物可促进平滑肌收缩或舒张，尤其是子宫平滑肌。临床药理效应与前列腺素的分型、作用部位及药物浓度相关。在子宫平滑肌，卡前列素氨丁三醇促进钙离子内流，刺激子宫收缩。同时作用于胃肠道平滑肌，引起呕吐或腹泻。对于支气管平滑肌，卡前列素氨丁三醇主要引起支气管平滑肌收缩，导致气促、呼吸困难。对于循环系统，前列腺素的药理作用极其复杂，前列腺素 E 能扩张血管，增加器官血流量，降低血管阻力，并有排钠作用，从而使血压下降，而前列腺素 F 可使兔、猫血压下降，却又使大鼠、狗的血压升高。临床上卡前列素氨丁三醇使用后常可见血压增高，可能与药物快速入血，引起血管平滑肌收缩有关。同时，恶心呕吐反应可使颅内压增高，亦可代偿性引起血压增高。应当明确的是，剖宫产术中止血，外科缝合以及确保胎盘剥离完全为首要止血措施。子宫收缩药物局部吸收入血，引起循环系统剧烈波动，在静脉使用时尤为明显。产科医师应该评估子宫收缩药物的使用指证，并熟悉相关药物的不良反应。本例产妇虽合并动脉瘤，但胎儿娩出前，分娩镇痛及麻醉效果确切，循环系统平稳。术中主诉明确的剧烈头痛与卡前列素氨丁三醇的使用时间高度契合，应高度怀疑卡前列素氨丁三醇导致血压增高的不良反应促进了动脉瘤破裂的发生。因此，对于合并心脑血管疾病的产妇，子宫收缩药物的使用应该更加谨慎，麻醉医师应评估产妇的耐受情况，严密监测的同时提前做好应急准备。

5. 研究进展　SAH 特别是动脉瘤破裂导致的 SAH，是一种严重的脑血管疾病，具有很高的致死率和致残率[9、10]。尽管近年来药物治疗、显微神经外科手术技术以及血管内栓塞治疗技术已经取得了长足的进步，但 SAH 的死亡率仍很高，且在存活的产妇中致残率高，社会及家庭负担沉重。有研究表明，大量饮酒、围术期高血糖、临床 Hunt - Hess 分级（Ⅳ～Ⅴ级）、颅脑 CTFisher 分级（Ⅲ～Ⅳ级）、动脉瘤多发以及术后再出血、脑血管痉挛是 SAH 产妇预后不良的危险因素[11]。在过去的数十年中研究人员把他们的精力主要集中在脑血管痉挛的研究上，并认为这可能是导致 SAH 产妇预后不佳的主要原因[12]。然而研究发现，即使药物治疗能够有效地缓解 SAH 后的脑血管痉挛，但并不能明显改善产妇的预后，可见 CVS 并不是引起 SAH 预后不佳的主要原因[13]。近年来研究发现，早期脑损伤（early brain injury，EBI）可能是导致 SAH 产妇预后不佳的主要原因[10]。SAH 后 EBI 即 SAH 后 72 小时内出现的全脑的直接损伤[14]。研究发现，EBI 机制复杂，涉及一系列病理生理改变，如颅内压的快速升高、血脑屏障破坏、自噬、细胞凋亡、炎症反应以及氧化应激等[15]。进一步深入研究 EBI 发生机制，将有可能为 SAH 的临床治疗提供新的思路和方法。

四、专家点评

颅内动脉瘤在人群发病率约 2%，妊娠期合并颅内动脉瘤发病率与普通人群相当或略高。动脉瘤最大的风险在于其破裂造成 SAH。既往无症状动脉瘤年破裂概率 0.05% ～6%。动脉瘤首次破裂出血会造成 1/3 产妇死亡，若不及时治疗将近 1/3 的产妇会死于再次出血，且多发生于 6 周内，严重危及产妇生命。出血倾向与动脉瘤直径、大小、类型有关。直径小于 4mm 以下的动脉瘤颈和瘤壁均较厚，不易出血。而 90% 的出血发生在动脉瘤直径大于 4mm 产妇。暂时不需要治疗未破裂动脉瘤的情况包括无家族史；动脉瘤直径小于 1cm、外形光滑的动脉瘤；生长在海绵窦内动脉瘤。

颅内动脉瘤的明确诊断依靠神经放射数字减影血管造影术（digital subtraction angiography，DSA）。在无症状普通人群进行颅内动脉瘤筛查并无可行性及临床实际价值。妊娠期动脉瘤破裂率 5.8/10 万～20/10 万，略高于普通人群。SAH 后早期识别，早期诊断和早期处理有利于产妇转归。本文病例在剖宫产过程中出现动脉瘤破裂出血，符合 SAH 临床特点，虽经积极治疗，但预后很差。SAH 后颅内压急剧升高，部分病例诱发神经源性肺水肿及心肌损害，导致心肺等多器官功能衰竭。

妊娠期合并颅内动脉瘤明确诊断后，治疗方案的选择就显得相当重要，需要多学科团队合作制定治疗方案。治疗方案需要考虑是及时终止妊娠还是继续妊娠，是先行产科手术还是先行处理颅内动脉瘤，以及如何合理选择动脉瘤夹闭术和血管内介入治疗，围术期处理既要尽力保证孕妇的安全，又要避免对胎儿的伤害，从而降低孕产妇的死亡率。（点评专家：首都医科大学附属北京天坛医院　韩如泉）

（病例提供：首都医科大学附属北京妇产医院　丁志刚）
（校验人员：广州市妇女儿童医疗中心　曾敏婷　徐海平）

参 考 文 献

［1］ Sadasivan B, Mailik GM, Lee C, et al. Vascular malformations and pregnancy. Surg Neurol, 1990, 33 (5): 305 – 313

［2］ Donaldson JO. Neurology of Prengnancy. 2nd edition. London, WB saunders, 1989: 19

［3］ Dias MS, Sekhar LN. Intracranial hemorrhage from aneurysms and arteriovenous malformations during pregnancy and the puerperium. Neurosurgery, 1990, 27(6): 855 – 865

［4］ Piotin M, de Souza Filho CB, Kothimbakam R, et al. Endovascular treatment of acutely rupture intracranial aneurysms in pregnancy. Am J Obstet Gynecol, 2001, 185(5): 1261 – 1262

［5］ Mas JL, Lamy C. Stroke in pregnancy and the puerperium. J Neurol, 1998, 245(6 – 7): 305 – 313

［6］ Holcomb WL Jr, Petrie RH. Cerebrovascular emergencies in pregnancy. Clin Obstet Gynecol, 1990, 33 (3): 467 – 472

［7］ Yih PS, Cheong KF. Anaesthesia for caesarean section in a patient with an intracranial arteriovenous malformation. Anaesth Intensive Care, 1999, 27(1): 66 – 68

［8］ 姜睿璇, 张娟, 边立衡. 2013 年欧洲卒中组织关于颅内动脉瘤及蛛网膜下隙出血的管理指南(第二部分), 中华卒中杂志, 2014, 9(6): 605 – 613

［9］ Ansar S, Maddahi A, Edvinsson L. Inhibition of cerebrovascularraf activation attenuates cerebral blood flow and prevents upregulation of contractile receptors after subarachnoid hemorrhage. BMC Neurosci, 2011, 12: 107

［10］ Sehba FA, Hou J, Pluta RM, et al. The importance of early brain injury after subarachnoid hemorrhage. Prog Neurobiol, 2012, 97(1): 14 – 37

［11］ Huntie – min. Risk Factors of Poor Prognosis of Subarachnoid Hemorrhage Caused by Ruptured Intracranial Aneurysms. Chinese General Practice, 2011, 14: 151 – 155

［12］ Golan E, Vasquez DN, Ferguson ND, et al. Prophylactic magnesium for improving neurologic outcome after aneurysmal subarachnoid hemorrhage: systematic review and meta – analysis. J Crit Care, 2013, 28 (2): 173 – 181

［13］ Macdonald RL, Higashida RT, Keller E, et al. Clazosentan, an endothelin receptor antagonist, in patients with aneurysmal subarachnoid haemorrhage undergoing surgical clipping: a randomised, double – blind, placebo – controlled phase 3 trial(CONSCIOUS – 2). Lancet Neurol, 2011, 10(7): 618 – 625

［14］ Cahill J, Calvert JW, Zhang JH. Mechanisms of early brain injury after subarachnoid hemorrhage. J Cereb Blood Flow Metab, 2006, 26(11): 1341 – 1353

［15］ Fujii M, Yan J, Rolland WB, et al. Early brain injury, an evolving frontier in subarachnoid hemorrhage research. Transl Stroke Res, 2013, 4(4): 432 – 446

病例 26　双胎妊娠剖宫产术中脑出血

一、导读

妊娠期脑出血是产科急重症，病情凶险，虽然罕见，但却是导致产妇发病和死亡的重要原因之一，最主要病因是脑血管畸形（动脉瘤、动静脉血管畸形、烟雾病）和妊娠期高血压疾病（子痫前期、子痫）。此类产妇往往需由专门的多学科单位进行诊断和管理，以便快速获得产科、神经病学、神经放射和康复服务方面的专门知识。了解妊娠期脑出血的临床特点，提高对此病的认识和警惕性，有利于降低其危害程度。

二、病例介绍

1. 基本资料　产妇，31 岁，身高 160cm，体重 78kg。主因"孕 1 产 0，宫内妊娠 37^{+2} 周，双活胎，LOA/ROT，高危妊娠，双胎妊娠，IVF 术后"入院。

2. 术前访视

既往史：孕期发现甲状腺功能亢进，未用药物治疗；否认妊娠期高血压、妊娠期糖尿病等病史。

查体：体温 36.5℃，血压 115/71mmHg，心率 70 次/分，胎心率 143 次/分。血常规：入院血小板 $109 \times 10^9/L$，1 日后降至 $93 \times 10^9/L$，无牙龈出血、阴道流血异常，查体无皮肤淤斑淤点；血红蛋白 108g/L；凝血功能正常。心脏彩超：二尖瓣反流（轻度）、心电图正常、甲状腺功能正常。

3. 麻醉实施和管理　产妇入室后开放外周静脉并输液，连接监护仪监测生命体征。入室血压 120/73mmHg、心率 65 次/分、血氧饱和度 99%。常规连续硬膜外麻醉后行子宫下段剖宫产术。胎儿娩出后，腹部放置沙袋，手术医师予子宫肌层注射缩宫素 40U 及卡前列素氨丁三醇（欣母沛）250μg。出胎后 10 分钟，血压降至 78/32mmHg，心率 58 次/分，麻醉医师给予阿托品 0.5mg 静脉滴注，血压回升至 100/56mmHg，心率 80 次/分，10 分钟后予多巴胺 5μg/（kg·min）持续输注维持血压稳定。因子宫软，缩复差，予 B - Lynch 缝合术，宫缩渐好转。出胎后 30 分钟，产妇诉头痛、烦躁不合作，测量血压 150/100mmHg，血氧饱和度 97%，立即停止输注多巴胺，予面罩吸氧、右美托咪定 30μg 持续输注后，产妇症状改善，应答正常，术毕行静脉 PCA 镇痛转 MICU 观察监护。术中出血 1020ml、尿量 100ml、入液 1250ml，予配同型红细胞 4U，带入 MICU 输血。出室生命体征：血压 125/84mmHg、心率 70 次/分、血氧饱和度 97%。

4. 转入 MICU　产妇生命体征：体温 36.0℃，呼吸频率 14 次/分，心率 56 次/分，血氧饱和度 100%，血压 145/99mmHg，复测 106/64mmHg。轻微嗜睡，可唤醒，对答切题，诉右侧头部胀痛，面色稍苍白。查体：额纹对称，双侧瞳孔等大同圆，对光反射灵敏，眼球运动可；左侧鼻唇沟变浅，伸舌向左偏；左侧上肢感觉缺失，左侧下肢感觉减退，右侧上肢及下肢感觉正常；肌力：左侧上肢1级，左侧下肢3$^+$级，右侧上下肢均为5级；肌张力：左侧上下肢均增高，尤以左下肢明显，右侧上下肢肌张力正常；四肢腱反射亢进，病理反射未引出。考虑颅内出血，立即联系放射科行头颅CT检查，并予呋塞米、甘露醇脱水，降低颅内压，地西泮镇静等对症支持治疗，密切监测血压、心率、呼吸等生命体征，控制产妇血压122/79mmHg左右。头部CT平扫＋三维检查所见：右侧颞叶、放射冠区急性出血灶(量约15ml)。积极联系外院神经外科ICU，予转院进一步治疗。

5. 转入外院产妇生命体征平稳，神志清楚，左侧偏瘫。CTA检查示：颅内动脉瘤破裂。目前已完成手术治疗，产妇康复良好。

三、病例分析

(一)关键问题

1. **妊娠期脑出血概述及发病率**　脑卒中是一种突然起病的脑血液循环障碍性疾病，包括出血性脑卒中和缺血性脑卒中。脑出血是出血性脑卒中的表现形式之一，而与妊娠相关的脑出血又包括妊娠期脑出血和产褥期脑出血。妊娠及产褥期脑出血发病率高于非妊娠期妇女[1]。不同研究报道、不同国家与地区，报道发病率不同，发病率最高的地区为中国和台湾。各地区报道发病率分别为每10万次妊娠：欧美地区4.6～25.5例、日本7.5例、台湾地区10.5～25.3例、中国53例；产妇死亡率欧洲1.4%～26%、日本13%～23%、台湾地区19.3%～20.3%、中国33.3%[1~8]。

2. **妊娠期脑出血的临床表现**　妊娠期脑出血的临床表现主要分为颅内压增高症状和神经系统定位体征。临床症状体征因出血部位及出血量不同而异，产妇常有剧烈头痛、头晕、呕吐、视物模糊、伴或不伴有局灶性神经功能缺失、癫痫发作、感觉改变、意识障碍或昏迷。查体可发现有不同程度的瞳孔变化，瞳孔不等大常发生于颅内压增高出现脑疝的产妇。脑疝是脑出血最需紧急处理的临床并发症，是导致预后不良的主要原因。脑出血后血压明显升高，但并非所有脑出血产妇都出现高血压，对出现突发进行性头痛但血压不高的产妇也应提高警惕，同时注意与偏头痛、非偏头痛样原发性头痛、发作性头痛、颅内静脉血栓、高血压(先兆子痫/子痫等)、硬膜穿破后等引起的头痛相鉴别。

3. **妊娠期脑出血的相关病因**　中国的一项单中心研究调查显示，引起妊娠期/产褥期脑出血最常见的病因为脑血管畸形66.7%(动静脉血管畸形17%、动脉瘤16%、烟雾病16%)，其次为先兆子痫/子痫引起的重度高血压(17%)，其他如颅内肿瘤占11%，海绵状血管瘤占6%，不明原因者高达11%[8]。日本研究中也显示，最主要的原因为脑血管疾病，约占60%(动脉瘤19.8%、动静脉畸形17.1%、烟雾病1.8%、海绵状血管瘤7.2%、可逆性脑血管收缩综合征4.5%、其他7.2%)；其次为妊娠期高血压疾病(11.7%)与HELLP综合征(8.1%)，其他原因有产科并发症(6.3%)及不明原因16.2%[4]。而西方国家报道最常见的原因为先兆子痫/子痫引起的重度高血压(占25%～45%)，其次为脑血管畸形[1,2]。我国台湾地区最主要病因为子痫(37%)和脑血管畸形(26%)，其次为凝血病22%(S蛋白缺乏11%、其他11%)、动脉瘤(5%)，不明原因占21%[6]。另外，部分研究报道中的少见病因还有皮质静脉血栓形成(引起的缺血性改变可能会导致脑实质出血)[2]、绒毛膜癌(最常转移至心、肺、脑)[1]。

4. 妊娠期脑出血的危险因素 妊娠期脑出血的重要危险因素是高血压、动脉瘤破裂及动静脉畸形,其他危险因素有高龄妊娠、心脏疾病(风湿性心脏病、感染性心内膜炎)、总胆固醇≥5.16mmol/L、药物滥用(包括可卡因、饮酒、吸烟),可能与这些疾病引起血管内皮的损伤有关[6]。而其他如妊娠剧吐、早产、多产、分娩时过度用力、产前出血、输血、产后感染、体液电解质失衡、硬脊膜穿破(颅内压降低可能导致原本受牵拉的交通静脉发生破裂)等都可能成为脑出血等诱发因素。另外,欧洲国家,种族(白种人、非裔美国人及西班牙人发病率最高)也是独立危险因素之一[9]。

5. 妊娠期脑出血的发生时间 妊娠期脑出血可发生于整个妊娠及产后期间。Davie等在回顾性报告中指出,脑出血最常发生在孕中期和产褥期,动脉瘤破裂引起的脑出血在妊娠各期及产褥期发生率相同,而动静脉畸形破裂则易发生在孕早期和产褥期[1]。日本的回顾型研究分析则发现,动脉瘤破裂更易发生在孕晚期和产褥期(≥24小时);动静脉畸形破裂发生率在孕中期达到高峰,分娩后下降;而妊娠期高血压疾病和HELLP综合征者最易发生在分娩时及产后早期(<24小时)[4]。台湾回顾性分析显示,脑出血最常发生在孕中晚期和产褥期,各分期发生率相同[6]。中国研究报告显示,所有出血性脑卒中产妇主要发生在孕中晚期[8]。

(二)诊治思维

迅速诊断治疗是改善妊娠期脑出血预后的重要途径。首先需要各学科医师能提高警惕(产妇是否存在危险因素和诱发因素),结合临床症状、系统全面的神经科查体及影像学检查综合判断。计算机断层扫描和磁共振脑部成像对于脑出血的定性、诊断及严重程度判断有重要的价值。对疑似有血管畸形者,可考虑行血管造影检查。

1. 诊断依据

(1)病史:甲亢未规律治疗史;血小板降低史。

(2)症状:产妇突发头痛、烦躁不安,伴血压升高

(3)查体:右侧头部胀痛、有神经系统定位体征。

(4)头颅CT:右侧颞叶、放射冠区急性出血灶。

(5)病因:CTA检查示颅内动脉瘤破裂。

(6)危险因素:药物所致高血压。

2. 鉴别诊断 应注意与原发性头痛(偏头痛)、发作性头痛、颅内静脉血栓、高血压(先兆子痫/子痫等)、硬膜穿破后等引起的头痛相鉴别。

3. 治疗 治疗原则为安静卧床、降低颅内压、控制血压稳定、适当镇静、防止继续出血及并发症的发生,降低死亡率、残疾率,减少复发。对病情危重致颅内压过高出现脑疝者,内科保守治疗效果不佳时,应及时进行外科手术治疗。脑出血病情控制后,宜尽早进行康复治疗,对恢复产妇的神经功能,提高生活质量有益。

治疗方案如下。

(1)安静卧床。

(2)密切监测血压、心率、呼吸等生命体征,控制血压平稳。

(3)对症支持治疗:降低颅内压(呋塞米、甘露醇脱水),镇静。

(4)手术治疗。

(5)后期康复治疗。

(三)规范处理

遵循颅内出血管理的一般原则，产妇血压需要严格监控。对有高危因素如合并有慢性高血压、脑血管畸形、血液疾病等基础疾病者以及高龄孕妇等应规律行产前检查，监测血压及与基础疾病相关的临床指标，并注意神经系统症状体征变化。对于高血压产妇，应避免血压波动，适时降压治疗。对于子痫前期产妇，尽早、安全实施分娩计划是最好的治疗方法。动脉瘤和血管畸形者需要得到明确的治疗（通过外科手术或血管内治疗），手术时机取决于神经外科。当然，分娩时机和分娩方式受产科因素控制。对疑似子痫但对硫酸镁治疗无效者，应立即进行影像学检查，以除外脑卒中。阴道分娩时，避免过度用力及疼痛刺激，建议使用硬膜外分娩镇痛。剖宫产可避免阴道分娩时与 Valsalva 动作相关的高血压风险。

(四)经验与教训

麻醉医师应关注产科用药，了解产科用药对麻醉的影响。妊娠期高血压疾病产妇在使用子宫收缩剂时应更为谨慎。缩宫素可作为首选药物，但应缓慢的滴注，因其血流动力学效应相比于健康的产妇，可能在伴有重度子痫前期的产妇中更不易预测；麦角生物碱有倾向于引起严重高血压及增加颅内出血风险，对于子痫前期产妇是绝对禁忌；卡前列腺素（15 - 甲基 - PGF2α）在缩宫素对子宫收缩无效时，可以在考虑相应的风险效益比后谨慎用药，因其同样具有促进血压升高风险[10、11]。

在本病例中，一则该产妇有甲状腺功能亢进史，虽然甲状腺功能正常，入室生命体征平稳，但仍应密切关注围术期血流动力学改变；二则，产妇为双胎妊娠，麻醉后扩血管效应及胎儿娩出后腹内压骤降对血流动力学影响较大；再则，由于双胎子宫大、软，宫缩差，术中出血较多，在产妇出现低血压、低心率后，麻醉医师使用血管活性药物阿托品和多巴胺提升血压和心率；而产科医师则在催产素使用无效后又追加药物卡前列素氨丁三醇注射液（欣母沛）；三种提升血压的药物复合应用在一起，促使血压骤升，导致产妇潜在颅内动脉瘤破裂出血。

四、专家点评

随着二孩政策的开放，妊娠合并脑出血发病率逐年升高，猝不及防，本疾病已成为产妇一枚新的定时炸弹。青年人脑出血多见于动脉瘤、动静脉血管畸形、烟雾病等，而产妇本身是一类特殊人群，妊娠过程中一系列生理改变，如果同时存在脑血管基础疾病，脑出血风险更高。

本例产妇为双胎妊娠，高危妊娠，术前血小板下降（93×10^9/L），且未知产妇存在脑动脉瘤的基础疾病，术中由于麻醉药物、出血等原因，产妇血压下降至 78/32mmHg，心率 58 次/分，此时需要立即处理，否则可能出现多器官功能衰竭，特别是脑组织。麻醉医师给予了有效的处理措施（阿托品 0.5mg，静脉滴注），血压升至 100/56mmHg，心率 80 次/分。若后续血压仍下降不能维持，在临床上是可以使用多巴胺等血管活性药物维持血压，但需要密切监测，确保血压平稳。该产妇颅内动脉瘤的基础疾病在术前未筛查，虽然术中使用血管活性药物、产科使用缩宫素及欣母沛均为常规治疗，此时却更增加了颅内动脉瘤破裂出血风险。

因此，是否提倡妊娠期常规筛查脑血管病(如动脉瘤、动静脉血管畸形、烟雾病等)值得探讨。

颅内动脉瘤等往往是没有症状的，产前行颅脑 CTA、DSA 或 MRA 亦不现实，不仅费用昂贵，且需要注射造影剂，一旦进入胎儿循环，会在胎儿膀胱内出现，排入羊水后被胎儿吞咽，经胎儿消化道吸收，有潜在风险。探索一种无创性、产妇无禁忌、操作性好、廉价的检查方法已迫在眉睫。

脑电图(EEG)检查在临床应用较广泛，为无创性检查，孕产妇无禁忌，操作简单，对于颅内血管瘤、动静脉畸形、颅内占位等引起的脑细胞异常高频放电可能具有一定的敏感性，能否作为常规筛查，目前尚缺乏足够的证据。

目前，经颅多普勒超声(TCD)诊断在临床得到了广泛的应用，由于它的无创伤性，操作简单，从而大大提高了脑血管病的诊断水平，对脑卒中预防，指导选择脑血管手术的最佳时机，以及心脏及颈动脉手术和在抢救重危患者中监护其脑血流状况，均具有较大临床价值，能否用于妊娠期常规筛查脑血管病，期待更多的临床随机对照研究。(点评专家:广东省妇幼保健院 广东省儿童医院 广东省妇产医院 罗毅平)

(病例提供:广东省妇幼保健院 广东省儿童医院 广东省妇产医院 漆冬梅 胡祖荣)

(校验人员:广州市妇女儿童医疗中心 曾敏婷 徐海平)

参 考 文 献

[1] Davie CA, O'Brien P. Stroke and pregnancy. J Neurol Neurosurg Psychiatry, 2008, 79(3): 240 - 245

[2] Khan M, Wasay M. Haemorrhagic strokes in pregnancy and puerperium. Int J Stroke, 2013, 8(4): 265 - 272

[3] Bateman BT, Schumacher HC, Bushnell CD, et al. Intracerebral hemorrhage in pregnancy: frequency, risk factors, and outcome. Neurology, 2006, 67(3): 424 - 429

[4] Yoshida K, Takahashi JC, Takenobu Y, et al. Strokes Associated With Pregnancy and Puerperium: A Nationwide Study by the Japan Stroke Society. Stroke, 2017, 48(2): 276 - 282

[5] Yoshimatsu J, Ikeda T, Katsuragi S, et al. Factors contributing to mortality and morbidity in pregnancy - associated intracerebral hemorrhage in Japan. J Obstet Gynaecol Res, 2014, 40(5): 1267 - 1273

[6] Jeng JS, Tang SC, Yip PK. Incidence and etiologies of stroke during pregnancy and puerperium as evidenced in Taiwanese women. Cerebrovasc Dis, 2004, 18(4): 290 - 295

[7] Cheng SJ, Chen PH, Chen LA, et al. Stroke during pregnancy and puerperium: clinical perspectives. Taiwan J Obstet Gynecol, 2010, 49(4): 395 - 400

[8] Liu XJ, Wang S, Zhao YL, et al. A single - center study of hemorrhagic stroke caused by cerebrovascular disease during pregnancy and puerperium in China. Int J Gynaecol Obstet, 2011, 113(1): 82 - 83

[9] James AH, Bushnell CD, Jamison MG, et al. Incidence and risk factors for stroke in pregnancy and the puerperium. Obstet Gynecol, 2005, 106(3): 509 – 516

[10] Pallab Rudra, Sonela Basak, Dilip Patil, et al. Recent advances in management of pre – eclampsia. BJMP, 2011,4(3):a433

[11] Jenny Tuckey. Review of Controversies in Obstetric Anesthesia and Analgesia. Resuscitation, 2012, 83 (8): e165 – e166

病例 27　妊娠合并盆腔恶性肿瘤剖宫产术后并发脑梗死

一、导读

妊娠期由于血流状态的改变使其发生栓塞性疾病的概率大大增加,该病的致死率和致残率较高,而产妇术后出现合并脑梗死的案例目前报道并不多。孕妇术前血液处于高凝状态且延及产褥早期,术前产科和麻醉医师均应充分评估血栓形成的高危因素,必要时应考虑给予预防性抗凝治疗。

二、病例简介

1. 基本资料　患者,女性,35 岁,孕 2 产 0,妊娠 37^{+5} 周。既往于外院行体外受精 – 胚胎移植术(in vitro fertilization – embryo transfer,IVF – ET),植入两枚囊胚,停经 40^+ 天查尿妊娠试验阳性,B 超提示宫内单活胎。此后产检产科 B 超多次提示:患者右附件区囊实性包块,胎儿发育异常:膈疝、继发性肺发育不良、双足姿势异常。孕 34^+ 周因胎儿生长受限住院,予补液、促胎肺成熟治疗。超声:子宫右旁见囊实性包块,边界清,大小约 136mm×118mm。包块内可见稍高回声团,边缘及内部未见彩色血流信号,孕 37^+ 周门诊胎监无反应,变异欠佳,收入院。术前诊断:孕 2 产 0 宫内妊娠 37^{+5} 周单活胎左枕前位高危妊娠监督;胎儿宫内窘迫;胎儿染色体异常;胎儿畸形(左侧膈疝);体外受精与胚胎移植术后;胎儿生长发育迟缓羊水过多;盆腔包块性质待查。

既往史:一年前因"输卵管炎"在外院行"腹式左侧输卵管切除术 + 子宫肌瘤剔除术",对"头孢类抗生素"过敏。否认"高血压""糖尿病""肾病"等慢性病史。否认"肝炎""结核"等传染病史。两次 IVF – ET 术失败史。

2. 术前检查　纤维蛋白原 4.66g/L,抗凝血酶 – Ⅲ 77.4%;余检查检验结果无明显异常。

3. 硬膜外麻醉及手术过程　开放静脉输液通道,产妇左侧卧位,消毒铺巾,择 $L_{2 \sim 3}$ 为穿刺点,穿刺及置管过程顺利,翻身后注射 1% 利多卡因 3ml 试验剂量,5 分钟后未见蛛网膜下隙麻醉及局部麻醉药中毒征象,分 3 次给予 0.75% 罗哌卡因共 15ml,针刺法测定麻醉平面达 T_6,手术开始。麻醉效果佳,术中以左枕前位娩出一活婴,重 1.89kg,Apgar

评分1分钟、5分钟、10分钟分别为8分、9分、9分,羊水清,约1150ml,胎盘、胎膜娩出完整,检查右侧附件包块约15cm×15cm×10cm,囊实性,考虑恶性肿瘤可能。在知情同意后行"右侧附件切除术+左侧卵巢活检术"。剖出胎儿送往胎儿医学科,切除肿瘤剖开见内部呈实性包块,黄色及暗红色组织交杂,可见乳头,送病理检查。术中循环尚稳定,手术顺利,共出血约1000ml,腹腔暗红色液体约1000ml,输液1900ml,红细胞2U,手术耗时近3小时,患者神清语明,生命体征平稳,停留尿管通畅,尿色清。术后考虑产妇盆腔粘连严重、创面大,存在再次渗血、出现腹腔内出血可能,遂转入MICU监护。

转入MICU时,体温36.3℃,心率99次/分,血压99/58mmHg,呼吸频率21次/分。术后2小时左右麻醉阻滞作用渐消失,双下肢恢复知觉;术后4小时左右,发现产妇神志淡漠,呼之可应,左侧肢体偏瘫,疼痛刺激无反应,肌力0级,生理反射消失,病理征阳性;右侧肢体肌力、肌张力正常,生理反射存在,病理征阴性;CT检查结果未见明显异常。考虑定位:①右侧基底节区梗死?②大脑中动脉梗死?③脑干部分梗死?

一周后产妇附件肿瘤病理结果:透明细胞癌、输卵管癌。

三、病例分析

(一)关键问题

1. 孕期血栓栓塞性疾病的高危因素

(1)孕期本身的血液成分和流变学的改变:妊娠后期血浆纤维蛋白原升高至5~6g/L,凝血因子Ⅶ、Ⅷ、Ⅸ、Ⅹ活性增加,血小板在妊娠末期增加,产后可上升至$500×10^9$/L,正常妊娠期纤维蛋白酶原显著增加,但纤溶活力下降,全血凝块的溶解时间延长,产褥期血栓栓塞形成可能性增加。

(2)卵巢过度刺激综合征(ovarian hyper stimulation syndrome,OHSS)可增加了孕期血栓栓塞疾病的发生。

OHSS是发生在辅助生殖技术中,应用促排卵药物后出现的一种医源性疾病,也是辅助生殖技术最严重的并发症之一。其病理生理学变化表现为血管通透性的增加和新生血管的生成,而卵巢来源的血管活性因子参与了这个过程的发生。临床上,产妇可表现为卵巢增大,不同程度的胃肠道不适、腹胀、腹泻,严重者可出现腹水、胸水,体重快速增加,血液浓缩,血容量不足,少尿,血栓形成,肝肾衰竭甚至危及生命。血液浓缩,血容量不足、少尿等促进了血栓形成。

(3)恶性肿瘤可增加血液的高凝状态,进一步加重血栓的形成,两者互为恶性循环。

卵巢透明细胞癌属于上皮细胞肿瘤和输卵管癌均来源于米勒管上皮,前者也是卵巢上皮性肿瘤,上皮性肿瘤的病因可能与持续排卵有关,持续排卵使卵巢表面不断损伤与修复,修复过程中卵巢表面及其内陷的包涵囊肿上皮细胞可能发生基因突变,从而诱发卵巢癌;静脉血栓的发生与一些凝血因子也参与了肿瘤的生长、侵袭和转移[1],在输卵管癌中50%患有不孕史,70%患有慢性输卵管炎,推测仍与血栓存在一定的相关性。

2. 孕期脑栓塞与麻醉所致的神经系统并发症的鉴别关键点 围术期出现神经损伤性并发症包括有区域麻醉因素和非麻醉因素的周围神经损伤(peripheral nerve injury,PNI),产妇出现PNI危险因素包括初产妇及第二产程延长等。从流行病学上来看,产妇因分娩所致的神经并发症发生率为 1.6/10 000 ~ 4.8/10 000，而其中因区域麻醉相关的神经损伤性并发症发生率为 0 ~ 1.2/10 000[2]。

（1）PNI 的典型症状为相应区域神经功能缺陷，且在穿刺过程中多存在异样感或疼痛等因素；如果术后麻醉作用持久不消，或消退后又出现，应排除硬膜外血肿的可能。

（2）临床表现上 PNI 产妇无后背痛、单侧阻滞等症状，且其症状有逐渐缓解趋势。而脑梗死产妇起病较急，有神经系统定位特征，多伴有意识障碍。

（3）本例患者首先麻醉作用已经消失，语言沟通没有障碍，而后又突然出现肌力下降和意识减退，再结合患者自身的高凝状态，首先考虑脑部梗死的可能性。

（二）诊治思维

1. 诊断要点

（1）患者存在血栓栓塞高危因素：妊娠期血液高凝状态、生殖道恶性肿瘤、多次 IVF - ET 术后潜在 OHSS 可能。

（2）患者起病特点：患者椎管内麻醉作用已逐渐消失且无意识障碍。其后突发又出现肌力下降并伴有意识障碍并逐渐加重。

（3）症状和体征：神志淡漠，左侧肢体偏瘫，疼痛刺激无反应，肌张力 0 级，生理反向消失，病理片阳性。右侧肢体肌力、肌张力正常，生理反射存在，病理征阴性。

（4）辅助检查：头部 CT 检查暂未见明显异异常，急性期（6 小时内）梗死 CT 一般不呈现明显阳性改变，暂不考虑脑出血，而梗死的可能性大。

2. 患者刚手术结束，不宜溶栓处理，在非休克的情况下脱水治疗，改善周围循环，同时进行抗凝治疗：结合术后的出凝血情况应用阿司匹林联合氯吡格雷。

（三）规范处理

1. 监测生命体征，密切关注瞳孔、意识、恶心呕吐情况，预防脑疝的发生，同时予以脱水、抗凝、改善微循环治疗。

2. 患者除接受剖宫产术之外，也呈多次 IVF - ET 术后状态，附件区肿瘤且可能为恶性，高危因素多，脑疝风险高，将患者转移至具备成人神经外科手术条件的医院进行后续治疗。

（四）经验与教训

1. 对 OHSS 的认知不足，尤其该患者行多次 IVF - ET 术，尽管症状不明显亦不应排除患者已经存在 OHSS，血栓风险极高。

2. 第一时间排除了麻醉相关的周围神经并发症，为有效的治疗争取了时间。

（五）研究进展

脑梗死又称缺血性脑卒中，是指局部脑组织因血液循环障碍，缺血、缺氧而发生的软化坏死。脑梗死常由脑血管栓塞引起，这将导致缺血区域脑细胞不可逆的坏死，其周围的缺血区可由侧支循环供血，此区域的脑血流自动调节能力缺失，血供成压力依赖型[3]，血压过低不利于缺血区域的供血。

妊娠状态的孕妇，与非妊娠状态相比，其血栓栓塞的风险增加 4 ~ 5 倍，该风险在产后升至 20 倍，大约产后 6 周恢复至非妊娠水平。妊娠期大多数血栓栓塞来源于静脉，主要有肺栓塞、深静脉血栓形成、盆腔静脉血栓形成及浅静脉血栓形成等几种类型。除了静脉血栓形成的 Virchow 三要素之外,妊娠期静脉血栓栓塞的危险因素中辅助生殖受孕的优势比(Odds ratio, OR)为 4.3,排在第四位,前三位分别是已存在的静脉血栓栓塞(OR 为 24.8)、产后出血(OR 为 9)、缺乏活动(OR 7.7 ~ 10.031)。没有进行血栓预防的妊娠患者静脉血栓栓塞高于非妊娠患者[4]。美国胸内科医师学会推荐曾经发生过静脉血栓栓塞或有血栓形成病史的患者在怀孕期间进行预防性抗凝治疗[5]。尽管国内有报道称小剂量肝素可用以预防血栓形成,但应用肝素抗凝治疗所致的出血并发症也可能大于其产生的抗栓益处[6]。

国内有报道妊娠合并急性脑梗死的麻醉案例[7,8],其术中的麻醉管理方案适用于妊娠期具有高危血栓因素的患者,根据妊娠的高危因素及临床出现的偏瘫、意识障碍等局灶体征及全脑症状,结合影像学检查,可以容易做出诊断;对不典型病例,易与脑静脉窦血栓形成及出脑出血病鉴别。该类病病残率及致死率较高,术前产科和麻醉科医师均应充分评估孕妇血栓形成的高危因素,必要时给予预防性抗凝治疗,警惕围生期不良事件发生。

四、专家点评

脑梗死多见于中老年人,通常有高血压、糖尿病、动脉粥样硬化、动脉斑块形成及心房纤颤等基础疾病,起病急,进展快,一般在 24 ~ 48 小时脑水肿达到高峰,病残率及致死率较高。

妊娠期、围生期及产后血液均处于高凝状态,特别是妊娠 6 个月后,是血栓形成的高发期,通常需常规抗凝药(如依诺肝素/维生素 K 拮抗药为代表)预防。

该例患者除了妊娠,尚存在较多的高危因素:多次行 IVF - ET 术、剖宫产术、附件肿瘤等。按照现行的对妊娠期血栓风险的 Wells 及 Caprini 评分该患者都属于静脉血栓极高危患者,出现静脉血栓栓塞的风险 >15%。产后 1 周内,血液持续高凝状态,此时最易出现血栓性疾病,应予以抗凝治疗预防血栓,但患者存在创面渗血,且不排除腹腔内出血,又是抗凝禁忌。所以,如何平衡出血及血栓这一矛盾及风险比度的加权评估,是值得我们更进一步讨论和总结的方向。这一项艰巨且重大的工作,需要更多的临床实践经验及多中心随机对照研究,相信未来会有更多、更先进、更安全、更有效的妊娠期血栓预防手段。

(点评专家:广东省妇幼保健院 广东省儿童医院 广东省妇产医院　罗毅平)

(病例提供:广东省妇幼保健院 广东省儿童医院 广东省妇产医院　孙维国　胡祖荣)

(校验人员:广州市妇女儿童医疗中心　曾敏婷　徐海平)

(本章总校验:上海交通大学医学院附属国际和平妇幼保健院　徐子锋)

参 考 文 献

[1] 徐臻,王璐,王晨阳,等. 卵巢癌患者并发静脉血栓形成的危险因素及预后研究. 中国实用妇科与产科杂志,2016,32(11):1098 - 1102

[2] Loo CC, Dahlgren G, Irestedt L. Neurological complications in obstetric regional anaesthesia. Int J Obstet

Anesth, 2000, 9(2): 99 - 124

[3] Iqbal RK, Russell R. Anaesthesia for caesarean delivery in a parturientfollowing a recent cerebrovascular event. Int J Obstet Anesth, 2009, 18(1): 55 - 59

[4] Gray G, Nelson - Piercy C. Thromboembolic disorders in obstetrics. Best Pract Res Clin Obstet Gynaecol, 2012, 26(1): 53 - 64

[5] James A, Committee on Practice Bulletins - Obstetrics. Practice bulletin no. 123: thromboembolism in pregnancy. Obstet Gynecol, 2011, 118(3): 718 - 729

[6] Benedetto C, Marozio L, Tavella AM, et al. Coagulation disorders in pregnancy: acquired and inherited thrombophilias. Ann N Y Acad Sci, 2010, 1205(1): 106 - 117

[7] 梁发, 彭宇明, 何颖, 等. 妊娠晚期合并急性脑梗死患者行急诊剖宫产术的麻醉管理. 临床和实验医学杂志, 2016, 15(19): 1957 - 1960

[8] 黄丽丽, 路屹, 郭华先. 妊娠相关性脑梗死10例分析. 蚌埠医学院学报, 2002, 27(3): 244 - 245

第八章 妊娠合并胰腺疾病

病例 28 妊娠合并高脂血症急性重症胰腺炎

一、导读

妊娠合并高脂血症胰腺炎较为少见,可发生在妊娠的任何时期,以中期和晚期多发。其病情凶险,发病急,进展迅速,一旦发展为急性重症胰腺炎,则多合并急性感染性休克、循环血量不足、心肺功能受损等并发症,对孕妇、产妇和胎儿构成重大威胁。妊娠期合并高脂血症胰腺炎的诊疗目前并无统一标准,如内科保守治疗无效或病情快速进展导致多脏器功能不全,则应及时终止妊娠,以保证母体安全。我院今年接诊 1 例此类产妇,汇报如下。

二、病例介绍

1. 基本资料 产妇,35 岁,身高约 160cm,体重 68kg。因"停经 31 周,上腹胀痛 22 小时,平卧困难 8 小时"入院。平素体健,孕 3 产 1。2010 年因"胆汁郁积症"行剖宫产分娩一女婴,足月,3200g,健存;2012 年因"宫外孕"行腹腔镜输卵管切除术,否认其他病史。

现病史:入院前 1 日,11 时感上腹疼痛并逐渐加重,20 时呕吐胃内容物一次,20:10 至妇产科急诊就医,开取检查单,20:25 至急诊科就医并留观,给予硫糖铝和黄体酮等治疗,抽静脉血发现血液呈乳糜样。0:05 结果回报:白细胞 14.3×10^9/L,中性粒细胞 94%,血红蛋白 215g/L,钾 3.6mmol/L,钠 129mmol/L,谷丙转氨酶 51U/L,白蛋白 20.7g/L,淀粉酶 190U/L,血糖 5.8mmol/L,胆碱酯酶和脂肪酶测不出。0:25 血气分析:酸碱度 7.37,二氧化碳 26mmHg,氧分压 119mmHg,钠 120mmol/L,钙 0.91mmol/L,血糖 6.7mmol/L,乳酸 3.3mmol/L,HCO_3^- 15mmol/L,BE −8.6mmol/L。心电图(ECG):窦性心律、频发房早、双房肥大、右室肥厚、不完全右束支传导阻滞、心率 91 次/分。

在急诊科停留观察期间疼痛加剧,腹胀呻吟,强迫半卧位,心率 114 次/分,上腹部疼痛和压痛,剑突下明显。产妇拒绝使用哌替啶、生长抑素和质子泵抑制药等治疗,拒绝 CT 检查。给予胃肠减压和补液治疗,效果不佳,频繁少量呕吐。4:00 检查:淀粉酶 182U/L,脂肪酶 6706U/L。7:30 意识淡漠,大汗,心率 156 次/分。血气分析提示,酸碱度 7.33,二氧化碳 17mmHg,氧分压 157mmHg,钠 121mmol/L,钙 0.67mmol/L,血糖

11.9mmol/L，乳酸6.7mmol/L，给予5%碳酸氢钠140ml。急诊科总入量1140ml，尿量300ml，胃肠减压750ml。

约9:00交班后妇产科决定收入院急诊手术终止妊娠。心率148次/分，呼吸30次/分，血压135/100mmHg，胎心140次/分，胎心监护提示频发晚期减速。术前诊断：①妊娠合并高脂血症性胰腺炎；②胎儿宫内窘迫；③宫内孕31^{+3}周，头位；④瘢痕子宫；⑤高龄妊娠。

术后诊断：①妊娠合并高脂血症性胰腺炎；②胎儿宫内窘迫；③宫内孕31^{+3}周，孕3产1，LOA剖宫产；④单一活胎；⑤早产；⑥代谢性酸中毒；⑦低钠血症；⑧瘢痕子宫；⑨高龄妊娠。

2. 麻醉与手术经过　约9:40入室，9:50开始气管插管全身麻醉，9:54手术开始，11:30手术结束，产妇12:05转入ICU。手术时间1小时36分钟，麻醉时间2小时15分钟。

产妇入室后意识清楚，表情淡漠，全身湿冷，无创血压130/80mmHg，心率145次/分，血氧饱和度95%，双肺听诊可，腹部膨隆，腹肌显紧张。全身麻醉诱导：地塞米松、芬太尼、咪达唑仑、丙泊酚、维库溴铵静脉推注；麻醉维持：丙泊酚和瑞芬太尼全凭静脉麻醉维持。麻醉中心率维持于110～160次/分，血压波动于90～160/50～90mmHg，输液4000ml[含平衡液2500ml、血定安（琥珀明胶）1500ml]；另有5%碳酸氢钠500ml；失血300ml，尿色清，量400ml。

手术简要经过：下腹正中切口，切皮后见少量血液流出如乳糜状，探查见腹腔内大量豆沙色乳糜状黏稠腹腔积液，约1000ml，宫腔内见豆沙色乳糜状黏稠羊水，量约800ml，脐带绕颈1周。迅速取出女活婴1名，窒息，体重1780g，1分钟Apgar评分3分，气管插管后10分钟评分5分，交于八一儿童医院转走后死亡。普外科探查见大网膜及肠管表面充血水肿，可见散在白色纤维膜状分泌物覆盖，胃和肠管广泛积气扩张，胰腺水肿但无明显坏死。大量温盐水冲洗腹腔，左右上腹小网膜处放置双腔引流管各一根，左右髂窝放置引流管各一根，最后减张缝合。

主要节点的血气分析如表8-1。

表8-1　主要节点的血气分析

| | 25日 | | | | | | | | | 26日 | | 27日 |
	8:40	09:22	10:02	10:38	10:45	11:26	15:37	22:08	24:00	01:17	10:33	05:28
pH	7.33	7.38	7.13	7.35	6.96	7.24	7.376	7.401	7.416	7.381	7.36	7.293
PCO$_2$（mmHg）	17	16	49	27.5	64.0	61.0	23.8	22.7	23.8	24.2	22.4	23.8
PO$_2$（mmHg）	157	134	411	401.9	305.0	341.0	169.3	148.1	138.3	134.4	168.3	168.8
SO$_2$（mmHg）	99	99	99	99.9	99	100	99.8	99.6	99.5	99.4	99.8	99.9
Hb（g/dl）	21.0	15.4	14.4	15.4	15.8	14.7	11.4	11.4	10.3	12.0	10.0	7.3
Hct%（%）	52	44	41	46	45	42	34	34	31	36	30	22

续表

	25日 8:40	09:22	10:02	10:38	10:45	11:26	15:37	22:08	24:00	26日 01:17	10:33	27日 05:28
Na⁺ (mmol/L)	121	117	138	139.9	120.0	125	140.3	144.6	142.5	142.9	142.4	145.9
K⁺ (mmol/L)	4.9	4.1	4.8	4.9	4.8	4.7	3.9	3.6	3.7	3.8	3.8	4.5
Ca²⁺ (mmol/L)	0.67	0.68	1.24	0.81	0.65	0.62	0.89	0.84	0.88	0.95	0.87	0.90
Glu (mmol/L)	11.9	9.5	7.0	7.2	7.6	7.9	8.66	11.06	9.08	9.56	11.37	11.07
Lac (mmol/L)	6.7	7.2	9.7	3.3	5.0	4.4	2.2	3.3	1.70	1.30	1.50	1.40

实验室检查如表8-2所示。

表8-2　实验室检查

	25日 05:00	25日 09:13	25日 13:20	25日 15:04	25日 16:09	25日 19:49	26日 08:49
血淀粉酶 U/L	182	303	1140	1610		2672	
血脂肪酶182U/L	6706	4056		775			
总胆固醇(mmol/L)		7.3	39.9				1.5
三酰甘油(mmol/L)		5.77	16.80				1.90
高密度脂蛋白(mmol/L)		0.97	11.99				0.60
低密度脂蛋白(mmol/L)		3.71					0.73
总蛋白(g/L)				48.0			
白蛋白(g/L)				20.0			
降钙素原(ng/ml)					11.52		

3. ICU的主要治疗经过及转归　持续镇静、呼吸机辅助呼吸、禁食水、胃肠减压、生长抑素、抗酸、乌司他丁、抗生素、白蛋白、血制品、补液、维持水电解质平衡。持续腹腔冲洗，血浆置换2次，持续性血液净化。但产妇腹压仍间断升高，入ICU后2天发生急性呼吸窘迫综合征(acute respiratory distress syndrome, ARDS)，血、痰、尿及腹腔引流液培养出现多重耐药菌。多脏器衰竭，大剂量儿茶酚胺类药物泵入无法维持循环，ARDS逐渐加重，双肺大量渗出，血氧饱和度难以维持，于入院第14日凌晨死亡，考虑直接原因为呼吸衰竭。

死亡诊断：①妊娠合并急性重症高脂血症胰腺炎；②多脏器衰竭、呼吸衰竭、感染性休克、凝血功能异常、缺氧性脑病、胃肠功能紊乱、应激性心肌病、急性肝损伤；③肺部感染；④败血症；⑤泌尿系统感染；⑥腹腔感染；⑦双侧胸腔积液；⑧腹腔积液；⑨右肾积水；⑩胎儿窘迫；⑪宫内孕31^{+3}周；⑫瘢痕子宫；⑬高龄妊娠；⑭窦性心动过速；⑮低蛋白血症；⑯电解质紊乱、低钠血症、低钙血症、低镁血症；⑰子宫肌瘤；⑱代谢性酸中毒；⑲中度贫血；⑳应激性溃疡并出血。

三、病例分析

1. 流行病学和病因学　妊娠合并急性胰腺炎，孕妇中发病率1:（1500～4500），发病急进展快，孕妇及胎儿死亡率在妊娠合并外科急腹症中居首位[1]。

病因学：胆源性疾病占57%～100%，其中胆石症为主要病因。高脂血症是妊娠合并重症胰腺炎的另一个病因，特别是高三酰甘油血症，其发病率约占患者的1:25 000。有研究提示，晚期妊娠的重症胰腺炎中近50%伴有高三酰甘油血症，这可能是妊娠合并重症胰腺炎的独立病因。孕妇及围生儿病死率为20%和50%[2~4]。

发病机制可能为：患者的雌激素、孕激素、绒毛膜促性腺激素及催乳素等的变化，易于出现高三酰甘油血症。正常妊娠中，血清胆固醇和三酰甘油在晚期妊娠时分别增加25%～50%及200%～300%，两者在分娩后24小时内即显著下降。高三酰甘油可造成血液黏稠度增加，脂肪颗粒可堵塞微血管，引起胰腺微循环，诱发急性胰腺炎。三酰甘油在胰腺中分解后产生大量的游离脂肪酸，对胰腺细胞和毛细血管具有高度毒性[1、2、5~8]。

2. 25日16:09产妇的降钙素原高达11.52ng/ml。降钙素原作为一种典型的炎症代表性指标，发生感染和炎症时可在炎性因子刺激下在全身多种器官和细胞产生。在健康人中，血浆降钙素原多低于0.05ng/ml，但在脓毒症和脓毒症休克患者中可高达1000ng/ml。多数情况下，降钙素原>0.5ng/ml即提示可能存在脓毒症，高于2ng/ml提示存在全身性炎症和感染，>10ng/ml可初步判断为重度脓毒症或脓毒症休克[9、10]。

此产妇的胰腺炎诊断：上腹部疼痛、反酸、烧心、呕吐等症状，血清脂肪酶6706U/L，大于正常上限的3倍，诊断明确。严重程度：BE −14mmol/L，钙0.9mmol/L，C−反应蛋白696mg/L，体温39.1℃，白细胞14.3×10^9/L，中性粒细胞94%，心率156次/分。意识淡漠，烦躁不安，强迫体位，大汗，循环功能持续衰竭，诊断为急性重症胰腺炎。

病因：近期无胆石症和胆囊炎表现，无饮酒和暴饮暴食。高脂血症急性胰腺炎的诊断：①三酰甘油≥11.3mmol/L，排除胆道梗阻病史，即可诊断；②三酰甘油在5.65～11.3mmol/L并伴有乳糜血，即可诊断。此产妇三酰甘油在5.77～16.8mmol/L，存在乳糜血，诊断成立。

3. 此类产妇的病情重、进展快，终止妊娠及腹腔探查清除坏死组织是必要的救治手段。麻醉管理的核心是维持组织的氧供需平衡，积极进行液体复苏。

国内外的严重脓毒症/脓毒性休克治疗指南提示[11、12]，目前脓毒症的诊断标准可参照以下标准（表8-3）。

表 8 – 3 脓毒症的诊断标准

指标	临床特点
一般临床特征	发热(体温 > 38.3℃);低体温(体温 < 36℃);心率 > 90次/分,或大于不同年龄正常值的2个标准差;气促;精神状态的改变;明显水肿或体液正平衡(24小时超过20ml/kg);高血糖症(血糖 > 7.7mmol/L)且无糖尿病史
炎症反应指标	白细胞增多(白细胞计数 > 12×10^9/L);白细胞减少(白细胞计数 < 4×10^9);白细胞计数正常但幼稚白细胞总数超过10%;血浆 C – 反应蛋白大于正常值的2个标准差;血浆降钙素原大于正常值的2个标准差
血流动力学变量	低血压(收缩压 < 90mmHg),平均动脉压 < 70mmHg 或成人收缩压下降超过40mmHg 或低于年龄段正常值的2个标准差
器官功能障碍指标	动脉低氧血症[氧合指数 < 300mmHg;急性少尿,即使给予足够的液体复苏,尿量仍然 < 0.5ml/(kg·h) 且至少持续2小时以上];血肌酐上升 > 44.2μmol/L;凝血功能异常(国际标准化比值 > 1.5 或活化部分凝血活酶时间 > 60s);肠梗阻(肠鸣音消失);血小板减少(血小板计数 < 100×10^9/L);高胆红素血症(血浆总胆红素 > 70μmol/L)
组织灌注指标	高乳酸血症(> 1mmol/L);毛细血管再灌注能力降低或淤斑形成

脓毒症和感染性休克是医疗急症,一旦诊断成立,则应尽快进行液体复苏,其初始复苏目标可以为:①中心静脉压 8 ~ 12mmHg;②平均动脉压 ≥65mmHg;③尿量 ≥ 0.5ml/(kg·h);④上腔静脉或混合静脉血氧饱和度≥0.65。

对于脓毒症导致的组织低灌注,建议在开始的 3 小时内至少给予 30ml/kg 的晶体液。在使用的液体种类方面,推荐晶体液作为严重脓毒症和脓毒症休克的首选复苏液体,不建议使用羟乙基淀粉进行复苏,复苏时可考虑使用限氯晶体液,对于低蛋白血症患者可考虑应用白蛋白。对于组织低灌注导致的高乳酸血症患者,建议根据乳酸水平指导复苏,使其降至正常。当 pH≥7.15 时,不建议使用碳酸氢钠改善血流动力学状态或减少血管活性药物的使用。完成初始液体复苏后,建议通过重复评估血流动力学指标以指导后续液体复苏,评估指标包括:全面的体格检查、生理指标评价(血压、心率、动脉血氧饱和度、呼吸频率、体温、尿量等)和其他有创或无创监测指标。

儿茶酚胺类药物的应用,推荐去甲肾上腺素作为首选,以维持平均动脉压在 65mmHg,在此基础上,可加用肾上腺素或以其替代去甲肾上腺。对于快速性心律失常风险较低或心动过缓的患者,可使用多巴胺。不推荐使用苯肾上腺素治疗脓毒性休克,不推荐将多巴胺作为肾脏保护药物。多巴酚丁胺的使用指征为:①心脏充盈压增高,心排量降低提示心肌功能障碍;②血容量和平均动脉压以纠正但仍然有灌注不足的迹象。关于血制品的使用,可在血红蛋白 <70g/L 时输注红细胞,使血红蛋白维持在 70 ~ 90g/L。

4. 丙泊酚作为一种高亲脂性的麻醉药,其代谢相当活跃,虽然其生物转化的部位主要在肝脏,但在肝硬化患者中其机体总清除率以及在稳态时的表观分布容积与正常肝功能者相比并无太大区别,因此提示非绝对禁忌用于肝功能障碍患者。但是,说明书作为具有法律效力的指导性文件,明确写出脂肪代谢紊乱或必须谨慎使用脂肪乳剂的患者使用丙泊酚注射液应谨慎。因此，此类患者中应尽量避免使用丙泊酚。

5. 经验与教训　妊娠合并高脂血症急性重症胰腺炎，是一种罕见的产期疾病，一旦发生，多数情况下病情重、进展快，病死率高，对孕妇及产妇威胁极大，是妊娠合并外科急腹症中孕妇及产妇死亡的第一位原因。因发生概率低，多数医护人员可能对其认识不足。

一旦确诊为急性重症胰腺炎，治疗原则是剖宫产取出胎儿，终止妊娠。麻醉管理以充分的液体复苏，纠正脓毒症休克改善组织灌注为目标，合理使用晶体或胶体液及血制品，根据监测指标使用血管活性药物并纠正内环境紊乱。妊娠终止后体内激素水平会迅速回调，有利于高脂血症缓解。此外，手术可缓解腹腔内高压，如果胰腺有明显坏死，可切开包膜引流，清除坏死物质，术中重复冲洗腹腔，并放置双腔引流管术后持续冲洗。

关于妊娠合并高脂血症胰腺炎的发病机制、治疗原则、手术时机和手术内容等方面各学科尚未形成统一意见，我们的经验有限，谨提供此病历以供探讨。

四、专家点评

妊娠合并急性胰腺炎是妊娠期严重的并发症，高脂血症性胰腺炎发生约占 1/25 000 分娩者，占妊娠合并胰腺炎的 4%～6%。随着生活水平提高和饮食结构的改变，发病率在我国有明显上升趋势，高脂血症所占比率高达妊娠合并急性胰腺炎的 56%。妊娠合并高脂血症性胰腺炎为重症胰腺炎的主要原因之一，通常发生在妊娠中晚期，其病情凶险，孕妇及产妇病死率及围生儿病死率为 20%～50%。研究者认为高脂血症性胰腺炎与血清胆固醇升高无关，而与血清三酰甘油水平显著升高密切相关。高脂血症既可作为急性胰腺炎的病因，又可为其结果；妊娠为继发性血脂升高的主要因素，可导致高脂血症性胰腺炎。约 75% 的妊娠期急性胰腺炎发生在妊娠晚期，据统计其早产率高达 30%～40%。因孕妇分娩后三酰甘油可明显下降，故终止妊娠有利于急性胰腺炎病情的缓解。研究发现急性胰腺炎产生的细胞因子和炎症介质可通过胎盘影响胎儿的生长发育，还可能导致胎儿宫内窘迫，甚至宫内死亡。因此，对于妊娠晚期患者，如果经多学科评估，认为胎儿出生后存活的可能性大，即应果断终止妊娠。

对于妊娠合并高脂血症性急性胰腺炎的孕妇的麻醉方法的选择需依照孕妇的病情决定。该病例产妇入院时病情危重，采用全身麻醉应该是最佳的选择。围术期期间应以以下为主要目的：①利用现有的监测手段及技能实施目标导向液体复苏，保障各脏器的循环正常；②在容量治疗的基础上合理使用血管活性药物，保障重要脏器的微循环血供及氧供；③通过血生化、血气分析及时处理治疗以维护机体内环境的稳定；④防止多器官衰竭。假设在急诊留观时该产妇积极配合检查、及早治疗，是否会改变产妇术后的转归只能留待我们探讨。对于此类产妇，包括妇产科、外科、麻醉科、新生儿科等相关科室在内的多学科协作救治是关键。及早发现、及早诊断并及早制定适合妊娠期高脂血症性急性胰腺炎的综合性治疗方案，以降低该病的发病率和死亡率。（点评专家：首都医科大学附属北京妇产医院　车向明）

（病例提供：中国人民解放军第 306 医院　苗玉良）

（校验人员：广州市妇女儿童医疗中心　曾敏婷　刘建华）

参 考 文 献

[1] 韩红梅,朴熙绪.妊娠合并高脂血症性胰腺炎治疗进展.世界华人消化杂志,2011(35):3623 – 3628

[2] 李宏亮,杜俊,江元慧,等.妊娠合并急性高脂血症性胰腺炎的临床分析.中国医刊,2013,48
(3):42 – 45

[3] 吴宸,彭方兴,罗亮,等.妊娠晚期合并高脂血症性重症急性胰腺炎治疗分析.现代医药卫生,
2016(4):578 – 580

[4] 杨建波,马欢,张丽丽,等.妊娠合并高脂血症胰腺炎的临床分析.中国医药指南,2014(35):7 – 8

[5] 朱晚林,叶斌,叶淑芳,等.妊娠晚期合并高脂血症性重症急性胰腺炎诊治分析.现代实用医学,
2015,27(7):902 – 903

[6] 汪彪,陈亮.妊娠合并急性胰腺炎诊疗进展.临床医药文献电子杂志,2017,4(26):5141 – 5141

[7] 张莉.妊娠合并急性胰腺炎的危险因素及临床诊治分析.空军医学杂志,2016,32(3):189 – 191

[8] 殷春丽,张玉泉,张晓彬,等.妊娠合并急性胰腺炎的临床特征分析.解放军医学院学报,2015
(10):1022 – 1024

[9] 柴林,肖敏,杨贤义,等.脓毒症患者血清降钙素原、C – 反应蛋白水平及诊断意义.解放军医药
杂志,2017,29(6):96 – 98

[10] 马荣国.进行降钙素原检测在诊断脓毒症方面的临床意义.当代医药论丛,2017,15(14):139 –
140

[11] 中华医学会重症医学分会.中国严重脓毒症/脓毒性休克治疗指南(2014).中华内科杂志,2015,
54(6):401 – 426

[12] 王洪亮,章志丹,黄伟.拯救脓毒症运动:脓毒症与感染性休克治疗国际指南(2016)的解读与展
望.中华重症医学电子杂志(网络版),2017,3(1):26 – 32

病例 29　妊娠合并胰腺癌的漏诊

一、导读

孕妇由于其特殊情况,在有并发症的情况下往往考虑到对胎儿的影响而不能进行全
面检查,继而漏诊、误诊,甚至威胁生命安全。本例患者合并胰腺癌,由于产前未确诊,
漏诊胰腺癌,进而影响全身凝血功能、威胁生命安全。

二、病例介绍

1. 基本资料　产妇,因"停经39周,血糖升高3个月余,见红4小时"于2015年7
月2日入院。24⁺周测空腹血糖6.44mmol/L,定期测餐后两小时血糖3.6 ~ 5.44mmol/L。

入院前一周有咽干，咳嗽无痰。入院时生命体征正常，扪及宫缩，宫口未开，胎膜未破，无下肢水肿。凝血功能分析：凝血酶原时间14s、国际标准化比值1.20、活化部分凝血活酶时间37.6s、凝血酶时间21.8s，纤维蛋白原0.611g/L，血小板$73×10^9$/L，余正常。自诉平时无血液系统疾病，无牙龈出血及淤斑，输注纤维蛋白原2g，查纤维蛋白原1.90g/L。

2. 治疗过程　患者要求经阴道分娩，于2015年7月3日9：00产一活女婴。术中探查发现阴道裂伤，予以缝合，阴道填塞纱布，卡贝缩宫素、卡前列素氨丁三醇等治疗措施，产时出血390ml。

术后1.5小时按压宫底阴道出血200ml，血不凝，保留导尿见酱油色小便，宫底轮廓不清，去除阴道纱布，产时产后出血约1165ml。心率98次/分，血压132/85mmHg。血常规：白细胞$15.24×10^9$/L，血红蛋白104g/L，血小板$71×10^9$/L。凝血功能分析：凝血酶原时间12.7s、国际标准化比值1.10、活化部分凝血活酶时间测不出、凝血酶时间20.3s，纤维蛋白原0.719g/L。血清生化：总胆红素13.8μmol/L，直接胆红素4.7μmol/L，乳酸脱氢酶654U/L，肌酐49.1μmol/L。床边B超：宫腔异常回声，腹腔少量积液。

立即予抢救治疗，输注血浆850ml、红细胞悬液3U、血小板1个治疗量，纤维蛋白原2g及晶体胶体液等。诊断为：产后出血、HELLP综合征、DIC，入MICU进一步治疗。护士查看发现阴道可扪及血肿，有波动感，于7月4日4：00因"产伤性阴道血肿"在全身麻醉下行"阴道壁缝合＋血肿切开引流术"，术中清理血块约200ml，缝合伤口，阴道填塞纱条，术中出血约400ml。术后诊为：产伤性阴道血肿、产后出血（凝血功能障碍）、HELLP综合征、产伤性宫颈裂伤、妊娠期糖尿病。

产妇感疲劳，烦躁，咳嗽、咳痰，平卧时呼吸急促，胸闷气喘。神清，体温37～37.5℃，血压122～156/71～92mmHg，血氧饱和度94%～99%，心率85次/分左右，双肺呼吸音粗，双下肢轻度水肿。凝血功能分析主要是纤维蛋白原低，血气分析示低氧血症，床边胸片：左下肺野及中野密度增高，肺炎、肺水肿、双侧胸腔积液，心影增大。心脏彩超：重度肺动脉高压（PASP 56mmHg），EF 55%，主动脉增宽，主动脉瓣及三尖瓣轻度关闭不全，右侧胸腔少量积液。血清降钙素原0.47ng/ml、肌钙蛋白0.02ng/ml。请外院血液科及ICU科会诊，主要考虑为：早期DIC、HELLP综合征。治疗措施包括减轻容量负荷、抗感染、补充凝血因子及纤维蛋白原纠正凝血功能异常、营养心肌、改善肝功能及血小板参数、预防应激性溃疡、止咳化痰及预防电解质紊乱等综合处理，于7月13日病情稍稳定出院，赴综合医院ICU进一步治疗。查全身PET-CT发现胰头占位，诊断为：胰头癌并全身转移，已失去手术时机，保守治疗，2周后死亡。

三、病例分析

1. 关键问题　本例患者的关键问题是合并晚期胰腺癌，慢性消耗性体质，继而造成凝血功能障碍。由于胰腺癌进展快、预后差，同时处在孕期发病，限制了一些检查手段的运用，漏诊后对分娩产后出血的处理造成了困扰。

2. 诊治思维　患者合并胰腺癌的诊断主要靠病史结合影像学辅助检查。由于胰腺癌的病史及临床表现可能不典型，所以即使普通人群也极有可能造成漏诊、误诊。故如孕期高度怀疑胰腺癌应行超声检查，先行排除，若疑似胰腺癌再行进一步检查、治疗。

3. 规范处理　该产妇系晚期胰腺癌，因分娩产后出血才通过 PET – CT 确诊。由于产前凝血时间延长，纤维蛋白原偏低，血小板减少，提示体内造血系统异常，可能属消耗性体质，如实施硬膜外分娩镇痛有发生硬膜外血肿的可能，故不能实施硬膜外麻醉及分娩镇痛。如产妇强烈要求分娩镇痛，可考虑静脉分娩镇痛。另外，产房应警惕产时、产后出血可能，备血，操作轻柔，一旦发生出血积极处理，做到有备无患，处乱不惊。

4. 经验与教训　产妇产前查：凝血酶原时间 14s、国际标准化比值 1.20、活化部分凝血活酶时间 37.6s、凝血酶时间 21.8s，纤维蛋白原 0.611g/L，血小板 $73 \times 10^9/L$，自诉平时无血液系统疾病，无牙龈出血及淤斑，输注纤维蛋白原 2g，查纤维蛋白原 1.90g/L。患者要求经阴道分娩。该产妇除了纤维蛋白原偏低外，凝血时间稍延长，血小板轻度减少，但是值班麻醉医师没有放过疑点，由于凝血指标及血小板均异常，即使输注纤维蛋白原后基本正常，也没有进行硬膜外分娩镇痛。从后面的情况看，如果实施硬膜外分娩镇痛，很可能出血不止，造成硬膜外血肿。另外，如果不是外院查全身 PET – CT，无法确诊胰腺癌，凝血功能差的确切原因也就无法知道。（点评专家：南京医科大学附属妇产医院　沈晓凤）

四、专家点评

1. 胰腺癌产妇诊治常为后期补充检查时确诊，临床少见。

2. 麻醉医师术前评估仔细，避免在凝血指标不正常情况下，而盲目硬膜外穿刺置管带来不必要的麻烦。（点评专家：南京医科大学附属妇产医院　沈晓凤）

（病例提供：南京医科大学附属妇产医院　冯善武　王万根）

（校验人员：广州市妇女儿童医疗中心　曾敏婷　刘建华）

病例 30　妊娠合并高脂血症急性胰腺炎的麻醉

一、导读

妊娠期间并发急性胰腺炎（acute pancreatitis in pregnancy，APIP）是妊娠合并外科急腹症中最常见的致死性因素，具有发病急、并发症多、死亡率高以及容易导致多器官功能衰竭等特点，同时由于其临床表现不典型、诊断比较困难、治疗方法并不完善等原因，致使母婴死亡率持续居高不下。

二、病例介绍

产妇，29 岁，身高 155cm，体重 65kg。孕 1 产 0。孕 35^{+4} 周，因"进食油腻食物后下腹痛伴恶心、呕吐 5 小时"急诊就诊。急诊考虑急性胃肠炎，予以完善血常规、凝血功能检查，抽血过程中发现血样呈"乳糜样"血，考虑胰腺炎不能除外，予以急诊收治入院。急诊血常规示：红细胞 $4.23 \times 10^{12}/L$，血红蛋白 210.4g/L，白细胞 $11.2 \times 10^9/L$，中性粒细胞百分比 81.6%，血小板 46×10⁹/L，红细胞比容 39.2%，C-反应蛋白 4mg/L，凝血常规无法做出结果。3P、D-二聚体及 FDP 均阴性；肝肾功能：血糖 20.56mmol/L，总胆红素 578.00μmol/L，谷丙转氨酶 114U/L，血清肌酐 32μmol/L，钠离子 139.7mmol/L，氯离子 106.2mmol/L，血淀粉酶 363.90U/L；尿常规：酮体（＋＋＋＋），蛋白（＋），余正常。同时床旁 B 超提示：①胰腺弥漫性增大，回声减低，请结合临床；②肝、脾、胆、双肾暂未见明显异常回声。

入院 2 小时后拟急诊行剖宫产术，术前备血制品。患者入室时神情，精神欠佳，呼吸稍促，心率 106 次/分，血压 116/58mmHg，血氧饱和度 98%。产科检查：宫口未开，先露 -3，胎膜未破，宫缩不规则，胎心 130 次/分。静脉予以氯胺酮 80mg、罗库溴铵 50mg、瑞芬太尼 80μg，诱导插管，术中予以 1% 七氟烷、瑞芬太尼 0.1μ/(kg·min) 维持。胎儿娩出新生儿 Apgar 评分 1 分钟、5 分钟均为 10 分，予以追加舒芬太尼 15μg，并予输注血小板 1 个单位，血浆 200ml，地塞米松 25mg。术中见切口血液均呈乳糜血样，腹腔内少量乳糜液。探查盆腔未见异常。外科医师会诊探查腹腔未见异常，关腹。术后血压 150/90mmHg，心率 106 次/分。

三、病例分析

妊娠合并急性胰腺炎（APIP）临床上比较罕见，其发生率为 1/12 000～1/1000 不等[1-3]，发病率受到孕妇年龄、生活条件、遗传因素的影响。APIP 可发生在妊娠的各个阶段，而多发生在妊娠的中晚期，妊娠早期较少见。

（一）关键问题

1. 妊娠合并急性胰腺炎的诊断

（1）诊断标准：现阶段主要参照非妊娠期急性胰腺炎的诊断标准进行诊断，符合下列三项中两项者即可做出诊断：①突然发作的、可向背部放射的上腹部疼痛；②血清淀粉酶和（或）脂肪酶含量≥3 倍正常值；③腹部超声、增强 CT 或 MRI 呈急性胰腺炎影像学改变[4]。

（2）临床症状：APIP 的主要症状与非妊娠期相似，主要以突发的持续性上腹部疼痛为主要表现和首发症状。据一项单中心的临床试验报道[5]，轻型急性胰腺炎以腹痛、恶心呕吐、无压痛或仅有轻微的中上腹部局限性压痛为主要表现；重症急性胰腺炎则以发热、上腹部压痛、反跳痛和腹肌紧张、肠鸣音减弱或消失等为主要表现。处于妊娠中晚期的急性胰腺炎患者，由于增大的子宫上移及胰腺位置较深，症状大多不明显。渗出液和弥漫性腹膜炎能刺激子宫收缩，掩盖腹部疼痛，如不能及时准确的做出诊断，易导致早产和其他并发症的发生。

（3）实验室检查：血清淀粉酶和脂肪酶水平是诊断 APIP 的常用指标。正常妊娠期妇女血清脂肪酶水平没有明显变化，血清淀粉酶水平可在正常范围或轻度升高。在妊娠期间，当肝酶和胆红素出现异常或短时间内迅速发生变化均提示存在胆道方面的疾病。血红蛋白浓度作为血液浓缩程度的一个指标，可用来预测孕妇液体是否存在不足及严重程度，为孕妇的补液治疗提供指导[6]。血清三酰甘油水平与高脂血症性胰腺炎密切相关，尤其是当血清三酰甘油 >11.3～22.6mmol/L 时，极易导致急性胰腺炎的发生[7]。

（4）影像学检查：①超声及超声内镜：对诊断胆石症快速、无创、价廉的最好的检查即为腹部超声，准确率可达100%，对胆石症引起的胰腺炎也有很高的诊断价值。由于超声对孕妇及胎儿影响最小，因此也是大多数因胆石症引起的妊娠合并急性胰腺炎的首选检查[8]。随着科学技术的不断发展，微型超声也发展得越来越成熟，将微型超声探头装在内镜前端，随胃镜进入消化道，能够清晰准确地显示消化道管壁各层结构及周围脏器情况，其检测胆管结石 <2mm 的微小结石和胆管淤泥的准确率几乎为100%[9]；②磁共振及磁共振胰胆管造影：磁共振成像能够很好地显示胰腺及其周围组织的结构、胰腺坏死组织及其周围脏器的变化，对急性胰腺炎的分型具有鉴别诊断价值。其对胰胆管组织可提供多方位的图像，对由胆石症引起的急性胰腺炎具有很高的诊断价值。但是在孕早期使用磁共振成像以及胰胆管造影对孕妇及胎儿的影响到底有多大目前还不确定。有文献报道，上述检查所释放的能量冲击会对孕早期的胎儿带来热损伤，而对于妊娠晚期的孕妇及胎儿是安全、有效的[10]；③计算机断层扫描（CT）与内镜逆行胰胆管造影（ER-CP）：是目前诊断急性胰腺炎的金标准，可以较清楚地显示胰腺及其周围组织，出血坏死性胰腺炎在胰腺区呈现低密度区。对于妊娠期的急性胰腺炎由于 CT 的辐射对孕妇及胎儿都会产生一定的影响，并不推荐。而 ERCP 既可以用于诊断也可以用于治疗，但目前仅选择性用于治疗已证实为胆管结石的病例[11]。

2. 治疗方案及终止妊娠的时机

（1）治疗原则：APIP 根据疾病严重程度分为轻型急性胰腺炎和重症急性胰腺炎；根据病因不同分为急性胆源性胰腺炎、急性高脂血症性胰腺炎等。关于 APIP 的治疗应根据病情严重程度、不同病因制定个体化的治疗方案。

（2）保守治疗

1）禁食及胃肠减压：可减少食物对胃肠道的刺激，减轻胃肠道的负担，从而使胰腺组织分泌胰液减少，减轻对胰腺组织的破坏。

2）营养支持治疗：为满足孕妇及胎儿的营养需求，在禁食的同时应早期常规进行完全肠外营养支持治疗。最近研究显示，条件允许时行早期肠内营养优于完全肠外营养，因为其可以保护肠黏膜屏障的完整性，减轻胰腺负荷[12]。

3）抗胰酶活性、抑制胃酸分泌：生长抑素可抑制胰腺外分泌和内分泌功能，改善胰腺生理功能，对新生儿无明显致畸影响[13]。生长抑素使用方案：以 150～250μg/h 外周静脉持续微量泵入，持续 24～72 小时，当血流动力学得到改善后要及时减量或停止使用。H_2 受体拮抗药或质子泵抑制药既可间接抑制胰腺的分泌，还可以预防应激性溃疡。蛋白酶抑制药如乌司他丁、加贝酯能够广泛抑制与胰腺炎有关的酶的释放和活性，还可以对溶酶体膜起稳定作用，改善胰腺微循环，减少胰腺炎并发症，但这些药物均属美国食品药品监督管理局（FDA）妊娠用药分级 B 级，对胎儿的影响并不确定，因此并不推荐常规使用。

4）止痛、解痉：当腹痛明显时，可使用维生素 K_1 或维生素 K_3 进行治疗。据文献报道，临床上采用维生素 K_1 20mg 或维生素 K_3 8mg 肌内注射，对内脏平滑肌绞痛有良好疗效[14]。对于胆碱能受体拮抗药，如阿托品、山莨菪碱等，由于可能会加重肠麻痹，不建议使用。

5）预防感染：对于轻型急性胰腺炎、胆总管无扩张、无胆囊炎的患者无需使用抗生素；对于坏死性重症急性胰腺炎的患者，预防性使用抗生素可以降低感染发生率。

6）补液治疗：APIP诊断一旦明确，要立即在密切监测患者生命体征的情况下进行控制性液体复苏，并及时补充微量元素和维生素、维持水电解平衡[15]。

7）降脂治疗：含10%脂肪热量的全肠外营养既可满足胎儿生长所需的必须脂肪酸又不会增加三酰甘油水平[16]。在降脂药物方面，他汀类药物对胎儿有致畸作用，在治疗中禁止使用。非诺贝特、$\omega-3$脂肪酸可安全用于妊娠产妇高脂血症的治疗[17~18]。但有关这方面的病例报告不多，使用需慎重。对于严重高脂血症的患者可在检测凝血功能情况下静脉输注低分子肝素[19]。血浆置换是目前降脂速度最快的方法，近年在临床中也逐渐得到应用[20]。

（3）产科治疗：对于APIP产妇，治疗过程中要密切监测胎心率、宫缩及阴道分泌物情况，行胎心监护、胎动计数及B超监测评价胎儿宫内发育情况[12]。如有早产征象时，应给予硫酸镁抑制宫缩及地塞米松促进胎儿肺成熟。是否终止妊娠应在保全母体生命的前提下，根据胎儿在宫内的情况而定。如出现下列情况要适时终止妊娠：①足月妊娠的APIP产妇；②重症胰腺炎孕妇经24~48小时治疗后，麻痹性肠梗阻加重，出现明显的流产或早产征象，有宫内死胎或胎儿畸形可能时应及时终止妊娠。如一旦确诊为急性出血坏死性胰腺炎或高脂血症性胰腺炎，应尽早终止妊娠，因为这些疾病可能会增加孕妇和胎儿的死亡率[12]。

3. 急诊剖宫产的麻醉选择及术中管理

（1）麻醉方式选择：妊娠晚期合并急性胰腺炎时终止妊娠的手术麻醉方式的选择并不明确，应根据手术指征、紧急程度、临床情况和患者的要求做到个体化。对于合并轻型急性胰腺炎，循环功能稳定，行单纯剖宫产手术的产妇，此时椎管内麻醉优于全身麻醉，因其可使患者在清醒状态下经历胎儿娩出的过程，对胎儿影响小，且在一定程度上降低了与麻醉相关风险。但对于合并重症胰腺炎产妇，全身麻醉可能血流动力学更加稳定些，而且对于同时需要行外科手术或者术后有机械通气的潜在需要的产妇更加合适。患者全身麻醉的缺点在于用于镇静、镇痛的多种药物可经胎盘转运，抑制胎儿呼吸。而且患者容易呕吐或反流而致误吸，严重可致窒息死亡。本病例中产妇急诊来院，诊断不明确，多项检查报告结果异常或缺失，因此考虑全身麻醉进行手术。麻醉以氯胺酮+罗库溴铵+瑞芬太尼诱导，以瑞芬太尼+七氟烷维持，避免使用丙泊酚等脂肪乳剂，以免加重机体的脂肪负荷。丙泊酚脂肪乳剂含有较多的三酰甘油，而高三酰甘油血症是诱发胰腺炎的危险因素，有研究表明，持续输注丙泊酚可对机体血糖、血脂和酸碱平衡产生一定影响，且三酰甘油水平的变化最大[21]。

（2）术中容量治疗：妊娠晚期合并急性胰腺炎的产妇多存在循环血容量不足，严重者可出现休克症状，术中关键要维持循环稳定。术中液体扩容和血管活性药物应用改善患者低血压，维持血流动力学稳定。对于术前即处于休克前期的危重患者，行中心静脉压和有创动脉压测定指导容量治疗和用药。同时加强呼吸管理，谨防急性呼吸窘迫综合征（ARDS）发生，积极维护肾功能，防治肾衰竭。

（二）诊治思维

妊娠合并急性胰腺炎诊断困难、发病急、并发症多，对于妊娠合并腹痛、恶心、呕吐的患者，均应怀疑急性胰腺炎可能，完善相关检查，一旦确诊，予以相应的对症支持治疗，必要的时候及时终止妊娠。妊娠合并急性胰腺炎的麻醉方法取决于手术指征、紧急程度、临床情况和患者的要求，对于合并轻型急性胰腺炎，循环功能稳定，行单纯剖宫产手术的产妇，此时椎管内麻醉优于全身麻醉，但对于合并重症胰腺炎患者，全身麻醉可能使血流动力学更加稳定，但要注意预防呕吐、误吸。

（三）规范处理

目前主要是采用禁食、胃肠减压，防止呕吐，保护胃黏膜，同时减少促胰液素和促胰酶素的释放，减少胰液分泌，抑制胰酶活性及抗感染等治疗。密切监测产妇生命体征，纠正水电解质紊乱，早期大量补液，防止发生失液性休克，在监测孕妇生命体征的同时，更要密切加强胎儿监测，必要时及时终止妊娠。对于急性轻型胰腺炎行单纯剖宫产的患者，优先选择椎管内麻醉，对于合并重症胰腺炎产妇，则采用全身麻醉更为合理。

（四）经验与教训

目前对于妊娠急性胰腺炎还没有比较完善的治疗方法及体系，本例中高脂血症胰腺炎，血脂含量较高，使得化验检查造成了较大的影响，并在一定程度上影响了对病情的判断及相关麻醉手术方案的制订。由于妊娠期身体中各种相关因素及生理变化可能加快了胰腺炎的发生和发展，因此对于孕妇我们应该更加关注其血中胰酶及脂肪酶的水平，早期及时的诊断能够更大降低其对孕妇及胎儿的影响，因此我们应该进一步的对其病因、发病机制、诊断及治疗进行研究。

（五）研究进展

在诊断方面，寻找一种诊断 APIP 既安全又可靠的检查方法，尽可能地做到早期诊断以降低 APIP 给母儿带来的不利影响是未来研究的热点。在治疗方面，镇痛、抑制全身炎症反应、抗感染等药物的开发，安全有效的降脂治疗，营养支持的方式及时机、手术时机及手术方式等有可能成为今后 APIP 研究的重点。

四、专家点评

妊娠期急性胰腺炎是妊娠合并外科急腹症孕妇死亡的第一位原因，其发病原因仍不清楚。目前多数研究认为，妊娠期和急性胰腺炎本身并没有明显关系，但妊娠增加了胆囊结石、高脂血症等的发病率，而胆囊结石、高脂血症又是妊娠期急性胰腺炎的常见诱因。妊娠合并急性胰腺炎是否需要终止妊娠仍是产科争论的热点，目前大多数研究认为妊娠晚期急性胰腺炎并不是剖宫产的适应证。是否需要终止妊娠应该主要结合胎儿是否有危险、胰腺炎的发作和妊娠之间是否有明显关系等综合判断。若孕妇有严重腹膜炎症状或已经出现胎心率异常、胎儿窘迫时，应积极终止妊娠。对于短时间难以经阴道分娩者，可以适当放宽手术指征。一旦病情进展迅速，除了胰腺局部发生炎症坏死外还合并全身多器官、多系统并发症，出现多器官功能衰竭、全身炎症反应综合征，进而导致麻醉风险增大。有条件可以监测有创动脉压和每搏量变异度，及时判断患者循环和容量的变化，结合血气分析结果指导治疗。合并休克产妇需要合理使用血管活性药物和容量复苏维持血流动力学稳定，若术前合并贫血需输注浓缩红细胞等血制品纠正贫血。（点评专家：上海交通大学医学院附属国际和平妇幼保健院　徐子锋）

（病例提供：上海交通大学医学院附属国际和平妇幼保健院　王毅龙　徐子锋）

（校验人员：广州市妇女儿童医疗中心　曾敏婷　刘建华）

（本章总校验：上海交通大学医学院附属国际和平妇幼保健院　徐子锋）

参 考 文 献

[1] Eddy JJ, Gideonsen MD, Song YS, et al. Pancreatitis in pregnancy. J Obstet Gynaecol, 2008, 112(5): 1075 – 1081

[2] Herandez A, Petrov MS, Brooks DC, et al. Acute pancreatitis an pregnancy: A 10 – year single center experience. J Gastrointest Surg, 2007, 11(12): 1623 – 1627

[3] 张淑兰，刘彩霞. 妇产科急重症与疑难病例诊治评述. 北京：人民卫生出版社，2012

[4] 中华医学会消化病学分会胰腺疾病学组，王兴鹏，李兆申，等. 中国急性胰腺炎诊治指南（2013，上海）. 中国实用内科杂志，2013，13(7): 73 – 78

[5] Li HP, Huang YJ, Chen X. Acute pancreatitis in pregnancy: a 6 – year single center clinical experience. Chin Med J(Engl), 2011, 124(17): 2771 – 2775

[6] Jain P. Acute pancreatitis in pregnancy: an unresolved issue. World J Gastroenterol, 2010, 16(16): 2065 – 2066

[7] Beyrouti MI, Beyrouti R, Ben Amar M, et al. Acute hyperlipemic pancreatitis (2 cases). Tunis Med, 2007, 85(7): 610 – 613

[8] Turhan AN, Gönenç M, Kapan S, et al. Acute biliary pancreatitis related with pregnancy: a 5 – year single center experience. Ulus Travma Acil Cerrahi Derg, 2010, 16(2): 160 – 164

[9] Kotwal V, Talukdar R, Levy M, et al. Role of endoscopic ultrasound during hospitalization for acute pancreatitis. World J Gastro – enterol, 2010, 16(39): 4888 – 4891

[10] Parangi S, Levine D, Henry A, et al. Surgical gastrointestinal disorders during pregnancy. Am J Surg, 2007, 193(2): 223 – 232

[11] Stimac D, Stimac T. Acute pancreatitis during pregnancy. Eur J Gastroenterol Hepatol, 2011, 23(10): 839 – 844

[12] 孙英冬，王勇，周勇，等. 妊娠合并重症急性胰腺炎的系统诊治：附15例报告. 中国普通外科杂志，2014，23(3): 376 – 378

[13] Li HP, Huang YJ, Chen X. Acute pancreatitis in pregnancy: a 6 – year single center clinical experience. Chin Med J(Engl), 2011, 124(17): 2771 – 2775

[14] 周晓利. 维生素 K_3 治疗腹痛临床疗效观察. 中国民族民间医药，2013，22(8): 74 – 76

[15] Hasibeder WR, Torgersen C, Rieger M, et al. Critical care of the patient with acute pancreatitis. Anaesth Intensive Care, 2009, 37(2): 190 – 206

[16] Ihimoyan A, Chelimilla H, Kalakada N, et al. Hypertriglyceridemia induced pancreatitis in a non – dia-

betic pregnant patient requiring the use of total parenteral nutrition. Gastroenterology Research, 2011, 4 (2): 88 – 91

[17] Whitten AE, Lorenz RP, Smith JM. Hyperlipidemia – associated pan – creatitis in pregnancy managed with fenofibrate. Obstet Gynecol, 2011, 117(2 Pt 2): 517 – 519

[18] Takaishi K, Miyoshi J, Matsumura T, et al. Hypertriglyceridemic acutepancreatitis during pregnancy: prevention with diet therapy and omega – 3 fatty acidsin the following pregnancy. Nutrition, 2009, 25(11 – 12):1094 – 1097

[19] Thulasidass K, Chowdhury TA. Hypertriglyceridemic pancreatitis inpregnancy: case reports and review of the literature. JSM Short Rep, 2013, 4(8): 2042533313481211

[20] 李文科，王东. 高脂血症性胰腺炎研究进展. 中国全科医学, 2013, 16(30): 2793 – 2795

[21] 贺明芳. 丙泊酚连续输注对机体血糖、血脂和酸碱平衡的影响. 中南大学, 2008

第九章　妊娠过敏

病例 31　过敏性休克患者的剖宫产麻醉

一、导读

过敏反应特指急性发作，可能致命的全身反应，由于过敏源进入机体与抗体 IgE 相结合，使肥大细胞、嗜碱性粒细胞脱颗粒释放大量的组胺，产生一系列临床表现，轻则表现为皮肤潮红、面色红热、皮肤出现点、斑、片状皮丘疹或迅速融合或血管神经性水肿、瘙痒等，重则表现为胸闷、气急、喘鸣、憋气、发绀，病情可迅速恶化，产妇因缺氧、循环衰竭出现危急症状，如果不及时正确处理，可能危及生命。处理上要及时停用可疑过敏源，保持呼吸循环的稳定，特别是正确使用肾上腺素。

二、病例介绍

1. 基本资料　产妇，42 岁，因"妊娠 34^{+5} 周，胆汁淤积"由外院转入。检查结果：谷丙转氨酶 430.0U/L、谷草转氨酶 212.7U/L、直接胆红素 11.6μmol/l，心电图、血常规、出凝血常规正常。皮肤瘙痒，产科检查正常，下腹稍有坠胀，无宫缩，予以果糖及复方甘草酸苷注射液(美能)50ml 保肝治疗。

2. 治疗过程　输注复方甘草酸苷注射液约 3 分钟，产妇自诉胸闷难受，随即昏迷(醒后追问产妇诉当时四肢如虫蚁啃噬样难受)，皮肤无红疹块。即刻静脉给予地塞米松 10mg、盐酸肾上腺素 1mg。监测胎心 50~60 次/分，以"胎儿窘迫、过敏性休克"诊断紧急入手术室行剖宫产手术，并进行抢救治疗。

入手术室血压未测出，呼吸不规则约 30 次/分，心率 142 次/分，血氧饱和度未测出。静脉推注丙泊酚 80mg、舒芬太尼 10μg、琥珀酰胆碱 100mg 行麻醉诱导，采用 selick 手法将环状软骨向食道部位按压，小潮气量高频率面罩通气给氧，喉镜直视下紧急气管插管成功。同时进行右足背动脉、右侧颈内静脉穿刺，动态监测血压，监测中心静脉压，做动脉血气分析，加压输液，补充容量。静脉注入去氧肾上腺素 2 次，200μg/次；肾上腺素 2 次，60μg/次；氢化可的松 200mg；5% 碳酸氢钠 50ml。监测有创血压 45/23mmHg，血氧饱和度 80%。麻醉采用间断静脉注入顺苯磺酸阿曲库铵、咪达唑仑、瑞芬太尼 0.1

~0.15μg/(kg·min)泵入维持。根据血气分析结果,共静脉给予 5% 碳酸氢钠 250ml、氯化钾 2g、葡萄糖酸钙 2g,呋塞米 20mg。血压维持采用盐酸肾上腺素泵注 0.1~0.2μg/(kg·min),多巴胺共 40mg 静脉注射,术后有创血压 100/58mmHg,停止肾上腺素泵注后,有创血压降至 70/38mmHg,立即继续泵入肾上腺素。术中及产后的出血量共 2950ml、尿量 1300ml,共输入乳酸林格液 2500ml、羟乙基淀粉 2000ml、红细胞悬液 6U、血浆 675ml、冷沉淀 10U、纤维蛋白原 1g。术后生命体征不稳定,持续静脉泵注肾上腺素维持血压,经积极救治约 5 小时后生命体征平稳,入 ICU 继续观察和治疗。产妇预后良好,出院时无后遗症。

三、病例分析

1. 关键问题

(1)过敏反应机制:过敏是机体受致敏原刺激后,免疫细胞(如肥大细胞、嗜碱粒细胞等)大量释放组胺、缓激肽、白三烯、前列腺素等细胞因子,引起内脏平滑肌收缩、毛细血管扩张和通透性增加,腺体分泌增多等生物学效应的 I 型变态反应[1]。

(2)过敏反应临床表现:临床表现为眼睛发痒、流鼻涕、胸闷、荨麻疹、哮喘、低血压,甚至休克等。I 型变态反应也称为速发型变态反应,临床上根据严重程度分为四级:I 级为皮肤症状和(或)轻度发热;II 级为可监测的并非危及生命的心血管反应(心动过速、低血压等)、胃肠道功能障碍(恶心、呕吐等)、呼吸功能障碍(呼吸困难,哮喘等);III 级为休克 和(或)危及生命的支气管痉挛;IV 级为心搏骤停。机体在短时间内接触大量致敏原,30 分钟内是过敏性休克发生的高峰期。药物是引起过敏性休克最常见原因,并且在死亡病例中,有 57% 是药物引起[2],临床表现为用药物后短时间内出现心悸、烦躁、出汗、面色苍白、意识障碍,甚至大小便失禁、心搏骤停,病情发展迅速。

(3)产妇过敏性休克的处理:出现严重过敏反应时循环血容量丢失可达 35%,脱水产妇容量更加不足,需要补充血管内液体丢失,可用胶体和晶体;另外抬高下肢可以增加近 500ml 回心血量。

产妇过敏性休克的处理除了常规保持呼吸道通畅、循环稳定,还牵涉腹中胎儿的处理。一般妊娠 >32 周的胎儿器官基本成熟,必要时在抢救产妇的同时,积极准备行剖宫产手术。抢救时特别要注意子宫的位置,将子宫推向左上方,或者右侧臀部垫高,减轻对下腔静脉的压迫和回心血量的影响。

2. 诊治思维　对过敏性休克及时发现和抢救尤为重要。治疗药物性过敏性休克,应立即停用该药物,保持呼吸道通畅,吸氧,及时应用抗过敏及血管活性药物。治疗方针包括吸氧、输液、肾上腺素的应用;二线治疗用药包括糖皮质激素、抗组胺药物等[3]。肾上腺素是治疗过敏性休克首选药物,一项回顾性研究显示,90% 因过敏性休克死亡的患者未使用肾上腺素[4],肾上腺素激动肾上腺素能 $α_1$、$β_1$、$β_2$ 受体,同时抑制各种递质的释放,具有明显的收缩血管、减少血管通透性、增强心肌收缩力、解除气道痉挛的作用,起效迅速,效果确切,但不能应用心肺复苏时的肾上腺素用法(如 1mg,静脉注射)来抢救过敏性休克,因心肺复苏是心搏骤停,而变态反应有灌注心律[5]。首选静脉给药,肾上腺素 30~50μg 静脉注射,观察 1~2 分钟,效果不满意可以逐步加量,直到滴定肾上腺素效果满意为止,必要时维持剂量 0.05~0.1μg/(kg·min)。如果没有开放静脉的情况下，收缩压 40 ~ 70mmHg 时可予以肾上腺素 0.3 ~ 0.5mg 肌内注射或皮下注射，但肌内注射较皮下注射吸收快，若无效则 5 ~ 15 分钟重复给药；收缩压 0 ~ 70mmHg 或喉头严重水肿等危重情况时使用 1mg 静脉注射，若无效则 3 ~ 5 分钟重复给药[6]。异丙嗪、苯海拉明等常用的抗组胺药物，属 H_1 受体阻滞药，具有缓解组胺所致的气道痉挛、毛细血管通透性增加、血管扩张等作用，但静脉应用不当会导致血压下降，因此需要缓慢给药。糖皮质激素，有很强的抗感染、抗过敏、抗休克作用，可减少过敏性炎性递质释放、抑制炎性反应、增加血管对儿茶酚胺的敏感性等，对过敏性休克发生后的延迟反应效果确切。过敏性休克时组织灌注严重不足、缺血缺氧，酸中毒致使心血管系统对儿茶酚胺的反应性降低，毛细血管和细胞膜的通透性增加，促进炎症递质释放，加重炎症反应，进一步加重休克，形成恶性循环。因此，对严重的酸中毒应积极纠正，但过早或过量使用碱剂会使氧离曲线左移，加重组织缺氧，因此应该在在改善组织灌注的同时在动脉血气分析指导下谨慎使用碱剂。

3. 规范处理 妊娠 > 32 周的胎儿器官基本成熟，剖宫产后在新生儿科特护治疗下可以存活。晚期妊娠产妇并发过敏性休克，为挽救胎儿的生命，立刻急诊行剖宫产术是正确的选择。本例产妇入手术室时处昏迷状态，选择气管插管全身麻醉，便于气道管理。氯胺酮同时具有兴奋交感神经和缓解气道痉挛的作用，应作为休克产妇全身麻醉的首选麻醉药，丙泊酚有心血管系统抑制作用，可使血压进一步下降，休克产妇应尽量避免使用。琥珀酰胆碱有促进组胺释放的作用，可加重过敏反应，应考虑应用无此作用的肌松药，如维库溴铵。急诊全身麻醉产妇有呕吐误吸的风险，全身麻醉诱导时，气管插管前应按压环状软骨，低压面罩给氧，术后应在产妇完全清醒，吞咽和咳嗽反射恢复良好后拔管。一旦发生过敏性休克，情况都比较危急，如果能明确诊断，及时使用肾上腺素，维持呼吸循环稳定，通常产妇预后都较好

4. 经验与教训 该患者用药后短时间内出现血压下降，呼吸困难，神志不清，符合药物性过敏性休克的诊断。产科医师也在第一时间使用激素及肾上腺素，但肾上腺素的使用量不足，包括在手术室内使用量也偏小。抢救过敏性休克首先应足量使用肾上腺素，该产妇血压不能测出，按照心肺复苏抢救，应每次 1mg 静脉推注，根据病情可 3 ~ 5 分钟重复一次，血压不稳定时要持续泵入 $[0.05 ~ 0.1\mu g/(kg \cdot min)]$。去氧肾上腺素主要兴奋 α 受体，无 β 受体兴奋作用，使用后可导致反射性心率减慢，因此在治疗过敏性休克时，不宜使用去氧肾上腺素。糖皮质激素起效比较慢，琥珀酸氢化可的松注射后 4 ~ 6 分钟起效，甲泼尼龙最快 2 ~ 4 小时起效，急救时不能迅速解除气道痉挛和提升血压，但可用于预防和加强后期的治疗效果。过敏性休克时，有效循环血容量严重不足，要给予积极扩容治疗，胶体液可有效扩充血管容量，晶体液可改善血液黏稠度，改善组织灌注，晶胶比例可按 (1 ~ 2):1 给予。

四、专家点评

1. 该病例符合过敏性休克诊断，根据用药后发生休克及临床表现来推测。但从手术过程中的出血量来看，存在羊水栓塞的可能，因羊水也可导致过敏。该患者剖宫产手术术中出血量大，与患者出凝血功能障碍应该有一定的关系，虽然术前检查凝血功能是正常的，但术前存在肝功能受损。抢救过敏性休克，首选肾上腺素 30 ~ 50μg 静脉注射，但一

次静脉注射 1mg 是错误的用法,其可导致心动过速 、心律失常甚至心博骤停。

2. 产妇入室时神志不清, 血压无法测出, 麻醉诱导采用丙泊酚 80mg 静脉注射不妥, 因丙泊酚有抑制循环的作用, 可进一步降低血压。

3. 氯胺酮有升高血压及扩张支气管的作用, 应作为麻醉诱导的首选药物。

4. 手术中出血量多, 远超出一般剖宫产手术的出血量, 应检查出凝血功能。并及时输血及补充凝血因子, 如血小板减少还应该及时补充血小板。

5. 整个抢救过程中, 血管活性药物使用不规范, 不但种类多(4 种), 而且剂量不足, 应根据动脉测压的结果来调整为好。在抗休克过程中, 产妇心率快、血压低, 选用多巴胺没有去甲肾上腺素泵注好。(点评专家:南京医科大学附属妇产医院　沈晓凤)

(病例提供:南京医科大学附属妇产医院　王万根　冯善武)

(校验人员:广州市妇女儿童医疗中心　罗　茜　刘建华)

参 考 文 献

[1] 康克菲, 朱学骏, 赵辨. 免疫皮肤病学. 北京:人民卫生出版社, 1992

[2] Khan DA, Slensky R. Drug allergy. J Allergy Clin Immunol, 2010, 125(2Suppl2):S126 – 137

[3] 鲁平, 包朝胜, 王立新. 静脉给药致过敏性休克死亡 27 例法医学分析. 法医学杂志, 2006, 22(4):305 – 306

[4] Bock SA, Munoz – Furlong A, Sampson HA, et al. Fatalities due to anaphylactic reaction. J Allergy Clin Immunol, 2001, 107:192 – 193

[5] Committee E, Association STFOH. 2005 American Heart Association Guidelines for Cardiopulmonary Resuscitation and Emergency Cardiovascular Care. Circulation, 2005, 112(24 Suppl):1 – 203

[6] 楼滨城. 过敏性休克的急救. 医药导报, 2011, 30(1):1 – 4

病例 32　产后过敏性休克的处理

一、导读

过敏反应指某种物质触发的威胁生命的全身反应,过敏反应多为突发和偶发,难以预测。过敏反应的严重性与致敏物质的种类,致敏物质进入体内的途径、速度和剂量密切相关,还与患者原有疾病,特别是循环和呼吸系统的功能状态紧密相关;正在接受 β – 受体阻滞药、血管紧张素转换酶抑制药或椎管内阻滞的患者, 发生过敏反应都较为严重, 且复苏极为困难。及时诊断、迅速和正确地处理,才能够使患者脱离生命危险, 转危为安。

二、病例介绍

1. 基本资料　孕妇32岁，身高162cm，体重79kg。因"孕39^{+3}周，规律腹痛2小时"凌晨入院。孕1产0，孕39^{+3}周，头位。孕期正规产检。无既往手术外伤史，否认食物药物过敏史。

2. 入院检查　查体：体温36.8℃，血压123/78mmHg，心率88次/分，胎心率143次/分。血常规、凝血功能、生化等实验室检查均无异常。

3. 诊疗经过　17：12自然分娩一男婴，Apgar 1分钟、5分钟均为10分，体重3565g，身长50cm。患者因产后宫缩乏力静脉滴注缩宫素20U/生理盐水500ml，40~50滴/分。

17：27产妇出现呼吸急促，面色潮红，诉心慌胸闷。查体：患者神清，全身散布红色皮疹，双肺呼吸音稍粗，对称。心电监护示：心率145次/分，律齐，ST-T段轻度抬高，血压62/30mmHg，血氧饱和度98%。立即停止一切用药补液，并紧急呼叫援助。同时给予患者面罩吸氧，氧流量5L/min，密切监测生命体征。开放两路大孔径静脉通道，复方电解质注射液500ml/10min快速静脉滴注，静脉推注肾上腺素20μg，心率血压未见好转。1分钟后再次静脉推注肾上腺素40μg，产妇血压76/40mmHg。予肾上腺素5μg/min静脉泵注，并予甲泼尼龙80mg静脉推注，氢化可的松200mg静脉滴注，患者血压逐渐上升。

17：35产妇心电监护心率122次/分，律齐，ST-T段略有回落，血压87/48mmHg，血氧饱和度100%。动脉血气分析：pH 7.26、PO_2 224mmHg、PCO_2 32mmHg、HCO_3^- - 10.2mmol/L、BE - 8.4mmol/L；Hb 111g/L；LAC 3.2mmol/L；K^+ 3.9mmol/L。予碳酸氢钠注射液100ml静脉滴注纠正代谢性酸中毒。

18：18产妇呼吸平稳，皮疹渐消退。心电监护心率105次/分，律齐，ST-T段恢复分娩前水平，血压117/68mmHg，血氧饱和度100%，尿量150ml。动脉血气分析：pH 7.34、PO_2 255mmHg、PCO_2 40mmHg、HCO_3^- - 5.2mmol/L、BE - 3.4mmol/L、Hb 102g/L、LAC 2.1mmol/L；K^+ 3.5mmol/L。停止肾上腺素泵注，补液速度调整至500ml/h，密切观察。

20：12产妇呼吸平稳，皮疹消退，无不适主诉。查体双肺呼吸音清，心电监护心率稳定在80~90次/分，律齐，血压110~120/65~80mmHg，血氧饱和度100%。尿量600ml，予送回病房。

分娩后第一日，患者无不适主诉，查体无皮疹，心肺无特殊，复查患者血常规、出凝血功能、生化指标正常，床旁胸片、心脏彩超未见明显异常。

三、病例分析

（一）关键问题

1. 本病例中导致过敏的病因　该患者有较明确的先行药物接触史，在滴注缩宫素约10分钟后出现皮肤、循环系统的典型过敏症状，症状与缩宫素本身的药物作用不相关，可推定缩宫素为可疑致敏原。

2. 过敏反应的临床表现及分级　见病例31的病例分析部分。

（二）诊治思维

1. 诊断　目前常用的急性全身过敏反应的诊断标准是美国国立变态反应和感染性疾病研究所（NIAID）与食物过敏及急性全身过敏反应联盟（FAAN）制定的。根据这个标准，可以准确地对95%的患者做出急性全身过敏反应的诊断。符合以下3项指标之一即可诊断。

（1）数分钟至数小时急性发作的皮肤/黏膜症状，如全身荨麻疹、瘙痒或潮红、唇-舌-腭垂水肿，并伴以下至少1种症状：呼吸道症状，如呼吸困难、喘息-支气管痉挛、喘鸣、最大呼气流量（PEF）下降和低氧血症；血压下降或伴终末器官功能不全（如张力低下、晕厥、失禁）。

（2）接触可能的过敏源后数分钟至数小时内出现以下症状2项以上：皮肤/黏膜症状；呼吸道症状；血压下降或伴随症状；持续消化道症状（如腹绞痛、呕吐）。

（3）接触已知变应原后数分钟至数小时出现血压降低：婴儿和儿童收缩压低于年龄正常值或自基础值下降>30%；成人收缩压低于90mmHg或自基础值下降>30%。

2. 鉴别诊断

（1）羊水栓塞（amniotic fluid embolism, AFE）（表9-1）：AFE是一种发病率低但病死率极高的分娩严重的并发症，其主要病理生理变化为肺栓塞、过敏性休克、DIC及肾衰竭。过去认为羊水栓塞导致了肺部的血管机械性的梗阻而引起一系列的症状，但近年研究认为，进入母体后激发内源性递质释放，羊水栓塞主要是过敏反应，所以有学者主张应该把它称为妊娠过敏样综合征。羊水栓塞诊断是排除性的。

本病例中患者有先行的药物接触史，出现典型过敏症状，但未见凝血功能障碍和肺动脉高压的临床表现，故不支持羊水栓塞诊断。

表9-1　羊水栓塞与过敏性休克的鉴别诊断[2]

特点	羊水栓塞	过敏性休克
低血压	+++	+++
低氧血症	+++	+++
凝血功能障碍	是	否
骤发	是	是
先行事件	无	药物食物

（2）类过敏反应：过敏反应是抗原抗体反应，立即引起组胺、类胰蛋白酶、白介素、缓激肽和血小板活化因子等炎性递质的释放；类过敏反应不涉及免疫球蛋白的介入，无肥大细胞激活，仅激活嗜碱粒细胞释放组胺，症状较轻。本病例信息不足以鉴别类过敏反应和过敏反应。

（三）规范处理[1]

一旦出现典型症状，考虑出现过敏反应，须立即采取正确措施，稳定呼吸和循环系统，挽救患者生命。

1. 立即停止给予可疑药物。

2. 稳定循环

(1)快速输注电解质溶液，补充因毛细血管渗漏而丢失的液体，维持有效循环容量。

(2)及时静脉滴注小剂量肾上腺素。肾上腺素的 β_2 受体激动作用可以缓解支气管平滑肌痉挛，α 受体激动作用可以使皮肤、黏膜、内脏血管收缩，并能兴奋心肌、增加心输出量，并使血压上升；同时能够抑制炎性递质释放，是过敏性休克的首选抢救药物，可静脉滴注 $30\sim50\mu g$，$5\sim10$ 分钟重复注射，必要时持续静脉输注 $1\sim10\mu g/min$。

循环受严重抑制时还可以持续静脉输注苯肾上腺素、去甲肾上腺素、血管加压素和胰高血糖素。

3. 缓解支气管痉挛

(1)吸入纯氧，必要时行气管内插管，机械通气。

(2)吸入沙丁胺醇或溴化异丙托铵。

(3)给予吸入麻醉药，加深麻醉。

(4)可静脉滴注氯胺酮 $1\sim2mg/kg$ 和氨茶碱 $5\sim6mg/kg$。

4. 静脉滴注 肾上腺皮质激素地塞米松抗感染作用强，作用持续时间长，水钠潴留不良反应小，但起效慢，达峰时间长($12\sim24$ 小时)，过敏反应时并非首选，宜选用不需代谢直接作用于其受体的氢化可的松，应立即静脉滴注琥珀酸氢化可的松 $1\sim2mg/kg$，可 6 小时后重复给予，24 小时不超过 300mg。

5. 抗组胺药物的联合应用 异丙嗪+雷尼替丁目前还没有药物能够有效预防过敏反应的发生。过敏反应可在数秒或数分钟出现急性期症状，需及时发现，果断处理；晚期症状通常持续 $4\sim6$ 小时，也有延续达 24 小时，需要在重症监护室进行实时监测，随时调整治疗方案，维持生命体征平稳。患者痊愈后 $4\sim6$ 周应该完成皮肤试验，确定过敏源，并将结果告知患者和家属，同时填写过敏反应警示卡记录在案。

(四)经验与教训

1. 本病例的患者过敏性休克发现救治及时，预后良好。但仍存在不足，比如发病后监护措施不够全面，有条件可行有创动脉血压监测，留置动脉导管，方便复查血气分析，及 LiDCO 心排量监测。配备床旁心脏彩超，及时测量肺动脉压力，并根据下腔静脉充盈程度鉴别羊水栓塞、心源性休克等。另外，过敏性休克救治后应该严密观察 6 小时以上，防止迟发性过敏反应的发生。

2. 抗休克治疗后没有继续完成皮肤试验，明确致敏原，并填写过敏反应警示卡。

3. 确保产房等高风险场所配备抢救车，备齐复苏设备。医护人员定期进行过敏诊疗培训。制定院内急性全身过敏反应抢救流程。

(五)研究进展

治疗急性严重全身过敏反应一线用药为肾上腺素。不同于中国围术期过敏反应的治疗专家共识，国外多个指南及研究[3~4]（非特指术中）推荐发生严重过敏反应后立即肌内注射肾上腺素 $0.2\sim0.5mg$，5 分钟后无反应重复肌内注射，并在高危人群和高风险场所推广使用肾上腺素自动注射针。

四、专家点评

子宫收缩药物和羊水栓塞导致的过敏反应是孕产妇特有的病理生理反应。虽然子宫收缩药物的过敏反应发生率极低，但严重者仍可以致死。缩宫素是机体自然产生的物质，临床上应用的缩宫素多由动物神经垂体提取。查国内万方数据库，剖宫产手术应用米索前列醇与缩宫素的过敏反应报道最多，临床表现轻重不一。

该例产妇在产后发生严重的呼吸和循环异常，此时应当注意与羊水栓塞进行鉴别诊断，作者在文中对此进行了合理分析。在2016年美国妇产科杂志（AJOG）杂志上有文章也对此进行了比较，特别提出羊水栓塞无明显前驱事件（antecedent event），发生突然，而过敏反应往往是在给予一些药物之后发生。

由子宫收缩药导致的过敏反应的处理同其他药物引起的过敏反应一致，但是孕产妇的严重的过敏反应可能会危及母婴生命，要警惕对胎儿的影响，好在该例发生在产后。临床医师应及时判断过敏源，并停用可疑过敏源，进行积极治疗。本病例中对于过敏性休克的判断和救治基本准确和及时。对于急性严重全身过敏反应，肾上腺素是首选一线用药，虽然各种研究和指南在用法用量上有所不同。本病例在处理过敏性休克时，同时应用了两种糖皮质激素：甲泼尼龙和氢化可的松。这种情况下，糖皮质激素种类的选择值得讨论。国内很多抢救把激素作为万金油，实际上包括在羊水栓塞的救治中，国外的诸多研究中很难看到推荐皮质激素的使用。但是糖皮质激素有助于减轻过敏反应后12～24小时的延迟反应。在2013年《肾上腺糖皮质激素在围术期应用的专家共识》中认为，糖皮质激素作为预防过敏反应，包括输血过敏反应的预防，其临床获益尚未证实。糖皮质激素起效较慢，在严重过敏反应和过敏性休克时不可作为首选的抢救措施，但可作为肾上腺素治疗的补充。

但是，氢化可的松注射剂有醇型、非醇型，临床一般应用醇型较多。醇型中含有50%乙醇，静脉滴注时必须充分稀释至0.2mg/ml。大剂量应用可出现面部、鼻黏膜、眼睑肿胀，亦可出现荨麻疹、胸闷、气短、喘鸣等全身性变态反应，使用时应特别注意。（点评专家：同济大学附属第一妇婴保健院　徐振东）

（病例提供：同济大学附属第一妇婴保健院　宦　嫣）

（校验人员：广州市妇女儿童医疗中心　罗　茜　刘建华）

（本章总校验：同济大学附属第一妇婴保健院　刘志强）

参 考 文 献

[1] 中华医学会麻醉学分会. 中国麻醉学指南与专家共识. 北京：人民卫生出版社，2014

[2] Clark SL, Romero R, Dildy GA, et al. Proposed diagnostic criteria for the case definition of amniotic fluid embolism in research studies. American Journal of Obstetrics & Gynecology, 2016, 215(4): 408-412

[3] Lieberman P, Nicklas RA, Randolph C, et al. Anaphylaxis – a practice parameter update 2015. Annals of Allergy Asthma & Immunology, 2015, 115(5): 341-384

[4] Storey P, Fitzharris P. Adrenaline in anaphylaxis: overtreatment in theory, undertreatment in reality. Postgrad Med J, 2015, 91(1071): 1-2

第十章　羊水栓塞的救治及失败分析

病例 33　经阴道分娩期间突发羊水栓塞的成功救治

一、导读

羊水栓塞是妊娠特有的、危及生命的综合征，最早在 1926 年由 Meyer 报道[1]，随后在 1941 年由 Steiner 和 Luschbaug 定义为一种以肺水肿为特征的急性休克综合征[2]。虽然其发生率极低，但是病死率极高。目前羊水栓塞缺乏特异性的诊断标准，只能依赖排除法，孕妇或产妇在分娩前、分娩中或分娩后出现的急性循环衰竭、严重低氧血症、DIC 和精神障碍的组合表现后，在快速排除肺栓塞、空气栓塞、恶性高热、子痫、麻醉并发症等情况后，应高度考虑羊水栓塞并实施救治。本文总结了一例诊断羊水栓塞患者发生呼吸心搏骤停并成功抢救的病例，现报告如下。

二、病例介绍

1. **基本资料**　产妇，31 岁，身高 161cm，体重 74kg。主诉："阵发性下腹痛 2 小时，少量见红"急诊入院。孕 1 产 0，孕 38^{+1} 周，头位，既往体健，无系统疾病史，无家族遗传史，孕期无高血压、水肿、蛋白尿。

2. **疾病发展及处理**　入产房后产妇胎膜早破，羊水清，宫缩 3 次/分，宫口 2$^+$cm，自诉宫缩剧烈，伴有尿意，突发呼吸急促、发绀，随即呼之不应、意识丧失，5 分钟内自主呼吸消失，心率降至 30 次/分，血压、血氧饱和度无法测及。麻醉医师迅速赶往现场，立即启动心肺复苏，多人轮流行胸外心脏按压，气管插管，静脉推注肾上腺素、阿托品、氢化可的松、氨茶碱等药物，10 分钟后产妇恢复窦性心率 140 次/分，扪及颈动脉搏动，血压 90/60mmHg，血氧饱和度 97%。实施床边紧急剖宫产，5 分钟内手术娩出一活婴，其出生后 1 分钟、5 分钟、10 分钟的新生儿 Apgar 评分分别为 1 分、5 分和 7 分。

关腹后发现产妇阴道大量出血伴切口处多发性渗血，出血量约为 1000ml。遂转入手术室行子宫切除术，术野渗血明显，持续阴道出血，无尿，术中出血量为 5450ml，血红蛋白最低为 50g/L，血小板计数进行性下降至 <50×10^9/L，部分凝血酶原时间（APTT）：144.9s、凝血酶原时间 22.3s，凝血酶时间无法测得，血浆硫酸鱼精蛋白副凝固试验（3P

试验)阳性,低钾、低钙、低蛋白血症,动脉血气分析提示严重代谢性酸中毒。术中开放多路静脉扩容,予以泵注去甲肾上腺素等血管活性药物维持收缩压 >80mmHg,积极纠正失血性休克、右心衰竭、弥散性血管内凝血(DIC)和肾衰竭。术中共输注红细胞悬液18U、新鲜冰冻血浆22U、冷沉淀20U、纤维蛋白原4g、单采血小板3U 和凝血酶原复合物600U,并予罂粟碱、呋塞米、吗啡、甲泼尼龙、碳酸氢钠、氯化钙、抗生素等药物,积极改善内环境。子宫切除术后 1 小时患者血流动力学基本趋于稳定,血压维持在 90 ~ 120/40 ~ 80mmHg、中心静脉压 12 ~ 15cmH$_2$O,尿量逐渐增多至100ml/h,血红蛋白水平升至85g/L,血小板计数为 80 × 10^9/L,凝血功能和电解质紊乱明显改善。但术中听诊发现产妇双肺湿啰音;无创心排血量监测结果提示血管外肺水(TFC)增多;胸部 X 线片提示肺门扩大,双肺轻度渗出,肺水肿;心肌酶谱示肌酸激酶(CK)、肌酸激酶同工酶(CK-MB)、肌钙蛋白(TnT)、脑利钠肽(BNP)水平升高。故停止输注血管活性药物,控制补液速度,分次予呋塞米和白蛋白,保持上身抬高 30°体位,在镇痛、镇静下行间歇性正压通气 +呼气末正压通气,予低分子肝素皮下注射,下肢间歇充气加压预防深静脉血栓形成。

3. 术后情况及产妇转归　手术当日转入 ICU,术后第 3 天产妇逐渐恢复意识,复查X 线胸部摄片肺水肿改善,氧合指数为 300mmHg,拔除气管导管后予面罩持续气道内正压通气(CPAP) + 变压吸附(PSA)无创通气。术后第 4 天产妇出现烦躁谵妄,表现为语言丰富、幻觉幻视,伴有攻击行为,头颅 MRI 检查示右侧颞顶枕叶皮层下和左侧顶叶皮层下均可见斑点片状异常信号影,神经内科会诊考虑代谢性脑病、ICU 综合征和静脉窦血栓可能。遂予奥氮平和大剂量 B 族维生素等治疗。术后 1 周产妇神清,行为合作,各系统检查基本正常。术后 2 周顺利出院,随访无神经系统并发症。

三、病例分析

(一)关键问题

1. 羊水栓塞的高危因素　羊水栓塞的发生与胎儿因素、母体因素和妊娠期并发症有关[3~4]。胎儿因素包括宫腔内胎儿死亡、胎儿宫内窘迫和巨大儿;母体因素为孕妇年龄 <20 岁或 >35 岁、子痫前期、子痫、妊娠期糖尿病、创伤、黑色人种等;妊娠期并发症包括前置胎盘、胎盘早剥、近期行羊膜穿刺术、羊水污染、羊水过多、胎膜早破、羊膜腔内氯化钠溶液注射、绒毛膜羊膜炎、剖宫产、子宫过大、多胎妊娠、子宫破裂、宫颈裂伤和成分输血等。引产是否导致羊水栓塞的发生率升高尚存在争议。

2. 羊水栓塞的病理生理改变

(1)典型的急性羊水栓塞病理生理改变的第一阶段为呼吸、循环功能衰竭和肺动脉高压,这可能是由于羊水组织进入母体循环后,引起母体血浆内皮素等免疫递质的水平升高,造成肺血管和冠状动脉收缩,肺血管阻力增加而导致右心衰竭发生,严重者可进一步发生左心衰竭,最终导致循环功能衰竭乃至心搏骤停。值得注意的是,左心衰竭是继发性的,心电图及经食道的超声心电图并没有发现肺水肿及左心衰竭[5~6],严重的肺血管收缩造成的通气血流比失调是造成呼吸衰竭的主要原因,故强烈的肺血管收缩、肺血管阻力增加、右心衰竭被认为是羊水栓塞产妇早期即发生循环、呼吸衰竭的主要机制。

（2）典型的急性羊水栓塞病理生理改变的第二阶段为凝血功能异常，通常发展至DIC，其机制尚未完全明确。羊水中的凝血因子 II、VII、X 和组织因子，进入母体后可引起凝血系统瀑布样的反应，同时肺血管内的血栓形成会进一步加重肺血管收缩，使肺动脉高压更严重。

（3）典型的急性羊水栓塞病理生理改变的第三阶段为急性肾衰竭。由循环功能衰竭导致的血容量不足（肾前性因素）和 DIC 引起肾血管的微小血栓（肾性因素）都会引起急性肾功能不全，导致严重的少尿或无尿。

3. 临床表现　羊水栓塞发病突然，病情凶险，70% 发生在分娩时，也可以发生在阴道分娩和剖宫产后。因各个系统受损害程度不同，羊水栓塞有不同的临床表现，如低血压、胎儿宫内窘迫、急性肺水肿或急性呼吸功能衰竭（ARDS）、心搏骤停、发绀、凝血功能异常、呼吸困难、惊厥、子宫收缩乏力、支气管痉挛、一过性高血压、咳嗽、头痛、胸痛等。

（二）诊治思维

羊水栓塞目前仍缺乏特异性的诊断，其主要的诊断方法是排他性的。患者在产前、分娩中和产后突然出现寒战、咳嗽、烦躁、气促、呼吸困难、发绀、惊厥、心搏骤停、休克，不明原因的出血、渗血，突发的胎儿宫内窘迫时，均应考虑羊水栓塞，但需要与空气栓塞、过敏性反应、麻醉并发症、产后出血、恶性高热、败血症、血栓栓塞、宫缩乏力、子宫破裂和子痫等疾病进行鉴别诊断。一些前驱症状如突发的寒战、咳嗽、气促、烦躁不安可能被误认为是患者紧张或使用缩宫素引起的不适，必须加以重视并予以鉴别。

（三）规范处理

1. 全面监护　一旦考虑可疑羊水栓塞，应予孕妇或产妇连续的血压、心电监护、血氧饱和度和呼气末二氧化碳监测，尽可能实施中心静脉压、有创动脉血压监测，及时检查血常规、凝血功能、电解质、动脉血气等，也可以使用无创心排量监测仪或放置肺动脉导管、经食管心脏超声进行全面监护和确诊。

2. 维持呼吸、循环内环境稳定　立即给予供氧，可以给予面罩给氧或行气管插管术，目标是维持血氧饱和度 >90%。在监护下进行扩容，输血、输液以维持血压，必要时加用血管活性药物和强心药物如多巴胺、多巴酚丁胺、去甲肾上腺素或快速洋地黄制剂，维持收缩压 >90mmHg，动脉血氧分压 >60mmHg[7]，以保证重要脏器的灌注和氧供。同时根据电解质、动脉血气分析结果及时纠正酸中毒和电解质紊乱，维持内环境稳定。

3. 抗过敏治疗　大剂量肾上腺糖皮质激素具有抗炎、抗过敏作用，可以稳定溶酶体，抑制前列腺素、5-羟色胺、白三烯等的合成、释放和激活，起到治疗和预防的作用。

4. 缓解肺动脉高压和右心力衰竭　首选药物为罂粟碱，以松弛平滑肌，扩张冠状动脉、肺小动脉。阿托品能阻断迷走神经反射所致的肺血管和支气管痉挛。其他药物包括氨茶碱、酚妥拉明等。目前，已有使用选择性的肺血管舒张剂一氧化氮吸入治疗成功的个案[8]。

5. 维持充足血容量和纠正凝血功能异常　由于凝血功能异常造成阴道、子宫创面、伤口等大量失血和渗血，产妇极易发展成为有效血容量不足的失血性休克，应尽早、尽快补充血容量，给予血液制品(如红细胞悬液、新鲜冰冻血浆、冷沉淀、血小板)和促凝药物(包括纤维蛋白原、凝血酶原复合物等)。

6. 预防　多脏器衰竭及其后遗的神经系统并发症全身脏器均受损害，除心、肺外，肾脏由于对缺血耐受性差，是最常受损害的器官，治疗时应维持充足的血容量和组织灌注，适时使用利尿药如呋塞米、甘露醇，尽可能维持尿量 >0.5ml/(kg·h)。后续的神经系统并发症也不可忽视，据报道抢救成功的羊水栓塞产妇中有 61% 的患者和 50% 的婴儿存在神经系统后遗症[9]，应充分评估和观察产妇神经系统症状，以便及时处理。

7. 产科处理　如果羊水栓塞发生在胎儿娩出前，应积极抢救产妇，同时立即分娩。如果在第一产程出现羊水栓塞，可考虑阴道分娩。但一旦发现宫缩不佳，或终止妊娠后产妇的症状进一步发展，都应及时切除子宫，一方面可缓解子宫对下腔静脉的压迫，改善心输出量，提高组织灌注；另一方面由于子宫的血窦和静脉内仍有大量羊水及其有形成分，为改善出血，通常会进行子宫按摩并应用宫缩药物，这会使羊水成分持续进入母体，为了防止进一步机体炎症反应的加重，应及时进行子宫切除术。在产科处理中，切除子宫虽是艰难的选择，但有时是非常必要和最有效的阻断羊水进一步进入母体的方法。

(四)经验与教训

羊水栓塞是一种发病急骤，预后极差的围生期急症，虽然发生率低，但是病死率极高。一旦发生，需要快速诊断、及时处理，同时需要产科、麻醉科和儿科等多学科紧密协作，根据病程进展和特点积极施救，尽最大努力维护围生期母婴安全。本例抢救成功与及时的发现和处理密切相关，包括行床旁紧急剖宫产，第一时间进行了基础生命支持。

(五)研究进展

1. 关于羊水栓塞，最早是由 Meyer 在 1926 年提出的[1]，随后在 1941 年由 Steiner 和 Luschbaug 定义为一种以肺水肿为特征的急性休克[2]。过去认为羊水栓塞是由于母体循环与羊水之间的屏障被破坏，在一定的压力梯度下，导致羊水组织进入母体循环，从而导致肺血管物理性阻塞。但是越来越多的研究否定了这种理论，放射学研究并未发现羊膜碎片阻塞肺血管，羊水栓塞病例尸体检查并非每次都能发现胎儿鳞状上皮，羊水栓塞的动物模型亦未发现羊膜碎片阻塞肺血管[10~11]。目前普遍认为，羊水栓塞更类似于"妊娠过敏反应综合征"，是由于羊水进入母体后释放各种内源性物质，如组胺、缓激肽、内皮素、白三烯和花生四烯酸代谢产物，导致母体发生强烈的体液或免疫反应，从而引发一系列的病理生理改变。类胰蛋白酶是一种在诊断过敏反应中十分重要的蛋白，有研究[12]发现羊水栓塞产妇在死后 17 小时血清类胰蛋白酶含量是正常值的 6 倍，而成功存活的患者都在正常范围内。Clark 等[11]发现，41% 的羊水栓塞产妇有明确的药物过敏史或遗传性过敏症。

2. 对于凝血改变是因为原发性的凝血因子消耗还是由于纤溶亢进一直存在争议，Harnett 等[13]应用血栓弹力描记仪分析含有羊水的患者血液，结果发现羊水会促使血液高凝并增强血小板活性，但并未发现纤溶亢进，提示羊水栓塞导致的出血是由于凝血因子大量消耗造成的。Chen 等[14]发现，羊水可以诱导中性粒细胞的激活，使血小板 – 中性粒细胞聚集，这为进一步了解羊水栓塞引起凝血异常的病理生理改变提供了新的视角。

四、专家点评

羊水栓塞是产科最凶险的急症之一，其发病率极低而病死率极高，有人称发生羊水栓塞犹如遭遇了"恶魔抽签"，足见其凶险性。羊水栓塞的临床表现多样，特征性表现为产妇在分娩期间出现的急性循环衰竭、低氧血症、继发的凝血功能障碍。但是，在临床上，有相当一部分 AFE 的临床表现并不典型。而目前诊断羊水栓塞只能依赖排除法，需要与一些突发的疾病相鉴别，如肺栓塞、空气栓塞、急性心肌梗死、过敏性休克、麻醉意外、围产期心肌病等。但一旦发生心搏骤停，鉴别是否 AFE 并不重要，首要的是给予最及时的、高质量的心肺复苏。美国母胎医学会(society for maternal – fetal medicine)建议 AFE 患者接受包括麻醉医生、呼吸、心血管、重症医学等生命支持相关专业的专家进行多学科会诊，根据患者病情制订合适的诊疗和监护方案。专业的麻醉医师在羊水栓塞的诊治中起着十分重要的作用，尤其在专科医院中。与产科医师更多关注专科处理不同，麻醉医师更善于维持患者呼吸、循环功能、液体复苏、纠正内环境紊乱等。本例产妇在产房突发呼吸循环衰竭，但该院麻醉医师及时赶到并开始高质量的心肺复苏、建立高级气道，这对于这例产妇的成功救治至关重要。产妇发生心搏骤停时，麻醉医师应该在第一时间内做出判断并实施 CPR，为进一步抢救和挽回母婴生命赢得宝贵的时间。将产妇子宫左推同时实施按压，以避免子宫对主动脉及下腔静脉的压迫。需多人次交替进行 CPR 以保障复苏质量。麻醉医师在羊水栓塞的救治过程中应积极针对产妇的全身情况对症治疗，尽早尽快地开放静脉通路提供容量复苏，补充血液成分和凝血物质及促凝药物，以保证重要器官组织灌注并纠正 DIC，纠正内环境紊乱。此外，产妇及新生儿神经系统功能的恢复也不容忽视，应及时评估产妇神经系统症状，及时处理。近年来随着二孩政策的开放，巨大的分娩量，产科工作的特殊性、高风险和高并发症使医护人员面临严峻挑战，为提高围产期医疗安全，在分娩量较大的医院有必要设立专职麻醉医师常驻产房，启动24小时全天值班模式，普及分娩镇痛，降低剖宫产率，增强医疗服务舒适化程度，提高孕产妇满意度。也同时加强了产房团队的急救能力，降低了孕产妇和新生儿的病死率，为维护母婴安全、保障生殖健康做出了贡献。(点评专家：同济大学附属第一妇婴保健院　刘志强)

(病例提供：同济大学附属第一妇婴保健院　宋玉洁)

(校验人员：广州市妇女儿童医疗中心　罗　茜　刘建华)

参 考 文 献

[1] Meyer JR. Embolia pulmonar amnio caseosa. Bra Med, 1926, 2：301 – 303

[2] Steiner PE, Lushbaugh CC. Maternal Pulmonary Embolism by Amniotic Fluid as a Cause of Obstetric Shock and Unexpected Deaths in Obstetrics. Jama the Journal of the American Medical Association, 1986, 255(16)：2187 – 203

[3] Knight M, Tuffnell D, Brocklehurst P, et al. UK Obstetric Surveillance System. Incidence and risk factors

for amniotic – fluid embolism. Obstet. Gynecol, 2010, 115：910 – 917

［4］Kramer MS, Rouleau J, Baskett TF, et al. Maternal Health Study Group of the Canadian Perinatal Surveil-lance System. Amniotic fluid embolism and medical induction of labor：a retrospective, population – based cohort study. Lancet 2006；368：1444 – 1448

［5］Shechtman M, Ziser A, Markovits R, et al. Amniotic fluid embolism：early findings of transesophageal echocardiography. Anesthesia & Analgesia, 1999, 89(6)：1456 – 1458

［6］Stanten RD, Iverson LI, Daugharty TM, et al. Amniotic fluid embolism causing catastrophic pulmonary va-soconstrictio 中性粒细胞 diagnosis by transesophageal echocardiogram and treatment by cardiopulmonary bypass. Obstetrics & Gynecology, 2003, 102(3)：496 – 498

［7］段涛. 羊水栓塞诊断与治疗新进展. 中华医学杂志, 2008, 88(11)：734 – 737

［8］Condeagudelo A, Romero R. Amniotic fluid embolism：an evidence – based review. American Journal of Obstetrics & Gynecology, 2009, 201(5)：445. e1 – 445. e13

［9］Clark SL, Hankins GD, Dudley DA, et al. Amniotic fluid embolism：Analysis of the national registry. Am J Obstet Gynecol, 1995, 172(4 Pt 1)：1158 – 1167, discussion 1167 – 1169

［10］O'Shea A, Eappen S. Amniotic fluid embolism. Int Anesthesiol Clin, 2007. 45(1)：17 – 28

［11］Clark SL. Amniotic fluid embolism. Clin Obstet Gynecol, 2010, 53(2)：322 – 328

［12］Benson MD. Current concepts of immunology and diagnosis in amniotic fluid embolism. Clinical & Devel-opmental Immunology, 2012, 2012(1)：946576

［13］Harnett MJP, Hepner DL, Datta S, et al. Effect of amniotic fluid on coagulation and platelet function in pregnancy：an evaluation using thromboelastography. Anaesthesia, 2005, 60(11)：1068 – 1072

［14］Chen K – B, Chang S – S, Tseng Y – L, et al. Amniotic fluid induces patelet – neutrophil aggregation and neutrophil activation. Am J Obstet Gynecol, 2013, 208(318)：e1 – 7

病例 34　剖宫产术后羊水栓塞死亡的处理及分析

一、导读

羊水栓塞(amniotic fluid embolism, AFE)是于产程中或胎儿娩出后,患者突然出现的喘憋、心肺功能衰竭、昏迷、意识丧失,甚至心搏骤停、DIC 所致严重产后出血为特征的产科并发症,其中 19% 发生在剖宫产术中取出胎儿后;羊水栓塞的特征性临床表现为低氧血症、低血压和低凝血功能。目前,羊水栓塞缺乏特异性的诊断指标,但在母体肺血管内发现胎儿来源的物质具有较高的诊断意义;羊水栓塞以支持性、对症性治疗为主,强调早发现、早诊断,早治疗及多学科合作。

二、病例介绍

1. 基本资料　产妇,30 岁,因"停经 39 周,不规则腹痛 5 天"于 2014 年 3 月 30 日16：30 入院。孕期按时孕检,均未见异常。入院检查:体重 85kg、血压 123/86mmHg、心率 96 次/分,心肺正常。产科检查:宫高 32cm、腹围 110cm、胎心 146 次/分,无宫缩,骨盆外测量均正常。超声提示:宫内妊娠单胎,头位,胎盘成熟度为 1$^+$,胎头双顶径

98mm，头围338mm，腹围352mm，股骨71mm，羊水指数为180mm。实验室检查未见异常。入院诊断：孕39周，宫内孕，瘢痕子宫。

2. 麻醉管理　产妇及家属对试产顾虑大，要求行剖宫产术。患者于2014年3月31日8:50入手术室，测量血压119/78mmHg、心率92次/分、血氧饱和度98%，心电图正常，建立静脉通路后快速输入乳酸林格液300ml，在腰－硬联合麻醉下顺利娩出一成熟活男婴，体重3700g，1分钟Apgar评分10分，手术顺利，宫缩好，术中出血量约200ml，麻醉过程平稳。于9:50安返病房，各项监测指标正常。

3. 抢救过程　10:10左右，患者自诉全身瘙痒、胸闷，见静脉液体为复方氨基酸（输入约5分钟）立即换成生理盐水，地塞米松10mg静脉注入，随后产妇意识丧失，双上肢痉挛、抽搐样症状，口唇及颜面发绀明显，考虑羊水栓塞可能，不排除药物过敏反应。立即组织相关学科联合抢救。行气管内插管控制呼吸，发绀情况无好转，血压65/38mmHg、心率31次/分、血氧饱和度58%，即刻行胸外心脏按压，静脉给予肾上腺素1mg、地塞米松10mg、苯海拉明20mg、阿托品1mg、多巴胺20mg、罂粟碱60mg及缓慢静脉推注5%葡萄糖20ml＋氨茶碱250mg，3分钟后再次给予肾上腺素1mg，经过上述抢救后，产妇发绀情况有所好转，开始有自主呼吸，呼之能应，静脉泵注多巴胺的情况下血压96/52mmHg、心率138次/分、血氧饱和度98%。此时发现腹部切口有渗血，按压宫底，阴道流出大量血性液体。急查血常规、凝血功能、D－二聚体及血气分析等。实验室检查：血红蛋白86g/L、血小板62×10⁹/L、凝血酶原时间59.2s、活化的部分凝血活酶时间168.6s、血浆纤维蛋白原1.4g/L、D－二聚体5185μg/L。血气分析提示：pH 6.97、二氧化碳分压58.0mmHg、氧分压38mmHg。诊断为DIC及I型呼吸衰竭。申请红细胞、新鲜冰冻血浆输注，同时从上级血库调运冷沉淀、血小板及大量的血液制品。2.5小时后患者再次昏迷，循环功能明显变差，随即发生呼吸心搏骤停，经持续一个多小时的胸外按压及多次电除颤等抢救无效，产妇死亡。

4. 尸检报告　双肺自溶；肺萎缩、肺实变，肺泡壁见大量高度可疑的毛细血管内透明血栓；个别小血管内见条状分布的不全角化之鳞状上皮及胎粪，并伴不同程度白细胞反应；肺组织切片内大量高分子细胞角蛋白阳性染色物质位于肺泡间隔毛细血管内，高度提示胎儿脱落角化上皮细胞栓塞于患者的肺血管内。鉴定结果：产妇死因符合剖宫产后羊水栓塞。

三、病例分析

（一）关键问题

1. 羊水栓塞概况　AFE是指在分娩过程中，羊水有形成分（胎儿毳毛、角化上皮、胎脂、胎粪）突然进入母体血循环引起的急性肺栓塞、过敏性休克、弥散性血管内凝血（DIC）、肾衰竭或猝死的严重分娩并发症[1]。AFE发病急，病情变化快，病死率极高。

AFE从1926年被Meyer首次报道并命名至今已有100多年。随着临床病例数量的积累，研究技术的发展、研究方法的改进，对羊水栓塞有了较深入的认识（特别是发病机制、病理生理改变、诊断标志物等方面），但AFE病死率仍然居高不下，是产科最具有争议、最致命的并发症之一[2]。文献报道，AFE的发生率为2/10万～6/10万，因AFE导致的死亡率,发达国家为 0.5/10 万 ~ 1.7/10 万,发展中国家为 1.9/10 万 ~ 5.9/10 万,死亡率可高达 11% ~ 43% 。约有 90% 以上的 AFE 发生在分娩过程中,尤其是胎儿娩出前后的短时间内,其中 70% 发生在分娩过程中胎儿娩出前;11% 发生在阴道分娩胎儿娩出后,19% 发生在剖宫产术中取出胎儿后[3]。

2. 羊水栓塞的发病机制 AFE 的病因和发病机制尚不清楚,目前认为产妇在分娩过程中,母胎生理屏障被破坏,胎儿细胞、羊水和炎性递质通过母胎屏障破口(子宫颈内膜静脉、子宫下段的静脉及子宫损伤和胎盘附着部位)进入母体血液循环,敏感的母体对羊水成分产生抗原抗体反应和内源性递质释放,从而引起一系列复杂、类似过敏反应的严重临床综合征。AFE 的危险因素包括母体因素、胎儿因素、妊娠并发症以及医学操作等,如子宫收缩过强、年龄超过 35 岁的高龄孕妇、多胎妊娠、剖宫产、产钳助产、前置胎盘、胎盘早剥、子痫、胎儿宫内窘迫、羊水过多、子宫破裂等[4]。手术引产和药物引产也被认为是一项潜在的危险因素。

3. 羊水栓塞的临床特征 AFE 的特征性临床表现为低氧血症、低血压和低凝血功能[2]。但是,具体的临床表现取决于主要被累及的脏器和系统,因此 AFE 的临床表现具有多样性。轻者仅为一过性改变,不易察觉;重者可突然发病,症状严重,并且病情进展迅速,甚至来不及抢救。AFE 的典型临床表现经过分为三个阶段(见病例 33 病例分析部分),其中最常见的前驱症状主要为呼吸急促、憋气、胸痛、发冷、头晕、心慌、肢体感觉异常、恶心和呕吐,心搏呼吸骤停和凝血功能障碍是导致 AFE 产妇死亡的主要原因。

(二)诊治思维

目前,AFE 缺乏快速的特异性诊断方法,主要是依据临床症状和体征的排除法诊断。我国通常采用美国 AFE 的诊断标准[5]:①出现急性低血压或心搏骤停;②急性缺氧表现为呼吸困难、发绀或呼吸停止;③凝血功能障碍,实验室检查结果提示有血管内凝血或纤维蛋白溶解,或无法解释的严重出血;④上述症状发生在分娩、剖宫产术中、宫颈扩张和子宫收缩,或产后 30 分钟内;⑤上述症状难以用其他产科并发症解释。其他包括血生化、凝血功能、肺动脉高压和右心功能检查以及床旁 X 线片,心电图等辅助检查有助于支持诊断。病理学上,在母体肺血管内发现胎儿来源的物质具有较高的诊断意义。

(三)规范处理

1. AFE 患者的治疗原则 见病例 33 病例分析部分。

2. 多学科联合救治 除产科外需要协作的相关科室有麻醉科、呼吸科、心血管科、重症医学科等专家在内的多学科会诊,共同处理。及时、有效的多学科合作救治对改善患者预后至关重要[7]。

(四)经验与教训

1. 本例患者术前身体状况佳,辅助检查均正常,术中生命体征平稳,子宫收缩良好,麻醉手术顺利,术后安返病房。输入复方氨基酸后约 5 分钟,表现为全身发痒、胸闷、寒战,立即更换为生理盐水并给予抗过敏治疗,随后出现神志丧失,双上肢痉挛、抽搐样症状,口唇及颜面发绀明显,血压下降,短时间内出现凝血功能障碍,进而循环呼吸衰竭。即刻呼叫相关学科医生及时抢救,同时邀请上级医院多位专家帮助救治,终因

DIC 及多器官功能衰竭死亡。一个月后经尸检确诊为羊水栓塞。

2. AFE 发病率低，病死率高，临床医师对其早期症状认识不足，尤其是突发病例，缺乏抢救治疗的经验，抢救成功率很低。此案例初期考虑氨基酸高敏反应，主要以抗过敏抢救处理，没有及时发现阴道内大量出血。

3. 基层医院条件有限，有些不常用的药品、血液制品（如冷沉淀、血小板等）不能及时到位，进一步加重凝血功能障碍。此案例从上级血库调运血液制品需时 2 小时。

4. 基层医院平时很少进行 AFE 方面的应急演练和培训学习，在抢救时团队配合欠佳，抢救场面混乱等。

（五）研究进展

目前研究认为，AFE 的发病机制主要是高敏感母体对进入母体循环的羊水成分发生炎症释放、免疫补体系统激活等类似过敏样反应综合征[2]。临床主要表现为低氧血症、低血压和低凝血功能。及早诊断、及早使用大剂量激素、限制性输液复苏、个体化抢救方式及多学科联合救治，能够有效提高抢救成功率[8]。强调产科医师要注意识别 AFE 的高危因素，加强高危孕妇围分娩期的管理，提高相关医务人员对羊水栓塞的认识能力，便于早期发现 AFE 的特征性表现，及时组织多学科团队进行流程化抢救，给产妇以最优化合理的治疗，以期获得较好的预后。

四、专家点评

羊水栓塞是产科特有的罕见的临床综合征，死亡率居高不下。发病机制尚未彻底明了，可能与特异质母体对羊水或胎儿组织发生免疫学风暴、系统性炎症反应及凝血系统衰竭有关。临床表现多样，主要为"三低"——低血压、低氧血症、低凝血功能状态等。诊断缺乏特异性的指标，主要根据临床表现，因此鉴别诊断很重要。本例产妇剖宫产后 1 小时左右在输注复方氨基酸后大约 5 分钟出现了呼吸困难、全身发痒、继而抽搐、发绀及低血压，最终心搏呼吸骤停等表现。从临床表现看，首先考虑氨基酸输注导致的过敏性休克及循环呼吸衰竭。不符合羊水栓塞的临床诊断。处理重点围绕稳定循环和保证氧供。遗憾的是结局不佳，可能与处理过程中用药过杂、过多有关。特别是在处理低血压时，静脉注射 1mg 肾上腺素有所不妥，应该降低剂量。只有在发生心跳呼吸骤停时可应用大剂量（1mg 或以上）的肾上腺素。（点评专家：浙江大学医学院附属妇产科医院 陈新忠）

（病例提供：内蒙古达拉特旗人民医院　贺　军）
（校验人员：广州市妇女儿童医疗中心　罗　茜　刘建华）

参 考 文 献

[1] 丰有吉，沈铿．妇产科学．第 2 版．北京：人民卫生出版社，2010

[2] 白云，陈新忠．羊水栓塞诊治新进展．妇产与遗传（电子版），2016，6（1）：15－20

[3] 韩传宝，蒋秀红，朱伟，等．羊水栓塞诊疗中的轻重缓急．临床麻醉学杂志，2016，32（8）：826－828

［4］时春艳，丁秀萍，张梦莹，等．羊水栓塞的早期识别和团队流程化抢救．中华妇产科杂志，2016，51(5)：397－400

［5］余奇劲，肖兴鹏．围术期麻醉相关高危事件处理．北京：人民军医出版社，2011

［6］马小娟，刘小丽，谢多玲．羊水栓塞8例抢救过程中肝素应用时机掌握及疗效．中国伤残医学，2014，29(10)：114－115

［7］周玮，漆洪波．美国母胎医学会羊水栓塞指南(2016)要点解读．中国实用妇科与产科杂志，2016，32(9)：864－867

［8］胡媛媛，徐扬．羊水栓塞诊治新进展的应用．中国保健营养，2016，26(8)：56－57

病例 35　剖宫产术中突发羊水栓塞的救治

一、导读

羊水栓塞是指在分娩过程中羊水突然进入母体血液循环引起急性肺栓塞、过敏性休克、弥散性血管内凝血、肾衰竭或猝死的严重的分娩期并发症。发病率为 4/10 万～6/10 万，羊水栓塞是由于污染羊水中的有形物质(胎儿毳毛、角化上皮、胎脂、胎粪)和促凝物质进入母体血液循环引起。近年研究认为，羊水栓塞主要是过敏反应，是羊水进入母体循环后，引起母体对胎儿抗原产生的一系列过敏反应。

二、病例介绍

1. 基本资料　患者，34 岁，因"停经 37^{+2}周，发现胎盘位置异常 2 个月余"入院，患者停经 29^{+3}周时检查 B 超示"中央性前置胎盘，胎盘植入"待排查，入院前两天无明显诱因下出现下腹坠胀，遂入院待产。产妇既往有多次流产史，在怀孕早期曾住院保胎治疗。入院诊断：孕 6 产 1，妊娠 37^{+2}周，右肩位，中央性前置胎盘，胎盘植入？切盼儿，瘢痕子宫。

2. 治疗过程　入院后完善相关检查，B 超示单胎横位、中央性前置胎盘、胎盘上异常回声，血窦可能。血常规：血红蛋白 111g/L、白细胞 10.5×10^9/L、中性粒细胞 81.5%。肝肾功能、乙肝五项及出凝血常规等正常。术前备血 1500ml，并联系血库，充分备血。拟于 2007 年 3 月 1 日在硬膜外麻醉(必要时改为全身麻醉)下行子宫下段剖宫产术。

产妇于 8：30 入室，血压 118/80mmHg、心率 88 次/分、呼吸 22 次/分、血氧饱和度 100%，于 $L_{3\sim4}$ 行硬膜外穿刺置管，硬膜外间隙给予 1.5% 利多卡因试验量 3ml(含 1：200 000 肾上腺素)，产妇无明显不适、生命体征无明显变化后继续从硬膜外导管给予 0.75% 罗哌卡因 10ml。15 分钟后测麻醉平面达 T_6，血压 99/69mmHg，心率 73 次/分，预防性给麻黄碱 5mg 静脉注射。

于 9：23 娩出一存活女婴，1 分钟、5 分钟 Apgar 评分均为 10 分。胎盘面积大，覆盖宫颈内口，人工剥离，子宫收缩不良，予卡前列素氨丁三醇 250μg 宫体注射、按摩子宫、宫腔填纱条等处理效果不佳。9：30 左右产妇突发咳嗽、抽搐，血压测不出，休克，随即心搏骤停。立刻行胸外心脏按压、人工通气，静脉推注肾上腺素 1mg，血压渐回升至 170/100mmHg，心率渐恢复至 120 次/分，同时静脉推注咪达唑仑 5mg、丙泊酚 5ml、维库溴铵 4mg 快速诱导，气管插管顺利。此时产妇血压 66/30mmHg、心率 127 次/分，给予肾上腺素 0.05 ~ 0.12μg/（kg·min）维持，待产妇生命体征平稳后行颈内静脉穿刺，监测中心静脉压指导输液，桡动脉穿刺动态监测血压，产妇血压波动于 76 ~ 110/48 ~ 69mmHg。急查血常规：血红蛋白 73g/L、白细胞 12.2 × 10⁹/L、中性粒细胞 68.8%。血气分析：pH 7.37、血红蛋白 5.9g/L、BE −9.7mmol/L。出凝血常规：凝血酶原时间 20.3s、国际标准化比值 1.76、活化部分凝血活酶时间 49.3s、凝血酶时间 7.6s。子宫苍白、柔软、收缩差且出血不凝，凝血时间延长有 DIC 倾向，经家属同意后行子宫切除。手术结束复查血常规：Hb 61g/L、白细胞 14.4 × 10⁹/L、中性粒细胞 94.4%。血气：pH 7.34、血红蛋白 5.1g/L、BE −9.3mmol/L。出凝血常规：凝血酶原时间 16.7s、国际标准化比值 1.40、凝血酶时间 6.1s。

术中共计失血量 4500ml、尿量 1900ml、输液量 2500ml、红细胞悬液 2700ml、血浆 860ml、冷沉淀 10U、纤维蛋白原 1g、地塞米松 20mg、呋塞米 20mg、葡萄糖酸钙 2g。经上述抢救，产妇血压 110/72mmHg、心率 88 次/分、呼吸 18 次/分，12 点 30 送入 ICU 观察。入 ICU 后产妇生命体征尚平稳，血压 100 ~ 120/60 ~ 80mmHg、心率 77 ~ 86 次/分。复查血常规：血红蛋白 93g/L、白细胞 12.3 × 10⁹/L、中性粒细胞 93%。电解质基本正常，血气分析：pH 7.44、血红蛋白 9.9g/L、BE −2.3mmol/L。出凝血常规基本正常。产妇恢复较好，切除子宫后第 8 天予以出院。

三、病例分析

（一）关键问题

1. 羊水栓塞发病机制[1~2]　见病例 34 病例分析部分。
2. 羊水栓塞临床表现

前驱症状：羊水栓塞通常发生于分娩过程中或产后短时间内，包括羊膜腔穿刺术、子宫颈环扎术拆线、手取胎盘术、中期引产分娩时，最迟可发生于产后 12 小时内。约一半的患者可有非特异性前驱症状，如焦虑、麻木、恶寒、头晕、惊恐感、胸痛、恶心呕吐、咳嗽等。如果羊水栓塞发生在胎儿娩出前，多数会有无法解释的严重胎心率异常（胎儿心动过缓等）的表现。

典型临床表现：这些症状可以单独出现或同时出现或相继出现。依据首发表现的不同，羊水栓塞分为两种类型：第 1 种类型的首发表现为急性肺动脉高压，即在产程中或胎儿娩出后出现喘憋、呼吸困难、发绀、血压下降、意识丧失、昏迷，甚至很快死亡；第 2 种类型的首发表现为无原因的胎儿娩出后即刻大量产后出血，为不凝血，随后缓慢出现低氧血症、血压下降、淡漠等症状，如果处理不及时很快会出现意识丧失、昏迷、心搏骤停等。主要死亡原因为肺动脉高压引起产妇急性心力衰竭、弥散性血管内凝血诱发无法控制的大出血、心搏骤停、多器官衰竭[3]。心搏骤停、意识丧失是产妇死亡的高危因素，发生心搏骤停的产妇病死率高达 70% ~ 87%。

3. 羊水栓塞的处理 快速诊断基础上的多学科团队的及时救治是改善羊水栓塞母儿预后的关键[4]。多学科抢救团队尤其是经验丰富的麻醉科医师立刻到场进行有效的生命支持，母儿预后较好，极大地缩短发病至开始治疗的时间，并提高抢救效率。早期诊断、早期治疗、积极预防、合理使用抗生素、及时终止妊娠等措施是羊水栓塞产妇抢救成功的关键[5、6]。多学科团队[7]流程化抢救包括：初级和高级生命支持、心肺复苏、抗过敏治疗、胎儿的快速娩出、针对凝血功能障碍的及早处理、宫缩剂的使用和子宫切除术、液体管理、后续的 ICU 及相关内科的处理等。

（二）诊治思维

前驱症状与羊水栓塞发生之间的时间间隔，从即刻到 4 小时不等，在临床观察中要特别重视上述症状。所以医务人员应严格掌握羊水栓塞指征，在产妇出现以下情况时，应考虑早期羊水栓塞的发生：①分娩过程中有不明原因的血氧饱和度降低；②给予缩宫素后出现不明原因的过敏反应；③不明原因的产后出血以及血液不凝，弥散性血管内凝血化验异常。同时医务人员还应该掌握羊水栓塞抢救的措施，以便在产妇出现羊水栓塞先兆表现时及时给予针对性处理，更好地保证产妇生命安全。

（三）规范处理

羊水栓塞起病急，早期诊断难度大，医务人员应加强对羊水栓塞的预防，多学科协作，提高羊水栓塞知识水平，掌握羊水栓塞应急救治方法，以降低羊水栓塞的发生，减少因羊水栓塞而导致产妇死亡的发生。

1. 紧急处理

（1）呼叫抢救团队：包括产科、麻醉科、心内科、新生儿科、护理、手术室医护团队，通知血库。

（2）准备复苏设备。

2. 应急措施

（1）面罩或气管插管，保证气道通畅，提供充足的氧气供给。

（2）开放静脉通路（16 号针头），快速补充晶体液体（常用乳酸林格液）。

（3）必要时给予血管活性药物，如去甲肾上腺素、多巴胺。

（4）急诊化验：血气分析、凝血功能、血型和交叉配血。

（5）给予肾上腺皮质激素。

（6）快速娩出胎儿（急诊剖宫产或助产）。

（7）心肺复苏的准备或实施。

3. 监测血压、血氧饱和度、心电图等，监测尿量。

4. 进一步的抢救措施

（1）ICU 监护、动脉插管、中心静脉置管。

（2）在等渗晶体溶液输注的基础上补充血容量。

（3）根据病情输注纤维蛋白原、红细胞悬液、新鲜冰冻血浆、血小板、冷沉淀或凝血因子Ⅶa 等，注意避免容量超负荷及输血相关的急性心脏负荷过重。

（4）宫缩乏力者可以使用宫缩剂，必要时行子宫切除术。

（5）必要时 NO 或前列环素吸入。

5. 进一步的监测循环监测、实验室测试、经食管超声心动图检查、肺动脉导管监测。

（四）经验与教训

入院后 B 超示单胎横位、中央性前置胎盘、胎盘上异常回声，可能为血窦。本例产妇心搏骤停心肺复苏成功后，待产妇生命体征平稳行颈内静脉穿刺指导输液，桡动脉穿刺动态监测血压，穿刺时机显得滞后，会延误抢救的效果。该产妇剖宫产有大出血可能，应在术前行颈内静脉穿刺指导输液，桡动脉穿刺动态监测血压。

另外，抢救过程中，产妇血压 66/30mmHg、心率 127 次/分，给予肾上腺素 0.05 ~ 0.12μg/(kg·min)维持。肾上腺素有正性肌力作用，可使心率加快，增加心肌耗氧量，故选择去甲肾上腺素可能效果更佳。

四、专家点评

1. 羊水栓塞是产科特有的一种并发症，最大的特点——发病紧急、死亡率很高。20 世纪 90 年代美国统计数据死亡率高达 86%。在产妇死亡原因中占到如此高的位置，足见其险恶程度。因为诊断无特异性指标，因此很难做出明确性诊断，对于救治增加了难度。羊水栓塞给医师反应、处理的时间很短，对于抢救产妇来说，提前 1 分钟，可能就意味着抢救成功的概率增加。应该抢救在先，而不要因为做诊断检查而耽误了抢救的时机，要抓住问题的主要矛盾，努力提高抢救的成功率。

2. 该病例救治处理及时准确，能迅速反应、及时地抢救，使产妇获得了第二次生命。病例分析总结很好，通过该病例把羊水栓塞的发病机制、临床表现、紧急处理流程及措施进一步总结分析，找出了需要改进的环节。

3. 当患者有并发症及前置胎盘或胎盘植入等情况，首先认真做好麻醉前评估，抢救药品、物品、除颤仪及全身麻醉插管准备，预计大出血者，最好麻醉前建立有创动静脉穿刺监测，动态监测循环功能情况，及时发现及时救治，为抢救生命赢得时间。

4. 目前许多学者认为羊水栓塞是一种过敏反应，救治过程中应积极抗过敏治疗，肾上腺素是抗过敏首选药物。（点评专家：南京医科大学附属妇产医院　沈晓凤）

（病例提供：南京医科大学附属妇产医院　冯善武　王万根）

（校验人员：广州市妇女儿童医疗中心　罗　茜　郭　冉）

参 考 文 献

[1] 时春艳，丁秀萍，张梦莹，等. 羊水栓塞的早期识别和团队流程化抢救. 中华妇产科杂志，2016，51(5)：397-400

[2] 贾沙利娅，何伟红，赵丽娜，等. 羊水栓塞导致孕产妇死亡的因素研究. 中外女性健康研究，2017，(7)：71-88

[3] Fitzpatrick KE, Tuffnell D, Kurinczuk JJ, et al. Incidence, risk factors, management and outcomes of am-niotic – fluid embolism: a population – based cohort and nested case – control study. BJOG, 2016, 123 (1): 100 – 109

[4] Rath WH, Hoferr S, Sinicina I. Amniotic fluid embolism: an interdisciplinary challenge: epidemiology, diagnosis and treatment. Dtsch Arztebl Int, 2014, 111(8): 126 – 132

[5] 张相明. 羊水栓塞诊治研究进展. 临床医学研究与实践, 2016, 1(11): 188 – 189

[6] 张洋洋, 袁雅冬. 羊水栓塞的诊治. 临床荟萃, 2016, 31(4): 368 – 372

[7] 陈艳红, 陈敦金. 羊水栓塞的生命支持治疗与产科管理. 中华产科急救电子杂志, 2017, 6(2): 98 – 101

病例 36 经阴道分娩后羊水栓塞死亡的处理及分析

一、导读

羊水栓塞(amniotie fluid embolism, AFE)是羊水进入母体血液循环引起呼吸循环衰竭、弥散性血管内凝血(DIC)、肾衰竭等一系列病理改变的产科并发症, 在我国是导致产妇死亡的三大死因之一。AFE 临床表现复杂, 产科医师对 AFE 认识不足, 诊断方法存在缺陷, 使 AFE 误诊率较高, 而且由于 AFE 多以出血为首发症状, 临床诊断时多被误解为产后出血, 使产妇延误治疗或错误治疗, 导致产妇预后不良。针对 AFE 产妇, 若采用产后出血的方法治疗, 如加强宫缩疗法等, 会使羊水进入子宫血管, 加重 AFE 危险程度, 危及产妇预后, 因而早期识别和诊断 AFE 意义重大。

二、病例介绍

1. 一般资料 产妇, 39 岁, 孕 2 产 1, 既往 2004 年社会因素剖宫产生一女孩, 无产后出血、感染等, 未发现食物及药物过敏史。本次预产期: 2016 年 12 月 23 日。产妇定期产检, 孕早期无阴道流血, 无安胎, 早孕反应轻, 孕中期胎儿结构筛查正常。产妇检血压波动于 91 ~ 119/55 ~ 65mmHg, ECG(–), 产检期间无特殊不适。

2. 分娩及抢救经过 12 月 12 日 17: 18 入院, 当晚 22: 00 转入产房, 00: 16 新生儿顺产娩出, Apgar 评分 1 分钟、5 分钟、10 分钟均为 9 分, 新生儿体重 3240g、身长 50cm, 性别男, 脐带绕颈两周。新生儿吸痰时可见羊水清, 新生儿外观未见异常, 生命体征平稳。00: 17 ~ 00: 20 胎儿娩出后阴道出血量共 300ml, 给予卡前列素氨丁三醇注射液(欣母沛)对症处理。0: 20 胎盘娩出, 胎盘胎膜娩出基本完整, 未见缺损或压迹。产科二线指示开放两条静脉、加大补液量, 对症处理。01: 38 ~ 02: 26 神志清醒, 贫血貌, 血压114/70mmHg, 心率 122 次/分, 血氧饱和度 98%, 子宫脐下一指, 阴道持续流暗红色血, 未见血块, 尿管通畅, 尿袋及尿管内见暗红色样液体。重新检查软产道后给予宫腔球囊填塞术, 压迫止血。加大补液量。电话请示产科二线, 期间产妇稍显烦躁。

02: 26 ~ 02: 36 仍有活动性出血, 加强宫缩, 给予卡前列素氨丁三醇注射液对症处理, 输血(已输注红细胞悬液 4U、冷沉淀 2U、新鲜冰冻血浆 200ml)。卡前列素氨丁三醇注射液注射后产妇自诉呼吸困难，立即给予面罩吸氧，并通知产科二线和麻醉医师，同时静脉注射地塞米松 10mg。02：36～02：45 产妇逐渐失去意识，血压 85/60mmHg、心率 100 次/分、血氧饱和度 90%。麻醉医师到达抢救现场，立即行气管内插管，给予人工通气；行中心静脉穿刺置管，进行输血输液；因动脉搏动较弱，无法行有创动脉监测；未进行血气分析。产科二线到达抢救现场，启动抢救。告病危！

03：20 启动院级抢救。产妇意识不清，心率 92 次/分，血压 52～86/30～50mmHg（因是无创血压，很多时候已测不出），血氧饱和度 70%～92%。产科及麻醉科主任到达抢救现场，分析产妇难治性出血、低氧血症、低血压及凝血功能低下，临床上支持 AFE，制定下一步的抢救方案：呼吸循环支持，给予罂粟碱、氨茶碱等解除肺动脉高压及支气管痉挛，改善肺动脉血流，大剂量应用皮质激素（地塞米松）抗过敏，快速补充血容量，升压（肾上腺素，效果明显，血压 138/87mmHg，心率 121 次/分），行动脉血气分析了解内环境，积极纠正酸中毒（碳酸氢钠），补充纤维蛋白原，给予呋塞米和积极抗感染治疗。04：48 心率 108 次/分、血压 133/67mmHg，血尿，持续有阴道流血。

05：00 心率 143 次/分，血压 97/58mmHg，血氧饱和度 100%。行院内多学科会诊，疑难病例讨论，决定转至手术室进一步抢救，备剖腹探查子宫切除术。05：20 在生命体征平稳情况下行子宫切除术，术中血压波动在 137～150/37～55mmHg，血氧饱和度波动在 78%～100%，手术同时持续呼吸循环支持，抗休克、快速输血、纠正电解质酸碱平衡紊乱。6：00 血压波动在 107～126/38～52mmHg，血氧饱和度在 96%～100%。07：18 阴道有暗红色不凝血流出，再次探查阴道残端，予阴道塞纱压迫止血。07：36 血压下降，至 66/41mmHg，血氧饱和度 100%，给予垂体后叶素止血，输凝血酶原复合物、凝血Ⅷ因子、纤维蛋白原等。08：30 此阶段的手术主要是探查盆腹腔有无创面出血，给予缝合及压迫止血等处理。09：20 心率 108 次/分、血压 49/37mmHg、血氧饱和度 88%，予加压、加温输血、清理呼吸道，肾上腺素泵注，心率 92～122 次/分、血压 76～88/49～58mmHg，血氧饱和度 92%～96%。11：24 手术完毕，即刻转运至 ICU。

累计总出血量 11 385ml，总尿量 815ml。累计输注红细胞悬液 34U、血浆 4300ml、冷沉淀 48U、人纤维蛋白原 6g、凝血酶原复合物 400U、凝血Ⅷ因子 400U、血小板 1 个治疗量。

当日 16：00 产妇心搏骤停，经抢救无效死亡。

三、病例分析

1. 关键问题

（1）AFE 的诊断标准：目前 AFE 主要基于产妇临床表现的排除性诊断，国内外采用较多的标准主要有两个，英国产科监督部门（UK Obstetric Surveillance System，UKOSS）、国际 AFE 登记诊断标准（美国采用此标准）。UKOSS 指出：其他病因无法解释且满足以下条件之一即可诊断 AFE。①产妇急性衰竭伴以下症状至少 1 项：急性胎儿窘迫、心律失常或心脏停搏、凝血功能障碍、抽搐、低血压、产科出血、前驱症状（乏力、麻木、烦躁、针刺感）、呼吸短促，且除外产后出血无证据表明是由于早期凝血功能障碍引起或无心肺功能障碍的情况；②尸检肺内找到胎儿鳞状上皮或毛发[1]。美国标准指出在扩张宫颈或清宫术、分娩过程中、剖宫产或产后 30 分钟内出现：①突发性低血压或心搏骤停；

②急性缺氧：呼吸困难、发绀、呼吸抑制；③凝血功能障碍：实验室证据有血管内凝血因子消耗或溶纤或严重的出血，且无法找到其他可能的原因来解释。该标准特别提到需与AFE 鉴别的疾病：肺血栓、空气栓塞、药物引发的过敏性反应、麻醉并发症（全身麻醉或高位硬膜外阻滞）、心肌梗死、心律失常、围生期心肌病、主动脉夹层、胃内容物误吸、局部麻醉药物反应、输血反应、败血症、产科并发症（产后出血、子宫破裂、胎盘早剥、子痫)[1]。

本例产妇以出血为首发症状，随即心率增快、胸闷，继而血压降低，意识丧失，是符合 AFE 诊断的，但产科医师开始误以为产后出血，使产妇延误治疗或错误治疗，当产妇出现难治性出血、低氧血症、低血压及凝血功能低下时，才诊断为 AFE，诊断的延迟必然导致治疗的失当。

（2）AFE 临床表现：现有的研究发现，AFE 临床表现发生概率从高到低依次为：低血压、呼吸抑制、发绀（100%）、急性胎儿窘迫（50% ~100%）、心搏骤停（30% ~87%）和呼吸困难（48% ~72%），约 50% 发生 DIC（22% ~83%），约 20% 抽搐表现（10% ~48%）。前驱症状主要表现呼吸急促、憋气、胸痛、发冷、头晕、心慌、指端针刺感、恶心和呕吐，从发病到多器官功能衰竭进展迅猛[1~3]（大多在 4 小时内）。故临床工作中对既往无心脏病史，突发上诉临床症状的孕产妇均应警惕 AFE 的可能。特别注意的是有文献报道[4、5]，以严重的胎儿心动过缓或凝血功能障碍为首发甚至唯一症状的非典型 AFE，此类产妇因更易被忽视或误诊，故围生期死亡率更高。本例产妇在产后的 2 个小时内主要表现为产后阴道流血，暗红色，无血凝块，心率增快，继而出现前驱症状，这些症状和体征都提示产妇有 AFE 的可能。

（3）AFE 的治疗：见病例 33 病例分析部分。

本病例在最初的 2 个小时内都在考虑是产后出血、子宫收缩乏力，在前期的治疗中给予 2 次较强的收缩子宫的药物卡前列素氨丁三醇注射液，同时进行压迫止血等，强烈的子宫收缩有可能使更多的是羊水进入母体循环，加剧了病情的恶化。

2. 诊治思维　对于围生期出现的典型的血压剧降或心搏骤停，有呼吸困难、呼吸停止、发绀等急性缺氧症状，排除其他原因，可以诊断为 AFE，无论对于产科医师还是麻醉医师，多无困难；但是对于首发症状为产后出血的产妇，尤其出血原因不明且快速进入休克状态时，应首先考虑是否为羊水栓塞，避免首先考虑为产后出血，以免错误诊断及错误治疗导致患者预后不良。

3. 规范处理　出现过敏性休克的产妇应用大剂量的糖皮质激素；应用氨茶碱、罂粟碱等降低肺动脉压；抗休克及防治多脏器衰竭；在发生 DIC 的早期（高凝期）应用低分子肝素，在低凝期给予纤维蛋白原、新鲜冰冻血浆、冷沉淀等补充凝血因子；给予广谱抗生素预防感染。

4. 经验教训　早期识别与治疗不当是本例产妇的惨痛教训，这要求产科及麻醉医师能够摒弃侥幸心理，根据产妇临床表现，对照诊断标准，早期诊断，尽早干预。另外，在抢救过程中积极处理低血压非常重要，长期的低血压，导致组织脏器灌注不足，内环境紊乱，机体脏器功能障碍，进而引发多脏器衰竭，本例产妇近 1 小时严重低血压未能得到有效处理，直到上级麻醉医师到达后才给予有效升压，已错过最佳的抢救时机。

由于产妇血压低，动脉穿刺困难，此例产妇在上级麻醉医师到达抢救现场前未做血气分析，导致抢救比较盲目。事实上，早期建立了中心静脉后完全可以应用静脉血行血气分析(除二氧化碳分压外，动脉与静脉血气数值相差不大)指导抢救和治疗。

关于切除子宫后止血欠佳时再次开腹止血。目前主流观点认为，切除子宫后，即便盆腔内有活动性渗血，也应避免再次开腹止血，而应该将主要的精力集中在纠正凝血功能紊乱，如出现大量的腹腔出血，可采用 B 超引导下腹腔穿刺引流，如再次手术，会恶化病情，增加患者的病死率。本病例在切除子宫止血不佳的情况下，再次行腹腔探查，长时间的反复探查导致患者状况急剧恶化，此教训值得反思。

5. 进展　在发病机制上，目前对于 AFE 的认识主要源于病例报道，以人群为基础的研究甚少且无法复制合适的动物模型进行研究，对其具体发病机制的研究不多，"妊娠过敏样综合征"的提出更多的是依从于临床证据而缺乏有力的实验室数据支持，同时补体激活提示的免疫学意义是否是导致 AFE 疾病不可控制性的另一要素尚需更深入的研究；在诊断标准上，目前仍然缺乏国际统一的诊断标准和有效的实验室辅助诊断手段，现有对 AFE 的诊断存在主观判断的干扰导致各国报道发病率不一，辨析其临床症状和寻求新的特异性早期诊断标志物意义重大；在治疗上，仍然是以对症治疗为主，对于产后凝血功能严重低下的产妇，既往不主张应用重组活化Ⅶ因子，但是对于切除子宫仍然有严重的凝血功能低下，且输注各种凝血物质效果不佳的产妇，也可以考虑应用，以挽救产妇生命。

四、专家点评

AFE 是产妇围生期较为少见的但却是极为凶险的并发症。本例产妇是一个顺产的产妇，麻醉医师在生产的过程中并没有参与其中，而是作为抢救团队的一员而出现的，但正是麻醉医师的出现才使得生命体征得以维持：气管插管维持氧供、开放中心静脉及心血管活性药物的应用维持循环以及内环境的稳定等。事实上，麻醉医师已经成为抢救的领导核心，凸显了在危重患者的抢救中麻醉医师的重要作用。

本病例由于早期诊断不明确，导致近 2 个小时的救治中没有进行有效的处理和干预。产科医师在早期诊断为产后出血，且应用了大量的收缩子宫的药物，救治方向已偏离，必然效果欠佳，使得抢救时机延误，这是产科医师和麻醉医师都应该关注和反思的，这也充分说明了 AFE 早期诊断是非常困难的。对于 AFE 产科医师和麻醉医师都要有能力结合产妇临床表现，对照诊断共识，进行早期的诊断和干预，这是抢救 AFE 成功与否的关键。

此病例抢救的过程中，产妇循环维持是失败的，尤其麻醉医师到达抢救现场后，虽然给予了呼吸的支持，但是循环维持上没能进行有效的升压，在上级麻醉医师到达后，才摆脱低血压，说明无论是产科医师还是部分麻醉医师，对心血管活性药物应用不熟悉，即便应用了心血管活性药物，也是剂量不足，没有发挥其应有的升压作用。如果在早期能够将产妇血压稳定在合适的水平，一定会为后来的抢救赢得时间，也有可能改写产妇的预后。

总之，产妇的死亡固然有疾病自身恶化导致病情逆转困难的因素，但医务人员应该反思在救治过程中的疏漏乃至失当之所在，从而不断提高自身的救治能力。(点评专家：

广州市妇女儿童医疗中心   宋兴荣)

（病例提供：广州市妇女儿童医疗中心   田   航   宋兴荣）

（校验人员：广州市妇女儿童医疗中心   罗   茜   郭   冉）

（本章总校验：同济大学附属第一妇婴保健院   刘志强）

参 考 文 献

［1］Rath WH, Hofer S, Sinicina I. Amniotie fluid embolism：an interdisciplinary challenge：epidemiology, diagnosis and treatment. DtschArztebl Int, 2014, 111(8)：126 – 132

［2］Knight M, Berg C, Brocklehurst P, et al. Amniotic fluid embolism incidence, risk factors and outcomes：a review and recommendations. BMC Pregnancy Childbirth, 2012, 12(7)：1 – 11

［3］Clark SL. Amniotic fluid embolism. Obstet Gynecol, 2014, 123(2)：337 – 348

［4］Collins NF, Bloor M, McDonnell NJ. Hyperflbrinolysis diagnosed byrotational thromboelastometry in a case of suspected anmiotie fluid embolism. Int J Obstet Anesth, 2013, 2(1)：71 – 76

［5］Sisedia SM, Bendale KA, Khan WAZ. Amniotic fluid embolism：acause of suddenmaternal deathand policeinquest. Am J Forensic Med Pathol, 2012, 33(4)：330 – 334

第十一章　产后出血

病例 37　术中回收式自体输血在 Rh(D)阴性血型产妇剖宫产术的应用

一、导读

术中自体血回收(intraoperative cell salvage, IOCS)在许多出血量大的外科手术中广泛开展并成熟应用,但由于有羊水栓塞、细菌污染、胎儿红细胞同种免疫等顾虑,其在产科手术的应用仍很局限。现就同济大学附属第一妇婴保健院成功完成的一例 Rh(D)阴性患者剖宫产术中回收式自体输血的病例进行总结,旨在为 IOCS 用于剖宫产术及 Rh(D)阴性产妇输血方案提供参考。

二、病例介绍

1. 基本资料　产妇,40 岁,身高155cm,体重61kg,于2015 年4 月11 日因"孕5 产1,孕30^{+1}周,臀位,NST 示偶有宫缩"收治入院。患者既往体健,无系统病史,无家族病史,2001 年因早孕人流1 次,2002 年及2005 年各药流1 次,2004 年因"中央型前置胎盘"行剖宫产术。产妇术前一周于南京市中心血站行储存式自体备血,即将产妇的血液预先抽出300ml 于低温或超低温条件下储存。术中出血800ml,输注自备储存血300ml。

2. 术前评估和准备　该产妇此次孕期无正规产检,入院前于我院检查提示为中央型前置胎盘(植入凶险型),血型为 A 型 Rh(D)阴性,不规则抗体阳性,抗 D 抗体效价为1:16。入院后完善相关检查,加强母胎监护,严密监测阴道出血情况,予地塞米松促胎肺成熟、硝苯地平保胎、硫酸镁保护胎儿脑神经,每周复查抗 D 抗体效价(外送至上海血液中心检测),抗体效价逐步上升,四次检测依次为:1:16、1:32、1:64、1:512(2015 年5 月4 日)。我院即由院办、产科、麻醉科、检验科、新生儿科、护理部组成我院 Rh(D)阴性管理小组制订应急预案,多次邀请院外输血科专家会诊,积极向市级和浦东新区血液中心申请备血,并分别于2015 年4 月17 日及2015 年4 月29 日行术前自体采血贮存(preoperative active blood donation, PAD),共计储血450ml,但由于库存过程中出现絮状沉淀,术中弃用。

3. 剖宫产麻醉实施和管理　经过充分准备后于 2015 年 5 月 7 日行择期剖宫产术。入室后常规吸氧、心电监护；开放颈内及外周静脉，右桡动脉穿刺置管；同时监测有创动脉血压及中心静脉压；入室心电图提示室性早搏二联律，予以利多卡因 50mg 静脉推注及 200mg 静脉持续滴注后好转；测动脉血气示血红蛋白 12.0g/dl、红细胞比容 37%。快速输注胶体 1000ml 行急性等容血液稀释（acute normovolaemic haemodilution，ANH），扩容后复测血气，示血红蛋白降至 10.6g/dl、红细胞比容降至 33%。遂在腰 - 硬联合麻醉下行剖宫产术，6 分钟后胎儿娩出，其 1 分钟、5 分钟的 Apgar 评分分别为 9 分和 10 分。胎盘剥离以后子宫出血活跃，予以双侧子宫动脉上行支结扎 + 子宫局部压迫缝合 + B - Lynch 缝合术止血。同时在胎儿娩出、胎盘剥离后清理手术台面敷料，更换吸引装置，开始回收自体血，共计收集离心自体血 436ml。止血后复测动脉血气，示血红蛋白 10.2g/dL、红细胞比容 32%，实验室检查示凝血酶原时间、活化部分凝血酶时间正常，凝血酶时间 22.2s、D - 二聚体 19.43mg/L、纤维蛋白原降解产物 57μg/ml、血浆鱼精蛋白副凝试验弱阳性。术中产妇血流动力学基本稳定，心率 68 ~ 103 次/分、血压 84 ~ 151/46 ~ 74mmHg、中心静脉压 6 ~ 16cmH$_2$O；共计出血 1500ml、尿量 850ml，输注晶体液 1500ml、胶体液 1000ml、A 型 RH（ - ）红细胞悬液 4U（中心血站提供）。术毕转入 PACU 观察，产妇血压维持在 112 ~ 143/62 ~ 81mmHg、心率 68 ~ 80 次/分；予以甲泼尼龙 80mg 静脉推注后 30 分钟回输自体血 436ml，回输过程中严密观察生命体征，无溶血发生；另输冰冻血浆 400ml 及冷沉淀 6U。在 PACU 观察 4 小时后产妇血流动力学仍旧稳定，无明显不适主诉，无输血不良反应，遂安返病房。术后于病房持续观察生命体征、腹腔引流、复查血常规、凝血功能、肝肾功能，术后第 3 天复查抗 D 抗体效价为 1：256，无迟发性溶血反应发生，各项实验室检查基本正常，于 1 周后顺利出院。测得新生儿血型为 Rh（D）阳性 A 型血。患儿出生后呼吸急促、呻吟明显、血胆红素持续升高，考虑有新生儿呼吸窘迫综合征、溶血性黄疸，予以暖箱保温、NCPAP 呼吸机辅助通气、静脉营养支持、双光持续光疗退黄，同时予静脉注射用人免疫球蛋白封闭抗体，经过 1 个月余治疗后好转出院。

三、病例分析

IOCS 是利用血液回收装置，对手术中的出血经过回收、抗凝、过滤、离心、洗涤等步骤处理后再回输给患者的技术，它能有效避免异体输血的过敏及发热反应、溶血反应、免疫抑制、传播疾病等并发症，并能节约血液资源，解决部分稀有血型的用血问题[1]，是临床上非常重要的一种节约用血、安全用血的技术。

1. 关键问题　IOCS 用于产科手术的安全性主要在羊水栓塞、细菌污染、胎儿红细胞同种免疫等问题存在争议。对于羊水栓塞，目前普遍认为其发病机制并非单纯的有形成分物理性阻塞肺血管所致，而更类似于"妊娠过敏反应综合征"，是羊水成分进入母体后释放的各种内源性物质产生的过敏反应以及羊水中大量组织因子入血后导致的凝血功能紊乱所致。剖宫产术中使用 IOCS 可以显著清除混有羊水的回收血中的组织因子，55ml 的离心杯用 300ml 生理盐水清洗即可使回收血中组织因子浓度降低至安全范围[2]。同时，通过联合使用白细胞滤器（leucocyte depletion filter，LDF），经电荷吸附及被动过滤作用，能有效去除回收血中的多种羊水成分，包括 α - 甲胎蛋白、滋养层细胞和白细胞[3]；另外，大肠杆菌、金黄色葡萄球菌、铜绿假单胞菌、脆弱拟杆菌也被证实可以安全过滤[4]。因此，IOCS 能更加安全地应用于产科手术。

2. 诊治思维　尽管经过了血液回收机的洗涤以及白细胞滤器的过滤，在最终回输给产妇的血液中仍旧存在一定的胎儿鳞状上皮细胞和胎儿红细胞[3]。即便如此，正常产妇的肺循环中同样能找到胎儿鳞状上皮细胞，因此 IOCS 并不一定会增加羊水栓塞的发生率。对于胎儿红细胞，若母婴血型不配，尤其是对于 Rh(D) 阴性产妇，若回输了带有 Rh(D) 阳性的胎儿红细胞，则可能产生严重的 Rh 免疫反应。在使用 IOCS 产后早期应给予适量的抗 D 免疫球蛋白，通常 2 ~ 19ml 胎儿血回输入母体需要 500 ~ 2500U 抗 D 免疫球蛋白来拮抗[3]。

随着血液回收机的不断改进，以及白细胞滤器的使用，越来越多的研究和临床实践证明 IOCS 在产科的应用是安全可行的。1993—2010 年有多项研究表明产妇采用 IOCS 后并未发生严重的不良反应[5~9]，同时也有研究指出，使用 IOCS 与未使用产妇相比较，羊水栓塞发生率、术后感染率、住院时间等没有明显差异[10]。

3. 规范处理　目前，多家权威机构在指南中对 IOCS 在产科的应用提出了指导意见。美国妇产科医师协会建议对产后出血或胎盘植入的产妇使用 IOCS[11]；美国麻醉医师学会建议在无法控制的产科大出血且缺乏库血时，或产妇拒绝接受库血时使用 IOCS[12]；英国国家卫生与临床优化研究所建议在前置胎盘或胎盘植入患者使用 IOCS，同时联用白细胞滤器[13]。

4. 经验与教训　IOCS 应用于产科手术时应注意：确定母婴血型，若产妇为 Rh(D) 阴性，抗 D 抗体阳性者可在输血前保护性给予激素，若母婴 Rh 血型不合，在产后应给予适量抗 D 免疫球蛋白；术中可准备两套吸引装置，在胎盘剥离及清理手术台面后更换吸引装置开始回收出血，并使用足量的生理盐水进行洗涤，同时联合使用白细胞滤器，以此减少羊水及胎儿血的污染；回输过程中密切关注生命体征，尤其是小便颜色，若出现血尿提示溶血发生，可给予甲泼尼龙 200mg 反复多次冲击直至尿色正常。

尽管 IOCS 用于产科手术的安全性及有效性仍需更多的临床研究所支持[14]。但其对于解决目前输注异体血的并发症，以及血源尤其是稀有血型血源严重紧缺的现状来说，不失是一个最实用的方法。

四、专家点评

术中自体血回输技术减少了异体输血的需求，尤其该产妇为稀有血型，同时又是胎盘植入，有大出血高危风险，所以该产妇适合使用自体血回输技术。以往认知认为，IOCS 存在羊水栓塞和诱发母体同种异体免疫反应的风险，使得这一技术在产科的应用得到束缚。然而，随着血液回收设备处理能力的提高、临床实践经验的积累、人们对于羊水栓塞发生机制的认识更新，在规模化开展产科 IOCS 后亦未有相关不良事件发生，其安全性得到了保证，IOCS 在剖宫产术中的应用逐渐被接受。IOCS 是目前最实用和有效的血液保护方法，风险/效益比较分析也支持该技术在产科的应用。

母体同种异体免疫是主要问题。自体血回收不能区分母体和胎儿的红细胞，剖宫产回收的自体血中约有 1.5% 的胎儿红细胞。胎儿 ABO 抗原还没有完全发育，Rh 抗原是主要问题。给予 Rho(D)免疫球蛋白(RhoGAM)预防母体同种异体免疫，Kleihauer - Betke 测试用于定量暴露和计算 Rh 阴性母体自体血输入后合适的剂量。研究发现自体血回输后 RhoGAM 剂量很少超过 2500U，分娩后 Rh 阴性母体通常给予的剂量是 500U。羊水栓塞是一种快速发作呼吸抑制、低氧、心脏衰竭的围生期综合征。在发达国家死亡率高达 60%。现在已经不认为羊水栓塞是由胎儿鳞状细胞栓塞导致，而是由母体对胎儿抗原产生的一系列过敏反应综合征。而且研究发现，健康产妇胎盘分离时血中的胎儿鳞状细胞水平与自体血中的相当。目前，没有明确的 IOCS 相关的羊水栓塞报道。

自体血回输的安全性是不成问题的，在产科存在出血和输血高风险的产妇应该考虑使用。血液收集应在胎盘娩出后开始，回路中加入白细胞滤器能增加安全性。Rh 阴性母体，RhoGAM 合适的剂量应在进行了 Kleihauer - Betke 分析后确定。需要进一步研究探讨自体血回输作为减少异体血输入的可行性。但也应注意，对于该类高危出血产妇，又是稀有血型，应综合使用多种手段减少失血，包括提前采用介入栓塞的技术等，不能完全依赖自体血回输技术。(点评专家：同济大学附属第一妇婴保健院 刘志强)

(病例提供：同济大学附属第一妇婴保健院 李海冰)

(校验人员：广州市妇女儿童医疗中心 罗 茜 郭 舟)

参 考 文 献

[1] 邓小明，姚尚龙，于布为，等．现代麻醉学(第4版)．北京：人民卫生出版社

[2] 陈春梅．剖宫产术中自体血回收时组织因子清除状况．北京：首都医科大学，2011, 19

[3] Catling SJ, Williams S, Fielding AM. Cell salvage in obstetrics：an evaluation of the ability of cell salvage combined with leucocyte depletion filtration to remove amniotic fluid from operative blood loss at caesarean section. Int J obstet Anesth, 1999, 8(2)：79 - 84

[4] Jonathan H W, Marion JT, et al. Bacterial reduction by cell salvage washing and leukocyte depletion filtration. Anesthesiology, 2003, 99(3)：652 - 655

[5] Jackson SH, Lonser RE. Safety and effectiveness of intracesarean blood salvage. Transfusion, 1993, 33(2)：181

[6] Rainaldi MP, Tazzari PL, Scagliarini G, et al. Blood salvage during caesarean section. Br J Anaesth, 1998, 80(2)：195 - 198

[7] King M, Wrench I, Galimberti A, et al. Introduction of cell salvage to a large obstetric unit：the first six months. Int J Obstet Anesth, 2009, 18(2)：111 - 117

[8] Parry N, Junghans C, Skelton V, et al. Audit of cell salvage use in obstetric patients：adding experience. Int J Obstet Anesth, 2010, 19(2)：238 - 239

[9] McDonnell NJ, Kennedy D, Long LJ, et al. The development and implementation of an obstetric cell salvage service. Anaesth Intensive Care, 2010, 38(3)：492 - 499

[10] Rebarber A, Lonser R, Jackson S, et al. The safety of intraoperative autologous blood collection and autotransfusion during cesarean section. Am J Obstet Gynecol, 1998, 176(1)：715 - 720

[11] American College of Obstetricians and Gynecologists. ACOG Practice Bulletin Clinical Management Guidelines for Obstetrician – Gynecologists. Number76, October 2006: postpartum hemorrhage. Obstet Gynecol, 2006, 108: 1039 – 1047

[12] American Society of Anesthesiologists Task Force on Obstetric Anesthesia. Practice guidelines for obstetric anesthesia: an updated report by the American Society of Anesthesiologists Task Force on Obstetric Anesthesia. Anesthesiology, 2007, 106: 843 – 863

[13] National Institute for Health and Clinical Excellence. Intraoperative Blood Cell Salvage In Obstetrics. Interventional Procedure Guidance 144. London, UK: National Institute for Health and Clinical Excellence, 2005

[14] 李海冰, 刘志强, 裘佳敏. 成分输血治疗剖宫产术中弥漫性血管内凝血的临床分析. 第二军医大学学报, 2011, 32(8): 924 – 926

病例 38　Rh(D)阴性血型产妇产后大出血的处理

一、导读

急诊剖宫产术是为保证孕妇和胎儿安全的临床常见急诊手术。但如果产妇术前检查及相关准备不足,将为产科及麻醉医师带来较大挑战。目前有剖宫产史产妇逐年增多,合并胎盘异常(如前置胎盘、植入性胎盘等)的发生率明显增加;加之稀有血型术前储备不足,术前谈话不充分,产妇家属拒绝行子宫切除等有效救治之时,作为麻醉医师如何应对这样的产科大出血? 现将一例 Rh(D)阴性 A 型血、有剖宫产史、前置胎盘、副胎盘产妇的急诊剖宫产手术麻醉汇报如下,并就产科大出血、胎盘异常及稀有血型产妇输血原则等问题进行探讨。

二、病例介绍

1. 基本资料　产妇,37 岁,身高 161cm,体重 70kg,孕 2 产 1。因"宫内孕 39^{+1}周,胎儿宫内窘迫"入院。既往有剖宫产手术史,术前检查孕妇为 Rh(D)阴性 A 型血。B 超提示:前置胎盘、副胎盘,其余检查均在正常范围。因胎儿宫内窘迫,拟急诊行剖宫产手术。术前备 Rh 阴性 A 型浓缩红细胞(RBC)2U 及血浆(FFP)400ml。

2. 术中情况　产妇入室后,无创血压(NBP)120/70mmHg、心率(HR)83 次/分、血氧饱和度(SpO_2)98%。建立外周静脉通路后,行腰 – 硬联合麻醉(CSEA),$L_{2~3}$ 间隙,操作顺利,蛛网膜下隙麻醉给予重比重布比卡因 10mg,阻滞完善。手术顺利开始,15 分钟后取出一女婴,无呼吸,1 分钟 Apgar 评分 4 分。遂行婴儿气管插管,手控呼吸,5 分钟和 10 分钟的 Apgar 评分均为 10 分。术者发现胎盘无法取出,此时产妇面色苍白,吸引器内羊水及出血共计 3500ml。静脉给予缩宫素 20U,子宫体注射甲基麦角新碱 0.2mg,产妇舌下含服卡孕栓 1mg,促进子宫收缩。立即行右手桡动脉穿刺置管,监测有创动脉血压(ABP)。同时急查血红蛋白(Hb)显示,已从术前 90g/L 降至 76g/L。局部麻醉下于右侧颈内静脉置入 7F 双腔导管快速补液。手术医师应用常规止血方法效果欠佳,持续出血。给予晶体液,胶体液,及术前储备的 Rh(D)阴性 A 型 RBC 2U 和 FFP400ml,间断给予麻黄碱 6mg/次或去甲肾上腺素 5μg/次,维持平均动脉压(MAP)于 50~60mmHg。产妇清醒无痛,因出血在继续,遂改变麻醉方式。应用氯胺酮 1mg/kg,维库溴铵 0.1mg/kg,诱导后行气管插管,控制呼吸。因家属不同意为产妇行子宫切除术,故子宫持续出血近 3 小时,尽管循环尚稳定,但 Hb 最低降至 30g/L,因无法及时协调到 Rh(D)阴性 A 型血,在输血科交叉配血等检测后,给予产妇输注 Rh(D)阳性 A 型 RBC 12U 及 FFP 1200ml。危机情况下,家属签字同意为产妇实施子宫次全切除,膀胱修补及双侧输尿管支架植入术。整个手术历时 6 小时 40 分钟,出血量约 6500ml,尿量 2000ml。入液量包括:Rh 阴性 A 型 RBC 2U 和 FFP 400ml,Rh 阳性 A 型 RBC 12U 和 FFP 1200ml,血小板 2U 及凝血酶原复合物 1U,及晶体液 5000ml 和胶体液 3000ml。术毕,产妇 Hb 为 79g/L,带气管导管入 ICU。第二天早晨拔除气管导管,转回产科,10 天后产妇出院。出院诊断为:"孕 2 产 2,宫内孕 39⁺¹ 周,RSCA 已产;横位;前次剖宫产史;前置胎盘(边缘型);胎盘植入(穿透型);副胎盘;产后出血(6500ml);失血性休克;足月活女婴;新生儿轻度窒息;次全子宫切除术后;膀胱修补术后;肾盂肾炎"。术后随访两年,血型仍然为 Rh(D)阴性 A 型血,未发生其他并发症。

三、病例分析

1. 关键问题

(1)产后出血与胎盘异常:随着二孩政策的开放,越来越多有剖宫产史的孕妇行急诊手术。瘢痕子宫再次妊娠发生胎盘异常及分娩风险大大增加,包括子宫破裂(0.6%)、胎盘前置(0.5%)、胎盘植入(0.014%)、膀胱和肠道损伤,甚至子宫切除[1]。有 9%~10% 术前诊断前置胎盘的孕妇可能有胎盘植入,表现为胎盘对子宫下段附着异常牢固,分娩时胎盘难以剥离,致产后出血,是子宫切除的主要因素[2]。产后出血通常是指经阴道分娩失血量(EBL)≥500ml,剖宫产失血量≥1000ml。实际产后出血量难以精确测量。美国妇产医学院将其定义为:红细胞比容下降 >10%,或产后需要输血的情况。多发生在分娩后 24 小时内,约占所有分娩的 3%,诱因多为子宫收缩乏力,胎盘留滞,胎盘植入和穿透性胎盘,子宫倒转,产道损伤和凝血功能障碍[3]。既往产后出血是美国产妇死亡的主要原因,约占 0.67%[4]。产后出血重在预防,对于存在胎盘异常、遗传性凝血异常和拒绝输血孕妇的产前评估与准备尤为重要[5]。

胎盘异常中,前置胎盘的发生率可达 1%。根据胎盘附着于宫颈口位置,分为完全性、部分性和边缘性前置胎盘。目前研究已证实,前置胎盘与植入性胎盘相关性较高。有前置胎盘,非瘢痕子宫产妇发生胎盘植入的概率为 5%,合并一次剖宫产产妇,发生胎盘植入的概率约 24%,合并 2 次或 4 次以上剖宫产史,发生概率上升至 40%~67%[6]。植入性胎盘发生率在 1/70000~1/1667,依据胎盘侵犯子宫肌层的程度分型。只附着于子宫肌膜,未侵犯子宫肌层称附壁或侵入型,约占 76%;侵入子宫肌层称为部分型,约占 18%;而穿透肌层,并侵犯子宫浆膜层为穿透型植入性胎盘,甚至还可能侵犯其他盆腔组织,如肠管或膀胱,约占 6%[7,8]。随着剖宫产数量的增加,侵入性胎盘发生率从 1980 年的 0.08% 到现在的 0.3%,是由于胎盘植入部分的子宫螺旋动脉无法有效收缩,取出胎盘将暴露子宫肌层内更大的血窦,加重出血,是产科子宫切除最主要的原因[9]。因此,术前了解胎盘情况非常重要,提前置入子宫动脉或髂内动脉球囊,胎儿娩出后充盈球囊,减少流向子宫的血流,为更好的处理植入性胎盘争取时间。

(2)Rh(D)阴性血型患者输血原则:长久以来临床输血依据同型输注的原则。我国汉族人种中 Rh(D)阴性血型所占比例仅为 0.3%,该类血型的血库储存量有限。当遇到如此例产妇的产后大出血,短时间内没有足够血源,我们依据输血科交叉配血结果,输注 Rh(D)阳性 A 型血液挽救患者生命。那么,对于 Rh(D)阴性血型患者输血原则是什么? 根据 2000 年 6 月 2 日卫生部颁发的卫医发[2000]184 号《临床输血指导规范》第十条"对于 Rh(D)阴性和其他稀有血型患者,应采用自身输血、同型输血或配合型输血"。其中 Rh(D)阴性输血原则:①有抗 D 者,必须输 Rh 阴性血;②无抗 D 者,尽量输 Rh 阴性血;③无抗 D 者,病情危重,短时间找不到 Rh 阴性血,为抢救患者生命,可以输配血相合的 Rh 阳性血。该产妇 8 年前,剖宫产娩出一个 Rh(D)阳性女婴,临床经验推断,该产妇 Rh(D)阴性 A 型血可能具有 D 抗体,依据输血原则,该产妇应输注 Rh(D)阴性血。但情况危急,输血科交叉配血相合,没有产生凝集反应。通过综合评估,危急情况下输注 RH 阳性血液是可以的,并不违反输血原则。文献报道,RH(D)阴性人群中,仅有 1/3 人会产生 RhD 抗体,该产妇可能就属于另 2/3 的人群。对于稀有血型患者失血性休克的救治,因为输血顾虑常会影响救治时机[10、11]。因此,了解稀有血型患者输血原则,并及时与输血科沟通将为患者赢得更多的生存机会。

2. 诊治思维　产科大出血是麻醉领域至今仍在关注的话题,该病例术前评估不充分,与产妇家属没有很好沟通,以至于术中遇到问题,家属拒绝行子宫切除术,终将产妇置于危险的境地。胎盘前置,副胎盘的产妇发生胎盘植入的概率很大,如果术前先行双侧髂动脉球囊封闭术,将大大减少出血。该病例发生在 2010 年,当时考虑术野出血有羊水等杂质,没有用自体血回输技术。近年来自体血回输用于产科大出血有很多临床研究报道,证实利大于弊[12、13]。该产妇改变麻醉方式的时机,是基于医师及家属希望保留产妇子宫,尝试各种止血方法,其代价就是产妇持续出血至血红蛋白降至 30g/L。在这种手术方式不确定的情况下,为便于管理气道,液体复苏,保证生命安全,及时改为全身麻醉是明智的选择。出血时,产妇循环尚能保持稳定,清醒且无痛。如果术前明确为穿透型胎盘植入,果断实施子宫切除术,可不用改变麻醉方式。急诊剖宫产发生产后出血多是未预计事件,各种因素交错,为手术和麻醉管理带来较大挑战。麻醉医师应在此危急时刻担任抢救的主导者,应与手术医师、输血科等相关科室及时沟通,组织团队协作,挽救患者生命[14]。

3. 规范处理　分娩期及产后出血难以预料,尤其在胎儿宫内窘迫的情况下。术中依赖外科医师对胎盘的完善处理和决策速度。大量证据证实,治疗延迟将大幅度增加严重产科出血和出血相关产妇死亡风险[15]。母胎医学协会建议"疑有侵入性胎盘的产妇应当安排在手术设备完善和便于提供大量血液制品血库的研究中心分娩"[16]。由于临床诊断的有限性,植入性胎盘仍是急诊子宫切除术的主要因素。产前应考虑相应的预防与治疗措施,包括放置宫内球囊、使用促凝与抗纤溶药物、请介入放射科和血库/血液科医师会诊[17]。

建议每个有子宫手术史或发现低位胎盘史的孕妇在前 3 个月行超声定位胎盘,评价侵入性胎盘指标。超声不能确定,应用灰阶超声,彩色多普勒超声或磁共振(MRI)协助确诊。与超声诊断相比,由 MRI 诊断的胎盘异常孕妇,其需要输血和围生期子宫切除的风险更高。一旦发现或可疑植入性胎盘,在剖宫产前预防性放置子宫动脉和髂内动脉球囊导管,有助于减少分娩失血。在胎儿娩出后充气,逐步盆腔血管结扎或栓塞,子宫肌层压迫,行一期或产后 1~4 周的子宫切除术[18]。导管可应用于想要保留生育能力、严重或手术不能切除的穿透性胎盘产妇中,但母胎医学协会介于可能导致的并发症,不推荐常规使用。这些并发症包括植入部位血肿、脓肿、组织感染和坏死等[19、20]。

麻醉管理最佳措施是确保足够的静脉通路和血液制品。选择全身麻醉,监测血流动力学、体温及凝血功能。建立有创动脉,中心静脉通路,监测动脉血气及血栓弹力图(TEG)。应用弹力袜防止静脉血栓,使用加温装置确保产妇体温正常[5]。防止大出血而致的致命三联征(低体温,酸中毒和凝血功能障碍)的发生。尽早通知输血科准备足量血液制品,并积极管理宫缩,自体血回输,液体复苏及水电解质平衡等。使用晶体液和胶体液的容量替代治疗降低血液黏度,在保证氧供的前提下,改善周围组织灌注。防止过量胶体输注导致的凝血功能障碍,应每小时监测 TEG,保护患者凝血功能。近年来研究还提出,产科大出血产妇,除应用自体血回输外,抗纤溶药氨甲环酸(1g 以上),浓缩纤维蛋白原 2~4g,以及重组Ⅶa 因子[21]的使用能明显提高产妇救治率。

4. 经验与教训　该病例的特点是剖宫产病史、前置胎盘及副胎盘、Rh(D)阴性血型、子宫内胎儿窘迫,术前评估没有预测到可能的胎盘植入,加之稀有血型,长时间手术而导致失血性休克。麻醉管理从建立有效静脉通路,有创血压监测,并及时与输血科沟通,应用平时非常规输血方式,为产妇输注配血相合的非同型血液。整个手术麻醉过程有惊无险,液体复苏成功,术中监测及时有效,成功救治产科大出血患者。以下几点体会和启发:①术前产科胎盘情况评估至关重要,作为麻醉医师也应有所了解;②了解稀有血型产妇输血原则;③产科大出血可使用自体血液回输,回收血液经白细胞滤器等处理即可应用;④血栓弹力图(TEG)对产妇凝血功能进行及时监测。麻醉管理并无一定之规,密切观察产妇术中情况,提前应对,方能万无一失。

5. 进展　产后出血在多数国家仍然是产妇死亡的主要因素。加拿大产科优质护理协会(CMQCC)将预防产后出血确定为首要任务,配备产后出血工具箱,通过使用和演练来提高医院应对产科出血的能力和资源。美国产科安全国家协议也针对产后出血推荐急救管理方案,将出血分为 4 个阶段,每阶段都有具体而明确的判断及应用指南[5]。由此可见,对于产后出血的管理,需要通过多学科指引和常规技术团队协作联合演练,减少产后出血的发生率,提高救治率。

四、专家点评

产后出血仍是中国、亚洲乃至世界范围内产妇死亡的首位原因。心输出量的 10% 即灌注于子宫,孕晚期子宫血流量达 600~1000ml/min。所以,产科出血的特点是短时汹涌。一般而言,产科出血主要是因为胎盘因素或子宫收缩乏力,对于高出血风险的剖宫产应做好一系列的术前准备,比如:充分备血、动静脉穿刺置管、腹主动脉下端或髂总动脉球囊导管的置入、血流动力学监测等。

1. 此病例集合了高危剖宫产的许多因素　生产再孕、瘢痕子宫、前置胎盘、胎盘植入、Rh(D)阴性稀有血型,若不是非常紧急,产科理应做好更充分的术前准备:多学科联合会诊、术前腹主动脉下端或髂总动脉球囊导管的置入、放置输尿管支架、麻醉科术前开放动、静脉并置管测压。

2. 手术因演变为抢救性质的手术,麻醉方式更改为气管插管全身麻醉是明智的选择。

3. 因大出血,手术最终为次全子宫切除术,在此之前,还可以尝试其他的止血方法,如子宫动脉结扎、子宫动脉栓塞术等。

4. 该病例的亮点是:Rh(D)阴性血,在交叉配血等检测后,给予产妇输注 Rh(D)阳性 A 型 RBC 12U 及 FFP 1200ml,为成功抢救产妇提供了保障。也为稀有血型的抢救性输血提供了思路。

5. 该病例若开展回收式自体血回输,将减少异体血的输入,节约大量的稀有血液。自体血回输在这样的病例不应成为禁忌证。因该产妇是 Rh(D)阴性血,若应用了自体血回输,术后 72 小时还应给母体注射抗免疫球蛋白 D300μg。(点评专家:首都医科大学附属北京妇产医院　徐铭军)

(病例提供:中国人民解放军总医院第一附属医院　李萌萌　郝建华)

(校验人员:广州市妇女儿童医疗中心　罗　茜　郭　冉)

参 考 文 献

[1] Miller DA, Mishell DR, Goodwin TM, et al. Management of common problems in obstetrics and gynaecology. 4th ed. Blackwell Publishing, Oxford, 2002, 137

[2] Banks A, Norris A. Massive haemorrhage in pregnancy. Continuing Education in Anaesthesia Critical Care & Pain, 2005, 5(6): 195-198

[3] Sarna MC, Hess P, Takoudes TC, et al. Postpartum hemorrhage. In Datta S, ed. Anesthetic and obstetric management of high-risk pregnancy, 3rd ed. New York: Springer, 2004, 75(5): 112-114

[4] Waterstone M, Bewley S, Wolfe C. Incidence and predictors of sever obstetric morbidity: Case-control study. BMJ, 2001, 322(7294): 1089

[5] Jill Mhyre. 2015 年第 66 届 ASA 年会知识更新精粹. 产妇安全性问题:产后出血和国家协作, 396-401

[6] Clark SL, Koonings PP, Phelan JP. Placenta previa/accreta and prior cesarean section. Obstet Gynecol, 1985, 66(1): 89-92

[7] Mayer DC, Spielman FJ, Bell EA. Antepartum and postpartum hemorrhage. In Chestnut DH, ed Obstetric anesthesia: principles and practice, 3rd ed. Mosby, 2004, 673-674

[8] Kamani AAS, Gambling DR, Chritlaw J, et al. Anesthetic management of patients with placenta accreta. Can J Anesth, 1987, 34: 613-617

[9] Mayer DC, Spielman FJ, Bell EA. Antepartum and postpartum hemorrhage. In Chestnut DH, ed Obstetric anesthesia: principles and practice, 3rd ed. Mosby, 2004, 662

[10] Irita K, Inada E, Tsuzaki K, et al. Emergency compatible, ABO-different blood group transfusion in the

operating theater: a survey in regional Japanese Society of Anesthesiologists – certified training hospitals in 2006. Masui, 2009, 58: 1045 – 1054

[11] Kino S, Inada E, Irita K, et al. Current status of the treatment strategy for life – threatening hemorrhage in hospitals accredited by the Japanese Society of Anesthesiologists(JSA), and practical use of"Guidelines for Action Against Intraoperative Critical Hemorrhage". Masui, 2011, 60: 5 – 13

[12] Camman W. Cell salvage during caesarean delivery: Is it safe and valuable? Maybe, maybe not! Int J ObstetAnesth, 1999(2), 8: 75 – 76

[13] King M, Wrench I, Galimberti A, et al. Introduction of cell salvage to a large obstetric unit: the first six months. Int J Obstet Anesth, 2009, 18(2): 111 – 117

[14] Plaat F, Wray S. Role of the anaesthetist in obstetric critical care. Best Pract Res Clin Obstet Gynaecol, 2008, 22(5): 917 – 935

[15] Gutierrez MC, Goodnough LT, Druzin M, et al. Postpartum hemorrhage treated with a massive transfusion protocol(MTP)at a tertiary obstetric center: a retrospective study. Int J Obstet Anesth, 2012, 21(3): 230 – 235

[16] Levy JH, Dutton RP, Paidas MJ, et al. Hemostasis Summit Participants. Multidisciplinary approach to the challenge of hemostasis. Anesth Analg, 2010, 110(2): 354 – 364

[17] Shevell T, Malone FD. Management of obstetric haemorrhage. Sem in Perinatol, 2003, 27(1): 86 – 104

[18] Kayem G, Grangé G, Goffinet F. Management of placenta accrete. Gynecol Obstet Fertil, 2007, 35(3): 186 – 192

[19] Thon S, McLintic A, Wagner Y. Prophylactic endovascular placement of internal iliac occlusion balloon catheters in parturients with placenta accreta: a retrospective case series. Int J Obstet Anesth, 2011, 20(1): 64 – 70

[20] Bishop S, Butler K, Monaghan S, et al. Multiple complications following the use of prophylactic internal iliac artery balloon catheterisation in a patient with placenta percreta. Int J Obstet Anesth, 2011, 20(1): 70 – 73

[21] Navneet Magon, Babu KM, Krishan Kapur, et al. Recombinant activated factor Ⅶ in post partum haemorrhage. Niger Med J, 2013, 54(5): 289 – 294

病例 39　回收式自体输血在凶险性前置胎盘大出血中的应用

一、导读

凶险性前置胎盘产妇剖宫产术最大的顾虑是出血，尤其是穿透性胎盘植入侵犯到膀胱，除了手术处理外，提供快速、安全有效的血液制品更是必不可少。术中回收式自体输血(intra – operative cell salvage, IOCS)即采用现代智能血液回收机，利用离心动力学原理，将术野出血在抗凝回收、过滤、离心浓缩的基础上经过洗涤，最终获得自体悬浮红细胞，并通过去白细胞滤器再回输给患者本人。自体血回输能够及时有效地补充患者丢失的红细胞,从而保障产妇的安全,同时可以避免或减少输入异体血。我院从2011年起将此项技术用于产科,至今已安全回输近2000例,并已成为出血高危产妇剖宫产术的常规准备,在大出血处理上可以明显达到少输或不输异体红细胞的效果,显著提高了大出血产妇抢救成功率。

二、病例介绍

1. 基本资料　产妇,38岁,身高168cm,体重73kg。因"停经34^{+3}周,要求待产"入院。既往有2次剖宫产,1次人工流产史。入院诊断"凶险性前置胎盘伴胎盘植入,孕4产2,孕34^{+3}周待产,轻度贫血,带环妊娠"。

2. 术前访视　查体:体温36.7℃,脉搏92次/分,呼吸18次/分,血压122/68mmHg,胎心率140次/分,胎儿估测体重3.2kg左右。血型为O型Rh阳性,不规则抗体筛查阴性;血红蛋白8g/dl,红细胞比容26.2%,血小板计数231×10^9/L;凝血酶原时间12.3s,活化部分凝血活酶时间28.4s,国际标准化值1.03,凝血酶时间20.0s,血浆纤维蛋白原浓度244mg/dl。超声检查提示胎盘前壁Ⅱ级,其下缘完全覆盖宫内口,胎盘整体明显增厚,较厚处93mm,胎盘内见较多陷窝回声,胎盘大面积植入,部分稍突向膀胱,与膀胱壁分界不清。由于带金属环妊娠,未能行胎盘磁共振。术前诊断:凶险性前置胎盘胎盘植入,孕4产2,孕35^{+6}周待产,轻度贫血,带环妊娠。术前组织多科会诊,拟定治疗方案,特别是血液制品准备及大量输血方案,同时决定术前放置双侧髂内动脉球囊。

3. 麻醉实施和管理　放置双侧髂内动脉球囊导管后入手术室,开放2条前臂18G外周静脉和双腔中心静脉通路,连续监测有创动脉压、中心静脉压和体温,准备血液回收机、输血输液加温装置、暖风机。全身麻醉方法:面罩吸氧5分钟(氧流量6L/min),消毒铺巾后,依次静脉注射丙泊酚2mg/kg、瑞芬太尼1μg/kg、罗库溴铵0.6mg/kg,气管插管成功后开始手术。在胎儿未娩出前麻醉维持给予0.5~1.0最低肺泡有效浓度(MAC)的七氟烷吸入;胎儿娩出后静注芬太尼0.2mg(或舒芬太尼30μg)、咪达唑仑3mg,停七氟烷吸入,静脉泵注丙泊酚4~8mg/(kg·h)、瑞芬太尼0.2~0.5μg/(kg·min),维持麻醉。

4. 手术及麻醉处理经过　进腹见子宫下段静脉曲张,选择子宫体部剖宫产,切开子宫即出血汹涌,立即采取术野血回收处理。手术开始4分钟娩出胎儿,Apgar评分1分钟、5分钟分别为9分、10分,新生儿体重3.7kg。胎儿娩出后即行双侧髂内动脉球囊阻断,效果差,立即予压脉带压住子宫下段,术中可见胎盘位于子宫前壁延伸至后壁,下缘完全覆盖宫内口,胎盘大面积植入于子宫肌层并穿透至浆膜层,右侧子宫前壁缺如,胎盘植入至右侧宫旁组织,伴胎盘前壁穿透膀胱达浆肌层。因胎盘大面积穿透性植入,且膀胱植入范围大,深度深,予子宫全切除术+膀胱部分切除修补术+膀胱造瘘术+双侧输尿管支架放置术。术中出血速度快量大,1台血液回收机、1个储血罐无法满足需求,使用3个储血罐、2台血液回收机、10个去白细胞滤器,共出血18 000ml,自体血回输5700ml,输注异体红细胞12U、血浆4410ml、冷沉淀37U、血小板30U、纤维蛋白原2.5g、氯化钙3g、凝血酶原复合物400U、氨甲环酸2g、白蛋白25g,其他液体5300ml。术毕血红蛋白8.3g/dL、红细胞比容26.8%、血小板计数45×10^9/L、血浆纤维蛋白原浓度265mg/dl。麻醉结束后送MICU,并在手术结束5小时拔除气管导管,术后24小时未输注血液制品。术后 1 天血红蛋白 8.7g/dL、红细胞比容 26%、血小板计数 64×10^9/L、血浆纤维蛋白原浓度 321mg/dl。

三、病例分析

(一)关键问题

1. **凶险性前置胎盘患者剖宫产术前评估与准备** 凶险性前置胎盘产妇剖宫产术最关键的问题是控制出血和合理输血。科学合理的用血应把握好"无过而无不及"的原则，不该输的血不输，该输的血要及时输。在产后大出血抢救过程中，如何在失血性休克发生最大损害前启动输血，同时又要符合输血指征，即在快速诊断、控制危及生命的出血和准确预计后续出血同时进行恰当的输血，这是一件非常困难的工作。

(1)出血风险评估：凶险性前置胎盘是指胎盘位于子宫前壁且附着在子宫的瘢痕处，根据胎盘植入深度分为：胎盘粘连(胎盘基底附着于子宫肌层，没有蜕膜层存在)、胎盘植入(绒毛侵入了子宫肌层)、穿透性胎盘植入(胎盘侵入子宫浆膜或其他邻近盆腔器官，大多数为膀胱)。胎盘植入尤其是穿透性胎盘植入，往往出血异常凶险。一项研究报道，胎盘植入产妇有 66% 的失血量估计超过 2000ml，有 15% 的超过 5000ml，6.5% 的超过 10 000ml，3% 的超过 20 000ml[1]。此例产妇考虑穿透性胎盘植入至膀胱，预估出血量可能达 10 000ml 甚至更多，所以术前放置双侧髂内动脉球囊以达到减少出血的目的。

(2)出血耐受性评估：产妇不同生理状况对出血的耐受性不一样，启动输血时机和需要的输血量也存在很大差异。

1)估计全身血容量：全身血容量：非孕期血容量 = 体重(kg) ×7%；孕期血容量 = 孕前体重(kg) ×7% × (1 +40%)或孕前体重(kg) ×10%。该例患者孕前体重 60kg，估计全身血容量 6000ml。

2)血红蛋白改变和出血量或输血量的关系：该例产妇估计全身血容量 6000ml，理论上 Hb 下降 1g/dl 的出血量 600ml，同样输血提升血红蛋白 1g/dl 的红细胞输注量需要 2.5U。该例产妇术前血红蛋白 8g/dl，红细胞比容 26.2%，已经达到输注红细胞指征，故术前行交叉配血实验备红细胞 5U，一旦发生大出血立即启动红细胞输注，同时制定大量输血方案(MTP)的红细胞剂量为每次 5U，因为同时进行自体血回输，MTP 可以减半或隔 1 个批次输注。

2. **麻醉方法** 剖宫产手术的麻醉一般选择椎管内麻醉，但该例产妇为凶险性前置胎盘，穿透性胎盘植入，术前血红蛋白 8g/dL、红细胞比容 26.2%、纤维蛋白原 244mg/dl，预计短时间内存在大量失血致血流动力学不稳定和凝血功能障碍可能。如果先实施椎管内麻醉，在出血和低血容量时再紧急改全身麻醉，不仅诱导时会加重血流动力学剧烈波动，而且大出血患者凝血功能障碍也会增加硬膜外血肿风险，所以麻醉选择气管插管全身麻醉。

3. **回收式自体输血准备** 鉴于产妇存在大出血风险，术前抗凝液、离心杯、洗涤液和白细胞滤器等全部准备到位，机器处于备用状态，一旦发生大出血，立即可以实施抗凝回收、离心、洗涤和过滤。

(二)诊治思维

IOCS 已经在外科领域作为减少异体血输注的有效手段而得到广泛应用，但用于产科主要存在三大顾虑：羊水栓塞、胎儿红细胞同种免疫和细菌感染[2~3]。现有资料认为，现代智能血液回收机联合去白细胞滤器可以清除绝大部分污染物，即使实施单管吸引（羊水和术野血一起回收），除了胎儿红细胞外，回收血经离心、浓缩、洗涤和去白细胞滤器过滤，回输血中的组织因子、血浆肝素、AFP、游离血红蛋白等被完全清除，板层小体和胎儿鳞状上皮细胞等与母体静脉血比较无差异[4~5]。由于胎儿红细胞 ABO 抗原发育不成熟，抗原位点少，因此 ABO 血型不合引起的溶血风险可以忽略不计。Rh 阴性血型产妇在自体血回输后，可以通过 Kleihauer – Betke 试验检测产妇体内胎儿红细胞含量，从而确定抗 D 免疫球蛋白剂量。推荐方案为分娩后 72 小时内给予抗 D 免疫球蛋白 500U 可以预防 Rh 同种免疫风险[6~7]。Teare 等[8]对 50 例产妇阴道出血进行回收，洗涤后自体血标本平均菌落数为 2cfu/ml，与剖宫产和非产科手术洗涤后自体血无差异。目前国外多个协会已经解除 IOCS 在产科中的禁忌证，认为库存血不足或者患者拒绝输注库存血时，可考虑采用 IOCS[9~11]，2012 年英国在其自体血回收指南中已将产科手术列入适应证[12]。

（三）规范处理

1. 麻醉管理目标　积极的液体复苏可以通过多种机制造成出血增加和组织损害：①动脉和静脉压力升高，增加血管内静脉压而促进出血；②血压升高可推动新生的凝血块，造成再出血；③液体大量输注稀释血小板和凝血因子；④输注的液体改变了血液的黏滞和流变特性；⑤血液稀释导致氧运输能力下降，减少组织氧供等。对于出血尚未得到有效控制的产妇，采取延迟的或限制液体输注的策略，实施损伤控制复苏，容许在有限的时间内，让动脉血压和器官灌注压处于低于正常的水平，直至出血得到控制，一般维持平均动脉压（MAP）≥65mmHg，收缩压（SBP）在 80 ~ 100mmHg。在出血尚未得到有效控制时，维持 Hb≥8g/dl，血小板计数≥75×10⁹/L，血浆纤维蛋白原浓度≥200mg/dl；出血得到控制或已经实施子宫切除，维持 Hb≥7g/dl，血小板计数≥50×10⁹/L，血浆纤维蛋白原浓度≥150mg/dl，PT 和 APTT 低于参考值的 1.5 倍，同时维持内环境稳定，避免低体温、酸中毒和低钙血症。

2. 产科 IOCS　鉴于剖宫产术野出血混有羊水等污染物，同时产妇血液处于高凝状态，故产科 IOCS 实施不同于其他领域，在操作实施上采用：①双倍抗凝：将 60 000U 肝素注入 1000ml 0.9% 氯化钠溶液中（抗凝肝素浓度为 60U/ml），并在血液回收前对储血罐进行抗凝液预充；②双倍洗涤：按照离心杯容积：洗涤液量 = 1:（8 ~ 10）设置，225ml 离心杯使用 0.9% 氯化钠 2000ml 进行洗涤；③通过去白细胞滤器回输：将洗涤后自体红细胞通过去白细胞滤器输注到患者体内，在过滤前后均不应在血袋外加压；④双管吸引：一般情况下使用双管吸引，将羊水和回收血分开吸引，便于统计回收血量和出血量。但当前壁胎盘，子宫切开后羊水中混入大量血液时，可以实施单管吸引，将所有羊水和术野出血一起回收。

（四）经验与教训

1. 人员分工明确　对于该例大出血产妇，各项准备工作充分，人员合理分工、各司其职，确保抢救工作忙而不乱，同时能客观如实反映抢救经过。具体安排如下：1 名主任医师担任总指挥，1 名主治医师负责穿刺操作和用药，1 名住院医师负责记录管理过程中的特殊情况和处理(生命体征等客观指标由手麻系统自动记录),2名住院医师和2名护士负责血液回收机操作、输血输液、取血、床旁血气分析以及血常规、凝血功能、生化功能等血标本抽检,特别是该例产妇出血速度非常快,很快灌满了3个储血罐,同时实施2台血液回收机,所以足够的人员和合理分工确保抢救有序尤为重要。

2. 输血方案制定合理 该例产妇术前血红蛋白8g/dl和纤维蛋白原224mg/dl,对失血耐受性较差,术前行交叉配血备红细胞5U,一旦发生出血立即输注红细胞5U、纤维蛋白原2.5g、氨甲环酸1g、氯化钙1g,同时启动MTP和自体血回收。MTP血液成分组成计划为红细胞:血浆:冷沉淀 = 2.5U:500ml:5U,出血5000ml仍然无法控制,启动1个剂量单采血小板,同时参考床旁血气分析和血红蛋白测定、快速凝血功能检测、创面渗血情况,以及血常规和凝血功能实验室指标等调整。该例患者出血18 000ml,自体血回输5700ml,输注异体红细胞12U,血浆4410ml,冷沉淀37U,血小板30U,纤维蛋白原2.5g,氯化钙3g,凝血酶原复合物400U,氨甲环酸2g,白蛋白25g,其他液体5300ml。术毕血红蛋白8.3g/dl、红细胞比容26.8%、血小板计数45×10⁹/L、血浆纤维蛋白原浓度265mg/dl。麻醉结束后送MICU,并在手术结束2小时拔除气管导管,术后24小时未输注血液制品。术后1天血红蛋白8.7g/dl、红细胞比容26%、血小板64×10⁹/L、纤维蛋白原321mg/dl。基本达到管理目标,特别是血液制品输注及时有效,也无过度输血。与预定方案中各血液成分组成相比较,产妇实际使用的红细胞比例要显著少于血浆和冷沉淀,分析原因主要为该例产妇出血速度快、浪费少,所以红细胞回收率高,同时有床旁血红蛋白、血气分析和乳酸等检测的指导,避免了过量红细胞的输入。

3. 介入治疗的局限性 因为担心放置腹主动脉球囊血管撕裂和血栓风险,我院未开展此项技术。该例产妇尽管术前放置了双侧髂内动脉球囊,但效果不佳,考虑原因为:①子宫血供侧支循环丰富,除子宫动脉外,存在卵巢动脉、骶正中动脉、髂外动脉等异位供血;有些动脉直接来源于腹主动脉,所以单纯阻断双侧髂内/总动脉,不能有效控制异位动脉的出血;②当时选用双侧髂内动脉球囊直径为5mm,球囊太小影响阻断效果,目前已经改为8mm球囊。在球囊放置后止血效果仍不好,此时自体血回输的作用得到大大体现。

(五)研究进展

1. 大量输血方案 目前尚无权威机构针对MTP的制定提供一套完整的指南,也缺乏大样本的随机对照研究以提供更多的明确证据支持血浆与红细胞输注比例为1:1的MTP的应用。最早来自美国军事创伤医学的报道,经验性输注血浆和红细胞的比例接近1:1来处理创伤大出血的患者,可能改善患者生存。但是当分析时校正幸存者偏倚,则高生存率与血浆和红细胞的高输注比值没有相关性。低比值输注组患者比高比值组患者死亡更早,这可能是由于低比值输注组患者的损伤更严重,FFP还没来得及解冻与输注,患者就已经死亡[13~14]。而且,从年轻男性创伤患者得到的数据也不一定适用产妇,输血方案的制订必定是临床医师依据患者的生理状况、病情、失血量、失血速度、代偿能力、临床表现、控制出血的能力、相关的监测数据等信息综合判断的结果,输血治疗方案的制定也不可能是简单的、机械的、公式化的,科学合理的输血方案一定是个体化的。

随着床旁快速检测的出现,如床旁血气分析、快速凝血功能检测、TEG等,可以根据即时检测结果合理输血。另外,随着外科手术技术(如B-Lynch缝合、宫腔球囊填塞)、介入治疗(如腹主动脉或双侧髂内动脉球囊阻断)、输血技术(如回收式自体输血)等应用,既往大出血产妇出血量或输血量已经得到明显减少,为科学合理输血创造条件。

2. IOCS 在产科中的应用　产科 IOCS 目前正在逐步推广,临床上应高度关注 IOCS 技术的应用。有条件的产科手术间应配备血液回收机或安装储血罐的简易装置,并常规备有一次性储血罐、抗凝吸引管和肝素化生理盐水以备急需时能及时收集创口出血。尽管目前仍缺乏对产科 IOCS 安全性和有效性的大样本多中心随机对照研究,但随着研究的深入和临床使用的规范化,产科 IOCS 操作简单、处理快速,将会是最实用和有效的血液保护方法,对产科大出血的救治发挥重要作用,众多高危产妇将会因此而受益。

四、专家点评

"两孩政策"实施后,凶险性前置胎盘合并胎盘植入的发生率显著提高。凶险性前置胎盘是产科大出血的主要原因,往往出血量极大、来势凶猛。此类产妇围术期管理的要点为:①完善的术前准备:建立畅通的大静脉输液通路(中心静脉置管);有创动脉血压监测;放置腹主动脉、髂总动脉或髂内动脉球囊;自体血液回收设备;血液制品备用等;②选择全身麻醉,严密术中监测。其中,动脉球囊、自体血液回输和动静脉通路建立是保障凶险性前置胎盘围术期安全的三大关键技术。

产科回收式自体输血(IOCS)是近几年才被认可的新技术。开展产科 IOCS 的最大顾虑就是回输红细胞中羊水成分污染的问题。随着血液回收设备性能的提高以及操作流程的规范,回输红细胞中羊水污染的风险已经得到把控,血液回输的安全性也已经得到证实。该例产妇虽然事先留置动脉球囊并在胎儿娩出后阻断双侧髂内动脉,但出血量仍然高达 18 000ml,回输血液 5700ml,是已有文献报道中回输血液量最大的病例。术后产妇恢复良好,无不良并发症发生。进一步证实了产科 IOCS 的安全性和重要性。

但实施产科 IOCS 需要注意以下几点:①选择高质量的血液回收及处理设备;②回收血液应该充分抗凝;③回收的红细胞应采取高流量液体洗涤;④回收的洗涤红细胞经白细胞滤器过滤后回输。另外,对于 Rh 阴性产妇,建议应用抗 D 球蛋白,以预防胎儿红细胞污染导致 Rh 同种免疫风险。(点评专家:浙江大学医学院附属妇产科医院　陈新忠)

(病例提供:浙江省宁波市妇女儿童医院　彭德龙　严海雅)

(校验人员:广州市妇女儿童医疗中心　罗　茜　郭　冉)

参 考 文 献

[1] Miller DA, Chollet JA, Goodwin TM. Clinical risk factors for placenta previa - placenta accreta. Am J Obstet Gynecol, 1997, 177(1): 210 - 214

[2] Liumbruno GM, Liumbruno C, Rafanelli D. Autologousblood in obstetrics: where are we going now? Blood Transfus, 2012, 10(2): 125 - 147

[3] Catling S. Blood conservation techniques in obstetrics: a UK perspective. Int J Obstet Anesth, 2007, 16 (3): 241 - 249

［4］Waters JH，Biscotti C，Potter PS，et al. Amniotic fluidremoval during cell salvage in the cesarean section patient. Anesthesiology，2000，92（6）：1531－1536

［5］Bernstein HH，Rosenblatt MA，Gettes M，et al. Theability of the Haemonetics 4 Cell Saver System to re-move tissuefactor from blood contaminated with amniotic fluid. AnesthAnalg，1997，85（4）：831－833

［6］Allam J，Cox M，Yentis SM. Cell salvage in obstetrics. Int JObstet Anesth，2008，17（1）：37－45

［7］Catling SJ，Williams S，Fielding AM. Cell salvage in obstetrics：an evaluation of the ability of cell salvage combined with leucocytedepletion filtration to remove amniotic fluid from operativeblood loss at caesarean section. Int J Obstet Anesth，1999，8（2）：79－84

［8］Teare KM，Sullivan IJ，Ralph CJ. Is cell salvaged vaginal blood loss suitable for re－infusion？ International Journal of Obstetric Anesthesia，2015，24（2）：103－110

［9］Esper SA，Waters JH. Intra－operative cell salvage：a freshlook at the indications and contraindica-tions. Blood Transfus，2011，9（2）：139－147

［10］ACOG Practice Bulletin Clinical Management Guidelines forObstetrician－Gynecologists Number 76，Oc-tober 2006：postpartumhemorrhage. Obstet Gynecol，2006，108（4）：1039－1047

［11］American Society of Anesthesiologists Task Force on ObstetricAnesthesia. Practice guidelines for obstetric anesthesia：anupdated report by the American Society of Anesthesiologists Task Force on Obstetric Anes-thesia. Anesthesiology，2007，106（4）：843－863

［12］National Institute for Health and Clinical Excellence. Guidance for the provision of intraoperative cell sal-vage，2013

［13］Ho AM，Dion PW，Yeung JH，et al. Prevalence of survivor bias in observational studies on fresh frozen plas-ma：erythrocyte ratios in trauma requiring massive transfusion. Anesthesiology，2012，116（3）：716－728

［14］Snyder CW，Weinberg JA，McGwin GJr，et al. The relationship of blood product ratio to mortality：sur-vival benefit or survival bias？ J Trauma，2009，66（2）：358－362

病例 40　异型输血在剖宫产术中大出血的应用

一、导读

临床麻醉工作中，经常遇到一些稀有血型患者需要手术，在血源稀缺的今天，稀有血型患者需要输血，特别是需要大量输血是极其困难的，术前往往备血不足，手术只能延迟输血，甚至拒诊。稀有血型的患者如发生创伤性休克、急诊手术或者手术中大出血的，风险倍增，甚至可能出现有些患者在等待血制品过程中失去宝贵的生命。在临床工作中了解稀有血型系统，正确处理稀有血型患者的输血，有重要的临床意义，关键时刻能够挽救患者的生命。

二、病例介绍

1. 基本资料　产妇，36 岁，因"停经 37^{+6}周，发现"胎盘位置异常"入院。于 3 年前在本院因中期妊娠引产大出血行子宫动脉栓塞术，之后在同年行子宫肌瘤挖除术。产妇入院血压 140/90mmHg，尿蛋白（＋＋），在病房给予硝苯地平口服降血压治疗，其他血常规、凝血四项、肝肾功能均未见异常，B超提示胎儿胎盘成熟，决定手术分娩终止妊娠。

2. 麻醉手术过程　入手术室后开放两路外周静脉，输注乳酸钠林格液和羟乙基淀粉溶液。取左侧卧位 $L_{2\sim3}$ 间隙行硬膜外穿刺置入硬膜外导管，确认导管未置入血管和蛛网膜下隙后，硬膜外间隙两次共注入 0.75% 盐酸罗哌卡因 15ml，约 10 分钟后麻醉平面达 T_8 开始手术，娩出一女婴，体重 3000g、身长 50cm，1 分钟和 5 分钟 Apgar 评分均为 10 分。胎儿娩出后探查发现胎盘附着于子宫后壁延及子宫前壁，完全覆盖子宫颈口。子宫后壁下段见胎盘组织完全穿透子宫肌层达浆膜层，子宫后壁浆膜层大面积血管怒张，子宫后壁与盆腔粘连。分离粘连过程中见后壁下段有一约 2cm 横形破口，宫腔出血量大，胎儿娩出后产妇血压迅速下降，15 分钟内由娩出前 105/65mmHg，最低下降到 50/30mmHg，心率增快至 120～140 次/分，估计出血量 >3000ml，立即快速静脉输注乳酸钠林格液和羟乙基淀粉溶液，同时通知血库尽快发血。先后分别使用麻黄碱（15mg/5min 共 2 次）、去氧肾上腺素（200μg、400μg/5min 共 2 次），血压难以维持，继用肾上腺素间断静脉推注（50μg、100μg/5min 共 2 次）、去氧肾上腺素 [1μg/（kg·min）]、多巴胺 [10μg/（kg·min）]，持续 10 分钟左右，血压仍难维持，改用肾上腺素 [0.5μg/（kg·min）] 微量泵持续静脉注射，血压维持在 80/60mmHg。立即给予氯胺酮 40mg 和琥珀酰胆碱 100mg，行气管插管全身麻醉，控制呼吸，桡动脉置管监测血压和血气。

3. 配血输血过程　此时血库告知产妇血与术前备血交叉配血试验不合，紧急向上级中心血库求援，查找同型血交叉配血试验不合原因。产妇血型为 AB 型、Rh 血型阳性，当时无配型相符的同型红细胞悬液。累积出血量已达约 5000ml，出血仍在继续，产科医师立即决定行次全子宫切除术，以有效止血。同时给予戴冰帽行脑保护、碳酸氢钠 50ml 纠酸等处理，增加泵注肾上腺素剂量 [1μg/（kg·min）]，血压降到 50/30mmHg，心率增快至 140 次/分后开始逐渐下降。因病情危急，不知何时配血成功，产妇随时有心搏骤停的可能，因此决定先给予"O"型红细胞悬液输入。输注过程中，无异常情况发生，血压逐渐回升。当输完"O"型红细胞悬液 3U 后，血压稳定在 100/60mmHg 左右，心率下降到 100 次/分左右。约 2 小时后查明，产妇血浆中除含有 ABO 和 Rh 血型抗体外，还含有抗 M 抗体。紧急配送 M 型阴性 AB 型、Rh 阳性红细胞悬液 14U。继续输注 AB 型红细胞，逐渐减量并至停用肾上腺素，患者血压稳定，生命体征平稳。术毕 30 分钟产妇清醒，呼吸平稳有力，拔除气管导管，转入 ICU 继续监护治疗。手术历时 190 分钟，出血量累计约 6000ml，尿量 500ml，输注晶体液 4500ml，胶体液 3900ml [其中羟乙基淀粉（130/0.4）2000ml，血浆 1900ml]，红细胞悬液 17U（其中 O 型 3U、AB 型 14U）。住院 10 天，无明显并发症及精神和智力障碍，痊愈出院。

三、病例分析

1. 关键问题

（1）血型系统：近年来随着血型学科与血清学科的不断探析与完善，学者们系统发现了较多的血型系统，目前已发现 20 多个血型系统、160 多种血型抗原，对于稀有血型也建立了独立的系统，常见的稀有血型系统包括 Rh 系统、MNs 系统、Lewis 系统、Diego 系统等[1]。目前血型抗体分为规则和不规则抗体两类。ABO 血型以外的抗体称为不规则抗体，它是临床输血引起溶血性输血反应的重要因素之一。目前，对不规则抗体的检查已广泛应用于输血反应的诊断与预防，特别有妊娠史和输血史的产妇来说，是确保其输血与生命安全的重要措施。

（2）关于 MNs 系统：MNs 系统是继 ABO 血型后被检出的第二个血型，在血清学、遗传学、生物化学等方面表现出复杂性，目前已有明确抗原 40 多个，此系统中有许多变异型及卫星抗原，其中 Miltenberger 亚型系统的抗原抗体反应在黄种人群比率较其他人群高，其抗原与抗体的研究在临床上较为重要。近年来不断有报道 Mur 抗原与抗体发生的溶血反应[2]。

（3）大出血高危产妇术前准备：对于术前明确是高危产妇，一定要引起高度重视，术前准备要充分。该产妇中央性前置胎盘的诊断明确，有子宫肌瘤挖除手术史，有因中期妊娠引产后大出血行子宫动脉栓塞手术史，这些均提示本次手术极有可能出现大出血，但是术前备血仅准备了同型血源，在术前未行交叉配血实验，未及时发现产妇为稀有血型，导致术中比较被动的局面。除了术前备血，还可以采取自体备血、术前血液稀释、术中血液回收、术中控制性降压等方法。

2. 诊治思维　产妇在手术中急性失血达自身总血容量 60% 以上，血容量快速减少，血红蛋白浓度低于血气分析仪可检测范围的低限，处于急性极重度贫血。临床表现出严重低血压，心率增快，外周静脉萎陷，通过快速补充晶体液和胶体液可以达到补充血容量的目的，但不能纠正贫血，血液携氧能力严重不足，难以满足氧输送，组织严重缺氧，致器官功能障碍[3]，出现血压难以维持，心率增快后开始减慢，随时有心搏骤停的可能。这时必须在快速补充血容量的同时，恢复血液的携氧能力，纠正贫血，改善组织缺氧，维持重要器官如心和脑的功能，输注红细胞悬液或浓缩红细胞是极其迫切的。

3. 规范处理　输血原则上要求同型输血，交叉配血主次管均不出现凝集反应，才能给受血者输血[4]。非"O"型血产妇输注"O"型红细胞悬液的有效输注率与"O"型同型输注者的有效率相比无统计学差异，输注"O"型红细胞悬液有较高安全性，可减少输血反应（输注时抗-A、抗-B 凝集素明显减少）对于急性失血者，在没有同型血液的情况下，输注"O"型红细胞悬液是较为安全和有效的选项[5]。但本例产妇，准备的同型血源与产妇血标本交叉配血试验不合，但是输血要求又十分迫切，我们输注通过交叉配血试验的"O"型红细胞制品，是一种紧急情况下的应急措施，挽救了生命，为找到适合的同型血源赢得了时间，这是急救时值得借鉴的。本病例还说明，即使是同型血，也应严格进行交叉配血实验，否则很可能出现严重后果。产妇血样和预备血源同是 AB 型 Rh 阳性血，在交叉配血试验时出现不合，反复多次均不能通过。因为，除我们常见的 ABO 血型系统外，很可能存在一些不常见的，甚至未知的血型抗原和抗体系统，行交叉配血试验可避免血型不合而发生溶血反应[6]。无论同型血还是异型血，输血前做交叉配血试验是必不可少的，是输血应坚持的最基本原则之一[7]。

4. 经验与教训　另外，术前该病例病情重视程度不够，术前准备不足，这是应该引起足够重视的重要教训。产妇中央性前置胎盘的诊断明确，有子宫肌瘤挖除手术史，有因中期妊娠引产后大出血行子宫动脉栓塞手术史，这些均提示本次手术极有可能出现大出血，但是术前备血只是准备了同型血源，并没有在术前做交叉配血实验，不能确保手术时紧急用血的需要，导致严重的医疗事故发生的风险性增加。因此术前备血，应该在准备血源的同时做交叉配血实验，确保手术需要，这才能保证产妇围术期用血安全。在麻醉处理上，对病情估计不足，手术前没有做好动脉置管和中心静脉置管，存在侥幸心理，仓促手术，使术中抢救缺乏血流动力学参考指标。因为低血压时间较长，极度贫血，在不能迅速改善血液携氧能力的情况下，我们采取全身麻醉，控制呼吸，可减少机体氧需，配合冰帽，可有效降低大脑的氧耗，减轻大脑缺氧性损害[8]。本例产妇低血压合并极度贫血历时近 60 分钟，纠正低血压和提高血液携氧能力后，并无苏醒延迟，术后无精神和智力障碍，说明脑保护措施有效。

四、专家点评

1. 该病例主要问题在于术前准备工作欠缺，在总结经验教训中也提到此不足之处。

2. 针对稀有血型产妇，通常不建议输入异型血，可采取下面几种方法：①术前介入科放置球囊预防大出血发生；②自体血稀释后，分次放血抗凝保存，待术中急用时回输；③自体血回收，通过仪器将回收血洗涤，再经白细胞滤器滤过后回输。此种方式虽然还没有足够循证依据，但在生命危急时，充分告知产妇家人可能发生的风险，经知情同意再实施，以免带来不必要纠纷；④最后，以上条件都不具备时，为挽救生命，告知风险，经家人同意再实施异型血输入。

3. 再次强调无论同型血还是异型血，输血前做交叉配血试验是必不可少的，是输血应坚持的最基本原则之一。(点评专家：南京医科大学附属妇产医院　沈晓凤)

（病例提供：南京医科大学附属妇产医院　王万根　冯善武）

（校验人员：广州市妇女儿童医疗中心　罗　茜　郭　冉）

参 考 文 献

[1] 徐爱蕾. 稀有血型系统的研究进展. 医学综述, 2011, 17(17)：2658 – 2659

[2] 黄秀琼, 陈丽琼, 钮荣祥, 等. 云南民族稀有血型 Mnss 系统——(Mur)抗原抽样调查分析. 大理学院学报, 2004, 3(1)：39 – 40

[3] 邱海波, 周韶霞. 多器官功能障碍综合征现代治疗. 北京：人民军医出版社, 2001：45 – 46

[4] 卫生部. 临床输血技术规范. 卫医发[2000]184 号

[5] 甘新宇, 宋建, 李翠莹, 等. 非 O 型血地震伤员输注 O 型血临床疗效分析. 中国输血杂志, 2010, 23(6)：457 – 458

[6] 张国珍, 黄尤奎, 李青, 等. 临床用血前交叉配血不和 49 例原因分析. 重庆医学, 2002, 31(4)：326

[7] 林建成, 沈雨青, 卢春敬, 等. 安全输血的几点体会. 中国医药指南, 2011, 9(2)：158 – 159

[8] 孙彦波. 局部亚低温脑保护作用的临床研究及应用现状. 中华保健医学杂志, 2011, 13(1)：71 – 74

病例 41　腹主动脉球囊阻断术在凶险型
前置胎盘剖宫产中的应用

一、导读

凶险型前置胎盘是指既往有剖宫产史，此次妊娠为前置胎盘，胎盘附着于原子宫切口瘢痕处，并常伴有胎盘植入，是导致产前、产时及产后大出血的主要原因之一，出血凶险，常并发休克和弥散性血管内凝血（DIC）等严重并发症。腹主动脉球囊阻断术是指以球囊导管暂时性阻断动脉血管，控制其供血区内创伤或手术部位出血，保证产妇安全及外科手术顺利进行的方法，近年来开始用于凶险型前置胎盘剖宫产手术中，极大地减少了术中出血量，保障了母婴安全。

二、病例介绍

1. **基本资料**　产妇，34 岁，身高 163cm，体重 78kg，孕 4 产 1，孕 34^{+1} 周。产妇因"停经 34^{+1} 周，偶有下腹痛 1 周"入院。入院后加强监护，感到宫缩不规则，体质弱，子宫下段轻压痛，无阴道出血，急诊行盆腔磁共振（MRI），报告示胎盘植入伴穿透，子宫破裂可能，拟即刻行子宫下段剖宫产，术前腹主动脉下段预置球囊。术前备血红细胞悬液 2U + 血浆 200ml。

2. **诊治过程**　产妇入手术室，神清，神情焦虑，心电监护下心率 106 次/分、血压108/71mmHg、血氧饱和度 100%。予以开放上肢静脉通路，面罩吸氧，行颈内静脉穿刺置管及左侧桡动脉置管。

静脉注射丙泊酚 130mg、罗库溴铵 50mg、瑞芬太尼 100μg 麻醉诱导，可视喉镜下插入 7.0 号气管导管，行机械通气，1% 七氟烷 + 瑞芬太尼 0.1μg/（kg·min）麻醉维持。1分钟后手术开始，产妇血压 116/77mmHg、心率 101 次/分、血氧饱和度 100%。麻醉诱导后 5 分钟胎儿娩出，阻断腹主动脉下段并缝扎止血，静脉滴注芬太尼 0.15mg、顺式阿曲库铵 6mg、丙泊酚 250mg/h 维持，此时产妇血压 121/74mmHg、心率 80 次/分、血氧饱和度 100%。

腹主动脉下段阻断 15 分钟缝扎止血结束，期间出血 500ml，产妇血压 108/75mmHg、心率 85 次/分、血氧饱和度 99%，开放腹主动脉，子宫下段、内口处、植入面活跃出血，1 分钟内出血达 700ml，予止血带置于子宫下段处止血。产妇血压 117/77mmHg、心率 84次/分、血氧饱和度 99%，剥离面渗血活跃，目前共计出血 1500ml，再次阻断腹主动脉，拟行全子宫切除术，并输红细胞悬液 6U、血浆 400ml、冷沉淀 10U、血小板 1U。

产妇血压 98/68mmHg、心率 94 次/分、血氧饱和度 99%，全子宫切除结束，手术中腹主动脉间断阻断，共计阻断 75 分钟，累计出血 2500ml。

产妇血压 99/64mmHg、心率 93 次/分、血氧饱和度 99%。血常规检查结果：红细胞 2.87×10^9/L、血红蛋白 75.2g/L、白细胞 18.4×10^9/L、血小板 193.0×10^9/L。血气分析结果：pH 7.338、二氧化碳分压 37.9mmHg、氧分压 256mmHg、BE −5mmHg、HCO_3^- 20.3mmol/L、TCO_2 21mmol/L、Na^+ 133mmol/L、K^+ 5.8mmol/L、Ca^{2+} 0.87mmol/L。予以葡萄糖酸钙 1g 静脉推注。

产妇血压 98/63mmHg、心率 90 次/分、血氧饱和度 99%。探查盆腔及阴道残端无出血，开始关腹，术中累计出血 3000ml。

手术结束，予以新斯的明 1mg + 阿托品 0.5mg 拮抗，吸痰拔管，此时血压 111/68mmHg、心率 98 次/分、血氧饱和度 99%，产妇转入 ICU 继续治疗。

三、病例分析

（一）关键问题

1. 凶险型前置胎盘剖宫产需要注意的几个问题　凶险型前置胎盘产妇往往需要行剖宫产手术终止妊娠，手术与麻醉风险大，容易出现突发且严重的产科出血。近年来随着剖宫产率的上升，凶险型前置胎盘发生率也相应上升。如何保证此类产妇围术期的安全是麻醉医师和产科医师都必须面对的挑战。

（1）凶险型前置胎盘产妇麻醉前风险评估：凶险型前置胎盘产妇常出现严重的产前、产时及产后出血，尤其是合并胎盘植入时，在胎盘剥离的瞬间可能出血凶猛，短时间内产妇即因大量失血而导致休克，严重威胁产妇生命。因此，充分的术前评估尤为关键。术前诊断凶险型前置胎盘合并胎盘植入主要依靠彩色多普勒超声和 MRI 检查。对于前置胎盘的高危产妇应首选彩色多普勒超声检查，其诊断前置胎盘合并胎盘植入的敏感性为 94%，而 MRI 检查可提高诊断敏感度达 100%[1]。同时多学科共同进行围术期管理，可以有效减少产妇并发症，改善预后[2]。此类产妇术前均根据病情组织产科、麻醉科、放射介入科、输血科和新生儿科等相关科室进行多学科会诊、讨论，而麻醉医师需要综合多科决议，制定相应的麻醉方案，人员上至少需要配备两名麻醉医师及一名麻醉护士分工合作，以保障产妇的安全。

（2）麻醉方式选择：剖宫产麻醉方式一直是产科麻醉关注点之一，根据 ASA 及产科麻醉和围产学会联合发布的 2015 年最新指南[3]，麻醉方式选择仍然是要充分考虑到手术本身的紧急程度、产妇术前的血流动力学情况、胎儿的情况、手术操作、术中出血、新生儿复苏、麻醉医师本身的经验技术、团队合作能力及产妇意愿等综合因素。对于仅仅是胎盘覆盖于原瘢痕处但无植入，或者植入可能性不大的产妇，若无椎管内禁忌，可根据情况采用单纯蛛网膜下隙麻醉或腰－硬联合麻醉。对于预计大出血可能的产妇，将不行硬膜外置管，避免大出血后产妇凝血功能障碍而影响硬膜外导管的拔除导致硬膜外间隙感染及血肿等并发症。所有椎管内麻醉产妇需做好全身麻醉准备，以应对胎盘剥离时可能出现的各种紧急情况。对于有椎管内麻醉禁忌证、产妇和胎儿情况紧急、产妇无法配合、凝血功能障碍等情况只能选择全身麻醉。在产妇和胎儿情况良好的状态下，技术熟练的全身麻醉和椎管内麻醉对胎儿的影响几乎相同。如果行全身麻醉，将切皮至胎儿娩出时间控制在 10 分钟内，切子宫至胎儿娩出时间控制在 3 分钟内[4]，对胎儿的影响最小。术前评估胎盘植入甚至侵袭，大出血风险高的产妇，优先考虑行全身麻醉。全身麻醉可选择氯胺酮/丙泊酚＋瑞芬太尼＋罗库溴铵诱导，七氟烷维持，胎儿娩出后宜选择静脉麻醉维持，以减少七氟烷对子宫收缩的影响。但剖宫产的全身麻醉用药选择，国内因超说明书使用仍存在争议，充分的术前告知及合理的药物替代或许是保障母婴安全、减少医疗纠纷的措施之一。

（3）麻醉监测：桡动脉穿刺置管可以行有创动脉血压监测，同时便于行动脉血气分析动态监测血红蛋白、电解质、酸碱平衡等内环境变化，并且可以行血栓弹力图（TEG）指导凝血功能的纠正。大出血风险高的产妇行颈内静脉穿刺置管监测 CVP，指导输血输液。另外术中密切关注瞳孔、体温及麻醉深度监测，避免术中知晓。

（4）液体管理：凶险型前置胎盘往往在短时间内大量出血，术前应常规建立两条大的静脉通路以便快速输血输液。一般情况下，当产妇血红蛋白（Hb）≥70g/L 时可不必输注红细胞。但是妊娠状态妇女代谢旺盛，本身又已处于生理性血液稀释状态，且有可能面对突发严重大出血，此标准尚存在争论[5]。对于容量充足、术中持续低血压的产妇，应当及时加用血管活性药物，并根据血气分析结果纠正酸碱失衡，维持血流动力学平稳。当快速输血时，应注意避免并及时纠正大量输血导致的相关并发症，如低体温、凝血功能异常、电解质酸碱紊乱、微循环栓塞、循环负荷过重等。同时根据 TEG 结果补充血小板、冷沉淀、血浆等血液制品。参考国外的产妇大量出血的液体复苏策略[6]，减少晶体液和胶体液的使用量，降低稀释性凝血病的发生，避免大量输注胶体液加剧凝血因子活性异常，提高新鲜冰冻血浆与浓缩红细胞输注比值（提高比值以降低凝血异常的发生），早期积极补充凝血因子及纤维蛋白原。

（5）术中血液回收（intra-operative cell salvage, IOCS）技术：在心血管、骨科、创伤、神经外科等手术中普遍应用，而在剖宫产手术中，担心回收血液中混有羊水而导致羊水栓塞，以及胎儿红细胞可能导致 Rh 免疫反应，其应用一度存在争议。随着更深入的研究，发现剖宫产时回收血液经分离、洗涤以及白细胞过滤器联合处理后能有效去除羊水成分[7~9]。近 30 多年的临床应用发现 IOCS 已安全用于多例剖宫产产妇，并未出现相关的严重并发症[10]。具体可参见前面关于自体血回输章节。

2. 腹主动脉球囊阻断的相关并发症

（1）动脉血栓：Dilauro 等[11]发现 20 篇文献报道的 132 例预防性髂内动脉球囊阻断在胎盘植入产妇中有 7 例产妇出现严重血栓事件，需要取栓治疗。而主动脉球囊导管采用 12F 导管鞘，穿刺点血管损伤大，插管后股动脉血流减缓甚至停滞，形成动脉血栓的概率更大。目前，腹主动脉阻断病例较少，相关血栓性疾病的发生率缺乏统计。由于剖宫产后短期内禁忌溶栓治疗，不宜对股动脉血栓过早干预。抗凝药的应用需结合术前、术中和术后情况综合判断，尚无规范、合理的治疗方案可以遵循。但需要严密观察，如发现穿刺侧肢体存在明显缺血症状或体征，需要及时行血管超声及 CT 检查、对症处理，必要时手术取栓。

（2）血管损伤：阻断动脉血管时球囊紧贴血管内膜，如果充盈压过大、时间过长可导致血管内膜损伤，发生动脉夹层、附壁血栓等并发症。若球囊充盈不足，则止血效果差。

（3）肾功能损伤：行腹主动脉球囊阻断术时，如果位置不当可能阻塞肾动脉开口；有盆腔异位肾的产妇也可导致肾缺血。肾动脉缺血30分钟可造成严重肾功能损伤[12]。术前检查可排除异位肾、术中注入造影剂也可显示球囊与肾动脉的关系。目前虽无该并发症的报道，但仍不可疏忽。

（4）缺血性损伤：本病例中术中间断阻断多次，共计阻断75分钟，手术结束前血气分析提示代酸、高钾，提示阻断期间可能存缺血、缺氧损伤。有研究指出球囊阻断动脉的时间<1小时[13]，下肢缺血损伤发生的可能性很小。但也有学者[14]认为，45分钟是极限。建议缩短手术时间，间断开放球囊。镇万新等[15]推荐，球囊阻断时间30~60分钟，间隔时间10~15分钟，可减少器官缺血发生。

（5）射线对胎儿的影响：手术前放置球囊导管时，胎儿需接受小剂量X线照射。国际放射防护协会提出<100mGy对胚胎或胎儿不会带来明显损伤，不作为终止妊娠的原因[16~17]。此类产妇由于胎儿已至妊娠末期，对射线敏感度大为降低，因此不会导致损伤。尽管如此，射线对胎儿的远期影响仍然不能确定。

（二）诊治思维

凶险型前置胎盘的产妇往往需要行剖宫产手术终止妊娠，因其常伴有胎盘植入，易导致产妇严重出血、周围脏器损伤、弥散性血管内凝血，甚至母婴死亡等严重并发症。对于疑似凶险型前置胎盘的需完善相关检查，磁共振或超声了解胎盘位置及植入情况，术前备血，麻醉科、妇产科、新生儿科、放射介入科、血库等科室多学科会诊讨论。麻醉医师综合多科决议，制订相应的麻醉方案，因同时兼顾新生儿复苏和产妇大出血的抢救。人员上至少需要配备两名麻醉医师及一名麻醉护士分工合作，以同时保障新生儿和产妇的安全。

（三）规范处理

凶险型前置胎盘产妇行剖宫产手术终止妊娠，手术与麻醉风险大。麻醉医师应认真做好术前访视和评估，积极参与多科室协作，根据病情制订合适的麻醉方案，术中严密监测产妇的生命体征、关注手术进展及出血量，合理输液输血，维持产妇内环境及生命体征的稳定，为外科医师提供最佳的手术条件。在腹主动脉球囊阻断期间，注意患者生命体征变化，监测血气分析，及时纠正酸碱平衡紊乱及电解质紊乱，同时术后保证良好的镇痛，促进产妇康复。

（四）经验教训

对于凶险型前置胎盘，术前应做好充分的术前评估、准备，以应对术中可能出现的突发事件。术前充分备血，开放中心静脉，加强循环监测，根据病情制定合适的麻醉方案，术中严密监测产妇的生命体征、关注手术进展及出血量，合理输液输血，条件允许的情况下使用自体血回输技术。剖宫产术中出现大出血的产妇，常发生凝血功能异常，甚至DIC，除输血补液外，还应及时补充新鲜冰冻血浆、血小板、纤维蛋白原、凝血酶原及冷沉淀等改善凝血功能。

（五）研究进展

腹主动脉球囊阻断技术最初用于下肢、骨盆手术，后来逐渐开始用于凶险型前置胎盘剖宫产,它减少了凶险型前置胎盘的大出血发生率,降低了产妇的子宫切除率及死亡率,但仍需不断地探索减少其并发症的发生。多学科合作,准确的产前诊断、充分的术前准备,对预防凶险性前置胎盘的术中大出血及其预后都有重要意义。

四、专家点评

腹主动脉下段球囊阻断操作相对简单,止血迅速,这对减少剖宫产术前胎儿放射线暴露非常重要。腹主动脉下段阻断基本上阻断了大部分盆腔血液供应,阻断时间在30分钟内是安全的,不会造成盆腔脏器及下肢缺血坏死,在这个时限内出血基本可得到控制。但是由于术中需阻断腹主动脉,故术中血流动力学波动较大,腹主动脉下段阻断后外周血管阻力增高,近端动脉压增加,左心负荷急增,甚至发生心力衰竭。另外,当腹主动脉开放后,阻断远端的组织器官血流供应得到恢复,左心后负荷降低,外周血管阻力降低,动脉血压下降,同时阻断期间产生的大量酸性代谢产物和高浓度钾离子进入循环血,外周血管阻力降低,下肢及盆腔缺血性血管扩张,血管平滑肌暂时性麻痹,心排血量降低,进一步加重低血压,为了维持心、脑、肾足够的灌注压,必要时使用血管收缩药和钙离子降低血钾。在血气结果指导下进行治疗,以维持血流动力学平稳及内环境稳定。(点评专家:上海交通大学医学院附属国际和平妇幼保健院 徐子锋)

(病例提供:上海交通大学医学院附属国际和平妇幼保健院 王毅龙 徐子锋)

(校验人员:首都医科大学附属北京妇产医院 刘 野)

参 考 文 献

[1] Algebally AM, Yousef RR, Badr SS, et al. The value of ultrasound and magnetic resonance imaging in diagnostics and prediction of morbidity in cases of placenta previa with abnormal placentation. Pol J Radiol, 2014, 79: 409 – 416

[2] Walker MG, Allen L, Windrim RC, et al. Multidisciplinary management of invasive placenta previa. J Obstet Gynae colcan, 2013, 35(5): 417 – 425

[3] Practice guidelines for obsteric anesthesia: an update report by the Ameracan society of anesthesiologists task force on obsteric anesthesia and the society for obstetric anesthesia and perina – tology. anesthesiology, 2016, 123(2): 270 – 300

[4] 柴小青,陈昆洲. 瘢痕子宫剖宫产的风险与麻醉处理. 临床麻醉学杂志,2009,25(12):1020 – 1022

[5] Catling SJ. Blood conservation techniquesin obstetrics: a UK perspective. Int J ObstetAnesth, 2007, 16 (3): 241 – 249

[6] Snegovskikh D, Clebone A, Norwitz E. Anesthetic management ofpatients with placenta – accreta and resuscitation strategies forassociated massive hemorrhage. Curr Opin Anaesthesiol, 2011, 24(3): 274 – 281

[7] Sullivan I, Faulds J, Ralph C. Contamination of salvaged maternal blood by amniotic fluid an fetal red cells during elective caesarean section. Br J Anaesth, 2008, 101(2): 225 – 229

[8] Sreelakshmi TR, Eldridge J. Acute hypotension associated with leucocyte depletion filters during cell salvaged blood transfusion. Anaesthesia, 2010, 65(7): 742 – 744

[9] Campbell JP, Mackenzie MJ, Yentis SM, et al. An evaluation of the ability of leucocyte depletion filters to remove components of amniotic fluid. aneashesia, 2012, 67(10): 1152–1157

[10] Dhariwal SK, Khan KS, Allard S, et al. Does current evidence support the use of intraoperative cell salvage in reduce the need for blood transfusion in caesarean section? Curr Opin Obstet Gynecol, 2014, 26(6): 425–430

[11] Dilauro MD, Dason S, Athreya S. Prophylactic balloon occlusion of internal iliac arteries in women with placenta accreta: literature review and analysis. Clin Radiol, 2012, 67(6): 515–520

[12] 于俊杰, 温儒民. 腹腔镜肾部分切除术中热缺血时间对肾功能的影响. 中华外科杂志, 2014, 52(4): 267–270

[13] Luo Y, Duan H, Liu W, et al. Clinical evaluation for lower abdominal aorta balloon occluding in the pelvic and sacral tumor resection. Surg Oncol, 2013, 108(3): 148–151

[14] Irahara T, Sato N, Moroe Y, et al. Retrospective study of the effectiveness of Intra Aortic Balloon Occlusion(IA–BO) for traumatic haemorrhagic shock. World J Emerg Surg, 2015, 10(1): 1–6

[15] 镇万新, 窦永充, 徐万鹏, 等. 球囊导管腹主动脉阻断术控制骨盆及腰椎肿瘤手术出血. 中华骨科杂志, 2001, 21(8): 468–470

[16] Patel SJ, Reede DL, Katz DS, et al. Imaging the pregnant patient for nonobstetric conditions: algorithms andradiation dose considerations. Radiographics, 2007, 27(6): 1705–1722

[17] Thabet A, Kalva SP, Liu B, et al. Interventional radiology in pregnancy complications: indications, technique, and methods for minimizing radiation exposure. Radiographics, 2012, 32(1): 255–274

病例 42　产后大出血子宫动脉栓塞术治疗欠佳及分析

一、导读

剖宫产后子宫收缩乏力是产后大出血的主要原因之一，持续的产后出血可能导致出凝血功能障碍，加重产后出血。子宫动脉介入栓塞作为一项治疗难治性子宫收缩乏力的方案，可以获得良好的止血效果。但最近一例子宫收缩乏力的产后大出血产妇，经子宫动脉介入栓塞术后，止血效果并不理想，而且由于出血量大、时间长，产妇出现了出凝血功能紊乱，病情加重，应该有所警惕。现汇报如下。

二、病例介绍

1. 基本资料　产妇，31 岁，身高 160cm，体重 71.5kg。主因"停经 39^{+2}周，要求入院待产"入院。孕 4 产 1，人工流产 2 次。孕 39^{+2}周，头位，剖宫产再孕，2010 年曾行子宫下段横切口剖宫产术。

2. 剖宫产术前访视　查体：体温 36.4℃，血压 118/70mmHg，心率 88 次/分，胎心率 150 次/分。术前 ECG 提示：短 PR 间期、中度 ST 压低、T 波异常。心脏彩超提示：左房增大,左室收缩功能正常。血常规:血红蛋白94g/L,血小板76×10⁹/L,其余无特殊。产科检查:宫底高度32cm,腹围100cm,胎膜未破,无宫缩。产科超声检查:单胎,头位,双顶径9.7cm,股骨长径7.2cm,胎心率140次/分,胎盘位于子宫前壁,呈Ⅱ⁺级,羊水指数12.8cm。

3. 手术经过

(1)2017年8月22日在硬膜外麻醉下行子宫下段剖宫产手术。硬膜外穿刺间隙选择T_{12}～L_1,穿刺顺利。8:50开始注入2%利多卡因3ml,5分钟有麻醉平面后追加2%利多卡因7ml。15分钟后注入0.75%罗哌卡因5ml,麻醉效果满意。9:15手术开始,顺利娩出一男婴,胎盘完整自然娩出,子宫收缩乏力,产科医师予以多种止血措施,包括子宫按摩、应用缩宫素、背带式缝合、结扎双侧子宫动脉上行支等,随后子宫收缩有所好转,出血逐渐减少。

术中生命体征较平稳,但由于出血速度快、量大,血压略有波动,术毕血压90/65mmHg、心率98次/分、呼吸18次/分、血氧饱和度98%。术中出血1100ml,补晶体液2000ml,胶体500ml,已交叉配血。查血常规、出凝血时间,10:15回病房。

10:56检验报告:血红蛋白(HGB)80g/L、红细胞比容(HCT)25.7%、血小板(PLT)69×10⁹/L、凝血酶原时间(PT)14.70sec、PT%53.40、INR 1.32、血浆纤维蛋白原(Fbg)0.91g/L、活化的部分凝血活酶时间(APTT)41.10sec、凝血酶时间(TT)21.60sec。

(2)2017年8月22日12:09,再次出现阴道大量流血,立即给予促进子宫收缩药物和氨甲环酸止血,同时输血治疗,产科主任检查产妇后指示立即行双侧子宫动脉栓塞术。在介入室造影发现双侧子宫动脉上行支血流通畅,考虑结扎止血效果不佳,使用明胶海绵颗粒行双侧子宫动脉上行支栓塞术,术中造影显示子宫动脉栓塞效果好,但阴道仍有活动性出血。

栓塞前后影像资料如下(图11-1、图11-2)。

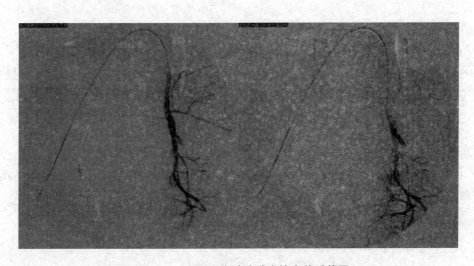

图11-1 左侧子宫动脉升支栓塞前后截图

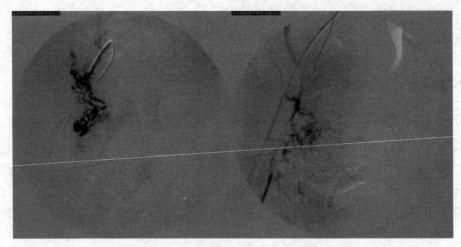

图 11 - 2　右侧子宫动脉升支栓塞前后截图

　　从介入栓塞术操作和影像分析,第一次手术子宫动静脉结扎止血效果不理想,介入子宫动脉栓塞术,子宫动脉上行支血供明显降低。对减少子宫收缩乏力引起出血应该有帮助。

　　介入手术时间约 1$^+$ 小时,术中产妇清醒,生命体征较平稳,尿液呈血性。

　　14:22 检验报告:血红蛋白 60g/L、红细胞比容 18.9%、血小板 63 × 10^9/L、总蛋白 35.8g/L、清蛋白 25.40g/L、球蛋白 10.40g/L。

　　(3)2017 年 8 月 22 日 14:55 产科主任再次查看产妇,产妇面色苍白,血压 101/61mmHg,心率 130 次/分,阴道仍有活动性出血,建议立即行子宫切除术。

　　15:10 在全身麻醉下行经腹子宫次全切除术 + 盆腔填塞术 + 盆腔引流术。产妇入室清醒,表情淡漠,血压 112/70mmHg,心率 120 次/分。麻醉诱导药物:咪达唑仑 2mg、舒芬太尼 15μg、丙泊酚 40mg、罗库溴铵 40mg。麻醉维持:瑞芬太尼 + 丙泊酚静脉泵注联合异氟烷吸入。开通右颈内静脉、术中监测血气。15:25 手术开始,16:30 接到检验科危急值报告:PT 不凝集、Fbg 0.9g/L。16:45 手术结束,术中生命体征较平稳。术毕待产妇清醒、呼吸恢复正常后拔除气管导管,送 ICU。出手术室时血压 121/74mmHg,心率 110 次/分,血氧饱和度 98%,血气生化检查正常。

　　术中输液情况:乳酸林格液 3000ml、胶体 500ml、红细胞悬液 6.5U、血浆 1300ml,补充纤维蛋白原 4g,尿量 1800ml。

　　16:27 检验报告:PT 不凝集、Fbg 0.90g/L、APTT 48.20sec、TT 24.80sec。

　　17:48 检验报告:HGB 74g/L、HCT 23.1%、PLT 54 × 10^9/L、PT 12.10sec、PT% 76.80、INR 1.10、Fbg 1.58g/L、APTT 35.30sec、TT 20.80sec。

　　20:28 检验报告:凝血检查结果完全恢复正常。后复查凝血功能恢复正常,产妇恢复顺利,后无特殊异常,2017 年 8 月 30 日出院。

三、病例分析

(一)关键问题

1. 产后大出血

(1)产后大出血的定义及原因:产后大出血主要是指产后 24 小时内出现阴道流血且

流血量超过 500ml，剖宫产时超过 1000ml[1]。产后大出血的原因是多样的，大致可分为宫缩乏力、胎盘因素、软产道损伤和凝血功能障碍 4 类，其最多见的原因是子宫收缩乏力[2]，本例产妇出血原因就是子宫收缩乏力。

（2）传统产后大出血的治疗方法：传统的治疗方法是采用纱布子宫填塞、髂内动脉结扎和子宫切除术等方法，再配以临床大量输血补充血容量[3]。填塞止血容易反复，易感染；双侧髂内动脉结扎技术难度大，成功率低；子宫切除术止血效果好，但可能会影响卵巢的内分泌功能，又丧失生育功能，对广大妇女的生理和心理都会造成严重的创伤，产妇不容易接受[4]。

2. 子宫动脉栓塞术

（1）子宫动脉栓塞术的原理：①子宫血管主要来自子宫动脉，通过栓塞使动脉出血闭塞，降低子宫动脉压，减缓血流速度，从而减少出血量，减少危险性；②子宫动脉栓塞形成以后，子宫的供血量明显减少，促使子宫平滑肌纤维逐渐缺氧，而促进子宫平滑肌的收缩，以便于控制出血；③栓塞剂可在血管内引起血小板聚集和纤维蛋白沉淀、血栓栓塞，达到止血目的[5]。

（2）子宫动脉栓塞术的优势：①效果好：通过造影可明确出血的原因、部位和严重程度，准确进行栓塞治疗，止血效果好；②手术时间短：双侧子宫动脉造影手术时间一般在 40 分钟左右，且只需要局部浸润麻醉即可完成，尤适用于危重病患者；③避免了再次开腹手术带来的创伤和一系列并发症，即使失败，可再次进行栓塞；④恢复快：因手术时间短，创伤小，效果好，不良反应少，所以恢复快；⑤保留了年轻女性的子宫和生育功能，易于被患者接受[6]；⑥不会对患者月经、性激素水平、卵巢以及盆底功能造成明显影响[3、7、8]；⑦在对子宫动脉栓塞术的长期疗效中发现，明胶海绵在 14～19 天后可被吸收，3 个月吸收完全，子宫动脉复通后即恢复正常子宫血供，故不会出现盆腔器官的缺血坏死[9]。

（3）子宫动脉栓塞术的缺点及原因：有文献显示，因为盆腔丰富的侧支循环，所以子宫动脉栓塞存在一定的失败率（4%～19%）[10、11]。髂内动脉及其分支是妇产科介入治疗的主要血管，国内外学者对其的研究，尤其是子宫动脉的研究比较充分，因为早年盆腔血管的研究主要集中在这些方面，主要为外科及妇产科的手术提供依据[12]。除髂内动脉外，其他动脉（如卵巢动脉、肠系膜下动脉、髂外动脉的分支、髂腰动脉及骶骨动脉等）都参与子宫的血供，但目前对于这些动脉参与供血的发生率、出现规律及处理措施缺乏可借鉴的资料，而这些信息对于介入治疗在提高治疗效果方面有重大的意义[13]。这些资料的缺乏就导致子宫动脉栓塞术存在一定的失败率。

（二）诊治思维

产后大出血在临床上比较常见和多发，是产后严重的并发症之一，如出血量大，会导致低血容量、血流动力学不稳定、休克等不良症状，甚至可因失血过多导致死亡[14]。据统计，在我国因产后大出血而死亡的产妇占产妇死亡人数的 49.9%[15]。在传统的药物治疗和宫腔纱布填塞术治疗失败的情况下，子宫动脉栓塞术是一种比较好的治疗方式。一方面因为其止血效果好，手术时间短，对患者的生命体征的影响小，特别适合休克患者；另一方面因其保留了子宫，对年轻女性，特别是有生育要求的女性更能容易接受。

（三）规范处理

对于产后大出血的产妇，尤其是血流动力学不稳定的休克产妇，需要在介入室行子宫动脉栓塞术，应提前通知麻醉医师到达介入室。手术过程中，需要麻醉医师对产妇的生命体征进行监护和做必要的治疗处理。麻醉医师到达现场后，需要对产妇进行基本生命体征的监护（如无创血压、心率、呼吸及血氧饱和度），在必要的情况下，可采取有创动脉血压及中心静脉压的监护；根据血常规及血气分析结果，应对患者采用不同成分的液体治疗和血管活性药物治疗，以积极维持产妇血容量和循环功能的稳定；适时根据产妇的病情变化做出必要的处理，直至手术结束送回病房。

（四）经验与教训

子宫动脉栓塞术在治疗产后大出血上具有独特的优势，但在本例产妇中治疗效果欠佳的经验教训总结如下：①疗效判定的不一致：产科医师判断子宫动脉栓塞术的治疗效果根据阴道的出血量，而放射科医师栓塞效果是根据子宫动脉的血流量，在本病例中影像资料显示子宫动脉血流量降低，子宫体供血明显减少，认为栓塞成功，而产科医师发现治疗前后阴道出血量有所减少，但效果不明显时没有进一步采取其他措施；②因此项技术是本院新开展的项目，产科医师和放射科医师都欠缺一定的经验，没有考虑到因盆腔的侧支循环丰富，子宫动脉栓塞术有一定的失败率，在治疗效果不佳的情况下没有进一步的寻找原因，而单纯的以子宫动脉的血流量和子宫体的供血减少作为参考标准；③忽视监护生命体征：在实施手术的过程中，产科医师的关注重点在手术的进展和止血的效果上，而忽视了对产妇生命体征和凝血功能以及血容量的监测。此时应寻求麻醉医师的协助，让其来为产妇的安全保驾护航，使产妇的生命体征以及内环境更趋平稳。

（五）研究进展

子宫动脉栓塞术因其具有创伤小、效果明显和患者易于接受等优点而在国内外各家医院广泛开展。但因盆底侧支循环丰富，而使其具有一定的失败率，所以研究侧支循环参与子宫供血的发生率、出现规律以及应对处理措施对提高子宫动脉栓塞术的治疗效果具有重要的意义。

四、专家点评

该产妇为瘢痕子宫再次妊娠（剖宫产再孕）择期手术，术中因宫缩乏力发生难治性产后出血，虽经各种积极保守治疗措施最终还是切除了子宫。①产妇本身为剖宫产再孕产妇，合并妊娠期贫血，术前应充分评估出血风险、积极纠正贫血、做好手术预案；②发生产后出血后，应积极纠正凝血功能异常，除成分输血外，还应注意补充凝血物质，尽量维持血浆纤维蛋白原在 $1.5 \sim 2.0 g/L$；③子宫按摩、应用宫缩剂、宫腔填塞、压迫缝合、盆腔血管结扎、经导管动脉栓塞术以及子宫切除均为治疗产后出血的措施。处理原则：先简单、后复杂；先无创、后有创。流程如下：子宫按摩或压迫法＋宫缩剂→宫腔填塞和（或）压迫缝合和（或）盆腔血管结扎→动脉栓塞→子宫切除。根据产妇的病情及术者的熟练程度选择保守性手术措施，术式不分优劣。此产妇在介入治疗时，虽见到子宫动脉上行支血运著显著减少，栓塞效果确切，但临床症状无好转，仍有阴道活动性出血，而草率评判为介入治疗有效有欠妥当。此时应进一步评判子宫动脉下行支甚至是卵巢动脉对子宫出血的影响，栓塞充分、临床症状缓解才能最终评定为介入治疗有效。（点评专家：首都医科大学附属北京妇产医院　阮焱）

（病例提供：四川省达州市达川区人民医院　曹　前）

（校验人员：首都医科大学附属北京妇产医院　刘　野）

参 考 文 献

[1] 乐杰. 妇产科学. 北京：人民卫生出版社，2007，205 - 208

[2] Matthew G, Gipson MD, Mitchell T, et al. Endovascular therapies for primary postpartum hemorrhage: techniques and outcomes. Semin Intervent Radiol, 2013, 30(4): 333 - 339

[3] 成健，黄淼. 子宫动脉栓塞术在妇产科急诊大出血的临床应用. 实用临床医药杂志，2014，18 (16): 101 - 102

[4] 邹文革. 介入治疗在产后大出血治疗中预防效果的临床应用研究. 现代预防医学，2012，39(22): 5842 - 5845

[5] 徐兴明，赵张平，陈世沛，等. 旋转 DSA 在产后大出血介入治疗中的应用. 中国医药指南，2011，9(26): 99 - 102

[6] 郝彤，多伶俐，李彬. 子宫动脉栓塞术治疗剖宫产晚期产后出血 22 例临床分析. 中国地方病防治杂志，2014，29(1): 260 - 261

[7] 邓燕贤. 子宫动脉栓塞术对产后大出血产妇卵巢功能的影响. 海南医学院学报，2017，23(12): 1654 - 1660

[8] 徐秀英，王宇，刘常燕. 子宫动脉栓塞术对产后出血患者卵巢功能的远期影响分析. 中国性科学，2015，24(7): 74 - 76

[9] 刘锦. 子宫动脉栓塞对子宫腺肌病长期疗效研究. 中国妇幼保健，2014，29(10): 1547

[10] Pelage JP, Cazejust J, Pluot E, et al. Uterine fibroid vascularization and clinical relevance to uterine fibroid embolization. Radiographics, 2005, 25(1): s99 - s117

[11] 王宏亮，崔立明，石琳，等. 产后大出血行急诊动脉栓塞治疗 65 例疗效分析. 实用妇产科杂志，2016，32(1): 66 - 69

[12] Kadir S. Allas of normal and variant angiographic anatomy. Philadelphia: WB saunders, 1991, 259 - 276

[13] 段峰，刘凤永，王茂强. 卵巢动脉造影及栓塞在妇产科疾病介入治疗中的意义. 介入放射学杂志，2007，16(6): 427 - 431

[14] 郑小宁，余开湖，杨德平. 急诊介入栓塞治疗产后大出血的临床价值. 医学临床研究，2011，28 (1): 124 - 127

[15] 庄洁. 介入方法治疗产后大出血的临床分析. 中国卫生产业，2011，34(34): 122 - 123

病例 43　双胎妊娠剖宫产大出血的救治

一、导读

产后出血是分娩期死亡的第一位原因。难治性产后出血是指经子宫收缩药，持续性子宫按摩或按压等保守措施无法止血，需要外科手术、介入治疗甚至切除子宫。并发症和结局：急性肾衰竭、急性呼吸窘迫综合征、败血症、子宫切除、院内死亡。但绝大多数产后出血所导致的产妇死亡是可避免的或是创造条件可避免的。

二、病例介绍

1. **基本资料**　产妇，29 岁，以"孕 2 产 1，孕 37^{+1}周，双头位，双胎妊娠，妊娠合并亚临床甲状腺功能减低"收入院。体重 68.5kg，身高 158cm。产科情况：宫底高度 46cm，腹围 106cm。既往史：2012 年 5 月 18 日自娩一男活婴，体重 3400g，产时顺利。

2. **术前评估**　体温 36.5℃，血压 106/62mmHg，心率 86 次/分，心电图大致正常。相关化验正常。ASA 分级：Ⅱ级，择期手术。

3. **手术及抢救过程**　如下。

08：45 入手术室，心电监护，血压 110/65mmHg，心率 85 次/分，血氧饱和度 99%。三方核查后，开通静脉通路。08：50 静脉滴注 0.9% 生理盐水 100ml + 头孢唑肟钠 2g。麻醉情况：左侧卧位，常规消毒铺巾，选 L$_{2～3}$硬膜外间隙穿刺成功，置入蛛网膜下隙麻醉针后脑脊液流出，注入 0.5% 等比重布比卡因 7.5mg。翻身平躺后平面在 T$_8$ 以下。

09：10 手术开始，09：17、09：18 分别娩出两女婴，婴儿体重分别为 3000g、3100g。静脉滴注缩宫素 10U，宫体注射缩宫素 10U。胎盘娩出后，子宫收缩差，瞬间出血 1000ml，立即给予卡前列三丁醇 250μg 宫体注射。开放第二条静脉通道，加快输液速度，输入乳酸钠林格液 1000ml、羟乙基淀粉 500ml。血压 105/70mmHg，心率 79 次/分，呼吸 20 次/分，血氧饱和度 99%。

09：40 血常规、凝血五项：红细胞 2.67 × 10^{12}/L，血红蛋白 98g/L，红细胞比容 30.3%，血压 76/44mmHg，心率 80 次/分，呼吸 16 次/分，血氧饱和度 99%。

10：10 行右桡动脉穿刺，血压 71/41mmHg，心率 98 次/分，多巴胺 1mg 静脉推注，持续泵入 5μg/(kg·min)。台上行子宫动脉上行支结扎，出血减少，子宫收缩仍无好转，呈袋状，并以宫腔填塞纱布压迫止血，止血带结扎子宫下段。卡前列素氨丁三醇 250μg 宫体注射，子宫收缩乏力无改善，累积出血 2500～3000ml，静脉快速输入羟乙基淀粉 500ml，凝血酶原复合物 400U，急配同型红细胞悬液、血浆、血小板。

11：30 血压 90/36mmHg，心率 100 次/分，右侧颈内静脉置管。输入人纤维蛋白原 1.5g。血常规检查：红细胞 0.72 × 10^{12}/L，血红蛋白 25g/L；凝血功能检查：PT 36.2s，TT 32.2s，DFIB 未测出，APTT > 180s。

12：25 全身麻醉诱导后气管插管，丙泊酚、瑞芬太尼持续泵入维持麻醉状态，静脉持续输入凝血酶原复合物 600U、人血白蛋白 10g、人纤维蛋白原 14g 及血浆 400ml。CVP 18cmH$_2$O，尿量 140ml。血压 76/42mmHg，心率 107 次/分。因保守治疗无效，行全子宫切除术。

13：14～14：48 血常规检测：红细胞 1.35×10^{12}/L，血红蛋白 44g/L，血小板 62×10^9/L，红细胞比容 12.3%；血气分析：碳酸氢根 17mmol/L，总二氧化碳 19mmol/L，pH 7.209，钙离子 0.69mmol/L，血红蛋白 3.4g/dl，红细胞比容 10%；凝血功能检测：PT 15.2s，DFIB 0.62g/L，TT 22.1s，APTT 80.5s。静脉持续输入悬浮红细胞 11U、血浆 600ml。持续输入血小板 2 个单位治疗量。尿量 1740ml。呋塞米 10mg，葡萄糖酸钙 1g 静脉推注。血压 128/58mmHg，心率 78 次/分。

15：25 手术结束，血常规结果：红细胞 2.99×10^{12}/L，血红蛋白 94g/L，红细胞比容 27.7%；凝血功能检查：DFIB 1.38g/L，APTT 55.7s；血生化分析：钾离子 5.95mmol/L、氯离子 114.7mmol/L、钙离子 1.95mmol/L、总胆红素 34.85μmol/L、直接胆红素 22.39μmol/L。血压 149/92mmHg、心率 55 次/分、CVP 20cmH$_2$O。持续输入悬浮红细胞 4U，血浆 400ml。

15：42 拔除气管导管。血压升高至 170/90mmHg，心率 55 次/分。给予芬太尼 0.05mg、乌拉地尔 25mg、呋塞米（速尿）10mg，尿量 1500ml，产妇小腹膨隆，腹部查体考虑膀胱充盈，判断导尿管在膀胱内不完全受阻，调整后尿量快速增加 1685ml，术中总尿量 6065ml。持续输入血浆 600ml。

18：20 血压 136/70mmHg，心率 91 次/分，血氧饱和度 100%，CVP 12cmH$_2$O。转入地坛 ICU，治疗七天后痊愈出院。

三、病例分析

1. 关键问题

（1）产后大出血产妇的输血策略：24 小时内接受 10 个单位及以上红细胞或输注量等同于产妇的基础血容量，即可视为大量输血。产妇由于失血量较多可迅速发生凝血功能障碍。稀释性凝血障碍来自于失血后使用晶体液和浓缩红细胞替代治疗，导致凝血因子和血小板的稀释。持续性出血可能导致弥散性血管内凝血（DIC），加速凝血因子消耗及纤溶，需要大量输血。对不同比例成分输血对大出血患者生存率影响的研究发现，早期输注高比例 FFP 和血小板，可以减少出血量和凝血功能障碍的发生率，从而减少红细胞悬液输注量，并改善患者的预后[1~2]。各国创伤中心制订重症创伤患者大量输血方案有所不同，我国大量输血现状调研协作组通过调查研究发现，大量输血治疗患者输注的新鲜冰冻血浆（FFP）：红细胞悬液为 1:1 或 1:2 时，输血导致的患者死亡率最低，新鲜冰冻血浆与红细胞悬液输注比例过高或过低时，输血导致的患者死亡率均增高[3]。

（2）输血的风险：①输血相关性肺损伤：没有其他急性肺损伤危险因素的患者，输血后 6 小时内新发生的急性肺损伤，常伴随着无循环超负荷下的低氧血症和肺水肿的影像学证据。供体血浆中具有人类白细胞抗原Ⅰ、Ⅱ型的中性粒细胞或单核细胞抗体引起受者白细胞激活导致急性肺损伤，这种白细胞激活导致肺微血管渗透性增强，肺间质和肺泡水肿、中性粒细胞溢出到肺泡间隙;②溶血性输血反应;③细菌污染偶有发生[4]。

2. 诊治思维　多科协作,早期诊断及时治疗,手术中一直根据围术期液体治疗目标:维持合适的循环容量,获取最佳心排血量和组织灌注,管理、调整患者的出入量。液体治疗的目标如下:①确保足够的循环容量来支持细胞内氧输送,以及避免低血压对细胞功能、活性、炎症和神经内分泌反应的有害影响。这可能牵涉针对循环容量以及心排血量和血管阻力的控制;②避免医源性的输液危害:过多的血容量、水肿、Na^+或Cl^-超负荷、合成化合物的毒性或非生理量的阴离子(乳酸、醋酸、葡萄糖酸)[5]。

3. 规范处理　《产后出血预防与处理指南2009草案》中描述:失血量的绝对值对不同体质量者意义不同。因此,对于产后出血的诊断,最好能计算出失血量占总血容量的百分率。常用估计失血量的估算方法包括以下4种方法:①称重法或容积法;②监测生命体征、尿量和个体精神状态;③休克指数法;④血红蛋白水平测定法。同时失血速率也是反映个体病情轻重的重要指标。产后出血重症情况包括:失血速率 > 150ml/min,3小时内出血量超过总血容量的50%,24小时内出血量超过全身血容量。血栓弹力图技术(TEG)和ROTEM技术,是近年来常用的一项监测患者整体凝血功能的技术,能够较直观地反映患者纤维蛋白原水平、血小板聚集功能以及凝血因子水平。

近年来,随着加速康复外科临床实践的日趋成熟,围术期容量管理逐渐由开放性或限制性补液策略转变为目标导向液体治疗。部分中高危手术患者需要α_1肾上腺素能受体激动药以维持适当的血管张力,达到维持血压和器官灌注的目的,在基础治疗上限制液体输注,以达到改善患者预后的目的[6]。

4. 经验与教训

(1)成功经验:①及时开通多条静脉通路;②及时创建有创监测,对患者进行目标靶向液体治疗,使用液体加温器;③心血管活性药物的应用;④及时血液检测:血常规、凝血四项、动脉血气分析。

(2)教训:①产科方面:双胎妊娠,第一胎与第二胎取出时间间隔不够;②输血不及时,因为没有提前备血;③大出血,在容量不足时,使用多巴胺欠妥;④抢救过程中,注意分工明确,注意每一个细节。尿管在膀胱内打折发现不及时。

5. 进展　术中回收式自体输血目前已极为普遍地应用于心脏、血管、矫形、创伤等手术领域。我国《献血法》要求三甲医院自体输血率要达到年用血量的20%,美国要求择期手术患者自身输血占总输血量的80%~90%。近年来,术中回收式自体输血在临床得到了极大的推广和应用,也成为产科围术期血液保护的重要措施[7~9]。相关进展请参见前面章节。

四、专家点评

产后出血是中国、亚洲乃至世界范围内产妇死亡的首位原因。产科出血的特点是短期汹涌,心输出量的10%即灌注于子宫,孕晚期子宫血流量达600~800ml/min。一般而言,产科出血主要是因为胎盘因素或子宫收缩乏力,而非凝血障碍,此时主要的临床思维是局部止血和容量治疗,一旦发生大出血后导致的DIC时,则需要考虑补充凝血物质。产科领域的回收式自体血回输目前尚有争议,许多研究已证明产科领域的回收血经过洗涤、白细胞滤器的过滤后其中的羊水成分不高于母体血液中的羊水成分,今后待更

多的研究证明其可行性。(点评专家：首都医科大学附属北京妇产医院　徐铭军)

(病例提供：北京市第一中西医结合医院　周淑敏　李昱慧)

(校验人员：首都医科大学附属北京妇产医院　刘　野)

(本章总校验：同济大学附属第一妇婴保健院　徐振东)

参 考 文 献

[1] Gutierrez MC, Goodmough LT, Druzin M, et al. Postpartum hemorrhage treatds with a massive transfusion prottocol at a tertiary obstetric center; a retrospevtive Study. Int J Obstet Anesth, 2012, 21(3)：230 – 235

[2] 严小丽, 常青. 产后出血患者的输血治疗原因及疗效研究. 中华妇幼临床医学杂志, 2016, 12(4)：446 – 452

[3] 大量输血现状调研协作组. 国内部分地区综合医院外科大量输血输注新鲜冰冻血浆与红细胞比例及其死亡率分析. 中国输血杂志, 2012, 25(7)：628 – 631

[4] 连庆泉, 姚尚龙, 等. 产科麻醉学理论与实践. 北京：人民卫生出版社, 2017

[5] 邓小明, 曾因明, 等. 米勒麻醉学. 北京：北京大学医学出版社, 2016

[6] 中华医学会麻醉学分会 α_1 激动剂围术期应用专家组. α_1 肾上腺素能受体激动剂围术期应用专家共识(2017 版). 临床麻醉学杂志, 2017, 33(2)：186 – 192

[7] 卫新, 邢娜. 英国产科术中自体血回收的发展历程. 临床麻醉学杂志, 2015, 31(6)：614 – 616

[8] 桑本玲, 季伟俐, 杨悦, 等. 术中自体血回收用于产科手术的可行性研究. 中国输血杂志, 2016, 29(7)：719 – 721

[9] 荣晓莹, 郭向阳. 术中回收式自体输血在产科患者中的应用. 中国输血杂志, 2017, 30(1)：94 – 98

第十二章　子宫破裂

病例 44　剖宫产术后阴道试产子宫破裂

一、导读

子宫破裂是指妊娠晚期或分娩过程中子宫体部或子宫下段发生的破裂，是直接威胁产妇及胎儿生命的产科严重并发症。常可造成严重的失血性休克、弥散性血管内凝血（DIC）及其他严重并发症。此类产妇手术的麻醉方式首选全身麻醉。对于子宫破裂合并失血性休克的产妇，麻醉处理的关键是：迅速娩出胎儿，纠正产妇低血容量状态、纠正内环境紊乱，维持血流动力学平稳，保护重要脏器的有效灌注，预防脑水肿、DIC 及肾衰竭等严重并发症。

二、病例介绍

1. **基本资料**　产妇，36 岁，以"孕 3 产 1，孕 39 $^+$ 周，头位，胎膜早破，剖宫产再孕，孕期卵巢囊肿剔除术史"入院。

病史：2007 年因"孕 41 $^+$ 周引产失败"在我院行"子宫下段横切口剖宫产术"娩一活女婴，手术顺利，切口愈合良好。此次孕 16 周时于我院在全凭静脉麻醉下行"腹腔镜下右侧卵巢囊肿剔除术"，手术顺利，术后妊娠良好。孕 39 周时 B 超示子宫前壁下段肌层较薄处厚约 3.2mm，回声连续。

产妇住院后第 3 天上午，宫缩较前增强，无子宫下段压痛，决定短期经阴道试产。下午，产妇诉子宫持续性疼痛，腹膨隆，拒按，胎心率 60 次/分，考虑"子宫破裂"，立刻启动绿色通道。3 分钟后送入手术室。

2. **麻醉准备**　麻醉科接到电话通知后，立刻启动应急预案，人员调集，全身麻醉药物、血管活性药、抢救药的准备，备好麻醉机，多功能监护仪，气道管理用具。统一指挥，各司其职，形成一个抢救团队。

3. **麻醉诱导和维持**　产妇入室时处于失血性休克状态，意识淡漠，面色苍白，痛苦面容。生命体征显示血压 82/50mmHg、心率 98 次/分、血氧饱和度 98%。开放两路外周静脉通路，同时加压输注 6% 羟乙基淀粉（130/0.4）注射液共 1000ml。实施全身麻醉，东莨菪碱 0.3mg 滴入，麻醉诱导给予静脉推注瑞芬太尼 200μg、丙泊酚 100mg 和罗库溴铵

40mg。1分钟后迅速置入喉罩(LMA)成功,进行机械通气。麻醉维持应用瑞芬太尼TCI(4~5.5ng/ml)和丙泊酚TCI(2.5~3.5μg/ml)泵注维持。麻醉后1分钟(即入手术室后4分钟)剖宫产娩出一活男婴,Apgar评分:1分钟时2分、5分钟时5分、10分钟时7分。手术开始时,建立有创动脉压和中心静脉压监测(CVP)。

4. 术中情况 术中可见子宫前壁切口全层裂开,呈"T"形(图12-1)(见彩插12-1),腹腔内出血约800ml。娩出胎儿后产科医师立刻给予缩宫素20U子宫肌壁注射,但子宫收缩始终欠佳,出血汹涌,在胎儿娩出后1小时内,卡前列素氨丁三醇注射液250μg子宫肌壁注射,共3次,加强子宫收缩。从发现子宫破裂到胎儿娩出历时约5分钟,预估出血量为3000ml。但术中腹腔吸出800ml不符合预估量。出血可能经由其他途径流出,如阴道流出(图12-2)(见彩插12-2)。

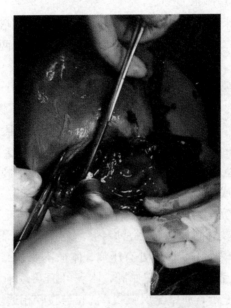

图12-1 子宫破裂呈T形

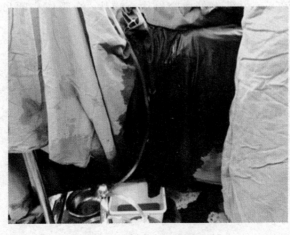

图12-2 出血由阴道流出

5. 术后管理　术毕产妇各项生命体征平稳，血气分析基本正常，肌力和意识恢复正常，顺利拔除喉罩，连接静脉镇痛泵。术后继续输血治疗，血红蛋白（HB）恢复至 94g/L，肝肾功能未见异常，术后 1 周后康复出院。

三、病例分析

（一）关键问题

1. 剖宫产后再孕经阴道试产的监护，子宫破裂的征象

（1）美国妇产科医师学会（ACOG）建议剖宫产再孕产妇经阴道试产需要注意以下要点：①持续性的胎心监护；②麻醉医师必须在场；③子宫破裂症状是非特异性的，但是均伴有胎儿心动过缓（胎心基线突然下降），常有母体低血压伴子宫内压突然下降，且通常要在全身麻醉下行剖宫产术。

（2）子宫破裂的临床表现：子宫破裂多数分为先兆子宫破裂和子宫破裂两个阶段。子宫破裂根据破裂程度，可分为完全性与不完全性子宫破裂两种。胎心率的突然下降是主要的临床表现。

1）先兆子宫破裂：常见于产程长、有梗阻性难产因素的产妇，表现为：①子宫呈强直性或痉挛性过强收缩，产妇烦躁不安，呼吸、心率加快，下腹剧痛难忍，出现少量阴道出血；②当胎儿先露部下降受阻时，强有力的阵缩使子宫下段逐渐变薄而宫体更加增厚变短，两者间形成明显的环状凹陷，即病理缩复环。此凹陷会逐渐上升达脐平或脐部以上，压痛明显；③膀胱受压充血，出现排尿困难及血尿；④因宫缩过强、过频，胎儿触摸不清，胎心加快或减慢或听诊不清。

2）子宫破裂：①不完全性子宫破裂：子宫肌层部分或全层破裂，但浆膜层完整，宫腔与腹腔不相通，胎儿及其附属物仍在宫腔内。多见于子宫下段剖宫产切口瘢痕破裂，常缺乏先兆破裂症状，仅在不全破裂处有压痛，体征不明显，如果破裂累及双侧子宫血管可导致急性大出血或者形成阔韧带血肿，体表可扪及逐渐增大的包块，多有胎心异常；②完全性子宫破裂：子宫肌壁全层破裂，宫腔与腹腔相通。继先兆破裂症状后，产妇突感下腹一阵撕裂样剧痛，子宫收缩骤然停止。腹痛稍缓和后，待羊水、血水进入腹腔，又出现全腹持续性疼痛，并伴有低血容量休克症状。全腹压痛明显、有反跳痛，腹壁下可清楚扪及胎体，子宫位于侧方，胎心胎动消失。

2. 子宫破裂时麻醉方式的选择

（1）根据产妇相关特征以及系统变化进行全面评估，如果仅为先兆子宫破裂，产妇生命体征平稳，可以根据手术需要给予椎管内麻醉，已行分娩镇痛术的产妇如硬膜外导管未脱出可直接采用硬膜外间隙麻醉。

（2）如果情况紧急、产妇失血较多或者麻醉平面未能达到满意平面就需要采用全身麻醉。

（3）对于子宫破裂合并失血性休克的产妇，麻醉处理的关键为：迅速娩出胎儿，纠正产妇低血容量状态、酸碱失衡及电解质紊乱，维持血流动力学平稳，保证重要脏器的有效灌注，预防脑水肿、DIC 及肾衰竭等严重并发症。

（4）术中根据产妇具体情况实施有创动脉穿刺置管、深静脉穿刺置管等操作，输注

晶体液、胶体液以及血液制品。

（二）诊断思路

1. 术中低血压的治疗策略 入室后30分钟，万汶（羟乙基淀粉130/0.4氯化钠注射液）已输入约1000ml，产妇血压122/76mmHg、心率109次/分、中心静脉压（CVP）1mmHg。此时期按照血压和CVP联合指导容量治疗。在液体治疗的过程中，由于应用卡前列素氨丁三醇注射液和缩宫素后，血压波动很大，CVP稳定在6mmHg左右，依此无法指导正确的液体治疗，决定改变容量指导方案，应用FloTrac Vigileo经桡动脉监测心排量系统进行每搏量变异度（SVV）监测。

经过调整呼吸机潮气量8ml/kg后，SVV值为23%，估计产妇容量不足，立即加快输液（乳酸钠林格注射液1000ml），加快输血速度（血浆1000ml，红细胞悬浮液2000ml）后，SVV减少至10%，血压稳定在100/65mmHg左右。

总结出入量基本平衡：出量：9100ml，包括出血7000ml、尿量2100ml；入量：9475ml，包括万汶（羟乙基淀粉130/0.4氯化钠注射液）1500ml、乳酸钠林格注射液2000ml、0.9%生理盐水2750ml、血浆1000ml、红细胞悬液2000ml、5%碳酸氢钠125ml、纤维蛋白原和凝血酶原复合物共100ml。

由于产妇短时出血量较大，输入大量的血制品及晶体液、胶体液，手术开始1小时血气分析结果显示：pH 7.168、BE -11、血钙0.78mmol/L、血钾3.5mmol/L，给予5%碳酸氢钠125ml输注纠正，术毕时pH 7.378、BE -4。

患者入室后半小时凝血功能：活化部分凝血活酶时间（APTT）延长到44.3s，纤维蛋白原定量降到了1.86g/L，D-二聚体定量49224.0ng/ml，通过补充纤维蛋白原1.5g、凝血酶原复合物600U和血浆1000ml，术毕时APTT恢复至25.7s，D-二聚体定量降至905.0ng/ml，其他凝血指标恢复正常。

2. 出血量的预评估 本病例中患者从被发现子宫破裂到胎儿娩出历时约5分钟，因为妊娠期子宫血流量增加，足月时为500~700ml/min，所以预估出血量为3000ml。

HGB减少量预估法：本例子宫破裂前的HGB为126g/L，破裂时急查结果HGB为56g/L，HGB每下降10g/L，出血量为400~500ml，本例产妇预估出血量为2800~3500ml。

通过休克指数预估出血量，即休克指数=脉搏（98）/收缩压（82）（mmHg）≈1.2，预估出血量为1000~1500ml（休克指数正常值为0.58，表示血容量正常。休克指数为1时失血量约为1000ml，休克指数为1.5时失血量约为1500ml）。

本例产妇开腹后，发现腹腔吸出血液约800ml与预估量不相符。但是子宫不是封闭的，血液可以进入腹腔，也可以通过阴道外流。

（三）规范处理

1. 子宫破裂 直接威胁产妇及胎儿生命的产科严重并发症。首先应该预防子宫破裂降低母胎死亡率，产科医师严格按剖宫产再孕经阴道试产的指南进行操作，全面检查并评估试产的危险性，给产妇和家属进行产前教育，具备初步识别子宫破裂的能力，及时就诊。

2. 建立绿色通道，组建抢救小组 包括产科、麻醉科、儿科和手术室护士的多学科团队，经常培训演练，便于掌握抢救最佳时机。

3. 当怀疑或确诊子宫破裂时，应根据产妇相关特征以及系统变化进行全面评估，麻醉方式选择如前所述。对于子宫破裂合并失血性休克的产妇，麻醉处理的关键为：迅速娩出胎儿，纠正产妇低血容量状态、酸碱失衡及电解质紊乱，维持血流动力学平稳，保护重要脏器的有效灌注，预防脑水肿、DIC及肾衰竭等严重并发症。术中根据产妇具体情况实施有创动脉穿刺置管、深静脉穿刺等操作，输注晶体液、胶体液以及血液制品。

（四）经验与教训

1. 病例已诊断为"子宫破裂"，产妇入室时处于失血性休克状态，意识淡漠，面色苍白，痛苦面容，血压82/50mmHg、心率98次/分、血压饱和度98%。选择全身麻醉方式正确，但诱导给药剂量过大，将会造成患者血压的进一步的下降，对母婴均不利，尤其对胎儿会导致缺血缺氧的严重后果。丙泊酚诱导应更换为依托咪酯诱导。

2. 产科全身麻醉喉罩的应用尚有一定的争议。但此病例已经是急诊抢救性质的手术，选择喉罩全麻将会在呼吸管理方面付出更多的时间和人力，是不明智的选择，应该选择气管插管更为妥当和可靠。

（五）研究进展

喉罩是否可以在产科全身麻醉中的应用：产妇由于生理状态改变，相对胃排空延长，尤其是产科急诊手术，均应按饱胃处理，产妇是误吸发生的高危人群，喉罩技术的实施和处理需谨慎[1]。在产科全身麻醉遇到困难气道时，喉罩技术可快速建立气道[2]。国内研究[3]认为，全身麻醉主要适用于椎管内麻醉禁忌和失败的剖宫产术，且急诊手术比例较高；喉罩可用于全身麻醉剖宫产术气道管理，但须正确放置，保证密封性良好，以预防误吸。

在低血容量休克时还要考虑气管插管对血流动力学的影响。赵国胜等[4]在剖宫产术全身麻醉时，与气管插管相比，Guardian喉罩插入和拔除操作对血流动力学无明显影响，方便置入胃管引流胃液、降低胃内压，术后不良反应少，可安全有效地用于剖宫产产妇全身麻醉气道管理。

很多麻醉专家认为喉罩在产科急诊抢救性质手术中的应用还是值得商榷和探讨的。气管插管在产科全身麻醉中仍是最安全最稳妥的通气技术。

四、专家点评

我国剖宫产率高达46.2%位居世界第一，2016年随着我国全面放开二孩政策的实施，剖宫产再孕的产妇势必会急剧攀升，2017年我国首次经产妇分娩量大于初产妇。围产医学界鼓励经阴道分娩，即使是瘢痕子宫，若没有经阴道分娩的禁忌证仍然采用经阴道试产。剖宫产术后再次妊娠阴道分娩试产（trial of labor after previous cesarean delivery，TOLAC）有两种分娩结局：试产成功即剖宫产术后阴道分娩（vaginal birth after cesarean section，VBAC）和试产失败即剖宫产术后再次剖宫产（repeat cesarean delivery after cesarean delivery，RCDACD）。瘢痕子宫经阴道试产子宫破裂的发生率为0.1%~1%，故产程中的严密监测尤为重要。

1. 此病例已诊断为"子宫破裂"，产妇入室时处于失血性休克状态，意识淡漠，面色苍白，痛苦面容，血压 82/50mmHg、心率 98 次/分、血氧饱和度 98%。选择全身麻醉方式正确，但瑞芬太尼和丙泊酚的诱导给药剂量过大（瑞芬太尼过多，肌松药物过少），将会造成产妇血压的进一步的下降，对母婴均不利，尤其对胎儿会导致缺血缺氧的严重后果。丙泊酚诱导应更换为依托咪酯诱导。

2. 产科全身麻醉喉罩的应用尚有一定的争议。但此病例已经是急诊抢救性质的手术，选择喉罩全麻将会在呼吸管理方面付出更多的时间和人力，是不明智的选择，应该选择气管插管更为妥当和简单。

3. TOLAC 目前围产医学和麻醉界达成共识　此类经阴道试产须在分娩镇痛下进行，其一可以减少产妇强烈的产痛而过度用力、减少过强烈的宫缩；其二可以在发生先兆子宫破裂或子宫破裂时迅速通过硬膜外导管给药麻醉行即刻剖宫产术。连续蛛网膜下隙麻醉分娩镇痛在这类产妇理论上更具有优势，其最大的特点是：起效迅速、镇痛效果佳、循环稳定，一旦发生子宫破裂，可以迅速转换实施蛛网膜下隙麻醉剖宫产（严重情况下还需全身麻醉），若产妇循环已严重不稳定，仍以选择全身麻醉较妥当。

4. 子宫破裂的共同临床表现为突然的胎心率下降，有的产妇会有突然的腹痛或腹痛加剧，故 TOLAC 一定要在严格的胎心监护下实施，分娩镇痛最好保留一定的宫缩痛为佳，但腹痛不是其特有的临床表现。

5. TOLAC 行 B 超检查瘢痕处的厚度只有极小的参考价值，还要结合瘢痕处的连续性和弹性等。

6. 为确保产妇安全，TOLAC 需在产科力量比较强、抢救能力比较强的医疗单位谨慎实施。（点评专家：首都医科大学附属北京妇产医院　徐铭军）

（病例提供：首都医科大学附属北京妇产医院　张青林）

（校验人员：山西医科大学第二医院　吉嘉炜）

参 考 文 献

[1] 张文钰，徐铭军. 喉罩在妇产科手术中的应用. 中国医刊，2012，47(12)：15-17
[2] Rajagopalan S, Suresh M, Clark SL, et al. Airway management for cesarean delivery performed under general anesthesia. Int J Obstet Anesth, 2017, 29: 64-69
[3] 耿志宇，王东信，李雪迎. 喉罩用于全麻剖宫产术气道管理效果的回顾性分析. 中华麻醉学杂志，2015，35(10)：1254-1256
[4] 赵国胜，韩斌，刘野. Guardian 喉罩用于剖宫产术的临床研究. 临床麻醉学杂志，2014，30(2)：157-159

病例45　产后出血伴子宫破裂

一、导读

子宫破裂是产科急症，瘢痕子宫，如剖宫产、子宫肌瘤术后等是造成子宫破裂的常见原因。上一个病例即为剖宫产后再孕出现瘢痕子宫破裂，但对于非瘢痕子宫，子宫破裂的发生率很低。但是有子宫手术史的产妇，包括子宫整形手术甚至刮宫术引起的子宫损伤也可成为妊娠自发性子宫破裂的原因。这里将介绍一个此类病例。

二、病例介绍

1. 基本资料　产妇，31 岁，身高 160cm，体重 74kg，主因"停经 41 周，发现胎儿偏大 6 天"入院，10 个月前宫腔镜检查 + 分段诊刮 + 子宫内膜息肉摘除术。

2. 分娩经过　因 6 天前彩超估计胎儿体重 4180g，缩宫素静脉滴注引产，宫口开 1cm，产房联系麻醉科评估后给予产妇连续硬膜外分娩镇痛，后持续胎心监护，产科医师评估宫颈条件欠佳给予地诺前列酮（欣普贝生）改善宫颈条件，产钳助产分娩一女婴，体重 4150g，Apgar 评分 1 分钟、5 分钟、10 分钟分别为 5 分、9 分、10 分，胎盘娩出后，考虑子宫收缩欠佳，产时出血 800ml，给予卡前列素氨丁三醇（欣母沛）宫底注射。半小时后，产妇心悸、面色苍白，无创血压 75/42mmHg，心率 174 次/分；产科行阴道检查见阴道穹隆完整，宫颈无明显裂伤，子宫收缩良好，临时给予升压药物，产妇症状未见好转，紧急入手术室抢救。

3. 麻醉及手术的实施　产妇入室后予外周静脉置入 16G 套管针，清醒动脉穿刺置管及中心静脉置管，同时给予去甲肾上腺素及多巴胺，凝血结果回报示：FIB 0.52g/L、D-D 8.7mg/L、FDP 77.5mg/L、PT 及 TT 无法测出，及时输入红细胞悬液 800ml、血浆 400ml、纤维蛋白原 8g、凝血酶原复合物 1600U，并根据血气结果给予纠酸、降糖治疗，经过抢救处理，产妇血压维持在 110~120/50~60mmHg。床旁 B 超显示：腹腔游离液体，肝周、脾周、右侧结肠旁沟、下腹盆腔可见液性暗区，最大深度 6.5cm，明确子宫破裂，此刻必须开腹探查。因患者分娩后产妇，按照饱胃产妇全身麻醉诱导：依托咪酯 18mg、舒芬太尼 15μg、琥珀酰胆碱 100mg，按压环状软骨快速诱导插管，术中给予少量镇痛镇静药物维持，打开腹膜可见子宫左侧前后壁各有一纵行裂伤达 6cm，乙状结肠系膜亦有裂伤出血，行开腹次全子宫切除术 + 左附件切除术 + 侧盆壁血肿清除术，伴随着子宫的修复，产妇生命体征平稳，逐渐减停血管活性药物。术中出血量约 7000ml，术毕待产妇清醒后，拔除气管导管转至外科监护室，2 天后转回普通病房，术后随访产妇无麻醉相关并发症。

三、病例分析

1. 关键问题　子宫破裂风险因素：关于妊娠及分娩期子宫破裂的研究，既往多关注于剖宫产瘢痕的女性[1]，而近年来，临床发生子宫破裂的病例不仅局限于剖宫产史的女性。随着宫、腹腔镜等妇科微创手术技术的不断发展，许多女性在妊娠前曾接受子宫手术，甚至像该例产妇既往仅进行了宫腔镜子宫内膜息肉摘除术，并非传统意义上的子宫"瘢痕"，因此也为子宫破裂的诊断增加了难度和复杂性。子宫手术与再次妊娠时间间隔也可能影响子宫破裂的发生，有研究探讨剖宫产后不同时间间隔妊娠发生子宫破裂的风险，认为手术与妊娠间隔时间 <6 个月，不良并发症的发生风险明显增高，而间隔 6～18 个月，并不增加再次妊娠时子宫破裂的风险[2~3]。对于应用缩宫素及前列腺素是否会增加子宫破裂风险，仍众说纷纭。临床工作中，缩宫素是产科引产中最常用的药物之一，主要通过与子宫平滑肌细胞膜上的受体作用，引起平滑肌的收缩，扩张宫颈；另外，还可与子宫蜕膜受体结合促进前列腺素的合成和释放；其次，应用缩宫素可缩短产程、减少产后出血等并发症[4]。但挪威一项调查[5]总结了从 1967—2008 年子宫破裂的产妇，结果发现发现：近 40 年来，子宫破裂的比例明显上升，瘢痕子宫造成的破裂比例并没有上升，而无瘢痕子宫出现破裂明显增加，认为是近年来缩宫素及前列腺素的使用增加了子宫破裂的风险。当然也有文章认为应用缩宫素增强宫缩但并不增加子宫破裂的风险[6]。

此外，产妇年龄较大、过期妊娠、胎儿体重 >4000g，使用产钳等因素[7]也可能增加子宫破裂的风险。

2. 诊治思维　目前尚没有良好的方法预测子宫破裂的发生，早期正确的诊断可影响产妇和胎儿的预后。许多研究着力于剖宫产术后再次妊娠女性发生子宫破裂预测方法，其中最常用的为超声测量子宫下段原剖宫产瘢痕处厚度[8]，其测量值会随孕周不断变化，如果子宫下段回声连续，且有一定厚度，通常认为子宫破裂发生风险较低[9]。但并不能确定子宫破裂风险与子宫下段厚度之间的相关性。对于已发生子宫破裂的产妇，超声检查可提示子宫肌层不连续[10]、腹腔内游离液体[11]，对于未进入产程的产妇还可见外凸的胎囊，宫腔外的胎儿或者胎儿死亡。子宫破裂的临床表现，许多文献强调突然发生的腹痛，但日常工作中子宫破裂的表现主要为胎心率异常、阴道出血、腹痛及子宫收缩异常。子宫破裂导致的腹腔内出血可使母体发生迅速的血流动力学变化，而阴道出血症状并不典型。另外，分娩过程中子宫破裂导致的腹痛也可能被分娩镇痛部分掩盖。因此也增加了诊断的难度。

3. 规范处理　产妇术前明显的低血容量性休克症状，及时快速的全身麻醉加监测必不可少，建立较粗大的静脉通路及中心静脉、直接动脉监测，保证产妇血压于适当水平，血压过高会增加出血，过低的血压不能保证机体的有效灌注。补充血容量的同时，也须加强监测，产妇分娩后，大量的血液回流，加重心脏负担，外加容量负荷过重，可能引起心力衰竭，CVP 和 PAWP 可更好地监测容量状态指导液体治疗。观察尿量的变化，避免发生急性肾衰竭。另外，对于大出血的产妇，术中更应注意产妇的保温，有研究显示低体温常伴有更多的血液丢失和更高的病死率，可影响血小板的功能、降低凝血因子的活性、影响纤维蛋白的形成，术中使用加温输液器，尽量避免术中术后低体温的发生。

4. 经验与教训　子宫破裂多发生于剖宫产术后再次妊娠或者非剖宫产瘢痕子宫产妇，临床医师在日常工作中都有足够的认识，对非传统意义的"瘢痕"子宫产妇，发生严重的产科并发症，产科、麻醉科以及各科室之间的良好沟通、配合，快速有效的组织抢救就愈加重要，另外有效的监测给我们提供了更好的指导。

四、专家点评

同"病例46 产后延迟性子宫破裂的处理及分析"。（点评专家：首都医科大学附属北京妇产医院 阮 焱）

（病例提供：北京大学第一医院 张小玲）

（校验人员：首都医科大学附属北京妇产医院 韩 斌）

参 考 文 献

[1] National Institutes of Health Consensus Development conference statement vaginal birth after cesarean: new insights March 8 – 10, 2010. Obstet Gynecol, 2010, 34(5): 351 –365

[2] Bujold E, Mehta SH, Bujold C, et al. Interdelivery interval and uterine rupture. Am J Obstet Gynecol, 2002, 187(5): 1199 – 1202

[3] Stamilio DM, Defranco E, Pare E, et al. Short interpregnancy interval: risk of uterine rupture and complications of vaginal birth after cesarean delivery. Obstet Gynecol, 2007, 110(5): 1075 – 1082

[4] 中华医学会妇产科分会产科学组. 妊娠晚期促子宫颈成熟与引产指南(2014). 中华妇产科杂志, 2014, 49(12): 881 – 885

[5] Al – Zirqi I, Stray – Pedersen B, Forsen L, et al. Uterine rupture: trend over 40 years. BJOG, 2016, 123 (5): 780 – 787

[6] Rosen MG, Dickinson JC, Westhoff CL. Vaginal birth after cesarea n: a meta – analysis of morbidity and mortality. Obstet Gynecol, 1991, 77(3): 465 –470

[7] Landon MB. Predicting uterine rupture in women undergoing trial of labor after prior cesarean delivery. Semin Perinatol, 2010, 34(4): 261 –271

[8] Naji O, Abdallah Y, Bij De Vaate AJ, et al. Standardized approach for imaging and measuring Cesarean section scars using ultrasonography. Ultrasound Obstet Gynecol, 2012, 39: 252

[9] Naji O, Daemen A, Smith A, et al. Changes in Cesarean section scar dimensions during pregnancy: a prospective longitudinal study. Ultrasound Obstet Gynecol, 2013, 41: 556

[10] Vaknin Z, Maymon R, Mendlovic S, et al. Clinical, sonographic, and epidemiologic features of second – and early third – trimester spontaneous antepartum uterine rupture: a cohort study. Prenat Diagn, 2008, 28: 478

[11] Ogbole GI, Ogunseyinde OA, Akinwuntan AL. Intrapartum rupture of the uterus diagnosed by ultrasound. Afr Health Sci, 2008, 8: 57

病例 46　产后延迟性子宫破裂的处理及分析

一、导读

子宫破裂可发生于围生期的任何时期，多发生于妊娠晚期或分娩期，80%发生于第三产程和产后2小时内（见前面介绍的产妇）。常见原因包括瘢痕子宫、梗阻性难产（骨盆狭窄、头盆不称、软产道损伤等）、子宫收缩药物使用不当、产科手术损伤等，可是随着辅助生殖及腹腔镜技术的广泛开展，输卵管间质部妊娠似乎有增加的趋势，由于子宫角特殊的解剖结构，腹腔镜进行间质部切除而不进行缝合，将会造成子宫体部明显的薄弱，从而增加后续妊娠子宫破裂的风险。

二、病例介绍

1. **基本资料**　产妇31岁，身高164cm，体重60kg，主因"产后8天，发热4天，阵发性右下腹痛3天"入院，产褥期，宫内孕 40^{+2} 周，孕1产1。既往2013年因腹膜后血肿行开腹探查术，并切除右侧输卵管。

2. **现病史及诊疗经过**　产妇8天前我院产钳助产娩一活婴，产时出血150ml，产后恢复好，体温正常后出院。4天前产妇无诱因出现体温增高，无寒战、畏寒、尿频、尿急、尿痛等，3天前出现下腹阵发性疼痛，以右下腹为著，似宫缩痛伴腰部不适，程度重，伴阴道出血，1天前右下腹疼痛加重，遂就诊于外院。血常规：白细胞 $18.98 \times 10^9/L$、血红蛋白129g/L、中性粒细胞百分比81.3%，多日复查血红蛋白无明显下降。妇科超声结果示：宫腔可见混合回声，形状欠规则，双侧附件区未见明确囊实性包块，盆腔未见明显液性暗区。后至我院就诊超声结果回报：子宫内膜厚约15mm，宫腔线分离，可探及液性暗区，右侧宫角旁可探及一不均质中等回声团，大小约90mm×57mm×56mm，边界不清，与子宫关系密切，周边和内部可探及血流信号。保守治疗3天产妇无明显好转，再次复查超声：子宫底右侧探及不均质回声团，可探及血流信号自左侧宫角进入，盆腔可见大量液性暗区。

3. **麻醉的实施管理及手术过程**　产妇拟行急诊开腹探查止血，入室后开放外周静脉并输液，患者神志清醒，配合指令，术前血红蛋白127g/L，产妇饱胃未禁食，生命体征平稳，查体合作，决定采用腰-硬联合麻醉，选择 L_{2-3} 间隙进行腰-硬联合麻醉穿刺，见脑脊液后给予0.5%罗哌卡因2.5ml，完成后通过硬膜外针向头侧置入硬膜外导管，妥善固定后平卧，测量镇痛平面 T_8，助手于产妇平卧后迅速建立直接动脉测压连续监测产妇生命体征，右美托咪定 $0.5\mu g/kg$ 静脉滴入。开腹可见腹腔不凝血1000ml，右侧宫角处偏下可见一直径5cm包块，内为血块，清除血块后发现直径1cm破口，伴活动性出血，缝合封闭破口与子宫腔通道，完成手术。整个术中产妇血压平稳，随着止血过程的不断完善，心率从100次/分逐渐减慢到70次/分，手术过程顺利，产妇术后24小时、48小时随访无头痛、恶心及神经并发症等发生。

三、病例分析

1. 关键问题　输卵管切除术后子宫破裂风险：对曾行剖宫产术或子宫肌瘤剔除术产妇，后续妊娠及分娩期间通常会得到产科医师的高度重视，以警惕子宫破裂的发生。但曾行输卵管切除的女性，由于通常认为不存在子宫体部瘢痕，妊娠及分娩期间对子宫破裂的警惕性不高。输卵管间质部妊娠术后发生子宫破裂的病例国外早有报道[1~2]，近年来，国内也开始有文献报道输卵管手术后子宫破裂的发生[3]，通过对输卵管切除术后子宫破裂的文献分析发现，发生子宫破裂的输卵管切除术后产妇大多数是因异位妊娠进行了腹腔镜下输卵管切除术，而且子宫破裂的部位大部分位于曾行输卵管切除术的子宫角部，因此子宫破裂与输卵管切除的病史相关，提示临床工作中应警惕输卵管切除术后，尤其是间质部切除术后产妇妊娠期间子宫破裂的发生风险。文献分析，大部分此类患者表现为孕晚期不典型的腹痛，B 超显示羊水减少伴腹腔积液者应高度怀疑子宫角部破裂，该产妇产后 10 天，剖腹探查见子宫角部 1cm 破口伴少量活动性出血，可见此种类型子宫破裂的隐匿性，但文献报告中亦有严重出血导致失血性休克者[1]，此类情况如考虑子宫破裂应及时行开腹探查。

2. 诊治思维　在美国产妇死亡相关因素中麻醉因素居第 6 位，而与全身麻醉相关的死亡率比区域阻滞相关死亡率高 17 倍[4]。因此，急诊剖宫产选择全身麻醉可能会增加产妇死亡发生率。但产科麻醉处理需考虑产妇和胎儿两个因素，有研究指出，产妇发生子宫破裂后，从发生胎心率异常到分娩时间如果超过 18 分钟，新生儿脑瘫的发生率明显增高[5]。但另一项研究[6]认为，即使两者的间隔时间少于 18 分钟，也不能保证新生儿良好的预后，而是取决于子宫破裂所导致的胎盘剥离程度。该产妇产后 10 天，不涉及胎儿因素，急诊拟行开腹探查手术，因产妇术前未禁食，血色素变化不明显，未出现明显的脱水低血容量表现，无椎管内麻醉禁忌，行下腹部手术，此时考虑腰 – 硬联合麻醉，避免全身麻醉可能带来的误吸风险。罗哌卡因相对于布比卡因毒性小，应用 0.5% 罗哌卡因也能很好地满足手术需要。术前已知患者存在出血，仍应密切关注术中血容量变化，建立直接动脉监测血压变化。

3. 规范处理　麻醉过程我们进行了规范的腰 – 硬联合麻醉，通过蛛网膜下隙麻醉给药快速满足了手术要求，硬膜外置管可保证手术过程中可能出现的意外的手术时间延长，因术前出血情况无法预估，还需严密的监测产妇实时血压、心率，备好全面抢救药物与全身麻醉插管准备。

4. 经验教训　有输卵管切除病史的产妇再次妊娠，子宫破裂可发生在任何阶段，有不明原因的相应部位的腹痛、出血时应尽早排除子宫破裂的发生，麻醉的选择应根据手术缓急、产妇状态等综合判断，使产妇得到最大受益。

四、专家点评

子宫破裂是产科危急重症，严重威胁到母儿安全。对于瘢痕子宫再次妊娠，产科医师往往关注度及警惕性较高，而这两例子宫破裂产妇均非传统意义上的瘢痕子宫，识别起来存在一定困难。上一例产妇，正如作者分析，存在高龄、巨大儿、产钳助产等高危因素，而且在宫颈条件较好（宫口开大1cm）的情况下使用欣普贝生，无异于雪上加霜，过强的子宫收缩进一步增加了破裂的风险；而突然发生的胎儿窘迫（不知是否是这样？）是子宫破裂的早期信号，同时伴有随胎儿胎盘娩出的出血，应积极探查除外产道裂伤（包括子宫下段）；本例产妇更为罕见，输卵管切除术后，产钳助产8天后子宫破裂开腹探查，如能在产后四天突发高热及时超声探查或许可更早识别。（点评专家：首都医科大学附属北京妇产医院　阮　焱）

（病例提供：北京大学第一医院　张小玲）

（校验人员：首都医科大学附属北京妇产医院　韩　斌）

参 考 文 献

[1] Nishijima Y, Suzuki T, Kashiwagi H, et al. Uterine rupture at 26 weeks of pregnancy following laparoscopic salpingectomy with resection of the interstitial portion: a case report. J Exp Clin Med, 2014, 39(4): 169-171

[2] Su CF, Tsai HJ, Chen GD, et al. Uterine rupture at scar of prior laparoscopic cornuostomy after vaginal delivery of a full-term healthy infant. Obstet Gynaecol Res, 2008, 34(4 Pt 2): 688-691

[3] 蔡素清，陈灼英，杨如容. 腹腔镜输卵管间质部妊娠术后妊娠宫角破裂2例. 医药与保健, 2014, 22(2):169-171

[4] 李树人. 麻醉意外与操作失误的救治及教训. 北京：人民卫生出版社, 2009, 281-334

[5] Holmgren C, Scott JR, Porter TF, et al. Uterine rupture with attempted vaginal birth after cesarean delivery: decision to delivery time and neonatal outcome. Obstet Gynecol, 2012, 119(4): 725-731

[6] Bujold E, Gauthier RJ. Neonatal morbidity associated with uterine rupture: what are risk factors? Am J Obstet Gynecol, 2002, 186(2): 311-314

病例47　椎管内分娩镇痛期间子宫破裂

一、导读

妊娠期子宫破裂是产科的危急重症，虽然发生率很低，但后果严重。该疾病发病隐匿，多呈渐进性发展，使用分娩镇痛可能进一步掩盖子宫破裂的征象。如未及时发现可能延误处理，造成大出血休克甚至孕妇及胎儿死亡。因此要对高危妊娠期间子宫破裂保持警惕，针对具体情况制定个体化的分娩方案，以早期识别和处理子宫破裂，改善母儿预后。

二、病例介绍

1. **基本资料** 孕妇，40岁，身高160cm，体重70kg，孕2产1，孕40^{+4}周，头位，10年前于我院经阴道分娩一男活婴。

2. **镇痛前访视** 查体：血压110/70mmHg，心率90次/分，呼吸20次/分，体温36.5℃，宫口开至4cm，血常规、凝血功能、血生化等化验检查均无异常。

3. **分娩镇痛及紧急剖宫产** 术前准备：常规询问病史并进行体格检查，产妇无椎管内穿刺禁忌证，签署分娩镇痛知情同意书。宫口开至4cm时因疼痛难忍于14：30在产房行腰－硬联合的分娩镇痛。于蛛网膜下隙注入0.2%布比卡因2.5mg，翻身后孕妇自述疼痛有所缓解，测麻醉平面T$_{10}$。镇痛后约20分钟产妇自述疼痛虽有缓解，但仍难以忍受，随即出现强直宫缩，腹部可见明显子宫缩复环，15：00出现胎心异常，胎心音消失，遂决定紧急剖宫产，15：05硬膜外导管依次注入2%利多卡因3ml，1%盐酸罗哌卡因10ml与2%利多卡因5ml的混合液15ml。15：20剖出一女婴，1分钟Apgar评分0分，立即对新生儿进行复苏抢救，后转入新生儿重症监护室。术中见子宫不规则裂口，此时血压90/50mmHg，积极进行输液输血治疗，多巴胺维持血压。17：00术毕，转入麻醉后恢复室进行观察，出室血压100/50mmHg。术中入量：浓缩红细胞500ml、乳酸林格液2500ml、羟乙基淀粉500ml；出量：尿量200ml、出血量800ml。产妇病情稳定，次日家属放弃新生儿治疗。术后6小时、24小时随访无头痛，恶心呕吐及神经并发症等的发生。

三、病例分析

1. **关键问题**

（1）诊断及预防：子宫破裂的产妇，在确诊破裂前，临床表现主要有腹痛、腹胀、阴道出血、畏寒、头晕、恶心呕吐、肛门坠胀等，有的可能会伴随休克。查体或辅助检查可发现贫血貌、胎心胎动异常、心率与血压异常、血红蛋白下降或B超可见腹腔游离液体。腹痛是子宫破裂最常见的临床表现，如产妇出现腹痛、腹胀、腹部压痛、阴道出血、头晕等症状，或出现心率增快、血压下降、血红蛋白降低等表现，应警惕子宫破裂的可能。对于有明显胎心胎动异常，腹痛发生于宫缩间期且不能缓解的产妇，应详细询问原因，让产妇明确描述疼痛情况。分娩期典型的子宫破裂不难诊断，但妊娠期常无先兆子宫破裂症状，如仅仅部分肌层破裂，胎儿及附属物没有进入腹腔，可能没有明显的临床表现[2]。若分娩期破裂口发生在子宫后壁或胎盘覆盖破裂口，前次手术导致盆腔粘连严重，腹膜刺激症状不典型，诊断均较为困难。重度子痫前期患者发生子宫破裂，有时与胎盘早剥不易鉴别。由于分娩镇痛的开展，产程中子宫破裂症状往往不易发现。严格掌握缩宫素应用指征，当宫颈不成熟时，应先促进宫颈成熟后再引产。利用产程图严密观察产程，如进入警戒线应提高警惕，必要时及时转入上级医院治疗。提高剖宫产术的缝合技术，减少古典式剖宫产，避免子宫上下段纵向切口及倒T形切口。切口上下段肌层按层次缝合，避免边缘对合不齐，或将内膜嵌入肌层。前次剖宫产与本次妊娠相距时间＜18个月是瘢痕子宫阴道分娩子宫破裂的危险因素。对于有2次剖宫产史的产妇，不建议阴道试产。另外，将有子宫手术史或有过损伤、子宫畸形、多胎多产等高危因素的产妇转入上级医院监护，对子宫瘢痕定期行B超检查，以便及时发现问题及时处理，甚至提前住院待产，改善母儿预后。对于产前 B 超检查子宫下段较薄的产妇，应列入高危人群，建议在预产期前及早进行剖宫产手术终止妊娠[3]。因此，降低剖宫产率在一定程度上可预防子宫破裂。

（2）无瘢痕的子宫破裂原因：无瘢痕的子宫破裂发生率为 1/15 000～1/8000。子宫破裂的危险因素可以分为以下几点：①梗阻性难产：是造成无瘢痕子宫破裂的最重要危险因素，多由于胎先露下降受阻子宫下段过分伸展变薄、骨盆狭窄、头盆不称、胎位异常等引起；②子宫陈旧性损伤：既往行诊刮术、人工流产、宫腔镜检查及治疗后，可能形成不明显的子宫穿孔，从而造成妊娠期子宫破裂；③多胎妊娠：是子宫破裂的重要危险因素。多胎分娩可能是引起子宫破裂的独立危险因素；④胎盘植入：发生率约为 1/5000。异常的胎盘植入可能引起妊娠急性严重出血。胎盘异常植入导致子宫穿孔；⑤不恰当的使用前列腺素和引产，Cuellar Torriente[4] 报道了 1 例子宫破裂，由于孕中期经阴道给予米非司酮配伍米索前列醇终止妊娠，引产过程中造成隐匿型的子宫穿孔，从而发生子宫破裂。Chang 等报道了由于存在梗阻性难产同时仍使用缩宫素催产，引起子宫破裂。不恰当地使用缩宫素会增加子宫破裂的风险。该两例患者则是由于未考虑宫缩过强或可能存在梗阻性难产，而继续给予分娩镇痛后加用缩宫素催产，造成子宫破裂；⑥子宫先天发育异常：包括子宫憩室、新月形子宫、纵隔子宫等。

2. 诊治思维

（1）早期诊断：腹痛易被误诊为内外科疾病或胎盘早剥，应仔细询问病史，及早通过超声或 MRI 加以鉴别。

（2）早期手术：一旦证实腹腔内出血，应立即手术。手术方式视病情决定，力求简单、迅速，达到止血目的，是否切除子宫视术中具体情况和有无生育要求而定，止血困难、子宫结构破坏严重、既往生育正常胎儿、合并严重内外科疾病、凝血功能异常者可行子宫次全切除术。

3. 规范处理 在子宫破裂发生的 30 分钟内施行外科手术是降低围生期永久性损伤以及胎儿死亡的主要治疗手段。根据情况判断孕妇是否可以继续妊娠，进而选择合适的手术方式，最大限度地减少对母婴的损害。子宫修补术联合紧急剖宫产术：适龄年轻女性且裂口不是很大，边缘整齐，子宫动脉未受损伤，破裂时间＜24 小时，未发现明显感染症状以及不完全子宫破裂者，可在行紧急剖宫产术的基础上行子宫修补术。如妊娠裂口过大，破裂时间过长，边缘不完整的产妇，应及时行紧急剖宫产术联合子宫次全切除术或子宫全切除术。

4. 经验教训 规范缩宫素等药物的使用。据了解分娩镇痛前曾应用米索前列醇引产，此前医院明确规定不准使用米索前列醇引产，仍有产科医师私下使用，事后医院再次明确规定严禁使用米索前列醇引产。

5. 进展 减少子宫破裂发生的重点在预防，关键是医务人员技术水平和产妇认知水平的共同提高。首先，积极降低初次剖宫产率，通过加强社会宣教减少非医学指征的剖宫产；其次，加强子宫破裂高危产妇的围生期监护，通过超声或 MR 动态监测子宫瘢痕的厚度、胎盘植入的情况，及时发现静息性子宫破裂；此外，应加强健康教育，及有效易行的避孕措施，降低多次人工流产率，提高操作技术水平，减少子宫内膜的损伤。

不提倡阴道试产的情况：高龄孕妇（40 岁以上）、肥胖、巨大儿、孕周＞40 周、阴道试产成功率预测值50%～60%以下、≥2次剖宫产且无阴道分娩史。同时需视医院和医师条件而定，并经过高年资医师进行产前咨询，个体化处理。

四、专家点评

剖宫产术后再次妊娠阴道分娩试产（trial of labor after previous cesarean delivery，TOLAC）有两种分娩结局：试产成功即剖宫产术后阴道分娩（vaginal birth after cesarean delivery，VBAC）和试产失败即剖宫产术后再次剖宫产（repeat cesarean delivery after cesarean delivery，RCDACD）。瘢痕子宫经阴道试产子宫破裂的发生率为0.1%～1%，故产程中的严密监测尤为重要。TOLAC目前围产医学和麻醉界达成共识：此类经阴道试产须在分娩镇痛下进行。

1. 行TOLAC要高度警惕子宫破裂的发生，团队要做好子宫破裂的抢救准备。本病例中镇痛后约20分钟产妇自述疼痛虽有缓解，但仍难以忍受，随即出现强直宫缩，腹部可见明显子宫缩复环。此时就应高度怀疑先兆子宫破裂或子宫破裂，进行严密的胎心监护或紧急处理了，而不至于在30分钟后方发现胎心音消失。

2. 子宫破裂有的产妇会有突然的腹痛或腹痛加剧，此类产妇分娩镇痛最好保留一定的宫缩痛为佳，但腹痛不是其特有的临床表现，子宫破裂的共同临床表现和诊断的"金标准"是突然的胎心率下降。故TOLAC一定要在严格的胎心监护下实施。

3. 必须在硬膜外分娩镇痛下行TOLAC，一旦发生先兆子宫破裂或子宫破裂，可迅速通过已经置入的硬膜外导管推注局部麻醉药而转化为麻醉以便满足抢救性的即刻剖宫产所需。

4. 硬膜外可给予快速起效的3%氯普鲁卡因或碱化利多卡因或高浓度的利多卡因进行快速麻醉诱导。

5. TOLAC行B超检查瘢痕处的厚度只有极小的参考价值，还要结合瘢痕处的连续性和弹性等。为确保产妇安全，TOLAC要在产科力量比较强、抢救能力比较强的医疗单位谨慎实施。

6. 该病例的不足之处是未详细分析患者有无子宫破裂的高危因素，仅仅提及使用米索前列醇引产是可能原因之一。（点评专家：首都医科大学附属北京妇产医院　徐铭军）

（病例提供：山东省诸城市妇幼保健院　黄炳江　丁　超）

（校验人员：山西医科大学第二医院　吉嘉炜）

（校验人员：首都医科大学附属北京妇产医院　徐铭军）

（本章总校验：同济大学附属第一妇婴保健院　徐振东）

参 考 文 献

[1] 刘强,刘华倩,孙雪冰.子宫破裂的高危因素及诊疗现状.中华临床医师杂志(电子版),2013,7(22):10315-10320

[2] 陈汉青,王子莲.子宫破裂的诊断及处理.中国实用妇科与产科杂志,2016,32(12):1178-1182

［3］杨慧霞.应重视瘢痕子宫妊娠及相关问题.中国实用妇科与产科杂志,2012,26:574-576

［4］Cuellar Torriente M. Silent uterine rupture with the use of misoprostol for second trimester termination of pregnancy:a case report. Obstet Gynecol Int,2011,584652

［5］傅小英,应红军.无瘢痕子宫破裂 8 例临床分析.中华围产医学杂志,2016,19(9):674-676

第十三章　妇科手术麻醉并发症

病例48　宫腔镜术中静脉空气栓塞致死亡的处理及分析

一、导读

宫腔镜手术作为妇科常行的基本手术,用于诊断和治疗宫腔内病变,广泛用于治疗妇科不孕症,复发性流产,子宫内膜息肉,宫腔粘连及其他宫腔疾病。其安全性已经得到公认,但其带来的诸如出血、子宫穿孔、术后感染、水中毒、静脉空气栓塞等并发症也不容忽视。静脉空气栓塞(venous air embolism,VAE)或静脉气体栓塞(venous gas embolism,VGE)是指空气经过各种途径进入血液循环到达肺部,阻塞肺动脉主要通路,引起严重休克乃至死亡,是手术中严重、致命的并发症。在神经外科,泌尿外科及剖宫产术中均有发生[1]。作为宫腔镜手术最严重的并发症,因其临床诊断困难,抢救率低、死亡率高一直受到广大医务工作者的高度警惕。

二、病例介绍

1. **基本资料**　患者,女,54岁,身高158cm,体重54kg,因“子宫内膜增厚,宫腔赘生物,宫内节育器(intrauterine device,IUD)”入院,拟行“宫腔镜下赘生物摘除术+取环术+诊断性刮宫术”。既往史:置入IUD 20余年,入院前一个月曾于当地医院行取环术失败。余无其他手术外伤史,否认药物食物过敏史、输血史、心脏病史。

2. **入院检查**　查体:体温36.7℃,血压131/72mmHg,心率78次/分。神清,精神好,双肺呼吸音清,未闻及干湿啰音,心脏各瓣膜区未闻及病理性杂音。血常规、凝血功能、血生化、心电图等化验检查均无异常。胸部X光片正常。门诊B超提示“子宫大小为4.3cm×3.9cm×4.0cm,IUD位置在宫腔内,位置居中”。

3. **经过**　手术当天入室常规开通外周静脉通道,监测ECG、血氧饱和度(SpO_2)、BP和呼气末CO_2分压($P_{ET}CO_2$),麻醉前血压134/72mmHg,SpO_2 99%,HR 91次/分,于截石位下在舒芬太尼+丙泊酚全身麻醉下置入单腔喉罩,行宫腔镜下赘生物摘除+取环术+诊断性刮宫术。术中灌注膨宫液为0.9%生理盐水,膨宫压力设置为100mmHg。

术中生命体征平稳，$P_{ET}CO_2$ 在 35～37mmHg 波动，生命体征平稳。手术顺利取出圆环一枚，此时总灌流量约为 2000ml，回流出的液体约为 1700ml。当手术进行约 10 分钟，第三次置入镜头准备探查结束手术时，患者突然出现口唇发绀，面色苍白，双上肢有轻微抽动，血氧饱和度降至 60% 左右，随后测不出。$P_{ET}CO_2$ 降至 16mmHg，心率降至 30 次/分，血压亦测不出，瞳孔变大，对光反射迟钝。嘱立即停止手术，立即予以阿托品 0.5mg、地塞米松 30mg、麻黄碱 15mg，静脉推注，行胸外按压心肺复苏，通知上级医师到场支援。上级医师到场嘱静脉推注 1mg 肾上腺素，头低脚高左侧位，改行气管插管，加快输液，并行心脏除颤，患者心跳恢复，约 55 次/分，但心跳微弱，脉搏搏动差，予以氢化可的松 200mg 静脉滴注，持续泵注去甲肾上腺素和多巴胺，间断静脉滴注肾上腺素，并急查血气分析。听诊心前区于收缩期可闻及"咻咻"的吹风样杂音，双肺可闻及广泛的湿啰音，并从气管导管处涌出血色泡沫痰，及时予以吸痰处理。血气分析结果示：pH 7.18、PaO_2 45mmHg、$PaCO_2$ 96mmHg；K^+ 4.8mmol/L、Na^+ 140mmol/L、Mg^{2+} 1.12mmol/L、Ca^{2+} 1.4mmol/L、CO_2CP 14.6mmol/L，予以碳酸氢钠纠酸、加快补液。并行颈内静脉穿刺，尝试中心静脉抽气失败。期间行冰帽降低脑氧耗，甘露醇防止脑水肿。抢救 20 分钟左右，患者再次出现心搏骤停，瞳孔持续散大。继续心肺复苏，心脏除颤，肾上腺素等药物持续抢救约 1 小时无效后死亡。家属拒绝尸检。

三、病例分析

（一）关键问题

宫腔镜手术常见的并发症有子宫穿孔、经前列腺电切综合征（transurethral resection of prostate syndrome，TURP）、出血、感染、宫腔粘连、空气栓塞等[2]。作为宫腔镜手术最严重的并发症之一，早期报道空气栓塞的发生率可达到 10%～50%[3]，特别是临床症状不明显的发生率更高。

1. 本病例中导致死亡的原因　宫腔镜手术导致死亡的原因主要有：①电解质紊乱，临床常见术中因使用大量灌注液，易入血造成稀释性低钠血症，水中毒严重者可致死；②人流综合征，临床多由患者术前高度紧张，或者存有器质性心脏疾病，手术操作造成迷走神经过度兴奋而引起；③静脉空气栓塞；④麻醉意外。本例患者术前检查无明显器质性病变，手术时间短，液体进入不多，血气分析不支持低钠血症可能。麻醉意外大多开始表现为呼吸抑制，且大多对抢救药物有所反应，一般也能找到麻醉原因。而本例患者发病急，病情重、进展快，抢救反应差，两次手术时间间隔不长，子宫创面可能存在断裂的静脉血管，空气栓塞的敏感指标 $P_{ET}CO_2$ 的变化，心前区的收缩期杂音，都有助于明确诊断。

2. 宫腔镜手术静脉空气栓塞原因　空气栓塞的发生需要具备开放的静脉血管壁，且开放的静脉血管壁周围有气体，气体主动或被动的进入血管中。作为宫腔镜手术中气体，来源于空气、电切宫内组织燃烧后产生的气体（主要为 CO_2）以及电极通电瞬间可被加热至 100℃ 使膨宫液蒸发产生的气泡[4,5]。当气体随血流至右心后，由于心脏搏动，空气可与血液在右心房和右心室混合形成泡沫状血液充满心腔，在心脏收缩时容易阻塞于右心室和肺动脉干出口无法排出，从而阻碍静脉血的回流以及向肺动脉的输出，使肺动脉压上升，造成循环障碍，$P_{ET}CO_2$下降，肺小动脉血液被气泡取代，气体交换减少，肺内动静脉吻合支大量开放，动静脉短路加重缺氧，由于右心压力升高程度高于左心，严重时导致循环衰竭，心搏骤停。此外，在部分卵圆孔未闭或肺毛细血管直接通路开放等情况下，气栓会直接进入体循环引起反常性栓塞，从而导致大脑及其他器官栓塞等严重后果[6]。临床中常见原因有：①膨宫时宫腔镜在插入宫颈管前未能排净镜管和连接膨宫液容器间导管中的气泡，由于宫腔镜手术的截石体位，未排空输注管道内的空气及气泡，容易逸入宫腔；②扩张宫颈管时出现的局部血管撕裂或宫腔镜手术时暴露肌层内的小血管，空气可经破裂的血管进入血液循环；③膨宫液在电极通电瞬间加热导致液体蒸发产生的气泡在较高的膨宫压力下可经开放的小血管进入血液循环[7]。此外术前诊断性刮宫，扩宫术中反复取出和置入宫腔镜头，也易使强气流进入宫腔，都是栓塞发生的重要因素。空气中的氮气和氧气很少溶于血液，50ml即可能导致患者死亡[8]，而单极、双极电极术汽化产生的气体为氢气、CO和CO_2可很快溶于血液[9、10]，其严重后果主要取决于空气进入血液循环的速度和空气量，和患者当时所处的体位也有一定关系。

3. 宫腔镜手术静脉空气栓塞的临床表现　空气栓塞发病突然，进展速度快。表现主要在心脏和呼吸两方面：心脏方面可出现心动过缓，SpO_2下降，心输出量减少，BP下降，血流阻力增加，低氧，发绀，中心静脉压升高。胸前听诊可闻及心脏的磨轮样杂音，心前区可听到车轮音是其典型临床特征[11]，但发生一般属于晚期征象。心电图可有非特异性的ST-T改变以及右心室劳损的变化。肺动脉压力在大量空气栓塞时是下降的，而在空气缓慢引起的栓塞时则是升高的。有监护的情况下，超声心动图显示气栓或者出现多普勒音调变化。

呼吸方面，清醒患者可出现呼吸困难或呼吸窘迫急促或者咳嗽。空气栓塞最早的征象可出现$P_{ET}CO_2$快速下降，可伴有动脉血CO_2分压增加和血氧分压下降，肺的血管通透性增加，顺应性下降，肺功能受损，出现类似ARDS的肺损伤表现，双肺可闻及干湿性啰音。

(二)诊治思维

1. 诊断干预　空气栓塞临床诊断困难，特别是全身麻醉状态下患者。当出现典型临床表现时往往已经病情危重，错失最佳的干预抢救时机。因此早发现早干预尤其重要。依诊断的敏感性由高到低诊断方法分别为：经静脉心腔内超声心动图(ICE)、经食管超声心动图(TEE)、经胸廓超声心动图(TTE)、肺动脉压监测、$P_{ET}CO_2$，中心静脉压、SpO_2等。其中TEE被认为是发现空气栓塞最敏感指标，被认为是诊断的金标准。但因其侵袭性，价格昂贵操作复杂技术要求较高，临床未广泛采用。而$P_{ET}CO_2$作为一种无创性的监测方法，对全身麻醉的患者进行监测，其压力的快速下降是空气栓塞的最重要的早期征象。有报道认为诊断气体栓塞最敏感而非特异的方法为测量$P_{ET}CO_2$和SpO_2，$P_{ET}CO_2$下降，甚至仅下降2mmHg，亦可以预示气体栓塞的存在，如果两者同时下降，则提示气体栓塞[12]。提醒我们重视$P_{ET}CO_2$的监测。

2. 鉴别诊断

(1)宫腔镜手术抑制性死亡：临床上称为"人工流产综合征"，常常由于扩张宫颈或膨宫导致迷走神经张力增高，而引起迷走神经反射性兴奋产生心血管系统及全身的超速异常反应，临床常出现恶心呕吐、心率减慢、血压下降、面色苍白、抽搐，甚至心脏骤停、休克等。此外有部分患者由于恐惧疼痛等精神高度紧张，使得交感神经极度兴奋，呈现一种应激状态，当宫颈受到刺激引发反射时，更易使迷走神经达到阈上刺激或超过其极限，迅速转变成传出抑制性冲动，形成心脏抑制而导致死亡。解剖学上迷走神经反射和空气栓塞的鉴别诊断应做实验检查，如离体心肺放入水中切开，观察有无气体。此外还可结合 TEE、$P_{ET}CO_2$ 等手段加以鉴别诊断。

（2）宫腔镜手术 TURP 综合征：常常是由于膨宫压力和灌流递质的作用，导致灌流液大量吸收使得循环超负荷出现心率加快、血压升高，继而出现血压降低，SpO_2 降低，$P_{ET}CO_2$ 降低。当出现左心衰、肺水肿时，可出现咳粉红色泡沫痰，进一步发展可出现代谢性酸中毒、心衰、休克，最终可以导致死亡。如发生稀释性低钠血症可表现为恶心、呕吐、头痛、视物模糊、躁动，引起神经系统紊乱如抽搐、昏迷、脑水肿、脑疝，甚至死亡。本例患者手术时间不长，膨宫压力不高，灌流液不多，血气分析也不支持该诊断。

（三）规范处理

1. 预防

（1）术者体位避免头低脚高位。

（2）排空注水管/膨宫管内气体和气泡，抽吸电切时产生的 CO_2 和气泡。

（3）规范操作，避免损伤宫颈，避免损伤过多组织和血管，减小宫腔内与子宫破损血管内的压力差。

（4）缩短开放的宫颈暴露在空气中的时间，减少取放宫腔镜器械的次数，手术中严格控制膨宫压力和手术时间，监控膨宫液量，计出入量。

（5）避免手术时间过长，术中加强监护，术中持续监测血压，$P_{ET}CO_2$，SpO_2，有条件可以行超声心动图，有报道称 TTE 联合 $P_{ET}CO_2$ 监测，可有效阻止气体栓塞发生[13]，并做好紧急预案。

2. 治疗处理

（1）应立即停止手术，改变患者体位为左侧卧位并头高脚低，使手术野位置低于心脏水平，手术野要立即用盐水覆盖。

（2）视情况行气管插管，高流量纯氧通气，降低或停止吸入麻醉剂。

（3）置中心静脉导管，通过导管回抽气体，快速扩容提高中心静脉压。

（4）给肾上腺素（10～100μg 开始）维持心输出量，视情况给予地塞米松、氨茶碱、多巴胺等药物，心肺衰竭时行心肺复苏（如有严重低血压），通过胸外心脏按压，打碎气泡。必要时剖胸直接按摩心脏抽出血栓。

（5）考虑经 TTE 评估气栓和右心功能，对症治疗，条件允许可及早行高压氧治疗。

（四）经验与教训

本例患者术前已有宫内节育器（IUD）难取病史，术前应做好困难手术预案。两次手术之间间隔时间短，子宫创面可能存在断裂的静脉血管。针对高危患者没能提前留置中心静脉导管。此外，手术操作不规范，进出宫腔次数较多，有可能造成大量空气混入宫腔入血引起通气换气功能障碍。应在患者条件允许前提下尽量在前次手术子宫创面愈合后再行二次手术，并应减少进出次数避免将宫颈和阴道过多的暴露在空气中。

四、专家点评

由上海市计生所等发表的一篇调查研究称，从 2001—2007 年，上海市所有宫腔镜下节育器取出术中，有 4 例患者死亡，死亡原因均为空气肺栓塞。Imasogic 等的研究认为，宫腔镜术中空气栓塞的发生率高达 10% ~50%，多为隐匿性，但发生灾难性后果的约为 3/17 000。因此宫腔镜术中的空气栓塞理应引起足够重视。

此例患者据推测可能是由于 IUD 嵌顿，反复两次手术造成内膜或血管的破损，导致有潜在的空气入口，膨宫压力达 100mmHg，超过了平均动脉压，镜头的进出造成空气进入宫腔，最终导致空气栓塞的发生。临床中经常见到有些妇科医师在行宫腔镜手术时，喜欢头低脚高的截石位，殊不知此时心脏水平低于创面，心脏的舒缩活动会对气体有负压吸引作用，更容易造成气体的栓塞。空气栓塞预防胜于治疗，一旦发生，治疗上无特异性的措施。本例在救治上比较得当，但是无奈大量气体栓塞，救治手段有限。临床上要注意 $P_{ET}CO_2$ 的监测，虽然不够敏感，但是也适合早期发现异常，如发现其数值有降低，应及时测定动脉血气，比较血气分析中 CO_2 分压是否明显增高，两者差值是否明显变大等。现实中还很难推广超声监测。

对于时间长、灌流液量大的宫腔镜手术，及时监测血气电解质。但值得注意的是，目前不少单位包括作者单位使用的灌流液是生理盐水，其钠离子浓度高达 154mmol/L，故发生 TURP 综合征亦不会表现为稀释性低钠血症，这为鉴别诊断造成很大困难。故文中认为通过监测电解质来排除 TURP 综合征，显然是不现实的。

总之，进行宫腔镜操作前要做好相关的准备，检查液体环路，排空镜管内气体，尽量避免头低臀高位，轻柔扩张宫颈管，避免损伤肌壁及血管。麻醉医师可以适当提高气道压，配合 PEEP，避免使用笑气（N_2O），同时注意监测 $P_{ET}CO_2$，可疑情况及时查动脉血气电解质，必要时借助超声判断。（点评专家：同济大学附属第一妇婴保健院　徐振东）

（病例提供：同济大学附属第一妇婴保健院　周显琎）

（校验人员：山西医科大学第二医院　吉嘉炜）

参 考 文 献

[1] Shaikh N, Ummunisa F. Acute management of Vascular air embolism. J Emerg Trauma Shock, 2009, 2 (3): 180 - 185

[2] 陈勍，张微微，刘畅浩. 宫腔镜操作所致并发症的预防和处理原则. 国际妇产科学杂志, 2012, 39 (5): 440 - 443

[3] Imasogie N, Crago R, Leyland NA, et al. Probable gas embolism during operative hysteroscopy caused by products of combustion. Can J Anaesth, 2002, 49(10): 1044 - 1047

[4] Groenman FA, Peters LW, Rademaker BM, et al. Embolism of air and gas in hysteroscopic procedures: pathophysiology and implication for daily practice, J Minim Invasive Gynecol, 2008, 15(2): 241 - 247

［5］Sviri S，Woods WP，van Heerden PV. Air embolism a case series and review. Crit Care Resusc，2004，6
（4）：271 - 276

［6］Nims M，Hallonquist H，Camann W. Coronary arterial air embolism occurring during cesarean delivery. Int
J Obestet Anesth，2006，15：166 - 169

［7］李艳，白文佩. 宫腔镜诊治中的并发症静脉空气栓塞的诊治进展. 中华妇产科杂志，2011，46
（5）：389 - 390

［8］Brandner P，Neis KJ，Ehmer C. The etiology，frequency，and prevention of gas embolism during CO_2 hyst-
eroscopy. J Am Assoc Gynecol Laparosc，1999，6（4）：421 - 428

［9］Munro MG，Weisberg M，Rubinstein E. Gas and air embolization during hysteroscopic electrosurgical va-
porization：comparison of gas generation using bipolar and monopolar electrodes in an experimental mod-
el. J Am Assoc Gynecol Laparosc，2001，8（4）：488 - 494

［10］Munro MG，Brill AL，Ryan T，et al. Electrosurgery - induced generation of gases：comparison of in vitro
rates of production using bipolar and monopolar electrodes. J Am Assoc Gynecol Laparosc，2003，10（2）：
252 - 259

［11］Ishizeki J，Tomioka A，Goto F. Intra - operative pulmonary air embolism caused by left subclavian vein
injury，during cervical tumor resection：a case report. Masui，2002，51（7）：780 - 782

［12］夏恩兰. 宫腔镜手术并发症的过往及现状. 中华妇幼临床医学杂志：电子版，2016，12（3）：249 - 254

［13］许运巧，张菊新. 超声心动图联合呼气末 CO_2 分压监测预防宫腔镜术中空气栓塞的临床研究.
中华妇产科杂志，2013，48（11）：828 - 832

病例 49　全身麻醉宫腔镜术后大面积脑梗死

一、导读

全身麻醉结束后90分钟患者意识仍未恢复，对刺激、语言指令不能做出正确反应者
视为苏醒延迟[1]。全身麻醉苏醒延迟的影响因素是多样且复杂的，取决于患者自身的年
龄、生理、病理情况、麻醉用药品种、剂量、手术种类和手术时间等多方面因素。术后苏
醒延迟是全身麻醉重要并发症之一，它加重了全身麻醉患者的围术期风险，减慢患者身
体功能的恢复，加重患者的经济负担，甚至会造成死亡。回顾我院一例患者的临床资料，
旨在为今后的临床工作提供借鉴。

二、病例介绍

1. 基本资料　患者女，40 岁，身高160cm，体重94kg。入院诊断：黏膜下子宫肌瘤、
宫腔粘连、中度贫血、高血压病 2 级（中危）、肥胖、剖宫产术史。拟行超声监护下宫腔
镜下子宫肌瘤切除术。

2. 术前访视　既往高血压病 2 级（中危），高血压病史 1 年余，血压最高 170/
110mmHg，口服硝苯地平治疗，血压控制在 130 ~ 160/90 ~ 110mmHg。轻度贫血，血红蛋白

99g/L。肥胖,体重指数37.8kg/m²。否认糖尿病、冠心病。心肺功能尚可,ASA分级Ⅱ级。

术前化验检查:血常规:血红蛋白99g/L、红细胞比容33.7%、血小板495×10⁹/L。凝血五项均正常。生化:三酰甘油1.92mmol/L、总胆固醇5.32mmol/L、尿酸390.7μmol/L,其余均正常。

妇科拟行超声监护下宫腔镜下子宫肌瘤切除术。麻醉拟行喉罩插管全身麻醉。

3. 麻醉的实施及管理 麻醉诱导:患者入室后吸氧,监测无创血压,心电图和血氧饱和度。入室血压160/95mmHg、心率85次/分、血氧饱和度(SpO₂)100%、呼吸16次/分。开放静脉通路,静脉滴注乳酸钠林格液。观察20分钟后,患者血压140/90mmHg、心率75次/分、血氧饱和度100%、呼吸16次/分,开始诱导。先后给予舒芬太尼5μg、依托咪酯20mg,置入喉罩。

麻醉维持:丙泊酚350mg/h、瑞芬太尼700μg/h。给予地佐辛5mg、昂丹司琼8mg、缩宫素10U入壶、缩宫素10U,静脉滴注,地塞米松10mg入壶、呋塞米40mg入壶。维持血压115~140/75~90mmHg、心率65~90次/分,机控呼吸16次/分、血氧饱和度100%。术中听诊双肺呼吸音清。手术持续65分钟,失血20ml,尿量300ml,入液400ml。手术难度大,术中灌流液入量9500ml,灌流液出量8400ml。

麻醉恢复:手术结束后,停用丙泊酚及瑞芬太尼。持续静脉滴注0.9%生理盐水。待患者清醒,拔出喉罩插管。患者意识清,能应答,血压140/90mmHg,心率85次/分,血氧饱和度100%,呼吸12次/分,自行由手术床移至转运平车,安返病房。

4. 术后管理 患者回病房后,予以持续心电监护、吸氧、患者意识清楚。血压168/93mmHg,心率83次/分,血氧饱和度99%,呼吸16次/分,急查血钾钠氯电解质,予以硝苯地平10mg含服,复测血压157/85mmHg。电解质回报:K⁺ 3.95mmol/L、Na⁺ 132.00mmol/L、Cl⁻ 97.00mmol/L。考虑轻度稀释性低钠血症,继续持续静脉滴注0.9%生理盐水。术后90分钟患者家属诉患者呼吸困难,查看患者嗜睡,呼之能应,血压157/85mmHg,心率83次/分,血氧饱和度99%,呼吸20次/分。瞳孔等大等圆,对光反射存在,伸舌居中,口角无偏斜,双肺呼吸音清,腹平软,阴道无出血,左侧上下肢无力,不能活动,生理反射消失,病理反射可疑阳性,右侧上下肢有力,能自行活动,生理反射存在,病理反射未能引出。急查血常规、生化、凝血,联系放射科预约头颅CT。警惕稀释性低钠血症加重,给予甘露醇125ml静脉滴注,3%生理盐水缓慢静脉滴注。术后2小时,生化回报:Na⁺ 135.00mmol/L,停止输注3%生理盐水。同时D-二聚体回报5.73mg/L,给予肝素钠5000U抗凝治疗及羟乙基淀粉氯化钠500ml扩容。术后3小时,血压147/84mmHg、心率84次/分、血氧饱和度99%、呼吸17次/分,头颅CT回报:多发腔隙性脑梗死、右侧额叶及部分顶颞叶脑沟变浅及灰白质交界边缘模糊,脑梗死不除外,建议MRI。术后4小时,MRI回报:右侧额顶叶大面积脑梗死、左基底节和半卵圆中心散在腔梗死。术后5小时,患者精神欠佳,呼之能应,嗜睡,血压155/88mmHg,心率93次/分,血氧饱和度99%,呼吸22次/分,肢体情况如前,无好转或者加重,无阴道出血,保留尿管及静脉通路,持续低流量吸氧,心电监护,由120急救车转至其他医院。

三、病例分析

1. 关键问题 宫腔镜手术是妇科微创手术的重要组成部分,设备的完善使手术操作简单化，技术的熟练使手术指征不断拓展，宫腔镜已经广泛介入子宫疾病的诊断治疗[2]。由于多数宫腔镜手术持续时间短小，越来越多的麻醉医师及患者选择全身麻醉。大多数患者全身麻醉后迅速苏醒，但是出现全身麻醉后苏醒延迟或者再次意识不清，要及时诊断，及时处理。

（1）麻醉药物因素：全身麻醉用药和或辅助用药过量为全身麻醉苏醒延迟最常见的原因，麻醉药物过量多为相对的。有研究认为高龄（年龄＞60岁）是引起全身麻醉苏醒延迟的独立危险因素[3]。高龄患者中枢神经系统功能低下，对苯二氮䓬类、全身麻醉药和阿片类药物的药效反应敏感[4]，按照中青年人常规剂量给药，就会造成药量相对过多。此外，老年人大多器官出现退行性病变，对药物代谢减慢。各种药物几乎都在肝内降解，肝功能严重受损，不仅会影响患者降压药物或者抗癌药物的降解，还会影响全身麻醉药物在肝内降解。低温[5]也是影响苏醒延迟的因素之一，术中长时间低温影响酶的活性，影响器官血流，进而影响药物代谢。随着 ERAS 理念[6]（加速康复外科 enhanced recovery after surgery，ERAS）在全球的推广，为缓解患者术后疼痛，术中常会复合镇痛药物，在一定程度上产生协同作用。

本例宫腔镜手术患者年龄为 40 岁，肝肾功能大致正常。麻醉诱导采用依托咪酯约 0.2mg/kg、舒芬太尼 0.05μg/kg，这两种药对循环抑制小、代谢快。麻醉维持采用丙泊酚 350mg/h 及瑞芬太尼 700μg/h，丙泊酚[7]是临床上常用的速效短效镇静药物；瑞芬太尼[8]作用时间短、可控性好，是临床理想的全身麻醉镇痛维持药物。地佐辛[9]是阿片受体激动拮抗药，用于术后镇痛安全有效，小剂量未见呼吸抑制等严重不良反应报告。结合本例患者的年龄、病理生理状况及麻醉用药，基本可以排除因药物蓄积造成患者二次意识不清。

（2）电解质异常：宫腔镜手术 TURP 综合征是由于膨宫压力和灌流递质的作用，灌流液大量吸收引起体液超负荷和（或）稀释性低钠血症等一系列临床症状，如诊治不及时可致死亡，是宫腔镜手术中的严重并发症之一[10]。发生概率 0.1%～0.2%[11]。TURP 综合征的发生与灌流液的种类、膨宫压力、手术时长和创面大小相关。TURP 综合征引起的容量超负荷及低钠血症均可引起全身麻醉苏醒延迟或者二次意识不清。

术中的 TURP 综合征多为麻醉医师最先发现，早期临床表现为心率加快，血压升高，后期血压降低，血氧饱和度降低，呼末二氧化碳降低。脑水肿早期表现头痛、烦躁、恶心呕吐，严重出现意识障碍、抽搐、脑疝甚至死亡。肺水肿早期表现为呼吸困难，呼吸急促，双肺呼吸音粗，湿啰音，严重咳粉红色泡沫痰。

为预防 TURP 综合征建议膨宫压力设置小于等于患者的平均动脉压，正常成年人的平均动脉压为 70～105mmHg。有研究报道灌流液的吸收速度为 10～30ml/min，手术时长要控制在 1 小时以内，灌流时间 <30 分钟，必要时进行二期手术[10]。减少开放的血窦出血，可以应用缩宫素收缩子宫。

TURP 综合征诊断后立即停止手术，限制液体入量，给予呋塞米处理，密切监护患者血压、心率、脉搏、呼吸、意识等各项生命体征，监测血气，电解质。术后血钠离子浓度下降至 120～130mmol/L，利尿药治疗同时可补充生理盐水，若血清钠低于 120mmol/L，应给予 3% 的高渗盐水，忌快速高浓度静脉补钠，应动态监测血电解质的变化，及时调整治疗方案。若并发肺水肿，及时行气管插管，清除气道内分泌物。并发脑水肿，及时脱水降颅压。

本例宫腔镜手术患者术后二次意识不清，立即查电解质水平，依据血钠，适量补充生理盐水及少量浓钠盐水，处理措施得当。诊治初期不排除血钠进一步降低，引起意识不清，故要进一步完善临床检查，以便及时处理。

（3）脑血管病：流行病学调查发现高血压、心脏病、糖尿病、高脂血症及吸烟是缺血性脑血管病的危险因素[12]。虽然脑血管意外在麻醉后不太常见，但本例患者存在高血压及高血脂等危险因素，首先要排除脑血管病。中国急性缺血性脑卒中诊治指南2014版[13]推荐，患者突然出现以下任一症状时应考虑脑卒中的可能：①一侧肢体（伴或不伴面部）无力或麻木；②一侧面部麻木或口角歪斜；③说话不清或理解语言困难；④双眼向一侧凝视；⑤一侧或双眼视力丧失或模糊；⑥眩晕伴呕吐；⑦既往少见的严重头痛、呕吐；⑧意识障碍或抽搐。发现患者可疑并发脑血管病应避免：非低血糖患者输注含糖液体、过度降低血压、大量静脉输液。本例患者出现左侧肢体无力，高度怀疑脑血管病，立即行头颅 CT 和 MRI 行排查。本例病例 MRI 回报：右侧额顶叶大面积脑梗死、左基底节和半卵圆中心散在腔隙性脑梗死。一经诊断，立即转院至专科医院。

2. 诊治思维　全身麻醉后苏醒延迟可继发于不常见原因且诊断困难。首先应排除神经系统疾病，再考虑麻醉药物相对过量、肝肾功能障碍、水电解质紊乱以及低温等因素。

3. 规范处理　对于手术时间相对短小的宫腔镜手术，麻醉医师要给予足够重视。术前充分评估患者，针对患者的并发症要规范化治疗，例如针对高血压病，规律用药，调节血压至正常水平且稳定。对于糖尿病，了解患者的降糖方式及用药，了解术日晨患者血糖，对于等待手术时间过长的患者要补充糖及液体。术中要严密监护患者生命体征：血压、血氧饱和度、心电图，必要时根据灌流液用量给予呋塞米，必要时查血气，评估患者电解质特别是血钠和血钾。术后要待患者意识完全清醒，自主呼吸恢复良好，才能送返病房。术后患者意识不清，首先排除神经系统疾病，必要时立即进行影像学检查，CT 及 MRI；分析麻醉用药是否蓄积造成患者意识不清；结合手术种类及手术难度及时间，分析是否存在 TURP 综合征，给予处理。

4. 经验与教训　在多数情况下，麻醉后苏醒延迟归因于没有代谢完全的镇静及镇痛药物，由于代谢快的药物在临床使用，多数患者很快苏醒。对于苏醒延迟的患者，首先要回顾病史，严格审查麻醉用药及持续时间，评价液体入量及心肺功能，体温及电解质情况也应接近正常或者正常，排除神经系统疾病，请神经内科或者神经外科会诊，要及时寻求相关科室帮助。

5. 进展　有关苏醒延迟的国内外文献中，无论是前瞻性研究还是回顾性研究，虽然研究报道较多，但多为主观性因素分析，且各种因素交织，很难分清因果及主次。黄玲等人[14]的研究认为苏醒延迟与年龄、手术时长有关，术前的并发症（肝肾肺功能异常）也是苏醒延迟的危险因素。李慧[15]的研究认为，对于进行非心脏手术的全身麻醉患者，年龄增加（年龄>60岁）、输液量过多（输液量>51.7ml/kg）是增加术后苏醒延迟的独立危险因素。苏醒延迟的原因是多方面且存在各因素交互作用，有些是我们已知因素，有些甚至是我们未知的因素，即使临床症状不典型，也要排除器质性因素，及时决策处理。

四、专家点评

虽然历史短暂,宫腔镜已是目前妇科很普遍的手术方式,但需注意其严重的并发症:子宫穿孔、TURP 综合征导致的肺水肿及脑水肿、空气栓塞等,严重者可以导致患者死亡。

1. 对于宫、腹腔镜等新的术式,麻醉医师应了解该手术的特点,以更好地实施麻醉,满足手术的需求。但更要了解新的手术方式带来的对患者的影响及特有的并发症。

2. 本病例是术后苏醒安返病房后 90 分钟后再度出现意识不清,不属于全身麻醉术后苏醒延迟,判断思路在甄别是否有麻醉因素(是否有全身麻醉后催醒、大量使用长效阿片类药物,包括术后静脉镇痛等)的基础上,应首先考虑中枢神经系统的病变,以期不要延误诊断和治疗。

3. 本病例经过 MRI 确诊为右侧额顶叶大面积脑梗死,病因明确。本病例为高血压患者,术中血压维持理想,没有低血压、低灌注的情况,基本可以排除麻醉管理因素。本病例未探讨脑梗死的成因,未交代妇科的相关用药是其不足之处。

4. 总之,对于新的手术方式,如宫腔镜、腹腔镜等,麻醉医师要警惕和关注各类与传统手术方式不同的并发症的发生。(点评专家:首都医科大学附属北京妇产医院　徐铭军)

(病例提供:首都医科大学附属北京妇产医院　李秋红)

(校验人员:首都医科大学附属北京妇产医院　王　琳)

参 考 文 献

[1] 郭曲练,姚尚龙. 临床麻醉学. 北京:人民卫生出版社,2010:178,439

[2] 段华. 宫腔镜临床应用及相关问题讨论. 现代妇产科进展,2006,15(11):801 – 815

[3] 孙敏华,廖礼平. 直肠癌患者全麻苏醒延迟的影响因素分析. 中国社区医师,2017,33(11):66 – 67、69

[4] Bowie MW, Slattum PW. Pharmacodynamics in Older Adults:A Review. The American journal of geriatric pharmacotherapy, 2007, 5(3):263 – 303

[5] 李志海,李宗权,洪永柱. 关于全身麻醉苏醒恢复延迟的原因探讨. 中国医药导报,2012,9(1):130 – 131、134

[6] 中国加速康复外科专家组. 中国加速康复外科围术期管理专家共识(2016). 中华外科杂志,2016,54(6):413 – 418

[7] 安丽,高鸿,欧炜,等. 不同剂量丙泊酚和丙泊酚中/长链脂肪乳对血酮体比率的影响. 临床麻醉学杂志,2014,(6):540 – 542

[8] 吴新民,叶铁虎,岳云,等. 国产注射用盐酸瑞芬太尼有效性和安全性的评价. 中华麻醉学杂志,2003,23(4):245 – 248

[9] 董维森,李洁,陈赫军,等. 地佐辛注射液治疗肿瘤患者持续疼痛的系统评价. 中国疼痛医学杂志,2016,22(2):123 – 127

[10] 黄晓武,夏恩兰.解读宫腔镜手术并发症——TURP 综合征.国际妇产科学杂志,2014,(5):566 –

569、574

[11] Munro M G, Storz K, Abbott J A, et al. AAGL Practice Report: Practice Guidelines for the Management of Hysteroscopic Distending Media: (Replaces Hysteroscopic Fluid Monitoring Guidelines. J Am Assoc Gynecol Laparosc, 2000, 7: 167 – 168). J Minim Invasive Gynecol, 2013, 20(2): 137 – 148

[12] 章成国, 张虹桥, 谢坚, 等. 缺血性脑血管病与颈动脉粥样硬化的关系. 中华神经科杂志, 2006, 39(12): 832 – 835

[13] 中华医学会神经病学分会, 中华医学会神经病学分会脑血管病学组. 中国急性缺血性脑卒中诊治指南 2014. 中华神经科杂志, 2015, 48(4): 246 – 257

[14] 黄玲, 黄冰, 潘灵辉, 等. 全麻术后苏醒延迟影响因素的 Logistic 分析. 临床麻醉学杂志, 2006, 22(7): 547 – 549

[15] 李慧. 关于全麻患者苏醒延迟独立危险因素的前瞻性队列研究. 山东大学, 2016: 1 – 54

病例 50　宫腔镜术水中毒的处理及分析

一、导读

宫腔镜手术具有微创、可视、有效、恢复快等特点, 目前已广泛应用于妇科子宫腔内检查和治疗。水中毒即液体膨宫递质通过子宫内膜肌层开放的血窦及腹膜、腹膜 – 血管途径大量吸收进入人体, 引起以稀释性低钠血症及血容量过多为主要特征的临床综合征, 并引起心、脑、肺等重要脏器的相应改变, 它是宫腔镜手术的严重并发症之一, 病情凶险, 严重时导致患者死亡。处理原则为吸氧、利尿, 纠正电解质紊乱, 防治肺、脑水肿等。现分析 1 例宫腔镜电切术资料。

二、病例介绍

1. 基本资料　女性, 33 岁, 体重 71kg, 身高 163cm, 拟于全身麻醉下行宫腔镜黏膜下肌瘤电切术。术前化验: 血红蛋白(Hb)101g/L、红细胞比容(Hct)30.9%。诊断: 子宫黏膜下肌瘤(Ⅱ型), 轻度贫血。

2. 麻醉管理和术中事件处理　入手术室, 生命体征平稳, 以丙泊酚 3μg/ml + 瑞芬太尼 3ng/ml 行 TCI 血浆靶控静脉麻醉, 罗库溴铵 50mg, 气管插管顺利, 初期气道峰压为 12cmH$_2$O。手术于 12: 20 开始, 术中靶控输注丙泊酚和瑞芬太尼维持麻醉。膨宫压力设为 100mmHg, 膨宫递质为 0.9% 氯化钠注射液, 13: 10 灌流液使用 5000ml 时, 术中血压、心率、血氧饱和度维持稳定, 肺部听诊未闻及异常, 预防性应用呋塞米 20mg。切除过程中因肌瘤质地坚硬, 双极电极环破损、失效, 当 0.9% 生理盐水应用 6000ml 时, 膨宫液改为 5% 葡萄糖, 单极电极继续切除。手术开始后 80 分钟时, 5% 葡萄糖灌流液已应用 5000ml, 检查患者出现球结膜水肿, 听诊双肺呼吸音粗, 尿量 1000ml, 术中血压维持在 95 ~ 120/60 ~ 70mmHg、心率 60 ~ 85 次/分、血氧饱和度 100%。于 13: 45 行血气分析，血钠及血钾正常，静脉推注呋塞米 20mg，严密监测患者生命体征，14：20 鼻腔开始出现清亮液体流出，眼睑及球结膜水肿，两肺少量湿啰音，腹部较术前明显膨隆，叩诊实音，吸气峰压达 30cmH₂O，再予呋塞米 20mg。宫腔镜下见切除及止血极困难，电灼宫腔创面，宫内球囊压迫止血。14：50 手术结束，历时 150 分钟，术毕血压 125/71mmHg、心率 115 次/分、血氧饱和度 97%，患者全身肿胀，术中共输注乳酸钠林格注射液 700ml、羟乙基淀粉 300ml，灌流液用量 25 000ml，测量灌流液流出体外液体量包括流至接收桶内的约 11 000ml，经手术单等总量约 1000ml，评估经宫腔入体内量达 13 000ml。术中出血约 100ml，尿量 2300ml，术毕带气管导管转至 PACU。

入 PACU 即行桡动脉穿刺置管测压，气管导管内涌出白色泡沫痰，15：30 血气分析血钠 113mmol/L，血钾 4.0mmol/L，血红蛋白 11.9g/L，pH 6.953，PO₂ 70.2mmHg，SaO₂ 97%，BE −17mmol/L。血压 112/68mmHg，心率 126 次/分。即予利尿、补钠、纠酸、强心、冰帽脑保护，泵注丙泊酚和瑞芬太尼，间断予罗库溴铵，进行呼吸机治疗。计算丢失钠量，持续泵注 3% 氯化钠注射液 200ml，10% 氯化钾配入 0.9% 氯化钠注射液 500ml，甲强龙 80mg，西地兰 0.2mg。16：00 行右颈内静脉穿刺置管，测得 CVP 10mmHg，予吗啡 3mg。16：30 血气分析示血钠 121mmol/L，详见表 13−1。依照监测血气分析结果，调整给药及呼吸参数的设定。于外周静脉缓慢滴注碳酸氢钠 100ml，甘露醇 100ml；听诊闻及双肺哮鸣音，予氨茶碱 0.25g 静脉滴注。患者每隔 60~90 分钟监测血气，机控呼吸同时予呼气末正压通气，血氧饱和度能够维持在 96%~100%、心率 88~115 次/分，血压波动在至 103~143/68~85mmHg。21：00，肺部啰音基本消失，全身肿胀较前减轻，继续呼吸机治疗。PEEP 5cmH₂O（依照血气分析结果调整，补钾、补钠、纠酸、补碱）机控呼吸，22：00 测定随机血糖 112mg/dl，肺部啰音消失，球结膜水肿明显好转，停用麻醉药及肌松药，患者自主呼吸及意识恢复，拔除气管导管，患者情况稳定，生命体征平稳，送回病房，患者在 PACU 中 11 小时入液 2460ml，尿量 6750ml，补钠 14.5g。术后第二天回访，患者一般情况好，血红蛋白 89g/L、血钠 137mmol/L、血钾 3.6mmol/L。

表 13−1 患者血气分析变化情况

时间	血钠(mmol/L)	血钾(mmol/L)	pH	BE	HCO₃⁻	PO₂	SaO₂(%)
13:45	145	3.6	7.13	−13	16.4	232	99
15:30	113	4.0	6.95	−17	15.5	152	97
16:30	121	3.3	7.04	−11	19.1	232	99
17:30	124	3.0	7.16	−10	18.8	102	96
18:30	127	3.0	7.20	−11	17.4	132	98
20:00	127	3.0	7.15	−9	19.5	209	99
21:00	128	3.2	7.27	−5	22.3	95	96
22:15	130	3.2	7.39	0	25.4	203	100
23:50	130	2.9	7.34	0	26.2	119	98
01:40	132	3.0	7.43	−1	23.2	89	97

三、病例分析

宫腔镜手术中由于膨宫液经手术创面大量、快速吸收所引起的以稀释性低钠血症及血容量过多为主要特征的临床综合征,又被称为"体液超负荷""水中毒"及"过度水化综合征"等,它是宫腔镜手术的严重并发症之一,由于临床表现与经尿道前列腺电切(transurethral resection of prostate , TURP)综合征相似,故也沿用 TURP 综合征,有报道其发病率为 0.1% ~ 0.2%[1]。

(一)关键问题

宫腔镜水中毒发生的相关因素如下。

1. 影响灌流液吸收的因素　①膨宫压力:是影响灌流液吸收重要因素,宫腔压力的维持与设定压、灌流递质的流速以及递质的渗漏有关。膨宫压力设定应低于使灌流液大量经输卵管通过所需的压力或低于人体平均动脉压,适宜的膨宫压力为 80 ~ 100mmHg;②灌流递质种类:常用的液体递质分为电解质递质和非电解质递质。非电解质临床主要应用 5% 葡萄糖、5% 甘露醇等,由于缺乏电解质成分,在血管内很快被机体代谢,不能维持血浆的总体渗透压水平,液体在体内微循环积聚的早期即可诱发肺水肿和低钠血症。5% 葡萄糖溶液过量吸收还可致患者血糖一过性升高。但也要注意当双极电切使用生理盐水作为膨宫液,若大量生理盐水被吸收,同样发生液体超负荷,发生肺水肿与左心衰;③手术类型和子宫内膜出血程度:手术创面大、宫腔血窦开放多、手术时间长是增加膨宫液进入血液循环的重要因素,宫腔镜手术分级中,以四级手术更易发生[2]。主要为:重度宫腔粘连分离术、Ⅱ型黏膜下肌瘤及壁间内突肌瘤切除术、直径≥5cm 的Ⅰ型黏膜下肌瘤切除术、多发黏膜下肌瘤切除术、各类生殖道畸形矫正术、特殊部位妊娠切除术、复杂宫内异物取出术、子宫内膜切除术、剖宫产切口憩室修复术等;④手术时间影响:在宫腔镜手术中,灌流液吸收的速度平均为 10 ~ 30ml/min,手术时间应控制在 1 小时以内完成;⑤TURP 的发生时间:一篇回顾分析提示,大部分病例发生在手术开始后 45 ~ 110 分钟,最早发生于手术开始 15 分钟,最晚发生于术后 48 小时,尤其是手术时间超过 1 小时,其发生风险增加。观察宫腔镜子宫内膜切除及肌瘤切除的患者手术前后电解质的变化,50% 以上的血钠水平于手术结束时降至最低,其余部分血钠水平于术后 4 小时或更晚降至最低。在本类病人管理中,手术结束时,即使患者的意识恢复,自主呼吸频率及潮气量正常,拔管仍要慎重;一项[3]包括 3258 例宫腔镜手术患者的研究中,有 13 例发生水中毒,仅 6 例为术中发生,其余 7 例发生于术后 6 ~ 10 小时,临床工作中需注意;⑥受术者的生理状态对适量水负荷的耐受能力的评估:通过计算术中允许的最大液体吸收量(MAFAlimite) = 17.6ml/kg × 体重(kg),一般为 1000 ~ 1500ml。据具体情况给予利尿处理,补充丢失电解质。当灌流液入量和出量的差值(进入患者体内的灌流液量)≥1000ml,老年患者或有心血管病史的患者其差量≥750ml 时,应严密观察生命体征改变,警惕过度水化综合征的发生。

2. 水中毒的体液稀释效应　①稀释性低钠血症:血钠是血清电解质中对灌流液吸收最敏感的指标,灌流液明显吸收可使血钠迅速下降至 120mmol/L 以下,本例患者,术毕半小时测得血钠最低值为 113mmol/L,除外血钠稀释,伴随灌流液吸收而产生的渗透性利尿可以引起排钠增加而导致钠丢失；经尿排钠致钠绝对丢失量；术中失血也可导致钠丢失等。低钠血症临床表现的严重程度取决于血钠和血钠下降的速率。临床症状主要表现为循环系统和神经系统功能异常，出现烦躁、表情淡漠、恶心、呕吐、呼吸困难、低血压、少尿、惊厥或昏迷；②稀释性低蛋白血症：血浆蛋白浓度降低可导致血浆胶体渗透压下降，促使水分从血管流入组织间隙，引起相应器官发生水肿。TURP 患者发生上述症状时，其血清蛋白水平一般仅为术前的 50% ~ 60%，本例术后一天测定总蛋白（TP）由术前 75g/L 降至 50g/L，白蛋白（ALB）由 44.6g/L 亦降至 29.1g/L；③血钾的变化：水中毒初期会出现稀释性低钾，本例灌注液量极大，血钾减低，依照动脉血气分析数值已予补钾治疗，治疗期间大量利尿也导致失钾增加，需根据检测结果及排尿情况予以补钾治疗；④血浆渗透压的变化：通常情况下，合并血浆渗透压降低的患者极易发生肺水肿和脑水肿。术中血浆胶体渗透压测定较少，为保证胶体渗透压的相对稳定，入量应充分考虑液体的成分，根据离子监测结果合理补充；⑤动脉血气分析：酸中毒、低氧血症、体液稀释导致 HCO_3^- 降低，组织细胞水肿致氧利用障碍，无氧代谢致乳酸堆积，均可导致酸中毒。肺水肿使肺泡换气功能受损，导致低氧血症。

（二）诊治思路

1. 水中毒的临床症状 ①早期：血压升高，脉搏下降，颜面、颈部、腹壁、球结膜水肿；②进展期：肺水肿时气道阻力增大（ >30cmH$_2$O）、血氧饱和度降低、双肺底湿啰音、心慌、胸闷、憋气、烦躁、反复咳嗽、咳粉红色泡沫痰（或咳白色泡沫痰）、血压下降、心电图改变；脑水肿时：恶心、呕吐、头痛、视力模糊、意识障碍、呼吸表浅；③终末期：休克、昏迷，甚至死亡。

2. 术中监测 ①意识：清醒、烦躁、嗜睡、昏迷；②血压、心率：早期血压上升，脉搏下降；进展期出现血压下降，心率增快的心衰表现；③呼吸：呼吸急促、呼吸困难、咳嗽、咳白色或粉红色泡沫痰；合并肺水肿时，气道阻力明显升高，血氧饱和度进行性下降；④尿：尿量增加、尿比重降低（液体超负荷早期的首要症状）；⑤血电解质：血钠进行性下降是诊断依据；血钾不同程度降低；以 5% 葡萄糖为灌流递质的宫腔镜手术，表现为血糖明显升高。国内研究认为，血糖升高是快速判断的指征，但要排除麻醉手术应激后高血糖的干扰；⑥酸中毒、低氧血症的血气改变。

（三）规范处理

1. 如何治疗 TURP 综合征 TURP 的治疗原则包括吸氧、利尿、治疗低钠血症、纠正电解质紊乱、处理急性左心衰竭、防治肺水肿和脑水肿。

（1）具体方案：①一旦发生水中毒，尽快终止手术；②利尿药首选呋塞米，利尿同时注意补钾；③及时纠正电解质紊乱如低钠与低钾血症，同时纠正低氯、低钙及酸中毒等；④严格控制液体入量，监测中心静脉压；⑤动态进行血气分析；⑥保证供氧、快速改善缺氧症状，以减轻对大脑的损害。合并肺水肿时应加用呼气末正压给氧（PEEP）；⑦维持血压平稳；⑧血糖升高者可静脉使用胰岛素予以纠正；⑨监测体温，防止严重低体温发生。

（2）稀释性低钠血症的纠正：特别注意的是补钠量与速度，纠正水电解质紊乱，关键在于补钠，轻度低钠血症可用生理氯化钠静脉滴注，中、重度低钠血症宜用3%或5%高渗氯化钠溶液缓慢静脉滴注。要严密监测血钠及其他电解质的水平，切忌大量快速补钠，大量快速补入即刻形成细胞外液高渗状态，各脏器细胞脱水，可导致心力衰竭、肾衰竭、水肿等，血钠快速提升造成暂时性脑内低渗透压状态，还将产生渗透性髓鞘溶解（OM）等，导致严重后果。

应按照补钠量计算公式计算并补充[4]：所需补钠量（mmol）=（正常血钠值 − 测得血钠值 mmol/L）×52% ×体重（kg）。52%指人的体液总量占体重的比率。①开始补给量按照计算总量的1/3或1/2补给，一般血钠值<110mmol/L，建议按1/2给予，血钠值110~120mmol/L，按1/3给予，根据患者神志、血压、心率、心律、肺部体征及血清钠、钾、氯水平的变化决定后续补给量；②切忌快速、高浓度静脉补钠；③高渗氯化钠液易刺激局部静脉内膜，引起静脉炎。

也有学者认为补钠计算公式应按细胞外液计算为宜，所需补钠量（mmol）=（正常血钠值 − 测得血钠值 mmol/L）×20% ×体重（kg）。宫腔镜手术水中毒这种急性低钠血症尚未明显影响细胞内钠量时，静脉滴入按照细胞外液计算的补钠量更为适宜。开始补给量仍为计算量的1/3~1/2。本例患者按照体液总量计算所需补钠量（mmol）=（142 − 113mmol/L）×52% ×71（kg）≈1071mmol。即补充1071÷17 =63g氯化钠，应补0.9%氯化钠7000ml或3%氯化钠2100ml。按细胞外液计算分别为所需补钠量412mmol，即24.2g，应补0.9%氯化钠2691ml或3%氯化钠807ml。建议在临床管理中，先给予小剂量，再通过监测结果，以判断下一步继续补钠的剂量与速度等。

2. 麻醉选择　麻醉方式主要选择椎管内麻醉和全身麻醉。实施椎管内麻醉，患者清醒，可以随时述说不适感觉，水中毒早期烦躁、胸闷、呼吸困难等不易掩盖；出现淡漠、抽搐、昏迷等精神症状容易发现，能及时做出判断。宫腔镜手术全身麻醉时如何尽早发现TURP综合征？全身麻醉掩盖了上述现象，可仅表现为血压和心率轻度增高，气道压升高，必须加强监测生命体征、心率、血氧饱和度、呼气末二氧化碳分压等，及时行血气分析，使用利尿药等。预计手术复杂、手术时间长，条件许可下可首先选用椎管内麻醉，便于术中及早发现水中毒，发生肺、脑水肿时，仍需气管内插管以保证氧供和治疗。我院临床实施常规宫腔镜手术多选择静脉麻醉，无肌松下置入喉罩实施麻醉管理。本例手术前与临床医师沟通，估计手术困难，时间长，考虑到肺水肿风险，选择了给予肌松剂后插入气管导管的全身麻醉。

（四）经验与教训

1. 血糖管理　该病例急救中未及时监测血糖，亦未予胰岛素治疗，术后约8小时随机血糖112mg/dl，术后19小时空腹血糖仍为257mg/dl。考虑其与灌注液的继续吸收、治疗中输注葡萄糖、应激状态等有关，尤其在应用大剂量葡萄糖液灌注时，更应监测血糖。

2. 术中体温管理　手术室中环境温度低，患者麻醉期间体温调节防御机制抑制，会随着室温下降而降低，灌流液使用未加温的液体和输入未加温的液体，患者体温下降更快。围术期低体温可导致心血管事件、凝血功能障碍、术后伤口感染等并发症增多。本例术中未监测体温，也未采取保暖措施，虽未发生心血管事件等，但应警惕。

3. 目前临床上宫腔镜手术全身麻醉初始选择多为应用喉罩进行气道管理，之后若

术中 SpO_2 下降，气道压增高等征象的出现，应及时听诊双肺呼吸音，高度怀疑水中毒所致肺水肿时，应及时更换气管插管保证氧供和后续呼吸治疗。

4. 手术中失血量的估计　TURP 时常发生显著失血，而且失血量评估较为困难，手术时间过长，创面不断渗血等造成大量失血，而这种失血由于手术使用大量的灌流液，使其进入循环，通过循环状态很难及时准确评估出血量。血压下降时常预示失血量相当可观，已达患者总血量的20% ~ 30%，所以术中宜间断测定 Hb 及 HCT 或行血气监测，可测定红细胞比容，测定电解质，及时准确的判断失血量，指导补液与输血，预防失血性休克，纠正水电解质紊乱和维持内环境的稳定，提高患者手术安全。

5. 术中准确记录液体的吸收量极为重要，同时加强对水中毒个体差异性的预防。等离子双极电切术时，灌流液应用生理盐水，生理盐水与人体血浆等渗等张，切割同时止血效果好，虽一定程度上避免稀释性低钠血症，但术中可出现严重代谢性酸中毒、合并稀释性低钾、低钙血症，血钠正常或偏高，与大量输注生理盐水出现的高氯血症性酸中毒相似。

6. TURP 的预防　①严格手术指征，提高手术技巧，缩短手术时间，重视手术药物和机械预处理[5]；宫颈和子宫内膜预处理有助于减少灌流液的吸收；避免对子宫内膜破坏过深；②将膨宫液压力控制在100mmHg 以下，或不超过患者的平均动脉压；③准确记录膨宫液吸收量，严密监测血压、心率和动脉血气分析；④监测体液酸碱及血电解质情况，并酌情使用利尿药；慎重并酌情预防性应用高渗盐水；⑤加强术后管理，防止术后发生低钠血症和高钠血症。

选择恰当的适应证，妇科内镜属于微创手术，但选择和处理不恰当就属于巨创手术。

本病例主要由于患者宫腔内黏膜下肌瘤较大，导致手术创面较大、时间过长，灌流液大量进入循环而继发水中毒，给予了相应处理，预后良好。

四、专家点评

宫腔镜是目前妇科很普遍的手术方式，但需注意其严重的并发症：子宫穿孔、TURP 综合征导致的肺水肿及脑水肿、空气栓塞等，严重者可以导致患者死亡。

1. 宫腔镜手术发生 TURP 综合征诊治的思路　首先应明确是因为手术用灌流液所导致的，而不是术中输注数百毫升液体所致。灌流液用量大（达数千上万毫升）、手术时间长（大于1小时）等需高度警惕 TURP 的发生。

2. 当灌流液入量和出量的差值≥1000ml 或灌流液≥5000ml，要严密监测患者，听诊肺部。可以预防性的给予利尿措施，如呋塞米（速尿）20mg，虽然目前对于无症状者是否利尿尚有不同的观点，但可能减少严重并发症的发生率。

3. TURP 综合征一旦发生，要积极的对症治疗，强心、吸氧、利尿、补钠，但切忌大量快速补钠，大量快速补入即刻形成细胞外液高渗状态，各脏器细胞脱水，可导致心力衰竭、肾衰竭、昏迷等更严重的并发症。

4. 宫腔镜手术目前一般均选择全身麻醉，其可掩盖过度水化所导致的临床上的早期症状，麻醉医师术中应严密监测患者的生命体征。对于宫腔粘连等预计困难手术，应用椎管内麻醉保持术中患者处于清醒状态，一旦发生 TURP 综合征可以更早的发现，也

许是更佳的麻醉方式的选择。宫腔镜手术合理的麻醉选择仍值得探讨和商榷。(点评专家:首都医科大学附属北京妇产医院　徐铭军)

(病例提供:首都医科大学附属北京妇产医院　王一男　徐铭军)

(校验人员:首都医科大学附属北京妇产医院　王　琳)

参 考 文 献

[1] AAGL Advancing Minimally Invasive Gynecology Worldwide, Munro MG, Storz K, et al. AAGL practice report: practice guidelines for the management of hysteroscopic distending media. J Minim Invasive Gynecol, 2013, 20(2): 137 – 148

[2] 孙晶, 赵霞, 徐铭军. 宫腔镜四级手术并发症中经尿道前列腺电切综合征预防的研究进展. 中国微创外科杂志, 2017, 17(5): 466 – 470

[3] 黄浩梁,周海燕,姜慧君.宫腔镜手术并发症的分析与防治.中国微创外科杂志,2012,12(3):257 – 259

[4] 中华医学会妇产科学分会妇科内镜学组. 妇科宫腔镜诊治规范. 中华妇产科杂志. 2012, 47(7): 555 – 558

[5] 陈蔚, 段华. 宫腔镜手术"TURP综合征"的影响因素、临床表现及防治. 中华微创外科杂志, 2009, 9(12):1097 – 1099

病例 51　妊娠合并巨大卵巢恶性
肿瘤手术的麻醉处理

一、导读

据报道每年有 0.75% ~2% 的孕妇需要经历非产科手术,最常见的非产科手术适应证有:急性腹部感染、母亲创伤、孕妇恶性肿瘤手术[1]。当妊娠妇女接受非产科手术时,必须给母体和胎儿提供安全的麻醉[2]。为了确保孕妇及产妇的安全,需要全面了解妊娠期间生理和药理变化。在胎儿发育期间,为了胎儿的安全,需要在关键时期避免具有潜在危险的药物;保证足够的持续子宫胎盘灌注,避免早产[3]。同时术中术后完善的镇痛为防止早产提供保障。

二、病例介绍

1. 基本资料　患者, 女, 26 岁, 55kg, 因"停经 25^{+2} 周和发现盆腔包块 4$^+$ 个月"入院。一般情况可, 2015 年因输卵管堵塞于外院在全身麻醉下行腹腔镜手术。早孕期发现甲状腺功能低下, 一直服用优甲乐。查体:体温 36.5℃、血压 102/68mmHg、心率 90 次/

分、呼吸 15 次/分。术前血常规和凝血生化检查均正常。孕 21 周 B 超显示右下腹实性包块约 168mm×115mm×115mm，边界清，团块内血流丰富。本次入院拟行"剖腹探查术"。

2. 术前访视　术前和主刀医师沟通，他们考虑肿瘤巨大，本次手术拟剖腹探查和活检以明确肿物性质。因此主麻医师选择了椎管内麻醉。

3. 术中经过　孕妇入室后行 L$_{3/4}$ 穿刺蛛网膜下隙麻醉并硬膜外置管，给予 12mg 罗哌卡因蛛网膜下隙麻醉，麻醉效果好。手术开始后 30 分钟探查肿瘤时开始出现大量活动性出血，主刀医师压迫止血同时，麻醉医师遂紧急改为气管插管全身麻醉，行动脉穿刺置管及右锁骨下静脉穿刺置管，术中采用七氟烷维持麻醉。此时血压下降至 30/15mmHg、心率 120 次/分，急查血气结果显示：HCT < 15%、血压测不出、乳酸 3.3mmol/L。启动抢救方案：输注各种血制品，包括红细胞悬液、新鲜冰冻血浆、冷沉淀；血管活性药物维持血压保证组织的基本灌注；碳酸氢钠纠酸、补钙等处理。同时主刀医师经讨论决定在循环基本稳定的情况下切除右侧附件及肿瘤。在切除肿瘤的过程中，再次出现大量活动性出血，一边补充血容量的同时，给予肾上腺素 0.05mcg/（kg·min）持续泵注维持血压。此外，术中全程实时监测胎心率，胎心率维持在 135～150 次/分。最终手术历时 2.5 小时，该孕妇出血 3300ml，尿量 350ml，输入红细胞悬液 12U、新鲜冰冻血浆 600ml、冷沉淀 6U、胶体 1500ml、晶体 850ml。术毕时发现孕妇硬膜外导管堵塞，遂拔除硬膜外导管，选择静脉术后镇痛，镇痛方案为：舒芬太尼 50μg ＋ 布托啡诺 8mg ＋ 右美托咪定 200mg ＋ 生理盐水 ＝100ml，每小时 2ml，负荷剂量为 2ml，如果疼痛评分 >4 分，单次推注氟比洛芬酯 50mg 一次，同时静脉持续滴注安保防止宫缩。术后病理回报：（右侧附件）卵巢恶性移行细胞癌。

三、病例分析

（一）关键问题

1. 妊娠期行非产科手术需权衡母亲和胎儿两者的生理学变化和药理学特点

（1）妊娠期间孕妇的生理学变化：众所周知，孕妇适应妊娠要经历显著的生理变化。妊娠早期的变化是由体内激素水平驱动的，而妊娠晚期的变化与子宫增大的力学效应、胎儿的高代谢需求和胎盘的低阻循环有相关。最显著的变化在呼吸系统，其中包括增加 20% 耗氧量和减少 20% 肺功能残气量，致使孕妇氧储备降低，缺氧和酸中毒快速进展。妊娠期间孕妇气道生理变化可能会导致面罩通气困难和气管插管失败的发生率增加[4~7]。妊娠期后半阶段孕妇仰卧时，子宫重力压迫下腔静脉使回心血量和心排出量下降 25%～30%。虽然上肢血压可通过代偿性血管收缩和心动过速来维持，子宫胎盘灌注却显著性降低。为避免或最大限度地减少仰卧位低血压的危害，孕 20 周后无论行任何手术，手术期间都应保持子宫左侧倾斜位[8、9]。妊娠期间胃内容物误吸的风险增加。孕妇面临以下风险：食管反流，胃内容物反流，食管下段括约肌失弛缓导致的误吸性肺炎，胃和幽门解剖变形，妊娠子宫造成胃内压增加[10~12]。

（2）妊娠期行非产科手术影响、胎儿的因素：对胎儿来说，防止早产是首位的。大多数妊娠期行非产科手术的研究都报道早产发生率增加。可能与手术、子宫操作或可能的外科病理相对应。但在孕中期手术和不进行子宫操作的手术，早产风险最低。手术方式应注意尽可能减少子宫操作。高浓度的挥发性麻醉药,如七氟烷深麻醉下能降低子宫平滑肌应激性,可能对腹部手术及高风险操作有益[13]。此外术中及术后全程使用保胎药,可减少由于手术刺激及术后疼痛引起的宫缩,从而防止早产。目前常用的保胎药是安保。如果条件允许,手术期间应采用多普勒实时进行胎心率的监测,随时观察腹中胎儿的情况,以便积极处理。

其次是致畸作用。尽管理论上要考虑这一点,但并没有麻醉药被确证能使人类胎儿致畸。然而,由于先天畸形非常稀少以及伦理学方面的因素,关于麻醉药可能产生致畸效应的确定性前瞻性临床研究调查是无法实际进行的。虽然并无麻醉药被证实有致畸作用,但理论上,孕妇应尽量减少用药,以及使用最低临床需要浓度。器官的敏感性和易损性不同时期也不相同。器官发育期间(约为末次月经第一天后 15~70 天)应尽可能避免药物暴露,因此期是对致畸物最为敏感的时期,也是各重要器官分化发育的时期。而孕中期(孕 14~27 周)对致畸物的敏感度大大降低,是器官进一步发育的时期,因此致畸作用较小,大部分手术选择该时期进行[14]。

2. 妊娠期行非产科手术麻醉方式和麻醉药物的选择(图 13 – 1)

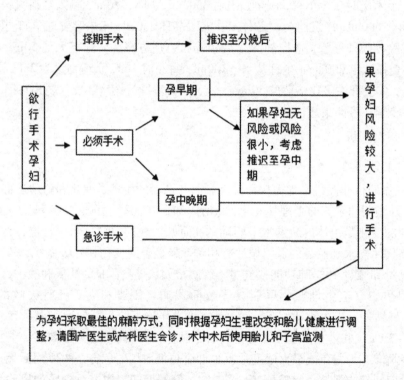

图 13 – 1　妊娠期行非产科手术的时机

(1)手术时机选择:妊娠期不行择期手术是公认的原则。如果必须手术(心脏、神经外科、急腹症或恶性病),手术时机的选择应在孕妇和胎儿风险,以及手术急迫性方面取得基本平衡。

(2)麻醉方式选择:没有研究表明麻醉方法与胎儿结局改善有关联,孕妇情况、手术部位和种类可指导麻醉方法的选择。如果可能，局部麻醉或区域麻醉更可取。区域麻醉时，发生胎儿药物暴露和孕妇围术期并发症的风险最低。但是，腹腔镜手术和大多数上腹部手术通常要求全身麻醉。无论采取怎样的麻醉方法，避免低血氧、低血压、低血容量、酸中毒、高碳酸血症和低碳酸血症都是麻醉处理中最紧要的问题。还应检查血糖水平，尤其对手术时间长或患有妊娠期糖尿病、糖耐受不良的孕妇更应如此。

（3）麻醉药物选择：麻醉药物影响参与细胞分化和器官形成的细胞信号转导，有丝分裂和 DNA 合成[15]。因此，妊娠期间给予任何药物都可能影响胎儿发育，这种影响与用药剂量、用药方式和用药的时间长短有关。许多年来，麻醉药影响人类胎儿发育的担心和顾虑一直存在。目前为止有 5 种药物被认为有致畸性：撒多利安、异维 A 酸、华法林、丙戊酸和叶酸拮抗药。我们需要尽量根据最新的妊娠期用药 FDA 分级使用 A、B 级药物（表 13 - 2），在权衡利弊后可以使用 C 级药物[16]。

表 13 - 2　妊娠期常见麻醉用药 FDA 分级

药名	分级	药名	分级
七氟烷	B	右美托咪定	C
丙泊酚	B	盐酸利多卡因	B
罗库溴铵	C	盐酸布比卡因	C
顺式阿曲库铵	B	盐酸罗哌卡因	B
瑞芬太尼	A	氢化可的松	D
舒芬太尼	C	地塞米松	D
布托啡诺	C	羟乙基淀粉	C
琥珀酰胆碱	C	氟哌利多	C
对乙酰氨基酚	A	曲马多	C
苯二氮䓬类	D	格拉司琼	C
甲泼尼龙	C	硝酸甘油	C

3. 针对妊娠期合并巨大卵巢恶性肿瘤的特殊麻醉管理

（1）大出血的预防和准备：妊娠期合并卵巢巨大恶性肿瘤由于肿瘤体积巨大和血供丰富，在手术期间最危险的是剥除肿瘤时大量出血。我们知道非产科手术时母亲和胎儿是一体。短暂轻微的缺氧是可以较好地耐受，但长期和严重的孕妇缺氧会导致子宫胎盘血管收缩和减少子宫胎盘灌注，可能导致胎儿缺氧、酸中毒，甚至死亡[17]。孕妇的高碳酸血症直接导致胎儿呼吸性酸中毒。严重的胎儿呼吸性酸中毒会导致心肌抑制。高碳酸血症也会导致子宫动脉血管收缩和减少子宫血供[18]。同样，低碳酸血症也会降低子宫血供，最终导致胎儿酸中毒[19]。维持孕妇正常的动脉血压是很重要的，因为子宫胎盘的血液循环相对被动的依赖动脉血压。因此降低孕妇动脉血压会导致子宫胎盘血流量减少和胎儿缺血。因此术前针对大出血做好充分的准备，如开放多路静脉输液通道、充足的备血、各种血管活性药物的准备等。

（2）术中胎心率的监测：对于该类手术，术中还应间断或持续监测胎心率（FHR）。FHR 监测应作为了解胎儿宫内情况的工具[20]。从孕 18 ~ 22 周起，持续经腹监测 FHR 是可行的。到孕25～27周时，FHR变异性可以表示胎儿状况。给予麻醉药后胎心变异性丧失及FHR基线降低是常见的，但出现胎心减速则表明胎儿低血氧。当FHR出现无法解释的变化时，必须评估孕妇体位、血压、氧合、酸碱度以及手术探查部位，以确保术者和牵引器没有降低子宫灌注[21]。孕妇术中低体温会导致FHR减慢。围术期监测孕妇体温并用加温装置维持正常体温是非常重要的。胎儿持续窘迫时，必须进行多科协作处理。

（3）术中及术后完善的镇痛：该类手术由于手术创伤大、疼痛强，因此术中和术后完善的镇痛可降低由于疼痛导致的早产。可采用椎管内阻滞或局部神经阻滞减少疼痛刺激，此外术中还可静脉持续输注瑞芬太尼。术后镇痛可单独采用椎管内镇痛或TAP阻滞、伤口浸润联合静脉镇痛。

（二）诊治思维

妊娠合并卵巢巨大恶性肿瘤的手术麻醉需要考虑孕妇和胎儿两方面的因素。在孕中期手术选择合适的麻醉方案，尽量以区域神经阻滞或椎管内麻醉为主，必要时辅助全身麻醉，以减少对两者的影响。对胎儿来说防止早产以及致畸作用是重点，做好完善的镇痛，实时监测胎心率、防止宫缩，药物尽量选择FDA分级为A、B级药物；对孕妇来说，由于手术创伤大，血供丰富，需要注意术中大出血，避免低血氧、低血压、低血容量、酸中毒、高碳酸血症和低碳酸血症，从而保证胎盘子宫的血供，胎儿的氧供。

（三）规范处理

对于妊娠期合并卵巢巨大肿瘤的孕妇，术前应全面评估孕妇病情，做好充分的准备，包括手术方案、备血、麻醉方案以及孕妇的心理准备。根据手术方式种类选择合适的麻醉方式，尽量以区域神经阻滞或椎管内麻醉为主，如果需要做腹腔镜手术通常选择椎管内麻醉复合全身麻醉。术前开放多条静脉通道以备术中大出血输液。术中严密监测孕妇的血流动力学指标，以及胎心率，针对术中大出血需适当的补液及输注各种血制品和应用血管活性药物，以维持术中孕妇血压从而保证胎盘子宫血供和胎儿氧供。术中和术后均应用保胎药防止子宫收缩导致的早产。术后采用椎管内镇痛或TAP联合静脉镇痛或切口浸润等多模式镇痛方案防止由于疼痛引起的宫缩。

（四）经验与教训

第一，术前准备不充分。尽管术前已与手术医师沟通了手术方式，但应考虑到孕妇肿瘤巨大且血供丰富，可能在探查的过程中就出现大出血的可能。因此不至于等到术中出现大出血才紧急更换麻醉方法和开放补液通道。

第二，术后镇痛只用了静脉镇痛，且联合了4种药物，尽管每一种药物的剂量都较小，但不能确定是否会对胎儿有影响，考虑欠妥。

妊娠期行非产科手术的麻醉管理必须同时考虑孕妇和胎儿两方面因素，术中以确保两者的安危为重点。

四、专家点评

作者在该病例中一方面考虑到对胎儿的影响，大部分选择了FDA分级为A、B级药物减少致畸作用，同时术中术后应用了保胎药防止宫缩；另一方面作者考虑到麻醉本身对孕妇的影响，因此首先选择了椎管内麻醉。但对手术进展估计不足，说明如果对手术方案及主要手术步骤不了解，必然不能做出一例完美的麻醉。此类孕妇的麻醉原则应该是遵从产时胎儿手术的麻醉原则。保持子宫松弛并屏蔽伤害性刺激避免胎盘剥离，术中最好间断监测胎心率，尤其是产妇有严重低血压时。术后镇痛可加用腹横筋膜阻滞（TAP）、切口浸润、椎管内镇痛等方式。建议追踪小儿出生后智力发育状况。（点评专家：广州市妇女儿童医疗中心　宋兴荣）

（病例提供：广州市妇女儿童医疗中心　陈　茜　宋兴荣）

（校验人员：首都医科大学附属北京妇产医院　车向明）

参 考 文 献

［1］Goodman S. Anesthesia for nonobstetric surgery in the pregnantpatient. Semin Perinatol, 2002, 26: 136 – 145

［2］Naughton NN, Chitra CS. Nonobstetric surgery during pregnancy. In Chestnut DH, ed. Obstetric Anesthesia: Principles and Practice. Philadelphia: Elsevier Mosby, 2004, 255 – 272

［3］Van De Velde M, De Buck F. Anesthesia for non – obstetric surgery in the pregnant patient. Minerva Anesthesiol, 2007, 73: 235 – 240

［4］Rahman K, Jenkins JG. Failed tracheal intubation in obstetrics: no more frequent but still managed badly. Anaesthesia, 2005, 60: 168 – 171

［5］Barnardo PD, Jenkins JG. Failed tracheal intubation in obstetrics: a 6 – year review in a UK region. Anaesthesia, 2000, 55: 690 – 694

［6］Lockie J, Potter F. Failed tracheal intubation in obstetrics – possible audit? Anaesthesia, 1992, 47: 273 – 274

［7］Djabatey EA, Barclay PM. Difficult and failed intubation in 3430 obstetric general anaesthetics. Anaesthesia, 2009, 64: 1168 – 1171

［8］Hirabayashi Y, Shimizu R, Fukuda H, et al. Effects of the pregnant uterus on the extradural venous plexus in the supine and lateral positions, as determined by magnetic resonance imaging. Br J Anaesth, 1997, 78: 317 – 319

［9］Kinsella SM, Lohmann G. Supine hypotensive syndrome. Obstet Gynecol, 1994, 83: 774 – 788

［10］Wyner J, Cohen SE. Gastric volume in early pregnancy: effect of metoclopramide. Anesthesiology, 1982, 57: 209 – 212

［11］Wong CA, McCarthy RJ, Fitzgerald PC, et al. Gastric emptying of water in obese pregnant women at term. Anesth Analg, 2007, 105: 751 – 755

［12］Wong CA, Loffredi M, Ganchiff JN, et al. Gastric emptying of water in term pregnancy. Anesthesiology, 2002, 96: 1395 – 1400

［13］Langmoen IA, Larsen M, Berg – Johnsen J. Volatile anaesthetics: cellular mechanisms of action. Eur J Anaesthesiol, 1995, 12: 51 – 58

［14］Tuchmann – Duplessis H. The teratogenic risk. Am J Ind Med, 1983, 4: 245 – 258

［15］Sturrock JE, Nunn JF. Mitosis in mammalian cells during exposureto anesthetics. Anesthesiology, 1975, 43: 21 – 33

[16] ACOG Committee on Obstetric Practice. ACOG Committee Opinion NO474：Nonobstertric surgery during pregnancy. Obstet Gynecol, 2011, 117(2 Pt 1)：420 – 421

[17] Itskovitz J, LaGamma EF, Rudolph AM. The effect of reducing umbilical blood flow on fetal oxygenation. Am J Obstet Gynecol, 1983, 145：813 – 818

[18] Dilts PV Jr, Brinkman CR 3rd, Kirschbaum TH, et al. Uterine and systemic hemodynamic interrelationships and their response to hypoxia. Am J Obstet Gynecol, 1969, 103：138 – 157

[19] Walker AM, Oakes GK, Ehrenkranz R, et al. Effects of hypercapnia on uterine and umbilical circulations in conscious pregnant sheep. J Appl Physiol, 1976, 41：727 – 733

[20] Kilpatrick CC, Puiq C, Chohan L, et al. Intraoperative fetal heart rate monitoring during nonobstetric surgery in pregnancy：a practice survey. South Med J, 2010, 103(3)：212 – 215

[21] Kuczkowski KM. Nonobstetric surgery during pregnancy：what are the risks of anesthesia? Obstet Gynecol Surv, 2004, 59：52 – 56

病例 52　子宫肌瘤切除术中应用垂体后叶素致心搏骤停的分析

一、导读

垂体后叶素为动物脑垂体后叶提取的水溶性成分，内含血管加压素和催产素（又叫抗利尿激素和缩宫素），对血管平滑肌具有强烈的收缩作用。妇科医师在切除子宫肌瘤时为减少子宫切口出血，常习惯性的将其注射于子宫肌层。

二、病例介绍

患者，43 岁，体重 58kg。ASA Ⅰ 级，发现子宫肌瘤 2 年余，拟在腰 – 硬联合麻醉下行子宫肌瘤摘除术。术前基础生命征：血压 130/75mmHg、心率 89 次/分、呼吸 15 次/分、体温 36.8℃、血氧饱和度 98%。辅助检查：胸片、心电图、生化检验均未见异常。

患者入室后，常规监测：血压 135/80mmHg、心率 88 次/分，ECG 窦性心律，血氧饱和度 98%，常规吸氧 2L，开放右上肢外周静脉，给予乳酸林格液 500ml 半小时内快速静脉滴注。静脉推注 1mg 咪达唑仑、芬太尼 0.05mg，于 $L_{3\sim4}$ 行蛛网膜下隙麻醉，穿刺成功后于蛛网膜下隙推注 0.5% 罗哌卡因 15mg，于 $L_{1\sim2}$ 行硬膜外穿刺，向头侧置入硬膜外导管 3.5cm，测麻醉平面在 T_8。右美托咪定 0.2μg/(kg·h) 泵注，泵注右美托咪定 10 分钟后患者入睡，各项生命体征平稳，消毒铺巾后手术开始。手术进行 1 小时左右，患者各项生命体征平稳，此时准备摘除子宫肌瘤，手术医师先在子宫体内注射垂体后叶素 6U，1 分钟后患者清醒自诉头晕，血压 80/40mmHg，心率从 80 次/分逐渐降至 50 次/分，麻醉医师立即叫停手术，停止输注右美托咪定，静脉给予阿托品 0.5mg，无效，心率继续下降至消失，患者意识消失，面罩加压给氧，给予 30mg 麻黄碱，准备胸外按压，气管插管，5 秒钟后心率复现，从 0 逐渐升至 10 次/分到 50 次/分后升至 130 次/分，患者意识恢复，自诉头晕好转但心慌，给予艾司洛尔 20mg 静脉推注，然后以 0.2mg/（kg·min）泵注维持心率至 80 次/分左右，血压 120/70mmHg，患者未再有不适，给予咪达唑仑 2mg，患者入睡，继续手术 1 小时，顺利，术毕，患者生命体征平稳安返病房。术后 3 小时回访患者，患者对术中记忆缺失，无不适感觉。

三、病例分析

1. 关键问题

（1）垂体后叶素是否适合子宫肌内注射：垂体后叶素说明书中适应证：①可用于产后出血、产后复旧不全，促进宫缩、引产；②治疗尿崩症；③肺咯血及门脉高压引起的消化道出血。

用法用量：①一般应用：肌内注射每次 5～10U，极量为每次 20U；②肺出血：可静脉滴注或静脉推注，静脉滴注加等渗盐水或 5% 葡萄糖 500ml 稀释后慢滴，静脉推注加 5% 葡萄糖 20ml 稀释慢注。大量肺咯血，静脉推注 10U；③对产后出血：必须在胎儿和胎盘均已娩出后再肌内注射 10U，如作预防性应用，可在胎儿前肩娩出后立即静脉滴注 10U；④对临产阵缩弛缓不正常者：偶亦用于催生，但需慎用，以 5% 葡萄糖液 500ml 稀释后缓慢静脉滴注，并严密观察。

垂体后叶素静脉注射后 2～3 分钟发挥作用，血浆半衰期 5～12 分钟，经停药 20～30 分钟在体内效应消失。垂体后叶素的主要不良反应为血压升高、面色苍白、出汗、心悸、胸闷、腹泻、腹痛、恶心、心动过缓等。

说明书中并未有推荐子宫肌内注射，因此子宫肌内注射值得商榷。因此，在使用垂体后叶素时一定要严格掌握适应证和使用剂量；注意心率、心律及血压变化。用药时注意观察患者的症状，当心率 <50 次/分时，应及时停药并采取相应的措施避免意外发生。对于术前心电图异常的患者一定要慎用垂体后叶素。

（2）为何会发生心搏骤停：分析本例患者心搏骤停的可能原因：①垂体后叶素使冠状动脉、小动脉、小静脉收缩，致心脏血氧供应障碍，导致心肌缺血，同时窦房结细胞缺血，从而使心率减慢致心搏骤停。有研究报道，垂体后叶素能显著减少大鼠心肌冠脉血流量[1]；②因血管强烈收缩刺激压力感受器，致迷走神经兴奋性增高，反射性抑制心脏窦房结的自律性，出现窦缓致心搏骤停；③子宫肌内注射垂体后叶素时肺动脉血管强烈收缩导致右心室血容量急剧增加致一过性心脏骤停；④心搏骤停的发生与用药速度快慢、剂量大小有密切关系，单位时间内用药速度越快，用药剂量越大，就越容易发生心搏骤停。尽管该患者使用剂量 6U 未超出适用剂量范围，或许该患者对此药属于高敏感性，抑或误入宫内血管导致吸收过快。另外右美托咪定有致窦性心律过缓的不良反应，或许与垂体后叶素的不良反应产生了叠加。王运才[2]、李慧仙等[3]曾报道过垂体后叶素致心动过缓的病例。耿桂启等[4]研究发现，子宫壁注射垂体后叶素使患者 QT 间期显著延长。

2. 诊治思维　麻醉医师碰到这种情况，应立即叫停手术，终止引起这种状况的相关操作，同时对症处理，维持患者呼吸循环的稳定。并呼叫上级医师或同事帮忙，分析原因，协助处理，确保患者生命安全。

3. 规范处理　对于麻醉医师来说，尽管不可能像手术医师那样了解手术步骤，但是也必须熟悉每种手术的基本过程以及一些关键步骤，还有一些手术医师的习惯，做到有的放矢，对于可能会产生的后果提前做好预案，比如开胸手术要锯开胸骨时，要及时暂停患者机械通气以免造成肺损伤；骨科手术要使用骨水泥时，要做好相应措施防止严重过敏反应发生等，在实施这些操作时并不是所有的手术医师都会提醒麻醉医师，这就要求麻醉医师必须了解手术步骤，并注意观察，时刻保持警惕。

4. 经验教训　麻醉医师在麻醉过程中，保证在岗在位的同时，除了时刻观察监护仪上的生命参数，还应密切注意整个手术的进程，尽管麻醉医师无法决定手术医师的术中用药情况，但是可以和手术医师加强沟通，了解甚至熟悉手术医师手术操作步骤，因为每个手术步骤都可能由于手术刺激或牵拉的原因对患者的生命体征造成不利影响，甚至严重后果，只有麻醉医师了解手术基本步骤，提前预判并及时处理才能避免不良后果的发生。

四、专家点评

在此病例中，患者接受于 $L_{3\sim4}$ 蛛网膜下隙给予 0.5% 罗哌卡因 15mg，麻醉平面 T_8，手术时间 1 小时出现突发事件，考虑与椎管内麻醉无关，系垂体后叶素宫体注射引发的心血管系统反应。

垂体后叶素含缩宫素和血管加压素两种成分，催产素可短时间内直接扩张骨骼肌血管及内脏血管，血管加压素作用于血管平滑肌的 V_1 受体致血管收缩，因此，注射垂体后叶素后会引起早期血压骤降，心率反射性增快，但呈现一过性，之后会出现增高并反射性引起心率减慢，持续 20 分钟。此外，血管加压素还可以导致冠脉痉挛及 QT 间期显著延长，更加重患者的血流动力学波动。因此，宫体局部注射垂体后叶素会引起患者剧烈的血流动力学波动，甚至是致命性的并发症。本例患者当子宫内注射垂体后叶素 6U 时，出现心率骤减心搏骤停，抢救过程中，应用阿托品 0.5mg 无效后，需要及时进行胸外按压开始心肺复苏并使用肾上腺素。复苏成功后，可维持一段时间高灌注状态，谨慎应用艾司洛尔控制过快的心率以降低氧耗，控制使用剂量，避免艾司洛尔对复苏后的心脏功能产生影响。

通过此病例提示，此类患者术中应谨慎使用子宫内注射垂体后叶素，若必须使用时，应注意垂体后叶素的应用剂量和注射速度，并警惕垂体后叶素所致的心血管副反应，避免基础心率过慢。必要时考虑采用血管活性药物预处理如乌拉地尔及佩尔地平等预防血管加压素导致的高血压状态，但又要兼顾催产素导致的低血压，可考虑进行直接动脉测压以早期发现异常情况并进行及早处理。

此外，该患者术中应用右美托咪定 0.2μg/(kg·h) 持续泵注作为静脉辅助用药，可造成窦性心动过缓，是否存在与血管加压素减慢心率作用的叠加，值得大家进一步探讨。
（点评专家：首都医科大学附属北京安贞医院　赵丽云）

（病例提供：中国人民解放军火箭军总医院　李永旺　刘向东）

（校验人员：首都医科大学附属北京妇产医院　车向明）

参考文献

[1] Li XF, Wang YP. Laser Doppler flowmetry for assessment of myocardial microperfusion in the beating rat heart. Vascular pharmacology, 2007, 46(3): 207－214

[2] 王运才. 垂体后叶素致心动过缓 6 例临床分析. 实用医学杂志, 2011, 27(3): 546

[3] 李慧仙, 卜玲珍. 垂体后叶素致心动过缓的分析与护理. 中华护理杂志, 2004, 39(1): 68－69

[4] 耿桂启, 黄绍强. 垂体后叶素对妇科手术患者 QT 间期的影响. 复旦学报(医学版), 2010, 37(2): 229－231

病例 53　心脏瓣膜病变患者拟行腹腔镜
手术的术前评估及处理

一、导读

随着社会经济的发展, 人口寿命的延长, 医疗水平的提高, 在临床工作中将遇到越来越多合并多种系统性疾病的手术患者, 合并循环系统性疾病尤为常见, 其中包括心脏瓣膜病。此类患者行非心脏手术麻醉风险高, 围术期并发症多, 围术期病情评估和围术期管理对结果和预后有重要的作用。麻醉医师应对此类患者进行系统全面的术前评估, 组织多学科讨论, 制定个体化麻醉方案, 以对围术期的急性并发症做出及时、有效的预防与处理。

二、病例介绍

患者, 女, 69 岁, 因"绝经后阴道出现血性分泌物 1 个月余"入院。患者 1 年前无明显诱因出现绝经后阴道少许血性分泌物, 量少, 色鲜红, 伴异味, 未诊治。1 个月余前再次出现上述症状入院诊治, 1 周前行阴道镜活检, 病理结果提示: 宫颈鳞状细胞癌(中分化)。

2 年前因"胸闷、心悸"在外院诊断为冠心病, 短期药物(具体不详)治疗后症状改善后停用, 未进一步治疗, 未规范治疗。入院后患者一般情况尚可, 血压 140/73mmHg 左右、心率 72 次/分。血常规、凝血功能、肝肾功能、心肌酶谱无明显异常。动态心电图(ECG): 窦性心律、频发性室性期前收缩、偶发性室上性期前收缩, 偶见成对出现, 偶见短阵房速; 部分导联 ST－T 异常改变, 提示心肌供血不足。经胸廓超声心动图(TTE)结果提示: 左心室增大, 左室舒张末内径 63mm、左室收缩末内径 46mm、左室后壁厚度 9mm, 主动脉根部内径 32mm, 射血分数(EF)41.2%～52%, 缩短分数(FS)27%; 诊断意见: 二尖瓣反流(轻至中度)、三尖瓣反流(轻度)、主动脉瓣反流(中度); 左心收缩功能正常、左心舒张功能减退。胸片提示：主动脉迂曲，双肺未见明显异常。冠状动脉血管成像检查（CTA）提示：未见明显异常。目前诊断：①宫颈癌；②主动脉瓣反流；③心律失常。患者拟行"腹腔镜下广泛全子宫切除＋盆腔淋巴结清扫术"。

三、病例分析

（一）关键问题

1. 如何进行心脏瓣膜病变患者的病情评估

（1）定义及分期：心脏瓣膜病是指心脏的瓣膜因结构和（或）功能的异常引起的心脏损害，从而引起心脏功能、血流动力学的变化。心脏瓣膜病是一类渐进性心脏病，美国心脏协会/美国心脏病学会（AHA/ACC）根据瓣膜病变的严重程度、患者症状、心室容积反应或压力的负荷程度、对肺循环和体循环的影响以及心脏节律的变化，将心脏瓣膜分为四期：危险期（A 期：有发生瓣膜病的危险因素）、进展期（B 期：进展性的瓣膜病患者/无症状的轻至中度病变）、无症状重度期（C 期：分为 C1 期、C2 期。C1 期：左、右心室处于代偿期；C2 期：左、右心室处于失代偿期）、有症状重度期（D 期：有瓣膜病症状的患者）[1]。此分期使临床工作者可以更好地对心脏瓣膜病的病程进行全面的评估，了解患者的整体情况。

主动脉瓣反流主要是由于瓣叶功能的失常，主动脉根部的扩张，或者多种因素叠加导致，常见的原因包括：先天性畸形、退行性改变、风湿性疾病和创伤等。在我国，风湿性心脏病仍是最常见的原因，占 60% ~80%。

（2）病情评估要点：首先了解患者详细的病史（临床症状和体征：患者是否有呼吸困难、心悸、心力衰竭、感染性心内膜炎等病史以及用药情况）、系统的体格检查（视诊、触诊、听诊：注意患者的呼吸变化、心率和心律、心脏大小以及心脏杂音和呼吸音等变化）。

辅助检查：动态心电图（评估患者心律变化）、胸片（评估患者是否有肺水肿、肺淤血等肺部病变的症状和心脏大小变化）、经胸廓超声心动图（TTE）（了解心脏瓣膜病变导致的心脏大小、心脏瓣膜结构和功能的改变、瓣膜损害的程度）、经食管超声心动图（TEE）、CT/心血管 MRI（CMR）、运动负荷试验（对于无症状的严重瓣膜病变的患者，了解患者的心功能储备及耐受能力）。

2. 心脏瓣膜病患者麻醉方式的选择　心脏瓣膜病非心脏手术的麻醉方式要根据患者临床症状、血流动力学情况、术前用药（抗凝药物的应用）、心脏瓣膜病变严重程度和患者耐受能力[2]来选择。

（1）主动脉关闭不全患者麻醉原则：高心率和低后负荷以保证充分的血流灌注。

（2）主动脉关闭不全患者麻醉方式选择需要考虑瓣膜损害的程度和并存病。

（3）根据非心脏手术的类型和患者情况，可以选择全身麻醉、神经阻滞、椎管内麻醉等麻醉方式。

（4）对于严重的主动脉关闭不全患者，除常规血流动力学检测外，选择特殊的监测措施：有创动脉压、中心静脉压以及肺动脉压等。

3. 超声心动图在术前评估的作用　在一般人群中，4.9% ~13%的人可能存在主动脉关闭不全；而对于老年人来说，发病率可高达 89%[3]。超声心动图可以提示心脏瓣膜结构和功能变化，瓣膜病变的严重程度，心脏各房室的变化；可以了解瓣膜病的病因学；同时评估心脏功能的变化。根据瓣膜病变的损害的程度和心脏功能变化可以评估干预的时机及预后情况[4、5]。轻度或中度主动脉反流时，瓣叶可正常或异常；重度时，瓣叶多出现形态及结构的异常，如增厚、钙化、穿孔或脱垂等致使瓣叶对合不良。中度或者重度主动脉反流患者可能出现左心室增大。主动脉反流早期，心脏瓣膜病无特异性症状和体征，随着病情的发展，可逐渐出现胸闷、心悸、静息或劳力性心绞痛、乏力等表现，而这些症状的发生可能与主动脉反流所致的冠脉灌注不足有关，经食管超声心动图可以评估主动脉反流时血流动力学改变，进而评估冠脉灌注状态。部分主动脉反流患者可出现冠状动脉造影正常的静息或劳力性心绞痛，如果未行常规心脏超声的检查，易认为是由于冠心病所致，导致误诊。因轻至中度、无症状的重度主动脉反流患者，可能日常没有症状，术前评估易高估此类患者的循环稳定性。

（二）诊治思维

1. 本例患者术前麻醉病情评估　老年女性，2 年前因"胸闷、心悸"在外院诊断为冠心病，短期药物治疗后症状改善后停用，未进一步治疗，未规范治疗。双肺未闻及明显啰音，主动脉瓣听诊区闻及叹息样舒张期杂音。依照 2014 年欧洲心脏病学会和欧洲麻醉学会（ESC/ESA）对非心脏手术患者心血管功能评估指南，该手术为中危手术。患者目前日常活动耐量下降，患者自述可以缓慢爬三楼，活动后胸闷气短，患者心功能储备约4MET。美国麻醉医学学会（ASA）分级Ⅲ级，纽约心脏病学会（NYHA）心功能分级Ⅱ级。心脏超声结果提示左心室明显增大，射血分数下降，心脏功能处于代偿－失代偿边缘。结合患者病史、临床症状及超声结果，考虑患者目前处于主动脉关闭不全 C 期，行非心脏手术围术期麻醉风险较大，建议行多学科会诊。

2. 多学科会诊意见　心脏专科建议：该患者 2 年前出现胸闷、心悸症状已提示可能存在心血管系统病变；根据目前相关检查，考虑心律失常、左室增大由主动脉瓣反流、冠脉供血不足所致，尽管患者目前尚无明显症状，但此类心脏病变病情进展快，建议先行主动脉瓣换瓣手术。

心脏专科、重症监护病房及麻醉科等多学科讨论结果：麻醉、手术及术后血压、心率控制难度大，极易出现室颤，如有替代方案，建议尽量避免手术，改用替代方案治疗妇科疾病。建议患者转心脏专科行心脏专科治疗。

（三）规范化处理

根据患者临床症状（偶有胸闷、心悸）、血流动力学情况、心脏瓣膜病变严重程度（根据超声的结果该患者主动脉反流处于 C 期，心脏功能处于代偿－失代偿的边缘）和患者耐受情况，该患者拟行腹腔镜妇科手术，对患者循环系统影响较大，围术期血流动力学变化较大，建议行换瓣手术后在行妇科手术治疗。

（四）经验与教训

本例患者日常生活无明显的受限，除心脏超声心动图结果，其他结果无明显的异常，心功能Ⅱ级，易忽视超声心动图提示信息，常规认为此类患者手术耐受尚可，而进行非心脏手术，可能会导致患者围术期心血管事件的发生。因患者心脏代偿能力差，导致心血管事件不易处理。

通过本病例,突出了麻醉医师在日常术前访视过程中的重要性,评估医师应对患者病史的进行详细询问,重点加强对隐匿性症状的鉴别能力;对高龄患者,应进行系统性评估患者的全身情况。

四、专家点评

心脏瓣膜病是一种预后不良的慢性心血管疾病。在我国,心脏瓣膜病的发病率在5.3% ~9.65%。随着年龄的增加,老年退行性心脏瓣膜病的发病率不断增加。早期,心脏瓣膜病无特异性症状和体征,随着病情的发展,可逐渐出现胸闷、心悸、心绞痛、乏力等症状,同时因易被其他慢性心血管疾病的症状掩盖而漏诊。当出现明显症状时,心脏瓣膜病变往往已经非常严重,进而影响患者的生命安全。

超声心动图在老年退行性心脏瓣膜病的诊断过程中起重要的作用,不仅能发现瓣膜的增厚和钙化,同时可以发现瓣膜病变所致的血流动力学变化和心脏结构的改变,并可检测心脏的收缩功能和舒张功能。根据病史和患者平素情况,本例患者一般情况尚可,心功能也属正常。如果不注意患者有外院诊断"冠心病"的病史,就可能导致漏诊"心脏瓣膜病",进而导致围术期不可预估的心血管事件的发生。对于合并多种疾病的老年性患者术前应甄别各疾病的轻重缓急,进行多学科讨论与评估,并制定依序处理的治疗方案。(点评专家:广东省妇幼保健院 广东省儿童医院 广东省妇产医院 胡祖荣)

(病例提供:广东省妇幼保健院 广东省儿童医院 广东省妇产医院 王海彦 胡祖荣)

(校验人员:广州市妇女儿童医疗中心 曾敏婷 徐海平)

参 考 文 献

[1] Nishimura RA, Otto CM, Bonow RO, et al. 2014 AHA/ACC Guideline for the Management of Patients With Valvular Heart Disease: a report of the American College of Cardiology/American Heart Association Task Force on Practice Guidelines. Circulation, 2014, 129(23): e521 – e643

[2] Mittnacht AJ, Fanshawe M, Konstadt S. Anesthetic considerations in the patient with valvular heart disease undergoing noncardiac surgery. Semin Cardiothorac Vasc Anesth, 2008, 12(1): 33 – 59

[3] Lai HC, Lee WL, Wang KY, et al. Impact of chronic advanced aortic regurgitation on the perioperative outcome of noncardiac surgery. Acta Anaesthesiol Scand, 2010, 54(5): 580 – 588

[4] Baumgartner H, Falk V, Bax JJ, et al. 2017 ESC/EACTS Guidelines for the management of valvular heart disease. Eur Heart J, 2017, 38(36): 2739 – 2791

[5] Nishimura RA, Otto CM, Bonow RO, et al. 2017 AHA/ACC Focused Update of the 2014 AHA/ACC Guideline for the Management of Patients With Valvular Heart Disease: A Report of the American College of Cardiology/American Heart Association Task Force on Clinical Practice Guidelines. Circulation, 2017, 135(25): e1159 – e1195

病例 54　妇科腹腔镜术中严重皮下气肿的处理

一、导读

腹腔镜技术的出现和发展推动了临床医学的进步，在我国应用于临床已有几十年。且随着医疗技术的进步其适应证也在不断扩大，由最初用于妇科疾病的诊断逐渐应用到妇科、普通外科、泌尿外科等多类手术，具有创伤小、术后并发症少、住院时间短等诸多优势。但就其人工气腹而言，其本身就会对患者的病理生理造成一定的干扰和影响，如再加之不良操作与管理不善势必会使手术和麻醉处理趋于复杂化。如何全面认识人工气腹的影响以及出现相关并发症时的即时有效处理是值得我们考虑和学习的问题所在。

二、病例介绍

1. 基本资料　患者，女性，47 岁，ASA I 级，入室血压 118/69mmHg，心率 68 次/分，血氧饱和度 100%，拟行腹腔镜下子宫肌瘤（$\Phi = 10 \times 8 \times 6.4cm$）剔除术。

2. 术前相关访视　患者入院查体一般状况良好，胸片及心电图未见异常，双肺听诊呼吸音清，心音规则，未闻及杂音。实验室检查：血尿常规未见异常。血生化：总胆红素、总蛋白、白蛋白、谷丙及谷草转氨酶、尿素氮、肌酐及各项离子化验结果均无异常。

3. 麻醉实施与管理　入室后常规心电监护，咪唑安定、丙泊酚、瑞芬太尼、罗库溴铵快诱导气管插管全身麻醉，术中丙泊酚、瑞芬太尼 TCI 靶控输注维持，气腹充气压 15mmHg，维持于 13mmHg。术中 55 分钟时 $EtCO_2$ 升至 60mmHg，遂过度通气及更换钠石灰，$EtCO_2$ 继续升到 105mmHg，立即停止手术及静脉麻醉药物输注，$EtCO_2$ 又继续升至 115mmHg，血压 139/89mmHg，心率 103 次/分，血氧饱和度 100%。腹腔镜下见大网膜内充满气体呈粉红棉絮状，急查血气：pH 7.002、$PaCO_2$ 126mmHg、PaO_2 116.4mmHg、BE −4.7mmol/L、HCO_3^- 30.5mmol/L，呈二氧化碳麻醉、重度高碳酸血症表现。经各种处理措施无好转后，术毕查体方发现：双膝至颈部皮下广泛气肿，有明显握雪感、捻发音，持续过度通气并调整吸呼比值为 1:3，10 分钟后转至 PACU 行 SIMV 呼吸模式下呼吸治疗，约 90 分钟后患者清醒，呛咳（＋）、吞咽（＋），拔管后吸空气血氧饱和度 98%，再次查血气：pH 7.356、$PaCO_2$ 42.2mmHg、PaO_2 97.8mmHg。观察 30 分钟后送回病房，术后随访 16 小时后皮下气肿全部消退，6 日后痊愈出院。

三、病例分析

（一）关键问题

1. 二氧化碳蓄积的成因　大多是气腹针未完全穿刺入腹腔即开始充气造成气体进入腹壁各层之间的间隙；再有气腹压力过大、手术时间过长、穿刺孔过大；反复取标本或更换器械进出腹壁穿刺孔所致二氧化碳气体从穿刺孔弥散至皮下形成皮下气肿。同时头低脚高位后使心脏受压，肺扩张受限，与 CO_2 气腹两者结合后会明显影响心血管系统的变化[1]，使下肢静脉回流增多，肺血容量增加，当肺静脉压高于肺泡压时，可影响患者通气，使肺活量降低 10% ~ 20%，且在流体静压作用下，肺血主要分布在较低垂的肺部，通气/血流比例失调，不利于气体交换，导致 CO_2 蓄积形成高碳酸血症，从而引起酸碱平衡紊乱。腹内压增高，使回心血量减少，外周血管阻力增高，影响自主神经活性[2]。

2. 对机体的影响

(1) 对机体内环境的影响：对于心肺功能正常的患者来说，通常量的 CO_2 吸收不会引起体内 CO_2 稳态的急剧变化，临床意义不大。吸收的 CO_2 很快通过血浆中和细胞内的缓冲系统调节，同时肺加速 CO_2 的排出，而不会表现出明显的高碳酸血症，但对于心肺功能不全的患者，尤其在有严重心肺疾患、高代谢疾病（如败血症）、严重通气障碍（如COPD）或心输出量降低等患者，增加 CO_2 负荷却很容易破坏稳态机制，引发高碳酸血症和酸中毒。CO_2 气腹时间短时，血流动力学指标变化不明显；而随 CO_2 气腹时间延长，术后纤维蛋白原和 D - 二聚体明显增高，全血和血浆黏度增加，提示静脉血栓发生的风险增加[3]。

(2) 对循环系统的影响：当气腹压达到 15mmHg 时可使心排出量增加、心率增快、心肌收缩力增加、血压升高、中心静脉压升高、肺血管（容量血管）收缩增强及周围血管阻力下降。当气腹压力达到 20 ~ 30mmHg 时则可压迫下腔静脉，造成回心血量减少，表现为血压、脉搏、心输出量以及 CVP 降低，还可引起心脏电轴的变化，进而出现 ECG 的改变[4]。如腹膜快速牵张以及迷走神经受到刺激时亦可发生心律失常，如心动过缓、结性节律甚至心搏骤停。Speicher 等[5]对合并充血性心力衰竭接受腹部手术患者进行分析，相对于开腹手术，对合并充血性心力衰竭需要接受腹部外科手术的患者，腹腔镜手术不比传统开腹手术风险低，术中需严密监测各项生命体征。

(3) 对呼吸系统的影响：CO_2 通过化学感受器、激素和自主神经系统直接或间接刺激呼吸中枢。在吸氧的清醒患者中，当 $PaCO_2$ 达到 100 ~ 150mmHg 时，对呼吸的刺激作用达到峰值，如 $PaCO_2$ 超过这一水平，CO_2 开始抑制呼吸。气管插管全身麻醉以及机械通气时，由于肌张力缺失、膈肌移位以及胸腔内容积减少，可造成功能残气量降低，此外还可发生肺顺应性降低、气道压升高以及通气/血流比例异常，这些改变均可引起高碳酸血症。多数患者能够耐受这些改变，但头低脚高体位可加重这些变化造成的影响，尤其对于肥胖以及合并心肺疾病的患者，其中肥胖患者在气腹期间肺顺应性显著降低，气道压升高更明显[6]。全身麻醉可以增加胸腔内压力、吸气峰压以及平台压力，而气腹可以使这些参数的增加更加明显。

(4) 对中枢神经系统的影响：脑对 $PaCO_2$ 的变化极为敏感，$PaCO_2$ 轻微增加会直接抑制大脑皮质，降低癫痫发作的阈值。$PaCO_2$ 进一步升高（增加 25% ~ 30%）时可刺激皮层下的下丘脑中枢，导致皮层兴奋性增高以及癫痫。高碳酸血症刺激下丘脑，使肾上腺皮质和髓质激素释放，从而进一步增强这种高兴奋性水平。如 $PaCO_2$ 继续升高，会造成皮层和皮层下出现麻醉样抑制状态。高碳酸血症还可使神经元兴奋性增高，因而在高碳酸血症后不久即可发生癫痫。CO_2 可以通过血脑屏障以及细胞膜，进而影响细胞代谢，所以 $PaCO_2$ 的变化可以引起脑脊液 pH 的迅速变化。CO_2 是调节脑血流量（CBF）的最重要因素。正常情况下，CBF 占心输出量的20%。当 $PaCO_2$ 在 20 ~ 100mmHg 时，$PaCO_2$ 每增加 1mmHg，CBF 增加 2% ~ 4%。高碳酸血症可降低脑血管阻力，从而使 CBF 增加。腹腔内压力迅速增加会立即引起颅内压增加，过度通气并不能使增加的颅内压降低，除非先将升高的腹内压降低。虽然就目前来说全身麻醉过程中 $PaCO_2$ 的变化对患者术后认知功能障碍发病率的影响尚无统一定论[7]，但显而易见的是较低 CO_2 气腹压力与高 CO_2 气腹压力比较，可减少患者术后早期血液中 NSE 及 S100β 蛋白含量，而两者的含量可评估脑损伤严重程度及判断预后，是较早用于 POCD 脑损伤研究的血清学指标[8]。

(5)对神经内分泌系统的影响：腹腔内压力升高以及高碳酸血症可激活交感肾上腺轴，导致血浆肾上腺素以及去甲肾上腺素水平升高，肾素、皮质醇、醛固酮、抗利尿激素以及心房利钠肽水平也会增高。但若气腹导致静脉回流减少时，则其对心房利钠肽分泌的刺激作用消失。

(6)对泌尿系统的影响：腹腔镜手术中常出现少尿现象，属肾前性因素，如低血容量、正压通气、呼气末正压等可导致少尿，但多认为高碳酸血症以及气腹后腹腔内压力增加引起神经体液的变化可能是少尿的主要原因。

(7)对消化系统的影响：CO_2 气腹使腹内压力升高和形成高碳酸血症及轻度酸中毒，可刺激胃肠道机械感受器和化学感受器，使传入迷走神经兴奋性增高引起催吐中枢兴奋，从而引起术后恶心呕吐[9]，影响胃黏膜下灌注和代谢。血清 P 物质是脑肠肽的一种，作为胃肠道神经系统主要递质，与交感神经和副交感神经系统共同构筑起胃肠道运动调节体系，它的升高可能是 CO_2 气腹诱发腹腔镜术后高恶心呕吐发生率的机制之一[10]。此外肠脂肪酸结合蛋白(I-FADP)作为早期诊断小肠缺血性损害的敏感而特异性的指标[11]，CO_2 气腹可使其数值升高，并随气腹时间延长对肠道黏膜缺血损伤呈加重趋势[12]。CO_2 气腹可导致明显的肝功能损害，通过透射电镜观察发现，10mmHg 的腹内压可引起肝细胞内线粒体轻度肿胀，而 15mmHg 的腹内压可导致肝细胞线粒体肿胀更明显，且部分内嵴变平、消失，二氧化碳气腹后肝细胞线粒体这个病理改变可能与缺血再灌注损伤有关[13]，有文献[14]报道称，术中输注加温气体亦有助于术后胃肠功能的恢复。

(二)诊治思维

$PaCO_2$ 与 $P_{ET}CO_2$ 有较好的相关性，且 $P_{ET}CO_2$ 监测比血气监测更便捷，故常广泛应用于临床麻醉。$P_{ET}CO_2$ 的变化是符合动脉血气 $PaCO_2$ 的变化的，两者的变化是成正相关，即从 $P_{ET}CO_2$ 的变化可以正确反映动脉血气 $PaCO_2$ 的变化。腹腔镜手术中除常规 ECG、HR、BP、SpO_2 监测外，有条件者一定要行 $P_{ET}CO_2$ 监测，术中密切观察 $P_{ET}CO_2$ 数值及波形有逐渐上升的趋势时要引起足够的重视，必要时采取相关措施应对。对于肺部有疾病的患者还应作血气分析对照(因 $P_{ET}CO_2$ 受通气量、肺灌流量和肺动静脉分流的影响)，根据动脉血气和 $P_{ET}CO_2$ 的变化及时调整分钟通气量和吸呼比，以控制高碳酸血症的发展。一旦发生较严重的高碳酸血症，除加大通气外，还应适当降低 CO_2 气腹压，使 $PaCO_2$ 得到及时纠正。因为 CO_2 吸收的速度与气腹压密切相关，所以外科医师不要一味追求高气腹压，低压力 CO_2 气腹在术中完善肌松下也能够充分暴露术野，同样能确保手术的顺利进行[15]。

（三）规范处理

不论何种原因导致的 CO_2 严重皮下气肿，一经发现均应尽快结束手术或改变术式。同时采取过度通气，以利 CO_2 快速排出。过度通气是指通过增加呼吸频率和潮气量来达到排出体内增多的 CO_2 的目的，从而使 $P_{ET}CO_2$ 和 $PaCO_2$ 有效下降，但是呼吸频率和潮气量的增加是有一定限度的，因为如果呼吸频率太大由于呼气时间相对缩短较多，反而对 CO_2 的排出更加不利，所以在一定时间内允许有一定量的二氧化碳蓄积，这就是所谓的"允许性高碳酸血症"，即临床上有时顾忌大潮气量有可能造成的肺损伤而尽力采用低潮气量所发生的允许血内有一定程度的二氧化碳蓄积，在这里同样适用。研究证明在尽力满足氧合状态下可以使动脉血二氧化碳超出正常值 1 倍以上，只要麻醉中处理得当，短时间的二氧化碳蓄积对患者系统组织的损害是轻微和可逆的[16]。随着气腹的停止和自主呼吸的恢复以及身体自身的缓冲系统作用的发挥，不久即可恢复正常。同时更换钠石灰；用粗针头在气肿处多点穿刺排气；术毕用手向切口方向挤压排气等措施。液体方面可换用乳酸钠林格液，无论是碳酸氢钠还是乳酸钠林格液，都应按酸碱平衡缺失量公式计算，分次给入，并严格监测血气结果。

（四）经验与教训

建议采用加温 CO_2 建立气腹，注入时应缓慢、逐渐地形成气腹，使机体有一个适应过程，同时术者熟练的操作，缩短手术时间可减少 CO_2 的吸收，从而尽可能缩短高碳酸血症的持续时间，降低术后肺部并发症的发生，术毕拔除套管后将皮下积气挤压出。对于 ASA Ⅰ – Ⅱ级的患者即使维持正常的通气量，术后呼吸性酸中毒及 CO_2 排出量增加也会持续 1 小时以上。对于肺贮量受限的患者，如术后过早的拔管易出现高二氧化碳血症及酸中毒。因此，在终止气腹后，应适度维持过度换气，使肺泡充分扩张，或拔管后持续吸氧，充分保证氧供。无气腹腔镜手术是对气腹腹腔镜手术的重要补充，但研究显示无气腹腹腔镜的术野暴露的确不如气腹腹腔镜[17]。腹腔镜气腹致 CO_2 蓄积要防止 CO_2 排出过快所致的"CO_2 排出综合征"。该征表现为血压剧降、脉搏减弱、呼吸抑制，严重者出现心律失常、心搏或呼吸停止等征象。

四、专家点评

1. 腹腔镜手术与传统开腹手术相比有诸多优点，但亦有其固有的缺点，许多弊端均为 CO_2 气腹所导致。本文所汇报的高碳酸血症即为临床常见的一种并发症，不容忽视。临床上，一旦患者出现高碳酸血症，麻醉医师往往首先考虑麻醉的因素，检查麻醉机或呼吸管路系统等。事实上，腹腔镜手术中出现此现象，尤其是 $P_{ET}CO_2$ 异常升高时，更多的是手术的气腹所造成的。要迅速判断和查找原因。

2. $P_{ET}CO_2$ 和 $PaCO_2$ 相关性极高，临床上完全可以由无创的 $P_{ET}CO_2$ 代替有创的 $PaCO_2$ 快速诊断。

3. 高碳酸血症会使迷走神经兴奋，抑制心肌，需警惕心搏骤停。

4. 一旦 $P_{ET}CO_2$ 升高，尤其是异常升高，要减少全身麻醉药的用量，因其可加强麻醉作用，$P_{ET}CO_2$ 达 80mmHg 时本身就产生 CO_2 麻醉作用。本病例教训就是没有尽早地找出原因，导致术毕 90 分钟后患者方清醒。

5. 一旦有较高的 CO_2 蓄积，切忌快速排出 CO_2，以免发生 CO_2 排出性休克。（点评专家：首都医科大学附属北京妇产医院　徐铭军）

（病例提供：首都医科大学附属北京妇产医院　康　凯　徐铭军）

（校验人员：首都医科大学附属北京妇产医院　车向明）

参 考 文 献

[1] Kadono Y, Yaegashi H, Machioka K, et al. Cardiovascular and respiratory effects of the degree of head – down angle during robot – assisted laparoscopic radical prostatectomy. Int J Med Robot, 2013, 9(1): 17 – 22

[2] Cho JS, Kim HI, Lee KY, et al. Effect of intraoperative dexmedetomidine infusion on postoperative bowel movements in patients undergoing laparoscopic gastrectomy: a prospective, randomized, placebo – controlled study. Medicine (Baltimore), 2015, 94(24): 953 – 959

[3] 严美娟, 楼小侃, 陈悦. 二氧化碳气腹时间对腹腔镜胆囊切除术患者血液流变学的影响. 医学研究杂志, 2011, 40(6): 56 – 60

[4] Castro – Torres Y, Carmona – Puerta R, Katholi RE, et al. Ventricular repolarization markers for predicting malignant arrhythmias in clinical practice. World J Clin Cases, 2015, 3(8): 705 – 720

[5] Speicher PJ, Ganapathi AM, Englum BR, et al. Laparoscopy is safe among patients with congestive heart failure undergoing general surgery procedures. Surgery, 2014, 156(2): 371 – 378

[6] EI – Dawlatly AA, Alldohayan A, Abdei – Meguid ME, et al. The effects of pneumoperitoneum on respiratory mechanics during general anesthesia for bariatric surgery. ObesSurg, 2004, 14(2): 212 – 215

[7] Zhang H, Wang DX. Noninvasive Measurement of Carbon Dioxide during One – Lung Ventilation with Low Tidal Volume for Two Hours: End – Tidal versus Transcutaneous Techniques. PLos One, 2015, 10(10): 138 – 142

[8] 胡梦莹, 王胜斌, 居霞, 等. 不同压力二氧化碳气腹对妇科腹腔镜手术患者术后早期认知功能的影响. 临床麻醉学杂志, 2017, 33(2): 44 – 47

[9] 王东昕, 杨希革, 赵恒兰, 等. CO_2 气腹对腔镜手术患者血清胃动素浓度的影响. 中华麻醉学杂志, 2008, 28(5): 437

[10] 赵雷, 陈昕, 杨亚利. 不同二氧化碳气腹压力对患者血清 P 物质浓度的影响. 中国实验诊断学, 2012, 16(5): 815 – 817

[11] Evennett N, Alexander N, Petrov M, et al. A systematic review of serologic tests in the diagnosis of necrotizing enterocoliris. Pediatr Surgery, 2009, 44(11): 2192 – 2201

[12] 巩超, 张小霓, 余一兰. 二氧化碳气腹对肠脂肪酸结合蛋白的影响. 临床麻醉学杂志, 2012, 28(8): 811 – 812

[13] 李摇军, 孙小琴, 刘英海, 等. 二氧化碳气腹中不同腹内压对肝线粒体的影响. 西南国防医药, 2011, 21(3): 236 – 238

[14] 邵兵, 高晶, 何龙. 腹腔镜气体加温对核心体温及术后胃肠功能恢复的影响. 护士进修杂志, 2015, 30(22): 2031 – 2032

[15] 叶慧, 王胜斌, 居霞, 等. 不同压力二氧化碳气腹对腹腔镜胃癌根治术患者肝肾功能的影响. 临

床麻醉学杂志, 2015, 31(12): 1168 – 1171

[16] 朱钧, 赵晓亮, 克力木. 免气腹腹腔镜胆囊切除术对呼吸循环及术后并发症的影响. 国际麻醉与复苏杂志, 2011, 32(6): 650 – 653

[17] Takeda A, Imoto S, Nakamura H. Gasless laparoendoscopic single – site surgery for management of ad-nexal masses during pregnancy. Eur J Obstet – Gynecol Reprod Biol, 2014, 180(1): 28 – 34

病例 55　宫颈锥切术后发生严重腰椎间隙感染

一、导读

宫颈锥形切除术(conization of the cervix)简称宫颈锥切术,是指由外向内呈圆锥形地切下一部分宫颈组织,主要用于切除宫颈病灶、明确宫颈病变性质,是目前常见的一种妇科手术方式,通常采取连续硬膜外麻醉、蛛网膜下隙麻醉、腰 – 硬联合麻醉等椎管内麻醉。椎间隙感染(intervertebral infection)是指椎间盘及相邻软骨板的感染性病变,又称为椎间盘炎(spondylodiscitis),该病起病隐匿,病因复杂,早期诊断较为困难,处理也较为棘手,其最严重的并发症为截瘫[1~3]。作者报道了我院 2016 年 12 月至 2017 年 6 月收治的 1 例宫颈上皮内瘤变患者,宫颈锥切术后发生严重的腰椎间隙感染,结合详细的病例资料,探讨可能的发生原因与发病机制,并分析腰椎间隙感染与椎管内麻醉的关系,总结经验教训,以指导临床、提高麻醉的安全性。

二、病例介绍

1. 基本资料　患者, 55 岁, 身高 156cm, 体重 65kg。主因"绝经后阴道流血 1 个月,发现宫颈病变 5 天"入院。27 年前曾行"双侧输卵管结扎术",余既往史无特殊。术前宫颈活检提示宫颈上皮内瘤变Ⅲ级累及腺体,拟于腰 – 硬联合麻醉下行宫颈锥切术。

2. 麻醉前访视　查体:体温 36.9℃,脉搏 81 次/分,呼吸 18 次/分,血压 111/63mmHg。血常规、凝血功能、生化等实验室检查及胸片均无异常。妇科检查:外阴、阴道检查正常,宫颈萎缩、外观呈柱状上皮轻度外移(直径约 2.5cm);宫体、双附件区未及异常。妇科 B 超检查:子宫后壁内稍低回声块影,约 16mm×10mm 大小,考虑子宫肌瘤;阴道镜检查:CIN 病变? 建议活检。

妇科医师拟先行宫颈锥切术 + 宫颈组织病检术,切除病灶的同时明确有无宫颈癌的可能。患者 ASA Ⅱ级,无椎管内穿刺禁忌证,拟行腰 – 硬联合麻醉。

3. 椎管内麻醉的实施和管理　患者入室后开放外周静脉通道并输液、常规生命体征监测、吸氧。嘱患者右侧卧位,常规铺巾消毒,于 L_{2-3} 间隙行硬膜外穿刺,确定穿刺针进入硬膜外间隙后,置入蛛网膜下隙穿刺针,针尖进入蛛网膜下隙后,拔出针芯见脑脊液流出,注入 0.67% 等比重罗哌卡因 2.4ml,并于硬膜外间隙头端置管 4cm。恢复仰卧位后,利用手术台调节麻醉阻滞平面在 T_8 以下。整个操作过程严格遵循无菌操作原则,穿刺置管过程顺利,无反复穿刺,患者未诉异样感及不适。术程 45 分钟,手术顺利,麻醉满意。术中输注林格液 500ml、生理盐水(含抗生素)100ml，出血约 20ml。术后生命体征平稳，拔除硬膜外导管后送回病房。

4. 术后病情变化　术后第 1 天患者开始出现发热，体温最高 38.4℃，无畏寒、咳嗽等不适；术后第 3 天患者诉腰部胀痛，未予重视；术后第 4 天凌晨开始出现寒战高热，并诉腰背部持续性疼痛，阵发性渐进性加重，起初以腰椎椎旁胀痛为主，后腰椎椎旁疼痛加剧，腰椎活动明显受限，转身困难。双下肢活动正常，无麻木感。查体：体温最高 39.3℃，余生命体征正常。胸、肺、腹部检查无异常。腰背部麻醉穿刺点愈合良好，周围皮肤无溃烂化脓。$L_{2\sim4}$ 椎旁压痛、叩击痛明显，腰椎活动明显受限，双侧直腿抬高试验阴性，双下肢感觉运动无明显异常。无颈项强直，脑膜刺激征阴性，病理征未引出。生化检查：白细胞计数 $15.77×10^9$/L、中性粒细胞比率 85.60%；红细胞沉降率 29mm/h、C-反应蛋白 83.86mg/L、降钙素原 1.82ng/ml；血培养 + 药敏试验(术后第 7 天)：大肠埃希菌(+)，对妥布霉素、亚胺培南、美罗培南等敏感。腰椎磁共振(术后第 7 天)(图 13-2A)：①腰椎退行性变：$L_{4/5}$、L_5/S_1 椎间盘突出；②左侧腰大肌(约 L_4 层面)少许异常信号影，性质待定，炎性病变？患者发热及腰痛原因不明，抗感染(头孢哌酮舒巴坦)、消炎镇痛(塞来昔布、盐酸曲马多缓释片)对症处理后，症状未明显改善。麻醉科、脊柱外科、感染科、疼痛科、神经内外科等多科室会诊后，主要考虑椎间隙炎症感染，建议绝对卧床休息，加强抗感染、镇痛理疗等治疗力度，完善高清薄层腰椎磁共振，转脊柱外科继续治疗。

术后第 14 天转入脊柱外科，复查腰椎磁共振(图 13-2B)：①L_3 椎体及双侧腰大肌改变，考虑感染性病变。$L_{3\sim4}$ 水平左侧腰大肌小脓肿形成，$L_{2/3}$ 椎间盘感染可能；②腰椎退行性变：$L_{4/5}$、L_5/S_1 椎间盘突出。予严格制动、积极抗感染治疗(先后使用亚胺培南西司他丁钠、头孢哌酮钠舒巴坦钠等)、镇痛理疗等保守治疗 2 个月余，腰痛症状未见明显改善，动态复查腰椎磁共振示 $L_{2/3}$ 椎间盘及 L_2、L_3 椎体骨质破坏逐渐加重(图 13-2C)，遂行 L_2、L_3 椎体病灶清除术 + 植骨融合椎弓根内固定术。术后腰痛症状缓解，术后 3 个月出院，术后半年随访，腰椎活动稍受限，双下肢感觉运动无明显异常。

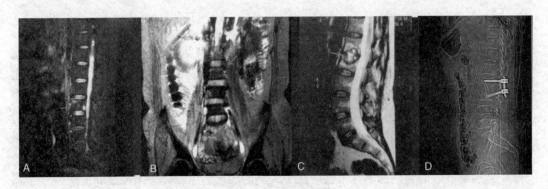

图 13-2　影像学资料

注：A：宫颈锥切术后第 7 天,磁共振示左侧 L_4 水平少许异常信号影(箭头所示)；B：宫颈锥切术后第 14 天,磁共振示 $L_{3\sim4}$ 水平左侧腰大肌小脓肿形成(箭头所示)；C：宫颈锥切术后 3 个月余,磁共振示 L_2、L_3 椎体骨质破坏(箭头所示)；D：腰椎术后 X 线复查(见彩插图 13-2)

三、病例分析

(一)关键问题

1. 椎管内麻醉后腰痛及鉴别诊断

(1)发生率:椎管内麻醉后腰痛是腰部硬膜外间隙麻醉后一种常见并发症。据报道,硬膜外间隙麻醉下非产科手术术后腰背痛的发生率为 2% ~31%,有些甚至高达 44% ~ 96%[4]。3% ~11.5% 的患者行椎管内麻醉后,腰背痛持续不能缓解,严重者有"腰断感",是医疗纠纷的常见诱因之一。

(2)发病原因与发生机制:椎管内麻醉后腰痛可能为多种因素综合作用的结果,其原因有:①硬膜外穿刺针对皮肤至硬膜外间隙各层组织(肌肉、韧带、血管、神经根等)的机械性损伤;②硬膜外导管置入硬膜外间隙引起排异反应;③含防腐剂的局部麻醉药注入后引起的无菌性炎症;④椎管内麻醉后脊柱两侧肌肉松弛,长时间手术体位无法变动导致棘间肌及棘间韧带过度牵拉等[5]。

(3)高危因素:截石位,多次反复椎管内穿刺与置管,手术持续时间超过 2.5 小时,$BMI > 32kg/m^2$ 及既往有腰痛病史等[6]。

(4)本例腰痛的鉴别诊断:本例诊断为椎管内麻醉后腰痛的可能性不大,原因如下:①椎管内麻醉后腰痛通常疼痛较轻,不需服用镇痛药物,平卧休息可自行缓解;②一般在术后早期出现;③持续时间较短;④很少引起穿刺间隙以下椎旁部位的疼痛。本例无反复穿刺,术时短,无病态肥胖等高危因素,术后第 3 天才开始出现腰痛症状,进行性加重,口服镇痛药难以缓解。故该患者由于椎管内麻醉后出现腰痛的可能性较小。与此类似,其他因素(如原有腰椎间盘突出加重、腰部肌筋膜炎、腰肌劳损等)导致腰痛均为自限性,证据亦不足,但这些因素可能在一定程度上加重术后腰痛[7]。

2. 椎间隙感染及鉴别诊断 针对本例患者椎管内后发热、进行性加重的腰痛症状、体征,结合实验室检查结果(炎症指标高、大肠埃希菌阳性的血培养结果)与辅助检查结果(磁共振示腰椎间隙感染和椎旁腰大肌感染),患者发热、腰痛主要考虑与椎间隙感染有关。

(1)感染部位

1)椎管内麻醉相关解剖:脊柱的解剖结构由腹侧至背侧依次分为前柱、中柱、后柱,前柱内主要包括椎体、椎间盘组织、椎间静脉丛等,中柱主要为脊髓及脑脊液,后柱则为棘突及韧带、横突、椎弓板及椎弓根、脊神经根等。椎管是指全部椎骨的椎孔共同串成一条管称为椎管,上接枕骨大孔与颅腔相通,下达骶管裂孔而终,管内容纳脊髓、脊髓被膜、脊神经根、血管及少量结缔组织等、脊髓及其被膜等结构;椎间隙是指相邻椎体之间的间隙,一般就是椎间盘组织。

2)感染部位的鉴别诊断 根据后正中入路的层次,穿刺针必须经腰部皮肤→皮下组织→棘上韧带→棘间韧带→黄韧带→硬膜外间隙→硬脊膜→蛛网膜下隙。凡穿刺经过的组织均存在细菌感染的可能,由浅至深的感染依次表现为腰背部穿刺点的感染、硬膜外脓肿、蛛网膜下隙感染[8]。结合本例临床表现及磁共振结果可基本排除椎管内相关感染,依据为:①穿刺点的感染大多以金黄色葡萄球菌为主,呈化脓性,有红肿脓液渗出,然而本例穿刺点愈合良好，周围皮肤无溃烂流脓，血培养示大肠埃希菌，故不支持穿刺点的感染；②硬膜外脓肿大多患者会出现神经根症状，出现腰痛、双下肢麻木、运动障碍及括约肌功能障碍，甚至发展为完全截瘫[9]，然而本例术后恢复良好，双下肢感觉运动正常，无大小便失禁等，故不支持硬膜外间隙的感染；③蛛网膜下隙感染一般有剧烈头痛、脑膜刺激征阳性。本例无头痛，无颈项强直等脑膜刺激征，故不支持蛛网膜下隙感染或颅内感染。

脊柱感染可累及脊柱任何部位及椎旁组织，依据解剖部位可分为脊椎骨髓炎、椎间盘炎、硬膜外脓肿、椎旁脓肿、腰大肌脓肿等[3、10]。本例 MRI 结果提示感染主要累及椎体、椎间盘，并波及椎旁腰大肌。椎间隙感染又称为椎间盘炎（spondylodiscitis），主要指椎间盘及相邻软骨板的感染性病变，病原体累及范围并不仅局限于椎间盘，还可侵蚀上、下椎体骨缘，最终导致椎体骨质破坏、脊柱失稳，严重者可致截瘫[1~3、10~11]。椎间隙感染最常见于腰椎（75%），其次为颈椎（10%~20%）及胸椎（<10%）[1~2]。临床表现因感染部位、受累节段数、致病菌不同而有差异。最常见症状是腰背痛，其次为发热、神经损害、乏力、食欲缺乏、脊柱僵硬、压痛等，少有严重感染而致截瘫的病例报道[12]。

（2）感染途径：椎间隙感染有多种途径，感染途径主要包括直接接种感染与血源性感染。其中以血源性感染最为常见，血源性感染又包括经动脉系统感染、经 Baston 静脉系统感染[13~14]。成人血源性感染起初表现为椎体炎，之后感染经局部蔓延并透过终板发展至椎间隙，并破坏相邻终板及椎体，最终穿透纤维环及椎体表面到达椎旁组织（如腰大肌等），导致椎旁感染（腰大肌脓肿）[14]。脊柱全长均有致密的静脉丛，椎体静脉呈Y形分布，它们引流各椎体静脉血，并通过每个椎体后面的滋养孔流入椎体内静脉。这些静脉均无静脉瓣，又称 Baston 静脉系统，与椎体前方及侧方静脉网广泛交通。腹腔压力增高时，盆腔肿瘤或感染、泌尿系感染、腹腔内感染可沿上述 Baston 静脉系统引起脊柱感染[1、15]。本例血源性感染可能性大，且不能排除宫颈锥切术后病原体经 Baston 静脉丛引起的血行感染。直接接种感染常见于椎间盘区的侵袭性医疗操作，如椎间盘造影、经皮穿刺椎间盘抽吸术和经内镜椎间盘切除术等[15]，也可见于脊柱穿刺活检、椎管内麻醉及镇痛等，但少有报道[8~9、16]。

（3）致病菌：脊柱感染的病原体以金黄色葡萄球菌为主（约占55%），其次为链球菌、肺炎球菌，少数为革兰阴性菌，如大肠埃希菌、沙门杆菌、克雷白杆菌及铜绿假单胞菌[1~2]。此外，痤疮丙酸棒状杆为毛囊炎最常见的致病菌，椎管内穿刺皮肤消毒不严亦可发生椎间隙感染[16~17]。金黄色葡萄球菌（staphylococcus aureus），属 G$^+$ 球菌，分布广泛，是引起化脓性炎症与脊柱感染最常见的致病菌[18]，往往起病急骤，有寒战与高热，腰背痛加剧，并有明显的神经根刺激症状及其他脏器的毒血症状，与本例不符。大肠埃希菌（escherichia coli）俗称大肠杆菌，1885 年德国科学家 Escherich 最先发现，属 G$^-$ 杆菌，为机会致病菌，大多源自胃肠道、盆腔及泌尿系统。当机体免疫力降低时，可引起肠道以外的感染，包括泌尿系感染、胆囊炎、肺炎、新生儿或婴儿脑膜炎[19]，约占脊柱感染的 10.5%[1]。结合血培养的结果，本例大肠埃希菌导致的血源性感染可能性较大，可能来源于潜伏于胃肠道、泌尿生殖道的条件致病菌，患者术前泌尿生殖系统的潜在炎症或手术器械及手术麻醉消毒不严格等也可能是其中的重要原因。

（二）诊治思维

椎间隙感染属全身骨髓炎之一部分，为引起腰背痛的潜在原因之一，迄今仍是脊柱外科与骨科的一大临床难题[20]。该病起病隐匿，若不及时明确诊断及治疗，严重者会导致脊柱畸形、神经功能受损、瘫痪，甚至死亡。因此，临床上及时准确地诊断脊柱感染十分重要。根据感染的症状、体征，结合血常规、细菌学培养等实验室检查与磁共振检查等影像学检查，可基本明确椎间隙感染的诊断。椎间隙感染的病因复杂，感染的病原体多样，感染途径不一，常需鉴别诊断（图13-3）。本例椎间隙感染诊断基本明确，可能为大肠埃希菌介导的血源性感染，是否与椎管内麻醉直接相关尚不能明确。

椎间隙感染治疗的关键是恢复脊柱稳定性、应用抗生素及解除神经压迫[21]。对于手术风险过大、无法耐受手术或病情较轻的椎间隙感染患者，多考虑非手术治疗，包括严格卧床制动、选择合适的抗生素、营养支持等。对于出现急性感染症状而无细菌培养结果患者，可经验性应用广谱抗生素治疗，根据病原体培养结果与药敏试验针对性地选择抗生素。若患者出现神经症状、败血症、脊柱不稳及畸形、诊断不明疑似恶性病变、经正规非手术治疗无效、病情继续进展等，则需及时手术治疗，以免造成永久性脊柱畸形及神经损伤[3、22]。手术旨在去除感染灶、明确病原菌、重建受累椎体节段稳定性及恢复椎管容积。本例非手术的保守治疗无效，最终通过手术清除感染病灶，控制病情的进展，重建并恢复脊柱的稳定性。

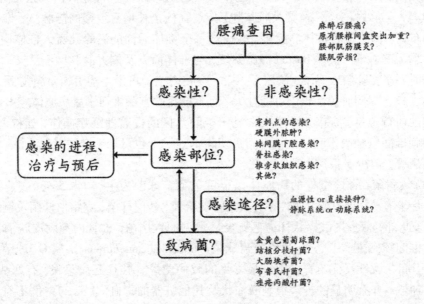

图13-3　诊断思路

（三）规范处理

对于腰背部剧烈疼痛且伴随炎性指标升高的患者，应高度怀疑椎间隙感染。如果怀疑感染，应尽早完善磁共振等影像学检查，有助于早期发现椎间隙感染。血致病菌培养结果阳性可对脊柱感染做出诊断，最好间隔几小时、在高热寒战时采血，至少检测2~3

次血液标本[11]。若血培养阴性，建议 CT 引导行诊断性穿刺活检可提供组织学诊断，并为抗生素的选择提供依据[3、11]。椎间隙感染的治疗应遵循个体化原则，治疗方案应根据感染途径、病原菌、骨质破坏的程度及神经受累症状而定。应早期开始适当的抗生素治疗，治疗周期建议延长至 12 周以上，保守治疗期间应加强神经功能监测[11]。如果保守治疗无效或病情进展，应征求外科手术意见以确定是否手术治疗。

（四）经验与教训

严格的消毒和无菌技术，是降低椎管内麻醉相关感染的关键环节。麻醉医师应遵守严格的无菌操作规程，尽量减少潜在的感染并发症的风险。重在预防，正确识别感染并发症的高危患者，掌握降低感染风险的技术及干预措施。另外，本例患者在诊断和治疗椎间隙感染存在一定程度的拖误。患者宫颈锥切术后出现发热伴腰背部疼痛，渐进性加重，消炎镇痛等治疗无效，临床医师应高度怀疑椎间隙感染。由于缺乏对本病的认识，未予重视，未早期完善磁共振等影像学检查，未及时咨询其他相关学科的专家，亦未根据药敏试验结果针对性选择抗生素治疗，以致感染病程进展，难于控制，病程迁延，延误最佳治疗时机，以致各种保守治疗无效，最终采取手术治疗控制病情。若能早期诊断，及时治疗，预后良好。

（五）研究进展

严格无菌技术对于预防椎管内麻醉相关感染至关重要。2014 年 9 月，大不列颠爱尔兰麻醉学会、英国产科麻醉医师协会、英国区域麻醉学会及大不列颠爱尔兰儿科麻醉医师协会联合发布了《中枢神经阻滞皮肤消毒安全指南》[23~24]。该指南强调麻醉医师应谨慎操作，避免氯己定乙醇等消毒液接触脑脊液。具体注意事项：①在无菌托盘等装置内倒入氯己定时，注意消毒液的倾倒高度，应尽量远离椎管内麻醉穿刺器具及药物，可予适当覆盖保护；②应待消毒液自然干燥后才可进行触诊或穿刺操作；③穿刺过程中操作者应经常检查无菌手套是否沾染消毒液，必要时予以更换；④操作者应避免穿刺针、注射器及导管沾染消毒液。

2017 年 4 月，美国麻醉医师协会和美国区域麻醉和疼痛医学学会联合发布了《脊髓神经技术相关感染并发症的预防、诊断和治疗的实践建议》，对 2010 年同一实践建议进行了更新[25]。要点包括：①椎管内麻醉感染并发症包括但不限于硬膜外、脊髓或硬膜下脓肿，还应包括椎旁、棘突旁或腰大肌脓肿、脑膜炎、脑炎、脓毒症、菌血症、病毒血症、真菌病、骨髓炎或椎间盘炎（椎间隙感染）；②在实施脊髓神经技术前，应进行相关的病史复习和体格检查，并检查相关实验室检查结果，识别可能有感染并发症风险的患者；③实施脊髓神经技术时，操作者应摘下佩戴的物品（如戒指和手表）、洗手、戴手术帽与无菌手套，口罩应覆盖操作者的嘴和鼻子，使用消毒液（如含酒精的氯己定）进行皮肤准备，允许足够的干燥时间。在导管插入部位使用无菌敷料封闭，连续硬膜外输注期间，考虑使用细菌过滤器。导管意外断开，应考虑拔除。留置导管的时间不应长于临床需要[26]；④如果怀疑感染，应立即进行血液检测，并进行细菌培养，如果怀疑脓肿或存在神经功能障碍，应进行磁共振等影像学检查，并及时咨询其他相关学科的专家；⑤在严重脊髓神经感染的症状或体征出现的最早期，开始适当的抗生素治疗。应咨询具有感染疾病诊断和治疗专业知识的医师。如果存在脓肿,征求外科手术意见以确定是否需要经皮脓肿引流或手术(如椎板切除术、病灶清除术或者脊柱融合术)。

因此,麻醉医师应严格遵守无菌操作指南,强调重在预防,正确识别高危患者,掌握降低感染风险的技术及干预方法。

四、专家点评

1. 化脓性脊柱炎较少见,占所有骨髓炎4%。多发生于青壮年,男性多于女性。发病部位以腰椎为最多,其次为胸椎、颈椎。病原菌以金葡菌为主,其他如链球菌、白色葡萄球菌、绿脓杆菌等也可致病;主要为血源性感染,因脊椎静脉系统有位于硬膜及脊椎周围无瓣膜的静脉丛(Baston椎静脉系统),属腔静脉、门静脉、奇静脉外的独立系统;脊椎静脉系统内血流缓慢,可以停滞,甚至逆流;且该系统与上、下腔静脉有许多交通支直接联系,如与泌尿、生殖系统静脉丛相通。因此,任一静脉系统内有细菌栓子均可到达脊椎内。该疾病虽然发生率极低,但如未及时诊断和治疗,可给患者造成严重的后果。

本文的作者就该病例的病程发展的特点逐一详实地进行了分析和讨论,结合病例中患者疾病诊疗进程进行了充分的分析概括,并更新概括相关知识点。对于该病例作者深刻分析了经验和教训,值得我们借鉴。(点评专家:首都医科大学附属北京妇产医院 车向明)

2. 该病例较罕见,值得大家学习、借鉴、总结。笔者认为:①从发现腰痛症状到最后的手术治疗,拖延时日过长。有过椎管内穿刺经历的患者术后发生腰痛者均应高度怀疑与穿刺有关联,以免延误诊断;②既然已经手术治疗,应该撷取脓液或局部组织行细菌培养,以明确感染的病菌为何? 有助于明确诊断;③此例椎间隙感染,作者的观点基本上认为是血源性感染造成的,但此病例出现的症状与有创性椎管内操作有着极为密切的时间相关性,感染部位与穿刺的路径有极密切的解剖相关性,按一元论的临床思维首先应考虑是穿刺导致的,最少不能排除此因素。(点评专家:首都医科大学附属北京妇产医院 徐铭军)

(病例提供:南华大学附属第一医院 胡啸玲 王宣衡 梁舒婷)

(校验人员:同济大学附属第一妇婴保健院 林 蓉)

(本章总校验:首都医科大学附属北京妇产医院 车向明)

参 考 文 献

[1] Fantoni M, Trecarichi EM, Rossi B, et al. Epidemiological and clinical features of pyogenic spondylodiscitis. European Review for Medical & Pharmacological Sciences, 2012, 16 Suppl 2(7): 2 −7

[2] Skaf GS, Domloj NT, Fehlings MG, et al. Pyogenic spondylodiscitis: an overview. Journal of Infection & Public Health, 2010, 3(1): 5

[3] 郑月焕, 曹鹏, 陈哲, 等. 脊柱感染. 国际骨科学志, 2014, 35(1): 24 −26

[4] Chia YY, Lo Y, Chen YB, et al. Risk of Chronic Low Back Pain Among Parturients Who Undergo Cesare-

an Delivery With Neuraxial Anesthesia: A Nationwide Population – Based Retrospective Cohort Study. Medicine, 2016, 95(16): e3468

[5] 魏国辉,张艳革,宋轩,等. 椎管内麻醉后腰背痛研究进展. 中国中医药科技,2014,(z2):375 – 375

[6] Benzon HT, Asher YG, Hartrick CT. Back Pain and Neuraxial Anesthesia. Anesthesia & Analgesia, 2016, 122(6): 2047

[7] Le BS, Muller A, Wasser P, et al. Back pain after epidural anesthesia. Annales Franaises Danesthèsie Et De Rèanimation, 1991, 10(4): 404 – 405

[8] Saady A. Epidural abcess complicating thoracic epidural analgesia. Anesthesiology, 1976, 44(3): 244

[9] Xue X, Song J, Liang Q, et al. Bacterial Infection in Deep Paraspinal Muscles in a Parturient Following Epidural Analgesia: A Case Report and Literature Review: A CARE – Compliant Article. Medicine(Baltimore), 2015, 94(50): e2149

[10] 杨波、李玉琳、刘菲菲，等. 脊柱感染的诊断与治疗. 中国脊柱脊髓杂志, 2017, 27(1): 78 – 81

[11] Cottle L, Riordan T. Infectious spondylodiscitis. Journal of Infection, 2008, 56(6): 401 – 412

[12] D'Agostino C, Scorzolini L, Massetti AP, et al. A Seven – Year Prospective Study on Spondylodiscitis: Epidemiological and Microbiological Features. Infection, 2010, 38(2): 102 – 107

[13] Jevtic V. Vertebral infection. European Radiology Supplements, 2004, 14(3): E43 – E52

[14] Cheung WY, Luk KDK. Pyogenic spondylitis. International Orthopaedics, 2012, 36(2): 397 – 404

[15] Govender S. Spinal infections. Bone & Joint Journal, 2005, 87(11): 1454 – 1458

[16] Hernándezpalazón J, Puertasgarcía JP, Martínezlage JF, et al. Lumbar spondylodiscitis caused by Propionibacterium acnes after epidural obstetric analgesia. Anesthesia & Analgesia,2003,96(96):1486 – 1488

[17] Uçkay I, Dinh A, Vauthey L, et al. Spondylodiscitis due to Propionibacterium acnes: report of twenty – nine cases and a review of the literature. Clinical Microbiology & Infection, 2010, 16(4): 353 – 358

[18] Mann S, Schütze M, Sola S, et al. Nonspecific pyogenic spondylodiscitis: clinical manifestations, surgical treatment, and outcome in 24 patients. Neurosurgical Focus, 2004, 17(6): E3

[19] Khan IA, Vaccaro AR, Zlotolow DA. Management of vertebral diskitis and osteomyelitis. Orthopedics, 1999, 22(8): 758e65

[20] 黄金亮、唐辉、徐永清. 骨髓炎流行病学. 国际骨科学杂志, 2011, 32(2): 94 – 95

[21] Zarghooni K, Röllinghoff M, Sobottke R, et al. Treatment of spondylodiscitis. International Orthopaedics, 2012, 36(2): 405

[22] Guerado E, Cerván AM. Surgical treatment of spondylodiscitis. An update. International Orthopaedics, 2012, 36(2): 413 – 420

[23] Association OA, Campbell JP, Plaat F, et al. Safety guideline: skin antisepsis for central neuraxial blockade. Anaesthesia, 2014, 69(11): 1279

[24] 薄禄龙、邓小明. 规范皮肤消毒以促进中枢神经阻滞的安全性——英国《中枢神经阻滞皮肤消毒安全指南》解读. 临床误诊误治, 2015, 28(10): 70 – 71

[25] Horlocker TT, Birnbach DS, Connis RT, et al. Practice advisory for the prevention, diagnosis, and management of infectious complications associated with neuraxial techniques: a report by the American Society of Anesthesiologists Task Force on infectious complications associated with neuraxial techniq. Anesthesiology, 2010, 112(3): 530

[26] Hebl JR. The Importance and Implications of Aseptic Techniques During Regional Anesthesia. Regional Anesthesia & Pain Medicine, 2006, 31(4): 311 – 323

第十四章 分娩镇痛的实施

病例 56 瑞芬太尼静脉分娩镇痛的应用及分析

一、导读

椎管内分娩镇痛,无论是对母婴的影响还是镇痛效果以及对分娩过程和结局等诸多方面都得到绝大多数学者的认可。静脉分娩镇痛是通过微量泵持续泵注镇痛药物,达到产妇基本无痛的目的。静脉分娩镇痛虽然镇痛效果较椎管内差,但有些产妇不适合椎管内麻醉,如拒绝接受椎管内穿刺的产妇、背部皮肤破溃或腰椎伴有病变等情况,静脉分娩镇痛对这些产妇仍是一种选择。

二、病历介绍

1. 基本资料　产妇,19 岁,体重 69kg,身高 162cm。因"第一胎孕足月,阴道间断流液 1$^+$小时"入院,入院后初步诊断:"孕 1 产 0,孕 39$^+$周,先兆临产,胎膜早破,胎儿脐带绕颈一周,妊娠期贫血"。

2. 分娩镇痛前访视　体温 36.7℃、心率 94 次/分、呼吸 19 次/分、血压 120/80mmHg、血红蛋白 105g/L,余化验无异常,产科无禁忌。

3. 分娩镇痛的实施和管理　产妇于 4:15 进入产房,开放外周静脉并输液,心电监护示:心率 100 次/分、血压 130/90mmHg、呼吸 19 次/分、血氧饱和度 99%、胎心 130 次/分,宫口开大3cm,宫缩40s/2~3min,VAS 评分 7 分,遂给予静脉分娩镇痛。镇痛泵配方:瑞芬太尼 2mg + 托烷司琼 10mg + 0.9% 氯化钠至 100ml,首剂量瑞芬太尼 1ml,以50ml/h 泵入,持续量21ml/h 泵入,自控量 0.7ml/次,锁定时间 30 分钟,并同时给予间断吸氧,镇痛 5 分钟后再次评估产妇血压 120/70mmHg、心率 78 次/分、呼吸 19 次/分、血氧饱和度 99%,VAS 评分 2 分,镇痛 30 分钟后评估产妇血压 120/70mmHg、心率 82 次/分、呼吸 20 次/分、血氧饱和度 99%,VAS 评分 2 分,镇痛 1 小时后评估产妇血压 115/75mmHg、心率 80 次/分、呼吸 18 次/分、血氧饱和度 99%,VAS 评分 2 分。产妇于5:15 宫口开全,并停用镇痛泵,产妇于5:30 出现会阴区憋胀感,助产师指导产妇配合宫缩合理使用腹压,宫缩间歇期调整呼吸,产妇6:18 于会阴侧切下助娩一女活婴,新生儿 Apgar 评分 1 分钟、5 分钟、10 分钟均 10 分,体重 3200g,于 6:23 胎盘自然娩出,

6：25 给予舒芬太尼 10μg + 丙泊酚 110mg 行侧切缝合术。产妇自宫口开全至新生儿娩出诉会阴区憋胀感增强，无疼痛加剧，产妇分娩镇痛期间无恶心、呕吐及嗜睡，偶有血氧饱和度降低，最低降至89%降低，给予吸氧后随即恢复至99%，宫缩及胎心变化均在正常范围内，全程 VAS 评分未低于 3 分，产妇满意。

三、病例分析

1. 关键问题 静脉分娩镇痛过程中有可能的事件处理。

（1）瑞芬太尼影响产妇呼吸的问题：瑞芬太尼影响产妇的呼吸，与下列两个因素有关：①使用剂量过大；②注入速度过快，一般首剂量为20μg，自控量 0.25μg/kg，给药速度 50ml/h（泵可调），持续量一般为 15~30ml/h，因此给予的剂量很小，且给予速度缓慢，呼吸暂停一般不会出现，偶尔会出现血氧饱和度降低，只要给予吸氧同时与产妇进行交流，血氧饱和度很快恢复正常。即使产妇出现呼吸暂停，只要及时发现，保证产妇循环稳定，给予加压给氧或者给予纳洛酮，很快得到解决。Volmanen 等[1]研究发现静脉给予瑞芬太尼 0.4μg/kg，PCA 输注和锁定时间 1 分钟可以产生满意的镇痛，产妇出现镇静和血氧饱和度轻度下降但没有低氧血症的发生，Balenco[2]等测量到瑞芬太尼引起呼吸抑制的剂量是 0.5μg/kg，呼吸抑制在注药后 30 秒开始，达峰时间2.5 分钟。本病例持续量加自控量远远达不到 0.5μg/kg，因此出现呼吸抑制的概率几乎是没有的。

（2）瑞芬太尼引起的肌僵直问题：Bowdle[3]等研究发现瑞芬太尼引起肌僵直需要大剂量单次给药，但是 60 秒内给予瑞芬太尼 1~2μg/kg 不会发生肌僵直。本病例单次给予的剂量远远达不到此剂量，因此不用太担心会出现肌僵直的问题。

（3）瑞芬太尼可引起心率减慢，尤其是对基础心率慢的产妇，但是操作者只要监测到位、及时处理，便可避免不良后果的发生。

（4）对于新生儿呼吸的影响：瑞芬太尼的消除半衰期为 3.5~6 分钟，通过药代动力学可以明确瑞芬太尼完全清除需要 5 个半衰期，需要 17.5~30 分钟，本病例采用的方法是宫口开全即停用镇痛泵，宫口开全后产妇主要为憋胀感加重，宫缩痛减轻，只要正确指导产妇合理用力，产妇基本均能耐受，一般宫口开全至新生儿娩出多数为 1 小时以上。宋莉晔[4]等研究发现瑞芬太尼恒速给药后在停药 30 分钟时药物代谢率达到98%，因此不会对新生儿产生呼吸抑制，因此不用担心瑞芬太尼对新生儿产生呼吸抑制。

（5）如有特殊情况，例如急产，可与助产士进行沟通，根据宫缩及产程进展情况，可提前停止使用镇痛泵。

（6）如果出现胎儿宫内窘迫，产科决定实施急诊剖宫产，立刻停用镇痛泵，可根据产妇情况决定麻醉方式。如果选择椎管内麻醉，在停用镇痛泵同时，根据产妇心率及血压情况，给予纳洛酮 0.2~0.4mg，如果选择全身麻醉，停用镇痛泵即可，新生儿 Apgar 评分在 8 分以上基本不用特殊处理。全身麻醉诱导时适当减少瑞芬太尼用量。曾葵等研究[5]在手术消毒铺巾后予以瑞芬太尼 1.5μg/kg + 丙泊酚 1.5mg/kg + 琥珀酰胆碱 1~2mg/kg 全身麻醉诱导同时开始手术以 1% 安氟烷 +1% 琥珀酰胆碱静脉滴注维持麻醉，胎儿娩出后芬太尼 0.1mg 静脉滴注加深麻醉，结论为采用瑞芬太尼 1.5μg/kg + 丙泊酚 1.5mg/kg 诱导能有效地抑制插管和手术应激反应，不仅保持术中母体循环稳定而且对新生儿无明显反应。因此新生儿一般不需特殊处理。文献报道即使产妇连续输注瑞芬太尼长达 34 小时，总用药量达 18mg，也未发现产妇及新生儿严重的不良反应[6]。

2. 诊治思维　静脉分娩镇痛的效果的确比椎管内略差，但是静脉分娩镇痛的优点在于免除了产妇对穿刺的恐惧，避免了椎管内分娩镇痛的各种并发症，例如：化脓性脑膜炎引起产妇的死亡、硬膜外血肿引起双下肢截瘫及一些常见的并发症头痛、腰痛、腿痛、腿麻等，因此减少了医疗纠纷，减少了产妇住院天数，虽然静脉分娩镇痛不是很完美，但是有资料表明[7]分娩过程中 15% 产妇疼痛轻微或无痛、35% 产妇中等疼痛、30% 产妇重度疼痛、20% 产妇感觉疼痛难以忍受。因此静脉分娩镇痛虽然镇痛效果不如椎管内分娩镇痛，但是可以针对重度及以下的产妇使用常常会获得满意的效果，可以解决 50% 以上产妇的疼痛。还有 50% 产妇感觉重度疼痛或剧痛难忍，可以试用静脉分娩镇痛，如果瑞芬太尼总剂量达到 0.20μg/(kg·min)，VAS 评分持续高于 4 分，可及时更改为椎管内分娩镇痛，不可无限制追加瑞芬太尼。本病例提供静脉分娩镇痛的理论依据来自资料显示推荐瑞芬太尼单次 0.5μg/kg，锁定时间 3 分钟，复合 0.05μg/(kg·min) 持续剂量下，能够提供安全有效的产程镇痛，复合持续剂量可减少按压次数。BALCLOGIU 等使用瑞芬太尼负荷剂量为 20μg，持续剂量为 0.15μg/(kg·min)，自控剂量 15μg，锁定时间 5 分钟，取得较好的镇痛效果。考虑到种族差异，冯善武等使用的负荷剂量为 20μg，持续剂量 0.1μg/(kg·min)，自控剂量为 0.25μg/kg，锁定时间 2 分钟，取得了较好的镇痛效果。虽然静脉分娩镇痛有一定优势，但是并不能完全替代椎管内分娩镇痛，特殊产妇必要时需更改为椎管内分娩镇痛。

3. 规范处理

(1)科室制定相关的完整的管理制度及工作流程。

(2)要求有资质、经培训的麻醉医师开展静脉分娩镇痛并 24 小时进驻产房，要求麻醉医师有高度的责任心，严密观察产妇。

(3)实施静脉分娩镇痛的场所需配有心电监护仪、麻醉机和各种抢救药品及物品。

(4)要有一个良好的团队，麻醉科与妇产科充分沟通。

(5)产房与手术室的合理布局。

(6)对于一些特殊产妇，如过度肥胖、困难气道，不建议使用静脉分娩镇痛，还有一些对静脉分娩镇痛效果不理想，VAS 评分持续高于 5 分，需要及时更改为椎管内分娩镇痛。

(7)麻醉医师充分认识止痛药物：瑞芬太尼。

(8)麻醉医师充分了解产程进展。

4. 经验教训　我院开展静脉分娩镇痛具体做法：瑞芬太尼首剂量 20μg，持续量从 0.1μg/(kg·min) 开始，可根据患者宫缩、VAS 评分调整瑞芬太尼至 0.15μg/(kg·min)。自控量每次 0.25μg/kg，注入速度在 40~50ml/h，自控时间锁定在 10~30 分钟。经验总结：可适当增加持续量，因为持续量为匀速，经过一段时间后产妇相对稳定，我们每次调整持续量可根据产程进展、VAS 评分、血氧饱和度，每次可增加约 2ml，[以 70kg 产妇为例增加剂量为 0.001μg/(kg·min)]每次调整 5~10 分钟后行 VAS 评分，如果持续量大于 0.15μg/(kg·min)，VAS 评分持续高于 5 分，及时更改为椎管内分娩镇痛。因为瑞芬太尼 0.25μg/(kg·min) 为麻醉剂量，有可能影响呼吸，我们把极量控制在

0.20μg/(kg·min)(包括持续量及自控量),我院给予的剂量和各种文献相比还是比较保守的,因此相对来说还是比较安全的。切忌镇痛效果欠佳而无限度增加瑞芬太尼的剂量,那样效果可能也不会很理想,且不良反应且是成倍地增加的,因此及时更改为椎管内分娩镇痛才是更好的选择。静脉分娩镇痛过程中严密观察产妇和必要的心电监护是必不可少的。目前对于静脉分娩镇痛的临床经验、研究资料均较少,对新生儿远期影响尚不明确,这就需要各位同仁共同努力,才能使此项技术逐渐成熟起来。

四、专家点评

2016 年,由产科麻醉学组的专家共同撰写的《分娩镇痛专家共识(2016 版)》在描述静脉镇痛时只有下面一段:当产妇椎管内分娩镇痛方式存在禁忌时,才选择静脉分娩镇痛,但必须根据医院救治条件选择,特别要有麻醉医师严密监测母体和胎儿的生命体征变化,以防危险情况发生。本来撰稿时书写了适应范围和剂量,但恐引起临床误导而删除,总体认为静脉分娩镇痛缺乏安全性,且效果较差,在临床上不倡导使用。

1. 从静脉分娩镇痛的特点来讲,理论上应选择速效、短效类的药品,故近年静脉镇痛的研究和临床应用基本都是围绕瑞芬太尼开展的。

2. 多数文献中瑞芬太尼用于分娩镇痛的推荐剂量比较一致的是围绕如下的设置:单次剂量 0.25~0.5μg/kg,背景剂量 0.05μg/(kg·min),锁定时间 2~3 分钟。多数文献均描述静脉分娩镇痛有一定的呼吸抑制现象,需要严密的监测。

3. 应该强调,不建议静脉分娩镇痛作为常规的镇痛方法,不适合行椎管内分娩镇痛的产妇,在技术成熟、有能力的医疗机构可以考虑静脉分娩镇痛,一旦使用静脉镇痛,麻醉医师必须持续监测。

4. 本病例全文未提及镇痛后的监护,给予的镇痛参数和分析、引用的观点均有不合理性,不具有参考、引用和应用价值。

5. 本病例汇报的背景剂量过大、锁定时间过长,均有悖于绝大多数文献推荐的做法。(点评专家:首都医科大学附属北京妇产医院 徐铭军)

(病例提供:河北省廊坊万福妇产医院 刘会军)

(校验人员:首都医科大学附属北京妇产医院 徐铭军)

参 考 文 献

[1] Volmanen P, Akural E, Raudaskoski T, et al. Comparison of remifentanil and nitrous oxide in labour analgesia. Anaesth Anaesthsiol Scand, 2005, 49: 453 – 458

[2] Baleneo HD, Conard PF, Gross JB. The pharmacodynamic effect of a remifentanil bolus On ventilatory control. Anesthesiology, 2000, 92: 393 – 398

[3] Bowdle TA. A multicental evaluation of remifentanil for early post – operativeanalgesia. Anesth Aanlg. Dec, 1996, 83: 1292

[4] 宋莉晖, 杨成对. 瑞芬太尼在人体中的代谢动力学研究. 分析化学, 2007, 35(2): 277 – 280

[5] 曾奎，杨莹莹，黄瀚，等. 剖宫产全麻诱导使用瑞芬太尼对新生儿的影响. 四川大学学报医学版，2009，40(4)：755–757

[6] Owen MD, Poss MJ, Dean LS, et al. Prolonged intravenous remifentanil infusion for labor analgesia. Anesth Analg, 2002, 94: 918–919

[7] 王国林，徐铭军，王子千. 妇产科麻醉学(第2版). 北京：科学出版社，2012，443、448–449

病例 57　连续蛛网膜下隙分娩镇痛在剖宫产术后再次妊娠阴道分娩的应用

一、导读

剖宫产术后再次妊娠阴道分娩(trial of labor after previous cesarean delivery，TOLAC)最大的顾虑是子宫破裂，目前均要求实施分娩镇痛，一旦发生险情可迅速中转剖宫产。连续蛛网膜下隙麻醉是通过放置于蛛网膜下隙的微导管输注麻醉药物产生麻醉和镇痛作用。该技术分娩镇痛微量用药，起效迅速，镇痛效果显著，可以减少产痛的刺激、抑制过强烈的宫缩，同时可以通过调整药物浓度和剂量保留轻微的宫缩痛，以确保分娩镇痛的效果不会完全掩盖子宫破裂的征象。一旦发生子宫破裂可以通过已留置的蛛网膜下隙麻醉导管回抽脑脊液后迅速给药进行蛛网膜下隙麻醉，实施即刻剖宫产术。

二、病例介绍

1. 基本资料　产妇，29岁，身高166cm，体重75kg。主因"停经39⁺周，规律腹痛2⁺小时"入院。孕3产1，孕39⁺周，头位，剖宫产再孕，4年前曾行子宫横切口剖宫产术。

2. 分娩镇痛前访视　查体：体温36.2℃，血压110/75mmHg，心率80次/分，胎心率：140次/分。血常规、凝血功能、生化等化验检查均无异常。产科检查：宫底高度35cm，腹围100cm，宫缩30s/3~4min，头位，估计胎儿大小：3200g。产科超声检查：单活胎，头位，胎盘位于子宫前壁，子宫前壁下段肌层连续，较薄处厚约2.8cm。

产科决定TOLAC，宫口开至2cm，产妇疼痛难忍，视觉模拟评分(visual analogue scale，VAS)为8分，无椎管内穿刺禁忌证，拟行连续蛛网膜下隙分娩镇痛(continuous spinal analgesia，CSA)术。

3. 分娩镇痛的实施和管理　产妇入室后开放外周静脉并输液、常规生命体征监测、胎心监测。嘱产妇左侧卧位，常规消毒铺巾，选择21G Sprotte®蛛网膜下隙麻醉穿刺针在L₃₋₄间隙进行连续蛛网膜下隙穿刺，见脑脊液溢出后，向头端置入25G微导管，妥善固定后平卧。给予0.03%罗哌卡因+舒芬太尼0.8μg/ml共计5ml。观察5分钟，血压108/70mmHg、心率82次/分、胎心率142次/分，产妇主诉宫缩时疼痛较之前缓解，VAS评分为3分，测量镇痛平面在T₁₀，改良Bromage运动神经阻滞评分为0级，无皮肤瘙痒、恶心呕吐、双下肢活动异常等临床表现。连接电子镇痛泵，泵液含0.025%罗哌卡因＋舒芬太尼0.5μg/ml共100ml,设置参数:背景剂量2ml/h、PCA 2ml/次,锁定时间15分钟。1小时后产妇VAS评分为2分,2小时后VAS评分为4分,镇痛后生命体征平稳,改良Bromage评分为0级。3小时后宫口开全,停止给予背景剂量,嘱产妇疼痛加剧时自主按压止疼,3.5小时后产妇娩出一女婴,阴道轻度裂伤,Apgar评分1分钟、5分钟、10分钟均为10分,VAS评分为5分,改良Bromage评分为0级,第二产程持续约34分钟,全产程期间患者生命体征平稳,胎心率在正常范围内,宫缩频率和强度均在正常范围内,未见明显抑制,产妇电子泵按压次数为0。第三产程胎盘娩出顺利,后行阴道裂伤缝合,查子宫收缩良好,产妇无明显不适。电子镇痛泵一直使用到产后2小时,产妇离开产房前,拔出蛛网膜下隙导管。产后24小时、36小时随访无头疼、恶心、神经并发症等发生。

三、病例分析

(一)关键问题

1. TOLAC分娩镇痛过程中可能事件处理　TOLAC虽然存在自身的优越性,但仍具有较高的风险性,一旦产妇分娩指征出现异常,就需要果断放弃试产,中转为剖宫产,规避不良妊娠结局的出现。

(1)试产失败:如出现胎心率异常、胎儿窘迫、胎头下降受阻、滞产等异常分娩时应由产科医师再次评估是否适合阴道分娩,并再次与家属交代病情,如试产失败,可中转剖宫产,选择椎管内麻醉、全身麻醉等方式于手术室行剖宫产术。

(2)子宫破裂:子宫破裂的诱因包括既往剖宫产史、子宫手术史、分娩过程中产程不顺利,产妇用力不均,宫腔内压力持续过高、引产药物使用不当、胎儿过大等[1],有研究者通过回顾性的研究发现,既往子宫手术史尤其是剖宫产手术史,被认为是发生妊娠期子宫破裂最重要的危险因素[2]。子宫破裂分为完全性破裂和不完全性破裂。完全性子宫破裂时,约14%发生严重的并发症,包括产后出血、子宫切除等。新生儿缺氧缺血性脑损伤并遗留远期并发症为0.5%~19%,围生儿并发症率为6%,围生儿死亡率<0.2%。临床上常见的子宫破裂征象有[3]:①胎心监护异常,特别是出现胎儿心动过缓、变异减速或晚期减速等;②严重的腹痛,尤其在宫缩间歇期持续存在的腹痛;③子宫瘢痕部位的压痛和反跳痛;④产妇心动过速、低血压、晕厥或休克;⑤产程中胎先露位置升高;⑥先前存在的有效宫缩突然停止;⑦血尿;⑧产前或产后阴道异常出血;⑨腹部轮廓改变,在以往的位置不能探及胎心。其中最多见的临床表现为胎心监护异常[4]和腹痛,胎心监护异常的发生率高达66%~75%[5],临床上一旦发现胎心异常以及在分娩镇痛情况下,出现持续不能忍受的疼痛等子宫破裂的征象时可通过超声、腹腔穿刺来协助诊断。由产科、麻醉科、新生儿科医师在内的多学科团队进行紧急处理,立即采取措施抑制子宫收缩:可给予吸入或静脉全身麻醉,肌内注射哌替啶100mg等缓解宫缩,并给产妇吸氧,立即备血的同时,尽快行剖宫产术。一旦确诊子宫破裂,无论胎儿是否存活,均应在积极抢救休克的同时,尽快手术治疗,同时严密监测产妇的生命体征、出血等情况,维持生命体征的平稳,必要时输血治疗,并积极预防感染[6~7]。

2. CSA用于TOLAC分娩镇痛的优势　CSA采用蛛网膜下隙连续给药的模式实现了

单次蛛网膜下隙麻醉起效快、镇痛效果好和连续硬膜外镇痛时间可控的双重优势。除此之外，在分娩镇痛临床应用上还有其自身优势所在。

（1）同等镇痛效果下，实现微量给药，使得进入胎盘循环药量减少，对胎儿、新生儿影响小。CSA 相较于连续硬膜外分娩镇痛，减少了局部麻醉药物的使用剂量，避免了全脊髓麻醉及局部麻醉药物中毒的危险，且可以全产程采取单纯阿片药物进行分娩镇痛，减少了局部麻醉药物运动阻滞的风险。张宁等[8]人利用舒芬太尼脂溶性高，与阿片受体亲和力强，只阻滞产妇的痛觉而不对其宫缩、产程、产力产生麻醉作用等优点，结合 CSA（S 组）与腰-硬联合分娩镇痛（C 组）进行比较，发现单纯使用舒芬太尼 CSA 行分娩镇痛是可行的，虽然 S 组镇痛起效较 C 组慢，但舒芬太尼的使用量 S 组（21.3 ± 11.7）μg 明显低于 C 组（30.6 ± 10.6）μg，S 组镇痛效果确切完善、产妇循环波动小、不良反应小。周朝明等[9]提出微量舒芬太尼 Spinocath 导管鞘内连续给药具有起效快、镇痛效果好、缩短产程、降低剖宫产率等优点，但硬膜穿刺后头痛（postdural puncture headache，PDPH）发生率高且费用略贵。韩斌[10]等认为罗哌卡因混合舒芬太尼 CSA 用于分娩镇痛的效果优于两者单独应用。

（2）分娩镇痛到剖宫产麻醉的快速转换：目前分娩镇痛最常用的镇痛方式是连续硬膜外分娩镇痛，但对于 TOLAC 急诊转剖宫产的产妇而言，硬膜外导管给药往往存在药物容量要求大、起效慢、阻滞不全等缺点，往往不能及时有效满足剖宫产麻醉要求，常常需要重新进行穿刺或者全身麻醉以满足手术需求，增加了产妇第 2 次穿刺以及全身麻醉新生儿呼吸抑制等概率，且用药量大，增加了全脊髓麻醉的风险。而 CSA 导管回抽脑脊液后于蛛网膜下隙直接给药，起效快、循环稳定、肌松效果好、镇痛明确，可以实现分娩镇痛到剖宫产麻醉的快速转换。Tao W 等[11]报道称经 23G 鞘内导管 CSA 提供了分娩镇痛到剖宫产麻醉的快速转换，成功率达 94%。

（3）便于以脑脊液回流确定导管位置：既往有文献报道常规的连续硬膜外穿刺或腰-硬联合穿刺时导管有置入蛛网膜下隙和硬膜下间隙的潜在危险[12~13]。对于行分娩镇痛产妇而言，分娩过程中体位的变化可能会使得导管位移，无法完全明确导管位置，导致镇痛失败。而 CSA 采用一点法穿刺，可以通过留置的蛛网膜下隙导管回抽脑脊液明确导管所在位置，注入局部麻醉药物或阿片类药物进行麻醉与镇痛。

（4）血流动力学稳定，呼吸抑制轻微，平面可控：CSA 与单次蛛网膜下隙麻醉相比，采取滴注的给药方式，药物扩散相对缓慢，从而使得神经阻滞缓慢，小剂量分次给药即可达到预期的麻醉和镇痛效果，血流动力学波动小。且平卧位后通过留置的导管给药达到需要的麻醉平面，减少了体位改变对循环的影响，避免了体位因素导致的单侧脊神经阻滞不全[14]。近年来有学者根据 CSA 循环稳定的优点将其用于合并心肺血管疾病孕产妇的分娩镇痛[15~16]。

（二）诊治思维

TOLAC 因有子宫破裂的风险，目前多数文献和指南[3~4、17]认为对于 TOLAC 的产妇应早期行椎管内分娩镇痛，减少产痛刺激，增强 TOLAC 产妇阴道试产的信心，同时椎管内镇痛置管可为紧急剖宫产做准备，从而降低剖宫产率，增加分娩过程的安全性以及

TOLAC 的成功率。选择 CSA 进行分娩镇痛,一方面起效迅速,镇痛完善;另一方面一旦发生子宫破裂可以立刻通过蛛网膜下隙麻醉导管回抽脑脊液后给药,起效迅速、镇痛完善,起到了分娩镇痛到剖宫产的快速转换,对于 TOLAC 更加安全可行。

（三）规范处理

对于 TOLAC 的产妇,麻醉医师应 24 小时进驻产房,应早期对此类产妇实施椎管内镇痛或超前置管,紧急情况下转为区域手术麻醉,避免全身麻醉,提高母婴安全性。整个产程严密观察产妇生命体征,做好急救准备,进入产程后进行持续胎心监护。对于实行 TOLAC 的产妇,由于子宫破裂的高风险率,且行分娩镇痛后产妇主观阵痛感减弱,对强直宫缩和瘢痕处的疼痛不能有效感知,因此嘱助产师更不能忽视宫缩的监测,应用手摸腹部,了解宫缩的强度及张力,观察腹痛性质及间隔时间,及时评估有无子宫下段压痛和病理性缩复环,第二产程过程中应严密观察宫腔压力的变化,嘱产妇适时适力使用腹压,谨慎使用催产药物。同时应严格掌握试产时间及产程时间,不可无限制地试产。

（四）经验与教训

TOLAC 分娩镇痛的麻醉管理应严格掌握其阴道分娩的指征和并发症,从多方面综合考虑,认真评估分娩镇痛的风险,过程中要对 TOLAC 行全产程的持续胎心监护、生命体征、镇痛等方面的监测,警惕和预防子宫破裂等严重并发症的发生,一方面可以适量减少镇痛药物的浓度或剂量,在减少强烈宫缩痛的基础上,保留轻微的宫缩痛,以确保分娩镇痛的效果不会完全掩盖子宫破裂的征象;另一方面在分娩镇痛情况下,若产妇出现了持续不能忍受的疼痛或不断要求增加镇痛药物剂量时,结合临床表现,应首先排除子宫破裂的风险。

（五）研究进展

有关 CSA 的国内外文献中,无论是描述性还是比较性研究,几乎没有研究评估 CSA 在产科麻醉方面的安全性及有效性。绝大部分文献报道的是 CSA 用于合并心脏或其他疾病的产妇麻醉及镇痛方面的病例[15~16]。CSA 技术是一项有意义的技术,其在分娩镇痛临床应用上有血流动力学稳定、微量用药、镇痛完善、分娩镇痛到剖宫产麻醉快速转换等方面优势,同时也有 PDPH 等并发症的顾虑,但对于合并心血管疾病、高危产妇的分娩镇痛可能比其他镇痛方法更有价值,为分娩镇痛临床应用提供了新思路。

四、专家点评

TOLAC 是目前国际围产医学界比较推崇的观点,可以有效地降低剖宫产率,但其有发生子宫破裂的顾虑,发生率为 0.1%~1%,医疗机构需要有较强的抢救团队。有学者认为,我国医疗资源和水平差距较大,不具备条件的医院不必盲从。

1. 美国妇产医学院(ACOG)和美国麻醉协会(ASA)以及中国围产医学会和中国产科麻醉学组达成一致共识,凡是行 TOLAC 的产妇均需要实施椎管内分娩镇痛,一旦有先兆子宫破裂或子宫破裂可迅速经硬膜外导管实施麻醉而行手术。此种情况的镇痛不仅仅是舒适化医疗,更是分娩安全的保障。

2. CSA 采用蛛网膜下隙连续给药的模式实现了单次蛛网膜下隙麻醉起效快、镇痛效果好和连续硬膜外分娩镇痛时间可控的双重优势。因为独特的给药途径,实现了微量给药，使得进入胎盘循环药量减少，对胎儿、新生儿影响更小。

3. 必须在椎管内分娩镇痛下行 TOLAC，一旦发生先兆子宫破裂或子宫破裂，可迅速通过已经置入硬膜外间隙或蛛网膜下隙的导管推注局部麻醉药而转化为麻醉，以便满足抢救性的即刻剖宫产所需。

4. 子宫破裂有的产妇会有突然的腹痛或腹痛加剧，瘢痕子宫产妇行分娩镇痛最好保留一定的宫缩痛为佳，但腹痛不是其特有的临床表现，子宫破裂的共同临床表现和诊断的"金标准"是突然的胎心率下降。故 TOLAC 一定要在严格的胎心监护下实施。（点评专家：首都医科大学附属北京妇产医院　徐铭军）

（病例提供：山西医科大学第二医院　吉嘉炜）
（病例提供：首都医科大学附属北京妇产医院　徐铭军）
（校验人员：首都医科大学附属北京妇产医院　徐铭军）

参 考 文 献

[1] 李玲，于昕，郎景和. 剖宫产术后再次妊娠子宫破裂 10 例临床分析. 中国实用妇科与产科杂志. 2014, 30(12)：981 - 983

[2] Kelly BA, Bright P, Mackenzie IZ. Does the surgical approachused for myomectomy influence the morbidity in subsequent pregnancy? J Obstet Gynaecol, 2008, 28(1)：77 - 81

[3] 中华医学会妇产科学分会产科学组. 剖宫产术后再次妊娠阴道分娩管理的专家共识(2016). 中华妇产科杂志, 2016, 51(8)：561 - 564

[4] ACOG Practice bulletin No115：Vaginal birth after previous cesarean delivery. Obstet Gynecol, 2010, 116(2 Pt 1)：450 - 463

[5] Barger MK, Weiss J, Nannini A, et al. Risk factors for uterine rupture among women who attempt a vaginal birth after a previouscesarean: a case - control study. J Reprod Med, 2011, 56(7 - 8)：313 - 320

[6] 姚尚龙. 浅谈瘢痕子宫妊娠分娩的相关问题. 中国麻醉学杂志, 2016, 36(1)：14 - 15

[7] 刘铭，段涛. 剖宫产术后阴道分娩的管理. 中华围产医学杂志, 2014, 17(3)：160 - 163

[8] 张宁，徐铭军. 舒芬太尼连续蛛网膜下隙阻滞用于分娩镇痛的可行性. 临床麻醉学杂志, 2013, 29(3)：222 - 225

[9] 周朝明，黎君君，劳诚毅，等. Spinocath 导管鞘内连续给药和腰 - 硬联合阻滞分娩镇痛的对照研究. 中国妇幼保健, 2011, 26(27)：4258 - 4260

[10] 韩斌，徐铭军，张明. 罗哌卡因、舒芬太尼单独或混合用药连续蛛网膜下隙阻滞用于分娩镇痛效果的比较. 中华麻醉学杂志, 2016, 36(11)：1309 - 1312

[11] Tao W, Grant EN, Craig MG, et al. Continuous spinal analgesia for labor and delivery: an observational study with a 23 - Gauge spinal catheter. Anesth Analg, 2015, 121(5)：1290 - 1294

[12] 张宁，徐铭军. 脊椎 - 硬膜外联合麻醉患者术后镇痛硬膜外导管误入硬膜下间隙一例. 中华麻醉学杂志, 2005, 25(12)：951

[13] 李茂芳. 低阻注射器发现硬膜外导管误入蛛网膜下隙 2 例. 实用医学杂志, 2012, 28(7)：1144

[14] Reisli R, Celik J, Tuncer S, et al. Anaestheticand haemodynamic effects of continuous spinal versus con-

tinuous epidural anaesthesia with prilocaine. Eur J Anaesthesiol, 2003, 20(1): 26 – 30

[15] Van de Velde M, Budts W, Vandermeersch E, et al. Continuous spinal analgesia for labor pain in a parturient with aortic stenosis. Int J Obstet Anesth, 2003, 12(1): 51 – 54

[16] Hyuga S, Okutomi T, Kato R, et al. Continuous spinal labor analgesia for two deliveries in a parturient with severe subvalvular aortic stenosis. J Anesth, 2016, 30(6): 1067 – 1070

[17] Antilles L, Vayssiere C, Beucher G, et al. Delivery for women with a previous cesarean guidelines for clinical practice from the French College of Gynecologists and Obstetricians(CNGOF). Eur J ObstetGynecol Reprod Biol, 2013, 170(1): 25 – 32

病例 58 分娩镇痛中转剖宫产硬膜外导管误入蛛网膜下隙的分析及处理

一、导读

硬膜外导管误入蛛网膜下隙者临床少见,但是若放松警惕,单位时间内注药速度快、剂量大,常引起全脊麻醉以及呼吸停止、心搏骤停等严重问题。因此,无论是手术麻醉还是分娩镇痛都应严密观察。一旦发现导管误入,应加强心率、血压、呼吸、心电图、血氧饱和度的监测,维持呼吸、循环的稳定。对于分娩镇痛中转剖宫产时,要特别提高警惕。此文汇报一例分娩镇痛中转剖宫产发现硬膜外导管误入蛛网膜下隙的病例。

二、病例介绍

1. 基本资料 产妇,27 岁,身高 160cm,体重 62kg。孕 39^{+3} 周,头位,妊娠期糖尿病,甲亢,NST 有反应,查宫高 37cm,腹围 98cm,估计胎儿体重(3500 ±400)g,胎膜未破,于 2017 年 3 月 31 日收入院待产。OGTT 5.3 ~ 9.1 ~ 9.4mmol/L,孕前无糖尿病,诊断为妊娠期糖尿病。饮食 + 运动控制血糖。

2. 分娩镇痛前访视 2017 年 4 月 4 日 13:00 查体:血压 124/77mmHg、心率 96 次/分、胎心率 140 次/分。产科检查:羊水清;宫缩:宫缩强度弱,4 分钟一次,一次持续约 20 秒;头位;估计胎儿大小(3500 ±400)g。产科超声检查:单活胎,头位,胎盘位于子宫后壁。宫口开 2cm,产妇疼痛视觉模拟评分为 8 分。无椎管内穿刺禁忌证,拟行硬膜外分娩镇痛。

3. 分娩镇痛的实施和管理 13:26 产妇入室后开放外周静脉并输液、常规监测生命体征。嘱产妇左侧卧位,常规消毒铺巾,选择 L_{1-2} 间隙进行硬膜外穿刺。待针尖阻力消失后,用低阻力注射器接硬膜外针推生理盐水无阻力,遂置入硬膜外导管,置入时感觉阻力较大,难以置入,然后轻微左右旋转导管,方才向头侧置入导管 4cm。反复回抽无血液和脑脊液。妥善固定后给予 1.73% 碳酸利多卡因注射液 3ml 作为试验剂量。未观察满5 分钟即分次缓慢注射 0.068% 罗哌卡因 + 舒芬太尼 0.3μg/ml,共计 8ml。连接电子镇痛泵,泵液含 0.068% 罗哌卡因 + 舒芬太尼 0.3μg/ml 共 100ml。设置参数:背景剂量 7ml/

h，PCA 5ml/次，锁定时间 20 分钟。监测血压 121/78mmHg、心率 101 次/分，产妇主诉宫缩痛缓解，双下肢无力抬起。10 分钟后再次去床旁评估，产妇精神较紧张，主诉不仅双下肢麻木，双上肢肌力也降低，呼吸略感困难。此时，判断硬膜外导管置入蛛网膜下隙，发生了异常广泛脊神经阻滞。为防止仰卧位低血压综合征，协助产妇左侧卧位，呼吸困难缓解。此时，血压 123/78mmHg、心率 106 次/分、血氧饱和度 100%、胎心率 140 次/分。为防止血压骤降，密切观察生命体征，并快速输注平衡液 500ml。于下午 4：30 查体，产妇精神放松，测定感觉平面在 T_6，无呼吸困难。血压 126/73mmHg、心率 106 次/分、脉氧饱和度 100%、胎心率 136 次/分。18：00 产科医师查房发现宫口大小维持在 2cm，无进展，宫缩频繁且弱，胎心率 139 次/分，测量体温 37.8℃，考虑产程阻滞、产前发热，与产妇及家属沟通后，要求剖宫产终止妊娠。

于当晚 20：10 入手术室，此时产妇双下肢感觉和肌力已经恢复正常。产妇与手术室高年资主治医师告知分娩镇痛的效果后，因给予首剂量后发生了异常广泛脊神经阻滞，也认为硬膜外导管置入蛛网膜下隙。于是拔除硬膜外导管，20：20 于 L_{3-4} 实施腰-硬联合麻醉，蛛网膜下隙麻醉采用 0.5% 耐乐品 2.5ml。术前胎心 138 次/分。20：30 手术开始，引流出 600ml 清亮羊水，20：37 娩出一女婴，体重 3265g、身长 50cm，Apgar 评分 1 分钟、5 分钟均为 10 分。随后缩宫素 20U 宫体注射，20U 加入平衡液缓慢静脉滴注。因子宫下段收缩不良，随后予以卡贝缩宫素（巧特欣）100μg 静脉注射，卡前列素氨丁三醇（欣母沛）250μg 宫体注射。术中出血 400ml、尿量 100ml，色清。

4. 患者的转归及处理　术后随访 3 天，双下肢感觉活动无障碍，无头痛等并发症。

三、病例分析

1. 关键问题　全脊髓麻醉：因硬膜外穿刺针或硬膜外导管误入蛛网膜下隙而未能及时发现，超过蛛网膜下隙麻醉数倍的局部麻醉药注入蛛网膜下隙，可产生异常广泛的阻滞，简称全脊麻，发生率平均为 0.24%（0.12%~0.57%）。临床表现为注药后迅速出现广泛的感觉和运动神经阻滞（多见于给药后 5 分钟内），出现意识不清、双侧瞳孔扩大固定、呼吸停止、肌无力、低血压、心动过缓，甚至出现室性心律失常或心搏骤停。

（1）异常广泛脊神经阻滞：注入常规剂量的局部麻醉药后，出现异常广泛的脊神经阻滞现象，但并非是全脊麻。其临床特点为：延迟出现（10~15 分钟）的广泛脊神经阻滞、阻滞范围仍呈阶段性。前驱症状为胸闷、呼吸困难、说话无力及烦躁不安；继而发展为严重通气不足，甚至呼吸停止，血压可大幅度下降或变化不明显；脊神经被阻滞常达 12~15 节，仍为阶段性。异常广泛脊神经阻滞有两种可能，即硬膜外间隙广泛神经阻滞与硬膜下间隙广泛阻滞。

（2）异常广泛脊神经阻滞是否导致产程延长：椎管内分娩镇痛对宫缩和产程的影响尚无一致意见。很多研究都表明，硬膜外分娩镇痛用于第一产程对产程进展及宫缩均无明显影响。此外，硬膜外分娩镇痛还有缩短第一产程的趋势，可能与阻滞子宫下段和宫颈运动神经及骨盆底阴道运动神经，消除软组织阻力，有利于胎头下降及宫颈扩张有关。但是，如阻滞平面超过 T_{10}，或阻滞子宫体运动神经，可使宫缩减弱，第一产程延长。

2014 年新产程标准及处理的专家共识[1]，规定了第二产程延长的诊断标准：①对于初产妇,如行硬膜外分娩镇痛,第二产程超过 4 小时,产程无进展(包括胎头下降、旋转)可诊断第二产程延长;②对于经产妇,如行硬膜外分娩镇痛,第二产程超过 3 小时,产程无进展(包括胎头下降、旋转)可诊断第二产程延长。其原因可能与阻滞了骨盆肌肉、直肠的感觉神经,反射性诱发腹肌收缩能力下降有关。

本例产妇 2017 年 4 月 4 日 5:45 宫缩不规则,开始静脉滴注缩宫素 0.02U/min,虽然逐渐增加滴速至 0.08U/min,至实施分娩镇痛前,但是宫缩强度一直较弱,间歇 4~5分钟,持续 20 秒。在分娩镇痛后,缩宫素滴速为 0.18U/min,宫缩强度,持续时间和间歇时间没有显著变化。可能与麻醉平面过高,阻滞了支配子宫平滑肌的交感神经,导致宫缩较弱,或者产妇子宫对对缩宫素不敏感有关。

(3)分娩镇痛与产前发热:尽管椎管内分娩镇痛可能通过温度调节功能改变、产热增加、散热减少导致非感染性发热,但是人工破膜、频繁的检查宫口容易导致寄生于阴道和宫颈管的内源性病菌上行感染。且破膜距离临产时间越长,宫腔感染的机会越多[2]。本例产妇在分娩镇痛前 2017 年 4 月 4 日 7:30 血常规即显示白细胞计数 11.46 ×10^9/L、中性粒细胞百分比 72.1%、中性粒细胞绝对数 8.26 ×10^9/L、C - 反应蛋白 23mg/L,表明已经存在感染。从破膜到体温 37.8℃ 共历时约 31 小时,因此宫内感染的概率大大增加。另外,妊娠期糖尿病导致抵抗力下降,也容易并发感染。

2. 诊治思维 既往有文献报道常规硬膜外穿刺或腰 - 硬联合穿刺时,导管有置入蛛网膜下隙或硬膜下隙可能性存在[3、4]。对于行硬膜外分娩镇痛的孕产妇而言,待产过程中体位变化可能会使导管移位,无法确定导管的位置。本例产妇,硬膜外置管后回抽无血无脑脊液,在注射负荷剂量后 10~15 分钟出现的广泛脊神经阻滞,症状为胸闷、呼吸稍困难、精神紧张;双上肢及双下肢无力,血压、心率变化不明显;平面上达 C_4。为防止仰卧位低血压综合征的发生,辅助产妇左侧卧位,并快速输液。密切观察生命体征,继续待产。当产妇存在产前发热,可能引起胎儿宫内窘迫、感染、缺氧、甚至发生胎死宫内等风险,应及时剖宫产终止妊娠。

3. 规范处理 全脊髓麻醉的治疗方法:①建立人工气道和人工通气;②静脉滴注,使用血管活性药物维持循环稳定;③如发生心搏骤停应立即实施心肺复苏;④对产妇进行密切监测,直至神经阻滞症状消失。异常广泛脊神经阻滞处理原则同全脊髓麻醉。

4. 经验与教训 防止硬膜外导管误入硬膜下间隙应注意:①硬膜外穿刺切忌用力过猛过深、反复注气试验扩张、分离了潜在的硬膜下间隙,导管易误入;②硬膜外穿刺针进入硬膜外间隙后,旋转 180° 可能划破硬脊膜至硬膜下间隙,常见于先向头端或尾端注药,然后反向旋转置管[4]。由于在硬膜外分娩镇痛操作完成后,产妇返回待产室继续待产,因此应密切观察麻醉效果,加强监测,及早发现异常情况。一旦出现广泛阻滞,处理原则是维持循环及呼吸功能。治疗方法:①建立人工气道和人工通气;②静脉滴注,使用血管活性药物维持循环稳定;③如发生心搏骤停应立即实施心肺复苏;④对患者进行密切监测,直至神经阻滞症状消失。

5. 预防[5]

(1)正确操作,确保局部麻醉药注入硬膜外间隙,注药前回吸确认无脑脊液回流,缓慢注射及反复回吸。

（2）强调采用试验剂量，试验剂量不应超过蛛网膜下隙麻醉用量（通常为2%利多卡因3~5ml），并且有足够观察时间（不短于5分钟）。

（3）如发生硬脊膜穿破建议改用其他麻醉方法。如继续使用硬膜外麻醉或镇痛，应严密监测并建议硬膜外少量分次给药。

四、专家点评

1. 据一项包括超过30万例产科患者的meta分析显示，硬膜外穿刺针和导管无意识穿破硬脊膜的发生率约为1.5%。对于国内庞大的产科群体来讲，这个发生人数可谓不低。本例患者发现及时，虽未发生意外，但应引起足够的重视。假设该产妇由于产前发热，产程阻滞，被转到手术室行剖宫产手术。若接诊的麻醉医师没有判断出导管置入蛛网膜下隙，在手术室内推注了硬膜外麻醉的药液，试想可能发生什么样的后果。

该病例提示我们一定要注意规范操作，导管回抽无脑脊液，不能作为排除硬膜外导管误入蛛网膜下隙的判断标准，还是需要严格评估试验剂量的效果。Chesnut产科麻醉学推荐硬膜外试验剂量的判断时间是3~5分钟，而该例不足5分钟就推注了后续的药物。所幸发现及时，且局部麻醉药物浓度较低。发生蛛网膜下隙置管后，要和参与该产妇处理的医护人员进行沟通和告知，做好应对措施的准备，尤其是对转为剖宫产的产妇，要和后续的麻醉医师做好交接。如果继续实施分娩镇痛，可以按照蛛网膜置管持续镇痛实施管理，亦可拔除后重新置管。在当前繁忙的工作环境中，为避免出现差错和问题，可能还是重新置管、重新评估为好。（点评专家：同济大学附属第一妇婴保健院 刘志强）

2. 该分娩镇痛病例在给予硬膜外的试验量和首次剂量后产妇主诉宫缩痛缓解，双下肢无力抬起，此现象已不是单纯的硬膜外镇痛应该出现的症状和可以解释的现象，此时就应引起麻醉医师的高度重视。而事实上是麻醉医师10分钟后再次去床旁评估，双上肢肌力也降低，呼吸略感困难。此时，判断硬膜外导管置入蛛网膜下隙，为时较晚，好在给予的是镇痛剂量，未导致严重后果。

硬膜外间隙麻醉或镇痛，导管最终留置在蛛网膜下隙或硬膜下间隙都存在理论的可能性。但是，一旦发现了此种情景，在场的麻醉医师应高度重视，并做出各种标记记录和警示。分娩镇痛耗时漫长，管理者有可能是多人，且镇痛后的分娩结局也是多样化的，有可能行剖宫产。所以，发现导管位置异常的情况要让所有可能参与此患者治疗的医护人员知道。该病例恰又是中转剖宫产，手术时的麻醉医师是从与患者的交谈中判断出来导管置入了蛛网膜下隙，若缺乏交流而匆忙实施硬膜外间隙麻醉则后果不堪设想。

后续麻醉医师拔出导管，重新进行腰-硬联合麻醉无可厚非。也可以利用已置入鞘内的导管直接行连续蛛网膜下隙麻醉以节省时间，术后可接连续蛛网膜下隙镇痛或拔出导管行静脉镇痛。（首都医科大学附属北京妇产医院 徐铭军）

（病例提供：同济大学附属第一妇婴保健院 宫嫣）
（校验人员：同济大学附属第一妇婴保健院 林蓉）
（本章总校验：首都医科大学附属北京妇产医院 车向明）

参 考 文 献

[1] 时春艳，李博雅. 新产程标准及处理的专家共识(2014). 中华妇产科杂志，2014，49(7)：486
[2] 李佳宁，王欣. 产时发热与宫内感染. 北京医学，2015，37(6)：575 - 577
[3] 尹剑军，牛瑞芳. 连续硬膜外间隙麻醉引起脊麻三例. 内蒙古医学杂志，2012(S4)：124 - 125
[4] 张宁，徐铭军. 脊椎 - 硬膜外联合麻醉患者术后镇痛硬膜外导管误入硬膜下间隙一例. 中华麻醉学杂志，2005，25(12)：951
[5] 吴新民，王俊科，庄心良，等. 椎管内阻滞并发症防治专家共识(快捷). 中国继续医学教育，2011，(10)：141 - 148

第十五章 其 他

病例 59 臀位合并胎儿颈部巨大囊肿的 EXIT 麻醉管理

一、导读

产时胎儿手术(ex-utero intrapartum treatment, EXIT)是胎儿手术的一种,指剖宫产时在维持胎儿-胎盘循环状态下对胎儿实施手术,以治疗潜在的可能危及胎儿生命的疾病。在麻醉管理方面需要同时关注产妇和胎儿两个个体,麻醉风险及并发症发生率相对较高。我院为一例臀位妊娠的颈部巨大囊肿(最大径线 16cm)的胎儿成功实施了 EXIT。手术中应用了静吸复合麻醉、七氟烷吸入和静脉泵注硝酸甘油,为手术提供了良好的子宫松弛条件,为开放胎儿气道争取了时间。产妇和胎儿均预后良好。

二、病例介绍

1. 基本资料 产妇,31 岁,身高 161cm,体重 74kg。孕 1 产 0,此次自然受精妊娠。孕 24 周时行大结构畸形筛查,发现胎儿左侧颌部及颈部占位,大小约 48mm×52mm×65mm。孕 36 周 MRI 提示胎儿颌下及颈前巨大占位 15cm×12cm,考虑淋巴管瘤可能。孕 37 周时,估测胎儿体重 3100g,臀位,胎儿颈部囊实性占位最大径线 16cm(图 15-1)。经产科、麻醉科、新生儿科多方会诊,定于孕 38 周行子宫下段剖宫产术 + EXIT。

2. 麻醉前评估 既往体健,孕期规律产检,无其他产科并发症,ASA Ⅱ级。查体:体温 37.0℃,血压 105/70mmHg,心率 85 次/分。张口度三指,无义齿及活动牙齿,Mallampati 评分:Ⅰ级,颈部活动度好。血常规、凝血功能、生化等实验室检查无异常。

3. 麻醉实施和管理 术前常规禁食禁饮。产妇于 13:05 入手术室,取左倾 15°平卧位。常规监测无创血压、心电图、血氧饱和度,连接 NICOM 无创心排监测仪,经鼻导管吸氧,氧流量为 4L/min。开放右侧上肢静脉及右侧颈内静脉,静脉注射西咪替丁 0.2g、咪达唑仑 2mg。予代斯(羟乙基淀粉 200/0.5 氯化钠注射液)1000ml 预扩容。术者在局部麻醉 B 超引导下行胎儿颈部巨大囊肿囊液抽吸术(图 15-2)(见彩插图 15-2)。历时约 1 小时,先后抽取两房囊液共 670ml。期间产妇呼吸、循环平稳,意识清醒合作,无特殊不适主诉。胎心率维持在 150 次/分左右。

14:40 面罩吸氧(氧流量为 8L/min)3 分钟后开始麻醉诱导,静脉注射丙泊酚

100mg、舒芬太尼 10μg、琥珀酰胆碱 100mg,同时行环状软骨压迫,面罩加压给氧 1 分钟后经口气管插管。麻醉维持:静脉注射顺式阿曲库铵 10mg、舒芬太尼 15μg,同时吸入 8% 七氟烷。待七氟烷 MAC 值达到 2 时,氧流量减到 2L/min,七氟烷浓度减到 5%,泵注去氧肾上腺素 1.6mg/h 维持血压。麻醉诱导后,切皮暴露子宫,七氟烷 3MAC 维持 15 分钟后切开子宫。向羊膜腔内持续灌注 37℃ 生理盐水以维持子宫容积,防止胎盘剥离。静脉注射硝酸甘油 50μg,并持续静脉泵注硝酸甘油 0.5μg/(kg·min)维持子宫松弛,同时调整去氧肾上腺素剂量维持血压,调节室温至 30℃。15:04 胎儿娩出,见胎儿颌部至颈部约 10cm×8cm 巨大包块,张力低。用 37℃ 干燥纱布遮盖胎儿身体保温,监测心率。儿科医师清理胎儿呼吸道、行气管插管(图 15-3),期间胎心率降至 68 次/分,于胎儿臀肌注射阿托品 0.1mg 后好转。15:10 胎儿气管插管成功,断脐后胎盘娩出。立即停止吸入七氟烷和泵注硝酸甘油。调整氧流量至 8L/min,加快洗出七氟烷。静脉滴注缩宫素 20U,静脉注射卡贝缩宫素 100μg,宫体注射缩宫素 20U、卡前列素氨丁三醇 500μg 加强宫缩。估计失血量达 1000ml,术中 NICOM 监测,维持每搏变异率(SVV)<12%,共补液 2000ml,输注红细胞悬液 2U,尿量 200ml。15:50 手术结束,予术后静脉自控镇痛。术毕产妇入 PACU,20 分钟后产妇自主呼吸恢复良好,呼之睁眼,吸净气道分泌物后拔除气管导管,面罩吸氧。继续观察 30 分钟后产妇完全清醒,无不适主诉,血流动力学平稳,送返病房。术后第一天,随访产妇生命体征平稳,术后镇痛良好,子宫收缩好,产后恶露少,无特殊不适。术后第五天出院。新生儿出生后即转入儿科 ICU,一周后顺利进行颈部肿块切除术。

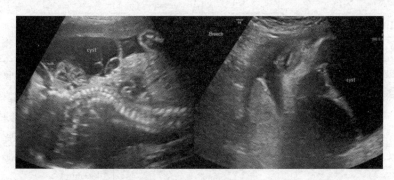

图 15-1　MRI 检查

注:孕 37 周时,估测胎儿体重 3100g,臀位,胎儿颈部囊实性占位最大径线 16cm

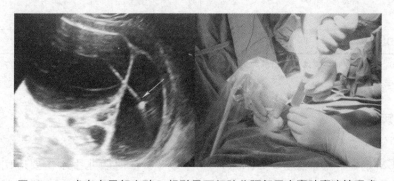

图 15-2　术者在局部麻醉 B 超引导下行胎儿颈部巨大囊肿囊液抽吸术

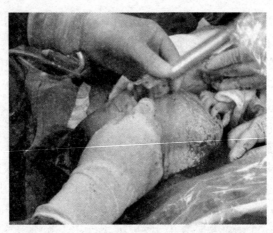

图 15 - 3　儿科医师清理胎儿呼吸道、行气管插管

术中产妇及胎儿生命体征和麻醉管理见表 15 - 1。

表 15 - 1　术中产妇及胎儿生命体征和麻醉管理

	平均动脉压（mmHg）	心率（bpm）	血氧饱和度（%）	SVV（%）	氧流量（L/min）	七氟烷浓度（%）	七氟烷MAC	硝酸甘油	去氧肾上腺素	胎心率（bpm）
T0	120.7	82	98	8	4	0				145
T1	110.7	88	100	6	4	0				150
T2	111.7	100	100	6	8	8				152
T3	128	115	100	6	2	5	2		1.6mg/h	148
T4	78.7	98	99	5	2	5	3	50μg,静脉注射,0.5μg/（kg·min）	240μg 静脉注射,1.6mg/h	130
T5	72	70	99	4	2	5	2.8	0.5μg/（kg·min）	1.6mg/h	136
T6	75.3	71	99	6	8	0	2.8			138
T7	94	98	99	8	8	0	0.3			转入儿科ICU
T8	101.7	95	99	7	8	0				

注:T0:入室;T1:抽吸囊液时;T2:麻醉诱导;T3:切皮;T4:子宫切开;T5:胎儿娩出;T6:断脐;T7:胎盘娩出后5分钟;T8:手术结束。

三、病例分析

1. 关键问题

（1）EXIT 术中麻醉管理要点：自 1990 年以来，产时胎儿手术主要应用于治疗潜在的可能危及胎儿生命的通气障碍[1~3]。EXIT 手术的麻醉关键点在于最大程度保持子宫平滑肌松弛,尽可能延长胎儿娩出至胎盘剥离的时间,从而为完成胎儿手术争取更多的时间;维持胎盘良好的血供以保障在建立新生儿独立循环与呼吸之前充足的氧供;断脐后又要迅速恢复子宫收缩,以免在胎盘剥离后因子宫收缩不良而造成的大出血[4]。

(2)本例 EXIT 手术特殊性:首先,胎儿颈部囊实性肿块巨大,最大径线达 16cm,胎头娩出和开放气道困难,需延长维持胎儿 – 胎盘循环时间。B 超引导下先行囊液抽吸术以减小囊肿大小与张力,为缩短手术时间顺利开放胎儿气道创造了条件;其次,胎儿为臀先露,与以往病例[4、5]不同的是,胎儿需完全从子宫内娩出,方能暴露头部,为胎儿实施气管插管。胎儿完全娩出后维持子宫容积,防止胎盘剥离,维持胎儿 – 胎盘循环,既保持子宫松弛,又减少产妇出血,让术中麻醉管理面临着巨大的挑战。

(3)大出血预防和术中管理:EXIT 术中,对母体最大的威胁就是术中出血。几乎每例 EXIT 中母体出血量均大于普通择期剖宫产产妇[5]。因此,需做好大出血的预防和处理。本例胎儿臀位且囊肿巨大,预计从子宫切开到胎儿娩出并成功开放气道所需时间长,产妇大出血风险更高。我们准备了一系列预防措施来应对产妇大出血。首先,术前充分备好血液制品;其次,开放两路静脉通路,其中一路中心静脉;第三,在无创心排量监护仪 NICOM 指导下给予产妇预扩容,以减少低血压的发生率,减少出血导致的有形成分的丢失。术中在胎盘娩出后立即停止吸入七氟烷和停止泵注硝酸甘油,并将氧流量提高到 8L/min,以尽快将七氟烷洗出。除常规使用缩宫素外,还增加卡贝缩宫素静脉注射和卡前列素氨丁三醇宫体注射有效加强宫缩,减少出血。

2. 诊治思维　EXIT 麻醉方式一般选用全身麻醉。一方面,新生儿出生即建立人工气道,无须顾虑全身麻醉药对胎儿呼吸的抑制;另一方面,常用的吸入麻醉药能抑制子宫平滑肌的收缩,且这种抑制作用呈明显的浓度相关性,全身麻醉更容易调控子宫平滑肌的收缩和舒张。国外也有椎管内麻醉下行 EXIT 的报道[5~7]。异氟烷和七氟烷是临床最为常用的吸入麻醉剂,早期有关异氟烷用于 EXIT 的报道较多[1~3、8],择期剖宫产全身麻醉维持中,七氟烷和异氟烷相比,在产妇心率、血压、术中出血、子宫收缩、围术期并发症及新生儿 Apgar 评分等方面无明显差异[9]。但七氟烷的血气分配系数为 0.63、异氟烷为 1.4,因此七氟烷麻醉诱导和排出更迅速,麻醉深度更易调控。EXIT 对麻醉的特殊要求是,未断脐前最大程度保持子宫平滑肌松弛,而胎盘娩出后要迅速恢复子宫收缩,尽可能减少术中出血,七氟烷的药理特性可能更适合这一需求。同时,高浓度的七氟烷(2~3MAC)能提供一定程度的胎儿麻醉,以保证胎儿手术的顺利进行。因此,在本例手术中,我们选用七氟烷作为吸入麻醉剂。

然而,Okutomi T[10]等研究显示,低浓度的七氟烷(0.5~1MAC)可以在术中提供稳定的循环状态,浓度达 2~3MAC 的七氟烷产生循环抑制。因此,本病例中,我们还联合应用硝酸甘油来维持满意的子宫平滑肌松弛。硝酸甘油半衰期短,停药后 1 分钟作用效应即消失,适用于 EXIT 手术,但复合使用需警惕严重的低血压。本例产妇在子宫切开后即出现了明显的血压降低(平均动脉压 78.3mmHg,心率 98 次/分),我们在术中采用了持续泵注并分次静脉推注去氧肾上腺素的方法,维持母体血压稳定,保证胎盘灌注。相关研究中也应用了七氟烷复合硝酸甘油持续静脉泵注来达到满意的子宫松弛[11~13],但方案并不统一。合理的用药配伍尚待进一步研究证实。

3. 规范处理　EXIT 是一门需要产科、麻醉科、新生儿科等多科室合作的技术。每一例拟行 EXIT 的产妇及胎儿都有其特殊性,手术前需要组织各科室共同讨论,针对性地制订麻醉及手术方案。麻醉方面,术前需制定详细的麻醉预案:包括麻醉方式和麻醉药物的选择、仪器准备、人员配备(至少 2 名麻醉医师),具体麻醉方案制定以及术中出血预防和处理策略等。手术中多学科团队通力合作,从而最大程度保障母体及胎儿的安全。

4. 经验教训　胎儿臀位行 EXIT 术鲜有报道,也尚无相关指南指导产科手术或麻醉管理。Miwa 等[11]曾报道一例臀位先天性高位气道闭锁综合征胎儿,在剖宫产术中先行外倒转术,将胎儿转为头位后,先娩出胎头,然后行 EXIT 术。而本例中,胎儿颈部囊肿巨大,虽已预行囊肿囊液抽吸术降低囊肿张力,仍无法实施外倒转术。因此,必须将胎儿完全娩出,才能暴露胎头,实施胎儿气管插管。此时胎儿保温,也是我们需要关注的问题。切开子宫后,向羊膜腔内持续灌注 37℃ 生理盐水,调节室温到 30℃,并且在胎儿完全娩出后,用 37℃ 干燥纱布遮盖胎儿身体进行保温。同时,须进行胎心率、血氧饱和度等相关监测,而胎儿监测也是我们以后需要更加完善的。

四、专家点评

胎儿手术目前是国内外关注的热点。胎儿手术大概包括四类:微创胎儿手术(如胎儿镜手术)、孕中期开放手术、术中胎儿复苏,和产时胎儿手术(EXIT)。EXIT 手术是指剖宫产时在维持胎儿－胎盘循环状态下对胎儿实施手术治疗,治疗可预见的胎儿通气障碍以避免产时气道闭塞危及胎儿生命,如颈部巨大肿块、先天性膈疝、胸部异常等,对麻醉有极高的要求。正如文中所言,EXIT 手术的麻醉关键点在于最大程度保持子宫平滑肌松弛,维持胎盘良好的血供,以保障在建立新生儿独立循环与呼吸之前充足的氧供。

同传统的剖宫产手术相比,EXIT 的目标是:胎儿娩出后要最大限度松弛子宫直到操作结束,断脐带后要快速恢复子宫收缩;而传统剖宫产手术是最小程度松弛子宫,胎儿娩出后即快速恢复子宫收缩。

在 EXIT 的麻醉处理方面需要同时关注产妇和胎儿两个个体。母体除了大家经常关注的困难气道和反流误吸之外,要特别注意在胎盘娩出后由于宫缩乏力引起的大量失血,以及由药物和失血共同导致的低血压。对于新生儿来说,除了关注其本身疾病对呼吸的影响之外,要注意胎盘循环不足可能造成的氧供不足,心动过缓,以及在子宫外操作期间的低体温。

麻醉方式首选静吸复合全身麻醉。一方面,胎儿娩出后即建立人工气道,无须顾虑全身麻醉药引起的新生儿呼吸抑制;另一方面,吸入麻醉剂更易于调控子宫平滑肌松弛,满足胎儿手术需要。对于不需将胎儿取出子宫外行产时胎儿手术的病例,可考虑选用椎管内麻醉,如骶尾部巨大囊肿,可在子宫内抽吸液体缩小囊肿后再娩出胎儿。本例准备充分,处理得当,团队合作也很密切,相信在治疗前一定反复进行过演练,值得肯定。每一例 EXIT 都有其特殊性,手术前需要对产妇进行全面的评估,制定详细的麻醉管理方案,并且需要产科医师、麻醉医师、新生儿科医师以及护理等多学科团队共同合作,方能顺利实施 EXIT,保障母体和胎儿的安全。(点评专家:同济大学附属第一妇婴保健院　徐振东)

(病例提供:同济大学附属第一妇婴保健院　余怡冰)

(校验人员:首都医科大学附属北京妇产医院　赵国胜)

参 考 文 献

[1] Liechty KW, Crombleholme TM, Flake AW, et al. Intrapartum airway management for giant fetal neck masses: the EXIT(ex utero intrapartum treatment)procedure. Am J Obstet Gynecol, 1997, 177: 870 – 874

[2] Mychaliska GB, Bealer JF, Graf JL, et al. Operating on placental support: the Ex Utero intrapartum treatment procedure. J Ped Surg, 1997, 32: 227 – 231

[3] Gaiser RR, Cheek TG, Kurth CD: Anesthetic management of cesarean delivery complicated by Ex Utero intrapartum treatment of the fetus. Anesth Analg, 1997, 84: 1150 – 1153

[4] Donald A, Kevin P, David B. Tashjian Anesthetic Management of the EXIT(Ex Utero Intrapartum Treatment)Procedure. Journal of Clinical Anesthesia, 2001, 13: 387 – 391

[5] Ronald B, Melnick MD, Erin C. Rose MD: Case series: Combined spinal epidural anesthesia for Cesarean delivery and Ex Utero intrapartum treatment procedure. Can J Anesth, 2007, 54: 171 – 175

[6] Benonis JG, Habib AS. Ex utero intrapartum treatment procedure in a patient with arthrogryposis multiplex congenita via continuous spinal anesthetic and intravenous nitroglycerin for uterine relaxation. Int J Obstet Anesth, 2008, 17(1): 53 – 56

[7] Clark KD, Viscomi CM, Lowell J, et al. Nitroglycerin for relaxation to establish a fetal airway(EXIT procedure). Obstet Gynecol, 2004, 103: 1113 – 1115

[8] Gaiser RR, Kurth CD, Cohen D, et al. The cesarean delivery of a twin gestation under 2 minimum alveolar anesthetic concentration isoflurane: one normal and one with a large neck mass. Anesth Analg, 1999, 88: 584 – 586

[9] Gambling DR, Sharma SK, White PF, et al. Use of sevoflurane during elective cesarean birth: a comparison with isoflurane and spinal anesthesia. Anesth Analg, 1995, 81: 90 – 95

[10] Okutomi T, Whittington RA, Stein DJ, et al. Comparison of the effects of sevoflurane and isoflurane anesthesia on the maternalfetal unit in sheep. J Anesth, 2009, 23(3): 392 – 398

[11] Miwa I, et al. Congenital high airway obstruction syndrome in the breech presentation managed by ex utero intrapartum treatment procedure after intraoperative external cephalic version. J Obstet Gynaecol Res, 2012, 38(5): 854 – 857

病例 60　分娩期突发抽搐的处理及分析

一、导读

抽搐是一种常见的临床症状，指全身或局部成群骨骼肌非自主的抽动或强烈收缩。产妇患者中发生抽搐的并不多见，其中多为子痫抽搐，但亦可见到其他不同原因引起的抽搐。产科患者病情变化迅速，一旦发生抽搐，若处理不及时，可能出现严重并发症，极大地威胁母儿生命健康，给家庭、社会带来深重负担。故不论哪种原因引起的抽搐，都要求医师尽早确定诊断，及早给予正确有效的治疗，以确保母儿生命安全。

二、病例介绍

1. **基本资料**　产妇，女，29 岁，孕 1 产 0，孕 38^{+6} 周。因"阴道流液半小时"入院，孕期无头晕眼花，无皮肤瘙痒等不适。B 超声：子宫肌瘤。其余各项实验室检查未见明显异常。急诊来院查体扪及不规则宫缩，阴道指检显示宫口开指尖，先露头，S −2cm，pH 试纸变色。拟"孕 1 产 0，孕 38^{+6} 周，子宫肌瘤(4cm)，PROM"收入院。一般健康状况良好，无特殊慢性疾病史，入院后予缩宫素静脉滴注引产。

2. **一般检查**　血压 122/75mmHg，心率 96 次/分，呼吸 20 次/分，体温 36.6℃。体重 65.9kg，身高 165cm，胎心率 130 次/分。神清，平卧稍感不适，平卧位无明显胸闷、咳嗽，无头晕眼花，下肢水肿(−)。两肺听诊呼吸音清，未闻及明显干湿啰音。

3. **实验室检查**　血常规：红细胞 3.38 × 10^{12}/L、血红蛋白 110.0g/L、白细胞 4.7 × 10^9/L、血小板 151.0 × 10^9/L；凝血常规无特殊；血生化未见明显异常；尿常规：尿蛋白(+)、尿隐血(+)。

4. **病程变化**　入院后完善各项检查，予缩宫素静脉滴注加强宫缩，产程产妇突发一阵胎心减速，低至 65 次/分，持续时间 1 分钟，见产妇面色苍白，手足抽搐。立即呼叫产科医师和麻醉医师到场后，测血压 120/79mmHg、心率 130 次/分、氧饱和度 98%，立即予地西泮 10mg 静脉推注，面罩吸氧，持续 20 秒后手足抽搐缓解。检查宫口开 2cm，拟急诊行剖宫产术终止妊娠。手术指征：胎儿窘迫，抽搐待查。

5. **麻醉处理**　产妇入手术室后，仍有意识障碍，双侧瞳孔等大等圆。常规心电监护，心率 75 次/分，血压 95/65mmHg，血氧饱和度 98%。麻醉方式为气管内插管全身麻醉，面罩加压给氧去氮，平卧位下消毒铺巾后依次给丙泊酚 150mg、瑞芬太尼 100μg、罗库溴铵 40mg，待产妇意识消失，予 7.0 号气管导管插管后控制呼吸，潮气量 450ml/min，呼吸 12 次/分，维持 PETCO$_2$ 35 ～ 45mmHg。七氟烷 1% 吸入维持麻醉。娩出一男活婴，1 分钟、5 分钟 Apgar 评分分别为 9 分、10 分，转儿科监护室治疗。胎儿娩出后，缓慢给予缩宫素 20U 静脉滴注，静脉滴注咪达唑仑 2mg、芬太尼 0.15mg，静脉泵注瑞芬太尼 0.1μg/(kg·min)、丙泊酚 3mg/(kg·min)维持，手术顺利。术中产妇生命体征平稳，血压均正常，尿蛋白阴性。术毕，呼之睁眼，自主呼吸佳，拔除气管导管，给予静脉镇痛泵镇痛，送入 ICU 进一步监测治疗。

6. 术后病程变化　入 ICU 后产妇血压波动于 150 ~ 168/89 ~ 99mmHg，心率 83 ~ 93 次/分，呼吸 18 ~ 20 次/分，血氧饱和度 99% ~ 100%，予以硝酸甘油控制血压，咪达唑仑镇静。复查清洁中段尿常规尿蛋白（+），考虑产时子痫诊断成立。急查头颅 MRI：双侧额顶枕叶皮层缺血水肿灶，予解痉、降压、镇静、降颅压等对症支持治疗。产妇术后第一天诉头痛伴有眼花、耳鸣，给予右美托咪定镇静，甘露醇和呋塞米降低颅压，血压波动于 155 ~ 140/85 ~ 80mmHg。复查尿常规：尿蛋白（+）、尿隐血（+）、肝肾功能（-）。继续对症支持治疗至术后第 9 天，产妇诉头痛症状较前明显减轻，复查头颅 MRI（-），故予出院后继续随访。

7. 出院诊断　胎儿宫内窘迫，急诊剖宫分娩，妊娠合并子宫肌瘤，胎膜早破，子痫。

三、病例分析

（一）关键问题

1. 抽搐的病因　抽搐的病因大致可分为三大类[1]：①脑部病变：如脑部感染、外伤、肿瘤、脑血管病变、脑寄生虫病及先天性的脑发育障碍等；②全身性的疾病：如感染、中毒、心血管疾病、代谢障碍、风湿病、戒断反应等；③神经官能症：即癔病。产科常见抽搐的病因主要是代谢障碍，如子痫、低钙、低镁、低血糖；其次是全身感染性疾病，少数情况下可以是脑部病变，如癫痫、颅内感染、脑血管病变等。如果这些都排除了，最后可诊断为癔病。

2. 产科抽搐的常见原因

（1）子痫：产妇患者发生抽搐，首先最应想到的疾病是子痫。子痫抽搐临床表现为起初是面部充血，一般无口吐白沫，产妇会深度昏迷。随之深部肌肉僵硬，很快发展为典型的全身高张阵挛惊厥、有节律的肌肉收缩和紧张，持续 1 ~ 1.5 分钟，其间产妇无呼吸动作。此后抽搐停止，呼吸恢复，但产妇仍昏迷，最后意识恢复，伴有困惑、易激惹、烦躁等不良情绪。结合产妇妊娠高血压疾病病史（如高血压、蛋白尿），子痫的诊断并不困难[2]。

（2）癫痫大发作：产妇既往无高血压，蛋白尿的病史，突然发生全身抽搐，并伴有口吐白沫，既往有类似抽搐的病史，应高度怀疑癫痫大发作。癫痫大发作的典型表现是突然意识模糊或丧失，全身强直，呼吸暂停，继而四肢发生阵挛性抽搐，口吐白沫，呼吸不规则，大小便失控、发绀。发作约半分钟自行停止，也可反复发作或呈持续状态。发作停止后不久意识恢复。辅助检查：脑电图对癫痫的诊断必不可少，阳性率达 80%，但阴性不能完全排除癫痫[3]。

（3）电解质紊乱：电解质紊乱如低钙、低镁、低钠都可以引起抽搐，其中最常见的是低钙抽搐。低钙抽搐多表现为局限性抽搐。轻症时可出现手指、脚趾及口周的感觉异常，四肢发麻、刺痛，手足抽动。当血钙进一步降低时，可发生手足搐搦症。血钙浓度低于 2.1mmol/L 即可诊断。心电图：可有 Q-T 间期延长、ST 段延长及传导阻滞等[4]。低镁血症早期常常有恶心、呕吐、厌食、衰弱，严重缺镁则可以发生神经肌肉及行为异常，其中手足抽搐最常见。也可出现眼球震颤、抽搐、失语等表现。血清镁 < 0.75mmol/L 时可

诊断低镁血症。心电图常见 PR 及 QT 间期延长，QRS 波群增宽，ST 段压低，T 波增宽、低平或倒置，偶尔出现 u 波，与低钾表现类似。低镁常常与低钙、低钾同时存在，如果钙补足后，仍有抽搐，应想到低镁的可能[5]。低钠血症多见于接受低张液体治疗的住院患者，严重的低钠血症可以导致脑细胞水肿。临床表现为抽搐、木僵、昏迷和颅内压升高症状，严重可出现脑疝。除此之外可出现血压低、脉细速和循环衰竭。辅助检查：血清钠浓度常低于 115～120mmol/L 有助于诊断[6]。

(4)糖代谢紊乱：血糖异常亦可引起抽搐，其中以低血糖最为常见。患者一般应有糖尿病或低血糖昏迷的病史。静脉血浆葡萄糖浓度低于 2.8mmol/L，即可诊断。严重的高血糖引起高血浆渗透压、脱水，亦可引起抽搐，但产妇中并不常见，多见于糖尿病合并妊娠的产妇，其中又以高龄产妇多见，也可见于无糖尿病病史的产妇。静脉血浆葡萄糖达到或超 33.3mmol/L，有效血浆渗透压达到或超过 320mOsm/L 可确诊。尿酮体阴性或弱阳性，一般无明显酸中毒表现，可与糖尿病酮症酸中毒鉴别，但有时两者可同时存在[7]。

(5)其他原因：临床还有其他许多疾病可以引起抽搐，可见于多个系统，包括晕厥引起的抽搐、心源性抽搐、癔病性抽搐、破伤风所致抽搐、高热惊厥单纯的发热惊厥、肝性脑病性抽搐、尿毒症引起抽搐、药物中毒性抽搐。需要临床医师认真仔细地观察产程，及时发现异常情况，准确判断病因，及时对症处理，从而提高了抢救成功率。

(二)诊治思维

子痫抽搐表现为眼球固定，瞳孔散大，头偏向一侧，牙关紧闭，继而口角及面肌颤动，数秒后发展为全身及四肢肌强直、抽动。抽搐时呼吸暂停，面色青紫，持续 1 分钟左右抽搐减弱，肌肉松弛，随即深长吸气，发出鼾声而恢复呼吸。癫痫抽搐表现为突然意识丧失、四肢抽搐直视、口吐唾沫，发作后呈昏睡状，逐步清醒。本例产妇起病急、发展快，抽搐表现不典型，产前基础血压正常，尿蛋白(+)，并不十分支持妊娠高血压疾病的诊断，在未明确病因时，处理原则上要及时立即采取措施控制抽搐，保障母婴安全。本例产妇发病时，立即呼叫产科、内科、麻醉科等相关人员到场，快速建立抢救小组参与救治。麻醉科到场后，积极控制呼吸道，清理口腔分泌物；持续面罩给氧，流量为 4～6L/min。鉴别诊断常规思路是首先考虑常见病，再考虑少见病。因此，通过已开放的静脉通路给予硫酸镁解痉，静脉推注地西泮镇静等抢救药物控制抽搐。在抢救控制抽搐的同时，要做好阴道助产或剖宫产的术前各项准备工作。在抽搐已控制的情况下，对产程进展快、宫口已开全者，及时经阴道助产，尽快结束分娩；对于产程进展慢、宫口未开或未开全者，就应果断采取剖宫产，使母婴迅速脱离危险。本例产妇宫口开2cm，决定即刻行剖宫产终止妊娠。由于产妇通常存在的困难插管和反流误吸风险，故术前给予 H_2 受体阻滞药，应用快速序贯诱导，sellick 手法及可视喉镜下气管插管策略。考虑到子痫的病理基础是脑水肿，可能存在颅内高压，麻醉药物应选择避免出现颅内压升高的药物，如氯胺酮和吸入麻醉药物。辅以代谢迅速的超短效阿片类药物减轻术中心血管的应激反应，维持血流动力学的稳定，避免颅内压升高。同时给予适当的过度通气，有利于维持颅内压的稳定。为了减少麻醉药物的接触时间，在消毒铺巾后开始麻醉诱导，同时快速剖出胎儿，本例产妇在胎儿娩出前使用丙泊酚和瑞芬太尼为主的短效静脉麻醉药物。胎儿娩出后追加阿片类药、咪达唑仑。术后给予镇痛泵等多模式镇痛，同时转入 ICU 并进一步解痉、镇静，监测生命体征及宫腔引流量，维持循环稳定，预防抽搐的再发生。本例产妇剖宫产术前的临床表现并不是妊娠高血压疾病的有利依据，但按子痫处理病情得到控制，剖宫产后血压高，尿蛋白（＋），头颅 MRI 提示脑水肿表现，综上根据产妇抽搐的诱因及诊疗方案提示产妇抽搐为产时子痫。

（三）规范处理

1. 子痫抽搐的治疗原则　控制抽搐和防止抽搐复发；预防并发症和损伤发生；及时终止妊娠。子痫一旦发生则需要紧急处理，包括：①防止受伤：产妇抽搐时神志不清，需要专人护理。应固定产妇身体，放置床栏和开口器，避免摔伤和咬伤；②保证呼吸循环畅通：应取左侧卧位，并吸氧，防止呕吐误吸窒息。必要时人工辅助通气；③减少刺激：病室应保持安静避光，治疗操作应该轻柔并相对集中，以尽量减少刺激诱发子痫发作；④控制抽搐；⑤控制高血压；⑥严密监测，减少并发症的发生；⑦必要时促胎肺成熟治疗。

2. 迅速控制抽搐和防止抽搐复发　硫酸镁是子痫控制抽搐和预防子痫复发的效果最确切，应用最广泛的药物。硫酸镁的使用应持续至产后 24 小时，或最后一次子痫抽搐发作后 24 小时。欧洲常用的硫酸镁预防和控制子痫发作治疗方案为：首次负荷量 4g，20～30 分钟静脉推注，随后 1g/h 静脉滴注，复发性子痫首次负荷量 5g，20～30 分钟静脉推注，随后 1～1.5g/h 静脉滴注。而美国常用方案剂量为 4～6g 以 100ml 液体稀释后 15～20 分钟静脉滴入。此后以 1～2g/h 的速度静脉滴注；加拿大常用方案首次负荷量 4g，随后 1g/h 静脉滴注，抽搐复发时可再次 2～4g 静脉推注。应用时注意监测以减少硫酸镁毒副反应：定时检测呼吸、膝腱反射和尿量，必要时监测血镁浓度。当硫酸镁效果不好，抽搐未能及时控制时，可考虑应用冬眠一号 1/3 量（冬眠一号全量：氯丙嗪 50mg、异丙嗪 50mg、哌替啶 100mg）肌内注射。适当的镇静剂：地西泮 10mg＋25% 葡萄糖液 30ml 静脉推注。或吗啡 10mg，皮下注射。

3. 控制高血压　近年来西方各国指南中均提出，血压严重升高超过 160/110mmHg 需要应用抗高血压药物，以降低产妇和围产儿病率严重并发症甚至死亡的发生率。常用药物有酚妥拉明、拉贝洛尔、硝苯地平等。甲基多巴、肼屈嗪为西方国家指南中推荐常用药物，但在我国目前应用较少。由于硬膜外间隙麻醉可以降低大约 15% 的血压，对于需要行剖宫产结束妊娠的产妇，需要减慢降压药的速度或者是停用降压药。但要注意麻醉效果过后的血压回升，既往有肾脏或心脏疾病者可适当加用利尿药。

4. 终止妊娠与麻醉管理　终止妊娠时机应根据产妇和胎儿的状况综合考虑，通常应在经过积极治疗，病情平稳，子痫抽搐控制后 2～4 小时后，再考虑终止妊娠。对于抽搐频繁不能控制者，应尽可能即刻在全身麻醉下行紧急剖宫产术。麻醉前应详细了解病史及专科处理情况，如解痉、镇静、降压及脑保护等措施。由于持续使用硫酸镁解痉治疗，需警惕硫酸镁中毒的可能。气管插管失败和误吸是引起产妇死亡的主要原因，术前应仔细评估插管是否困难及严格禁食，并准备好急救药品及器械，如解决插管困难的用具、新生儿插管用具、吸引装置等。由于重度子痫产妇多伴有昏迷、躁动，难以配合椎管内麻醉或局部浸润麻醉。若产妇无禁忌证，选择全身麻醉较为妥当。有学者认为，硬膜外间隙麻醉为子痫产妇的最佳选择，不但可以作为手术的麻醉方式，同时硬膜外间隙麻醉还可降低血压，但对子痫并发心力衰竭的产妇不适合。应在消毒铺巾并准备好手术器械后才开始诱导，以缩短麻醉诱导的时间。原则上选择速效、短效及很少通过胎盘的药物，由于氯胺酮有升高血压及颅内压的作用，此类产妇慎用。虽然丙泊酚可通过胎盘影响胎儿，但与苯二氮草类药物相比，可明显缩短在胎儿体内代谢时间，为胎儿娩出后的成功复苏争取更多机会，同时利用其扩血管作用，可使高血压得到控制。阿片类镇痛药应该在胎儿娩出后应用较为安全，娩出前可考虑使用超短线阿片类药物。胎儿娩出前使产妇充分给氧去氮，采用快诱导气管插管，可少量应用起效迅速的肌松药如琥珀酰胆碱或罗库溴铵。由于产妇术前即存在意识障碍，若术后将意识恢复正常纳入麻醉苏醒的指征，可能难以达到。术后若自主呼吸恢复良好，在脱氧的状态下血氧饱和度能维持在术前正常的水平，肌力恢复，即可认为麻醉已苏醒，可考虑拔除气管插管，以减少因带管引起的血压进一步升高。对插管困难者应适当延迟拔管，同时亦应做好再插管的准备。

（四）经验与教训

子痫是妊娠高血压疾病中最严重的一种类型，急诊剖宫产手术是抢救子痫产妇和围生儿的有效手段。子痫产妇手术前一般都已接受解痉和抗高血压等药物治疗，麻醉前检诊时要充分了解用药的种类、剂量、用药时间以及治疗效果。对于合并抽搐的子痫产妇病情最为严重，可能合并昏迷程度深、脑压高、呼吸功能不全、呕吐误吸、肾衰竭等并发症。子痫产妇通常血压较高，且降压困难，如无椎管内麻醉禁忌证宜选择硬膜外麻醉加气管插管全身麻醉，并对产妇进行降低颅内压等综合治疗，临床上通常采用全身麻醉，可明显减轻血压的波动。麻醉的要点在于麻醉效果完善，血流动力学平稳，充分供氧，保护母婴安全。

四、专家点评

子痫是妊娠期特有的疾病，是妊娠高血压疾病最严重的一种类型。子痫发作时的紧急处理包括一般急诊处理、控制抽搐、控制血压、预防再发抽搐以及适时终止妊娠等。子痫诊治过程中，要注意与其他抽搐性疾病（如癔病、癫痫、颅脑病变等）进行鉴别。同时，应监测心、肝、肾、中枢神经系统等重要器官的功能、凝血功能和水电解质及酸碱平衡，或蛋白尿阴性，例如本例产妇。本例抽搐发作后，立刻给予镇静、吸氧并尽快终止妊娠的处理是十分恰当的。子痫抽搐进展迅速，即使经积极处理，抽搐控制后仍表现为烦躁、易激惹。进行椎管内麻醉穿刺时具有很大的风险，易误入蛛网膜下隙、损伤神经及麻醉效果不佳导致术中血压升高，甚至再次诱发子痫发作。《chestnut 产科麻醉学》建议，对于抽搐以及控制的有意识的子痫产妇，如果没有颅内压增高的表现，可以采用硬膜外麻醉，对母婴预后没有影响。但是对于仍然存在意识障碍的产妇，应尽快在全身麻醉下终止妊娠。全身麻醉可以使产妇迅速安静，且有镇静降压作用；另外，子痫发作后，胎儿宫内不同程度存在缺氧情况导致宫内窘迫，需要行紧急剖宫产立即取出胎儿，缓解胎儿宫内缺氧情况，全身麻醉是五分钟紧急剖宫产的首选麻醉方式。本例患者抽搐得到控制后，仍存在意识障碍，在全身麻醉下紧急剖宫产是及时和恰当的处理。（点评专家：上海交通大学医学院附属国际和平妇幼保健院　徐子锋）

（病例提供：上海交通大学医学院附属国际和平妇幼保健院　张虓宇　徐子锋）

（校验人员：首都医科大学附属北京妇产医院　赵国胜）

<h1 style="text-align:center">参 考 文 献</h1>

［1］ 万学红，卢雪峰. 诊断学(第 8 版). 北京：人民卫生出版社，2013：59 - 60

［2］ Verma AK, Garg RK, Pradeep Y, et al. Posterior encephalopathy syndrome in women with eclampsia：Predictors and outcome. Pregnancy Hypertens，2017，10：74 - 82

［3］ McCleary K, Barrash J, Granner M, et al. The safety and efficacy of propofol as a replacement for amobarbital in intracarotid Wada testing of presurgical patients with epilepsy. Epilepsy Behav，2017，78：25 - 29

［4］ Karunakaran P, Maharajan C, Ramalingam S, et al. Is hungry bone syndrome a cause of postoperative hypocalcemia after total thyroidectomy in thyrotoxicosis？ A prospective study with bone mineral density correlation. Surgery，2017，S0039 - 6060(17)30612 - 30618

［5］ Semb S, Helgstrand F, Hjørne F, et al. Persistent severe hypomagnesemia caused by proton pump inhibitor resolved after laparoscopic fundoplication. World J Gastroenterol，2017，23(37)：6907 - 6910

［6］ Lien YH. How to Use DDAVP to Manage Severe Chronic Hyponatremia？ Am J Med，2017，Nov 20：131(3)：220 - 221

［7］ Cohn A, Ohri A. Diabetes mellitus in a patient with glycogen storage disease type Ⅰa：a case report. J Med Case Rep，2017，11(1)：319

<h1 style="text-align:center">病例 61　剖宫产术中大剂量宫缩剂
引起的不良反应处理</h1>

一、导读

宫缩乏力是产后出血最常见的原因，而宫缩剂是最迅速有效的对抗宫缩乏力方法。目前临床上有多种宫缩剂，其中缩宫素是预防和治疗宫缩乏力的首选药物，但缩宫素有封顶效益，因此临床上在遇到顽固性宫收缩乏力时通常会采用多种宫缩剂联合应用的情况。而这种情况虽然强化了子宫收缩能力，但其不良反应也会随之增加，甚至会出现叠加效果，出现更严重的不良反应。因此，对围术期使用多种宫缩剂的孕妇要严格观察不良反应的发生情况。

二、病例介绍

1. 一般资料　产妇，29 岁，身高 168cm，体重 68kg，主因"乙肝病毒表面抗原阳性 15 年，停经 9 个月余，下腹坠痛 1 天"入院。

既往史：有乙肝家族聚集现象，乙型肝炎 15 年，未见肝掌及蜘蛛痣，肝功能正常。否认有过敏、重大手术、外伤史。

现病史：一般情况良好，心肺（－），白蛋白（ALB）30.2g/L，其他各项常规检查指标均正常，初产妇。

入院后因"胎膜早破"缩宫素引产，因"引产失败"而急诊行子宫下段剖宫产术。术前未用任何术前药物，入室后监测血压102/70mmHg、心率76次/分、血氧饱和度97%，心电图正常。

2. 麻醉方法　产妇右侧卧位行腰－硬联合麻醉，选择$L_{2\sim3}$穿刺。当有脑脊液回流时，将蛛网膜下隙麻醉穿刺针出口指向头侧向蛛网膜下隙给予0.5%布比卡因7.5mg，抽出蛛网膜下隙麻醉穿刺针后将硬膜外导管向头侧置入硬膜外间隙3cm。固定硬膜外导管，预防性静脉注射5mg麻黄碱后产妇改为仰卧位并左侧倾斜15°，平面达到T_8后开始手术。

3. 手术过程　手术方式是子宫下段剖宫产术，在手术开始4分钟后顺利剖出一名女婴，Apgar评分9分。在胎儿剖出子宫后即刻向子宫肌肉层肌内注射缩宫素20U及口含卡前列甲酯栓1mg，同时经莫非氏滴管（墨菲氏滴管）滴注缩宫素20U。之后按摩子宫取出胎盘2分钟后又向子宫肌肉层注射卡前列素氨丁三醇250μg。产科医师继续按摩子宫缝合子宫，血流动力学尚平稳。产妇无不良主诉，在第一次卡前列素氨丁三醇给予25分钟后产科医师又向子宫肌肉层追加了卡前列素氨丁三醇250μg，此时产妇主诉胸闷，表现烦躁不安，心率从70次/分骤降到42次/分，而血压从之前的110/65mmHg升至160/91mmHg，产妇继续主诉胸闷。立即静脉注射阿托品0.5mg，面罩吸氧，2分钟后心率恢复到60次/分。血压依然在160/91mmHg左右，产妇胸闷减轻，情绪平稳。在血压升高15分钟后开始缓慢回落至110/70mmHg。产妇胸闷症状基本消失，无不良主诉。20分钟后手术顺利结束。

4. 术后随访　术后第一天随访，产妇体温37.2℃，血压、心率、心电图均正常，无任何不适症状，夜眠好，未排气，未见麻醉相关并发症。

三、病例分析

1. 关键问题

（1）妊娠期病毒性肝炎的特点：由于母体胎儿的营养及排泄使母体新陈代谢旺盛，而且孕期内分泌变化所产生的大量性激素，如雌激素需在肝内代谢和灭活均使得肝脏负担增大；加重的肝脏负担易使原有的肝脏病变恶化，而且分娩时的疲劳、出血、手术和麻醉等均加重了肝脏的负担。从而可使妊娠高血压疾病、产后出血等妊娠并发症的发生率增加[1]，而且孕妇患肝炎，肝血流从非孕期占心排血量的35%降到28%，因此也将影响到缩宫素等宫缩剂药物的代谢，增加其不良反应发生率。此外，肝功能也与非孕期略有变化，如血清清蛋白降低、ALP增高等[2]。因此，比起正常产妇对于药物的耐受性更差。

（2）多种高危的宫缩乏力因素：本病例患者在术前试产两次，分别在术前一日和手术当日在缩宫素下试产失败。因此，患者存在两个宫缩乏力的高危因素，一个是试产失败导致的产程延长、滞产，另一个是产妇患有15年的慢性肝病，这种慢性消耗性全身性疾病也是产妇宫缩乏力的高危因素之一。

（3）宫缩剂类药物：缩宫素为含有二硫键的9个氨基酸组成的肽链，刺激子宫平滑肌收缩，模拟正常分娩的子宫收缩作用。不良反应有恶心、呕吐、低血压、心率加快或心律失常，大剂量应用时可引起高血压[3]。

卡前列素氨丁三醇为前列腺素 F2α 衍生物（15 - 甲基前列腺素 F2α 氨丁三醇盐），引起全子宫协调有力的收缩，对宫缩乏力导致的持续出血极为有效，有效率达 84% ~ 96%，3 分钟起效，30 分钟达作用高峰，可维持 2 小时[4~6]。

本病例中产科医师在胎儿娩出肩后直接预防性的给予了缩宫素 40U（子宫肌层 20U + 入壶 20U）+ 口含卡前列甲酯栓，但效果并不明显。2 分钟后又追加了卡前列素氨丁三醇一支（250μg）（子宫肌内注射），此时产妇尚无任何不适症状。在给予卡前列素氨丁三醇 25 分钟后又追加一支卡前列素氨丁三醇，此时患者出现心血管不良反应，出现了心率降低、心律失常。心电图显示二度 Ⅱ 型房室传导阻滞（突然出现一个无窦性 P 波的长间歇，长间歇为窦性周期的 P – P 间期的 2 倍），其传导比例为 2:1。出现这种情况可能存在多种原因叠加造成的：①第二次给予的卡前列素氨丁三醇正处在第一支的作用高峰期间。可能出现了不良反应叠加效果；②本病例产妇是有着 15 年慢性肝病史，已知产妇患肝炎肝血流从非孕期与心排血量的 35% 降到 28%，而且本病产妇的术前白蛋白 30.2g/L（正常值 40~55g/L）较低，均导致了本例产妇比正常产妇有更小的耐受性；③卡前列素氨丁三醇有血管 – 迷走神经兴奋综合征，而在椎管内麻醉下的产妇可能更容易引起迷走神经兴奋综合征；④之前还用了宫缩素和卡前列甲酯栓（半衰期约为 30 分钟）。因此，多种宫缩剂在短时间同时使用势必会增加心血管系统的不良反应，尤其是在肝脏负担巨大的肝病产妇中表现更为突出[7]。

缩宫素除了偶尔会引起恶心和呕吐外，很少有其他的不良作用[4]，而卡前列素氨丁三醇和卡前列甲酯栓作为前列腺素的衍生物有着前列腺素样不良反应，如恶心、呕吐、腹泻、头痛、体温升高、潮热、出汗、躁动不安、高血压和支气管痉挛等[8]。

在本院大多数肝病孕妇麻醉中常见的不良反应为恶心、呕吐、胸闷和血压轻度升高。而剧烈的心血管变化，甚至出现心律失常的孕妇并不常见。一旦出现若不能及时发现，做出相应的措施后果会很严重，甚至危及生命。因此在产科医师再追加宫缩剂类药物时一定要注意不良反应的叠加效应，特别是对肝肾功能不全或有全身性慢性疾病等体质弱的产妇尤其要给予足够的重视。

病毒性肝炎对胎、婴儿的影响方面近年来的研究指出，肝炎孕妇流产、早产、死胎、死产和新生儿死亡发生率均较非肝炎孕妇高，其原因是 HBV 感染引起研究组绒毛膜血管病导致绒毛结构的一系列变化[9]，致使胎盘不能形成呼吸膜，影响母儿间物质交换，从而引起胎儿窘迫、胎儿生长受限甚至死亡，其发生于孕妇血清中 HBV DNA 复制水平有关[10,11]，因此在注意产妇的同时要做好抢救婴儿的准备，特别是伴有胎儿窘迫因素的产妇。

2. 诊治思维　本病例在第二次给予卡前列素氨丁三醇时出现产妇主诉胸闷，出现心律失常、血压升高。此时离胎儿娩出接近半小时，再根据患者出现高血压，初步判断是卡前列素氨丁三醇导致患者胸闷和心血管系统变化，立即给予阿托品提高心率，2 分钟后心率回升，心律失常也随即消失，但高血压持续了 10 分钟后才逐渐降低，再次说明此次不良反应主要来自卡前列素氨丁三醇。

3. 规范处理　宫缩剂引起的不良反应多数都是短暂、一过性的，多数不用进行特殊处理。但需要严密观察可能出现的严重不良反应，特别是在出现顽固性宫缩乏力使用大剂量的宫缩剂时要时刻准备着可能出现的意外。要备好气管插管用具和血管活性药物，并在麻醉记录单上记录好各类宫缩剂的给药时间和剂量，并善意地提醒产科医师宫缩剂的使用情况。

4. 经验与教训　对围术期产科医师使用宫缩剂时要密切观察宫缩剂的种类、剂量和给药时间，并要了解各类宫缩剂的起效时间、作用峰值时间和半衰期及各种常见的不良反应。虽然目前对各类宫缩剂的极量和再次追加的间隔时间有所了解，但对于多种宫缩剂联合使用是否增加严重不良反应方面没有相关的研究。因此，要特别留意观察产妇的意识、血压、心率等变化，做到早发现早处理。特别是对与伴有低蛋白血症的患者要更加引起注意。

四、专家点评

在剖宫产手术过程中我们会经常遇到当胎儿娩出后产妇出现面色潮红、胸闷不适甚至烦躁不安，有时伴有血压波动。每当此时，手术医师甚至麻醉医师会考虑是否为麻醉效果欠佳，殊不知，这些症状都是促子宫收缩剂药物惹的祸。

宫缩剂在胎儿娩出后减少产后出血起到不可或缺的作用。缩宫素仍是治疗宫缩乏力的首选，其加强子宫收缩的作用，迅速关闭子宫肌层创面的血窦效果确切。但宫缩剂也有其固有的不良反应，其中对循环的影响尤为明显。

现常用的宫缩剂包括：缩宫素、卡贝缩宫素、卡前列素氨丁三醇、卡前列甲酯栓等。

缩宫素可通过对血管平滑肌的舒张作用直接扩张动脉血管使血压明显下降，并使产妇出现反射性心动过速；由于使用缩宫素后出现了血压下降和心率增快，产妇有时会出现 ST 段下降等心肌缺血表现。我们临床上也常遇到给予缩宫素后产妇出现胸闷憋气的案例，这可能与缩宫素对呼吸道平滑肌的收缩作用有直接关系。宫缩剂对循环干扰的程度与使用宫缩素的剂量成正比。对于使用缩宫素的适宜剂量目前尚无定论，多项研究表明且多数产科学者认为静脉使用缩宫素剂量以不超过 5U/次为宜。

卡前列素氨丁三醇和卡前列甲酯栓均为前列腺素的衍生物。两者均有前列素样作用。使用后产妇常出现如恶心、呕吐、头痛、潮热出汗、躁动不安、高血压和支气管痉挛等不良反应。

在本病例中，娩婴后共给予产妇缩宫素 40U 及卡前列素氨丁三醇 500U 和卡前列甲酯栓 1mg，此剂量已超出常规用量。

宫缩剂造成的循环波动对于大多数产妇来说不会造成严重后果，但对于伴有心血管疾病或肝肾功能异常致药物代谢减慢的产妇而言，大剂量宫缩剂的使用极可能造成产妇血流动力学的剧烈波动，甚至发生严重的心律失常。

由此可见，宫缩剂的应用已成为剖宫产手术娩婴后血流动力学改变的主要原因之一。因此，对于伴有心血管疾病或肝肾功能异常的产妇应用宫缩剂时需慎重。（点评专家：首都医科大学附属北京妇产医院　车向明）

（病例提供：首都医科大学附属北京佑安医院　权哲峰）

（校验人员：首都医科大学附属北京妇产医院　赵国胜）

参 考 文 献

[1] 杨慧霞.妊娠合并病毒性肝炎对孕产妇预后的影响.中国实用妇科与产科杂志,2004,20(2):79-80

[2] 刘颖,常灵芝.妊娠期肝炎病毒多重感染对母婴的影响.中华妇产科杂志,2001,36(9):523-525

[3] 中华医学会妇产科学分会产科学组.产后出血预防与处理指南(2014).中华妇产科杂志,2014,49(9):641-646

[4] 中华医学会妇产科学分会产科学组.产后出血预防与处理指南(草案).中华妇产科杂志,2009,44(7):554-557

[5] Habek D, Franicevi ć D. Intraumbilical injection of uterotonics for retained placenta. Int J Gynaecol Obstet, 2007, 99(2): 105-109

[6] Goel AK, Agrawal KP. Ovulatory response and embryo yield in Jakhrana goats following treatments with PMSG and FSH. Trop Anim Health Prod, 2005, 37(7): 549-558

[7] Rosseland LA, Hauge TH, Grindheim G, et al。Changes in Blood Pressure and Cardiac Output during Cesarean Delivery: The Effects of Oxytocin and Carbetocin Compared with Placebo. Anesthesiology, 2013, 119(3): 541-551

[8] 李海燕,陈瑞芬,王小平,等.乙型肝炎病毒感染孕妇胎盘绒毛病理形态研究。首都医科大学学报,2004,25(4):441-444

[9] 权哲峰,池萍,田航.盐酸戊乙奎醚减少卡前列素氨丁三醇术中不良反应的效果观察.临床麻醉学杂志,2012,28(2):134-136

[10] 闻良珍.乙型肝炎病毒感染孕妇分娩新生儿的处理。中国实用妇科与产科杂志,2003,19(6):343-345

[11] 杨虹,陈瑞芬,李卓妊,等.娠合并乙型肝炎病毒感染孕妇胎儿窘迫发病原因分析.中华妇产科杂志,2002,37(4):211-213

病例62 剖宫产局部麻醉药中毒的处理

一、导读

局部麻醉药是一种常用的麻醉药物,常用于局部麻醉和区域阻滞麻醉。当局部麻醉药注入神经组织或其邻近区域时,可产生短暂的感觉、运动和自主神经功能减退或消失。低浓度局部麻醉药与阿片药物合剂经硬膜外间隙给药进行硬膜外分娩镇痛是目前常用的分娩镇痛方式之一。分娩镇痛过程中有一小部分产妇由于产程进展不佳等原因而中转剖宫产术。在非紧急情况下手术室麻醉医师常常利用已经放置好的硬膜外导管继续给予局部麻醉药物,有时产妇会出现局部麻醉药中毒情况。如何有效的预防、诊断和治疗局部麻醉药中毒,是产科麻醉医师必须掌握的内容。

二、病例介绍

女性，29岁，因"孕38^{+2}周，不规律下腹痛半天"收治入院。

入院情况：否认既往患有心、肝、肺、肾等脏器及系统重大疾病史，IVF术后。入院后完善各项检查，无异常。加强母婴监护，计划分娩镇痛下经阴道试产。

诊疗经过：产妇入院后，10:00宫口开3cm，要求分娩镇痛，于L$_{2~3}$间隙行硬膜外穿刺置管，回抽无血液无脑脊液后给予1%利多卡因3ml，观察3分钟，产妇无全脊髓麻醉症状及局部麻醉药中毒等情况，再经硬膜外导管给予0.125%罗哌卡因+芬太尼2μg/ml复合液6ml。将硬膜外导管与自控镇痛泵连接，设置镇痛模式为：背景剂量为复合液6ml/h，自控输注量为5ml，锁定时间20分钟。镇痛过程中患者生命体征平稳，但镇痛效果不佳。2小时后产程无进展，予以人工破膜，羊水色清，破膜后1小时无宫缩，予以缩宫素静脉滴注加强宫缩，2小时后宫口仍为3cm，考虑活跃期停滞，相对头盆不称，拟行急诊剖宫产。手术室内进行常规心电、血压、血氧饱和度监测，经回抽确认硬膜外导管无血液和脑脊液后，注入2%氯普鲁卡因5ml，1分钟后产妇突然出现抽搐，呼吸困难，立即给予面罩吸氧，静脉注入丙泊酚150mg、罗库溴铵40mg、瑞芬太尼50μg行气管插管，全身麻醉下行剖宫产术。手术过程顺利，1分钟、5分钟、10分钟Apgar评分均正常，术后拔除硬膜外导管，产妇转入ICU加强监护。

三、病例分析

（一）关键问题

1. 什么是局部麻醉药中毒，主要表现为什么症状　局部麻醉药分为酯类和酰胺类两种。酯类局部麻醉药主要通过假性胆碱酯酶代谢，酰胺类局部麻醉药通过微粒体中的P450酶在肝脏代谢。局部麻醉药误入血管或单位时间内吸收入血的局部麻醉药剂量过大，血液中局部麻醉药浓度过高即可引起毒性反应，主要表现为中枢神经系统毒性和心血管功能障碍。对于清醒的患者，中枢神经系统症状早期可表现为口周麻木、舌感觉异常、耳鸣和视物不清。通常中枢神经系统兴奋症状（如烦躁不安、情绪激动、精神紧张、妄想）先于中枢抑制症状（如言语不清、嗜睡、昏迷）出现。肌肉抽搐提示强直-阵挛发作，之后常出现呼吸停止[1]。心血管功能障碍表现为低血压、房室传导阻滞、室性心律失常（如室性心动过速和室颤）。

2. 产妇为何更易出现局部麻醉药中毒　硬膜外间隙有丰富的静脉丛，同时妊娠晚期子宫压迫下腔静脉，影响血液回流，导致静脉丛怒张，硬膜外间隙变窄，增加了导管误入椎静脉的风险。国外有文献报道，妊娠是局部麻醉药中毒的高危因素之一[2]。该产妇进入第一产程活跃期后行分娩镇痛，镇痛药物的浓度及剂量均属于常规浓度及剂量，但产妇镇痛效果不佳，考虑硬膜外导管位置不佳可能性较大，但当时并未对硬膜外导管进行进一步处理。实行急诊剖宫产术时，经硬膜外导管给予2%氯普鲁卡因5ml，1分钟后出现抽搐，呼吸困难，考虑硬膜外导管已移位并进入血管，临床症状为局部麻醉药入血后引起严重毒性反应。虽已进行硬膜外导管回抽，但存在回抽时间短，未能及时发现导管入血可能。出现导管移位可能与产妇镇痛不全、产程进展过程中疼痛明显、体位变动过多有关。

（二）诊疗思维

1. 产妇行剖宫产手术时出现的症状考虑为何病的诊断　一般局部麻醉药的中枢神经系统表现多于心脏毒性。一旦血内局部麻醉药浓度骤然升高就可引起一系列的毒性症状，轻度中毒表现为头晕目眩、寒战、耳鸣等，中度中毒表现为烦躁不安、恶心呕吐、肌肉抽搐，重度中毒表现为肌肉抽搐呈全身强直、阵挛性惊厥，频繁发作有明显发绀或呼吸困难。此病例中产妇行硬膜外间隙麻醉，注入2%氯普鲁卡因5ml，1分钟后产妇突然出现抽搐，呼吸困难，症状较为典型，考虑局部麻醉药中毒可能性大。

2. 出现局部麻醉药中毒时如何治疗

（1）立即停止用药，保持患者呼吸道通畅，面罩吸氧。轻度毒性反应多为一过性，吸氧观察即可，一般无须特殊处理即能很快恢复。

（2）出现烦躁、惊恐、肌肉抽搐、惊厥发作者可静脉注射地西泮或咪达唑仑，同时面罩加压给氧辅助呼吸。惊厥严重并仍未得到有效控制者，可辅用短效肌松药，并行气管插管，建立人工通气。

（3）发现血压有下降趋势，应立即静脉注射升压药物，常用的如麻黄碱或去氧肾上腺素。

（4）对血管扩张或血容量不足的患者更应重视容量治疗。

（5）注意生命体征监测，维持血流动力学和血氧饱和度指标稳定。

（三）规范处理

分娩镇痛前要先建立静脉通路。麻醉前详细询问病史，了解有无局部麻醉药或其他药物过敏史，以及过去应用局部麻醉药的情况，有无其他不良反应。分娩镇痛行硬膜外间隙麻醉时，麻醉操作要仔细谨慎，硬膜外置管操作轻柔，避免神经根损伤。置管完成后，导管固定要牢固，避免产程中导管移位或脱出。注药前要仔细回抽导管，确认无脑脊液或血液后，给予试验剂量，观察产妇有无头晕耳鸣等局部麻醉药中毒症状。产程中要注意硬膜外镇痛效果，并评估导管位置是否正确。若行急诊剖宫产手术，每次给药前一定要进行回抽，且回抽时间要长，确保导管内无脑脊液或血液回流。要掌握局部麻醉药适应证、常规剂量、浓度及限量，避免单位时间内过量。给药后密切监测产妇生命体征及不适主诉。备好急救设备以及急救药品，一旦出现局部麻醉药中毒症状，立即进行相应救治。

英国麻醉医师协会推荐治疗方案[3]。

Ⅰ. 100%纯氧通气。

Ⅱ. 预防酸中毒和低氧血症。

A. 面罩通气或气管插管机械通气。

B. 初级心脏支持：胸外按压。

C. 使用咪达唑仑抑制癫痫发作，避免使用丙泊酚。

D. 低剂量肾上腺素，初始剂量10～100μg。

E. 如果可能，避免使用垂体后叶素。

Ⅲ. 如果患者情况仍然不稳定，静脉输注20%脂肪乳剂。

A. 首剂 1.5ml/kg 1 分钟(大约 100ml)必要时可以重复一次。

B. 维持量 0.25ml/(kg·min)持续泵注。

C. 如果情况不稳定,增大输注速率(上限为 10ml/kg,30 分钟)。

D. 继续进一步心脏支持。

E. 监测血气分析,减少酸中毒和低氧血症发生率。

Ⅳ. 如果患者情况仍然不稳定,继续上述步骤,可以考虑心肺转流术。

Ⅴ. 如果患者情况稳定,继续输注 10 分钟脂肪乳剂。

(四)经验教训

1. 分娩镇痛行硬膜外间隙麻醉时,麻醉操作要仔细谨慎,如果出现镇痛不全的情况,应及时调整硬膜外导管位置,或重新置管,确保硬膜外导管位置正确。

2. 硬膜外导管给药时应先给予试验剂量,确认无局部麻醉药中毒或蛛网膜下隙阻滞时再给予硬膜外镇痛药物。

3. 每次注药前均应回抽确认无血无脑脊液后再进行硬膜外间隙给药。由于导管较长,故回抽时间也应足够长,否则较难发现导管误入血管情况。

4. 每次行硬膜外间隙麻醉时都应先开放静脉,同时备好急救设备及药品。

(五)研究进展

有研究显示,硬膜外间隙麻醉和外周神经阻滞麻醉中严重毒性反应发生率为 1:10 000 和 1:1000。虽然只是一个估计数值,但是仍然要提高警惕[4]。国外有报道一名 33 岁女性行择期鼻中隔手术[5],术前生命体征平稳,无特殊疾病史,无药物过敏史。麻醉诱导使用丙泊酚和琥珀酰胆碱,气管插管后,鼻黏膜下注射 60mg 2% 利多卡因和 1% 肾上腺素,不久患者出现心动过缓、无脉性电活动,紧急行心肺复苏,静脉注射 1mg 肾上腺素。此时高度怀疑局部麻醉药中毒,予 100ml 20% 脂肪乳剂静脉注射,3 分钟后恢复正常窦性心律,送入 CICU 进行监护。入室时血压 60/40mmHg、心率 115 次/分,胸片显示双侧肺水肿,经食管超声显示心脏射血分数(EF)为 10% ~ 15%。静脉注射呋塞米利尿,并且泵注去甲肾上腺素和多巴酚丁胺维持血压,继续脂肪乳剂治疗。第 2 天心脏彩超显示 EF 为 55%,2 天后成功拔管,预后良好。通过这例病例,可以发现脂肪乳剂是治疗局部麻醉药中毒的关键药物。美国区域阻滞麻醉和镇痛药物协会推荐 20% 脂肪乳剂,首剂 1.5ml/kg,随后以 0.25ml/(kg·min)持续输注,如果患者循环仍不稳定,可重复负荷剂量 1 ~ 2 次,负荷量推注应超过 2 ~ 3 分钟,并将持续输注量提升至 0.5ml/(kg·min),总量不超过 12ml/kg。比较公认的关于脂肪乳剂治疗局部麻醉药中毒的理论是 Weinberg 的"lipid sink 假说"[6],该理论认为脂肪乳剂形成一个"水槽",可以从血浆中摄取局部麻醉药,使之对心肌组织无效。关于局部麻醉药中毒有效治疗需要更多进一步的研究来证实。

四、专家点评

硬膜外导管误入血管,不仅阻滞失败,还可发生局部麻醉药中毒,严重者可致死亡。硬膜外间隙有丰富的静脉丛,是导致硬膜外导管可能误入血管的解剖学基础,同时妊娠晚期子宫压迫下腔静脉,正常血液回流受阻,致椎内静脉丛怒张,硬膜外间隙变窄,增加了导管误入椎静脉的风险。降低局部麻醉药误入血管引起局部麻醉药中毒的方法:包括使用加强型硬膜外导管，每次注射局部麻醉药之前先回抽，尽量避免单次给予大剂量局部麻醉药。一旦硬膜外导管误入血管处理方法包括：①停止给药，改换麻醉方法；②退管少许无血再给药，同时严密监测患者各项生命体征；③退出导管改间隙重新穿刺。此外，局部麻醉药物吸收过快造成血浆局部麻醉药物浓度过高，也可能出现局部麻醉药中毒症状。因此，临床上早期判断局部麻醉药入血非常重要。局部麻醉药中毒抢救的关键在于采取各种有效的复苏手段保证患者有足够的氧供。因此，首先要密切观察及时诊断，随时做好抢救准备，一旦出现中毒症状应立即停止注药，进行有效给氧，对于不能维持氧合者应加压供氧或气管插管进行机械通气，有惊厥症状者应先用地西泮控制惊厥，必要时可应用肌松药控制惊厥，同时快速静脉输液补充血容量以及使用血管活性药物维持血流动力学稳定。布比卡因与罗哌卡因中毒时经静脉注射脂肪乳剂对于解除其中毒所致循环抑制，恢复其有效的血流动力学指标具有很好的疗效，值得临床推广应。（点评专家：上海交通大学医学院附属国际和平妇幼保健院 徐子锋）

（病例提供：上海交通大学医学院附属国际和平妇幼保健院 沈 婷 徐子锋）

（校验人员：首都医科大学附属北京妇产医院 李晓光）

参 考 文 献

[1] 巴特沃斯. 摩根临床麻醉学(第5版). 北京：北京大学医学出版社, 2015, 199-207

[2] Ciechanowicz S, Patil V. Lipid emulsion for local anesthetic systemic toxicity. Anesthesiol Res Pract, 2012, 2012: 131784

[3] Association of Anaesthetists of Great Britain and Ireland. Intralipid in the management of LA toxicity: guidance from the Association of Anaesthetists of Great Britain and Ireland(AAGBI), 2007

[4] Verlinde M, Hollmann MW, Stevens MF, et al. Local anesthetic - induced neurotoxicity. Int J Mol Sci, 2016, 17(3): 339

[5] Badar Hasan, Talal Asif, Maryam Hasan. Lidocaine - induced systemic toxicity: A case report and review of literature. Cureus, 2017, 9(5): e1275

[6] Weinberg GL, Ripper R, Murphy P, et al. Lipid infusion accelerates removal of bupivacaine and recovery from bupivacaine toxicity in the isolated rat heart. Reg Anesth Pain Med, 2006, 31(4): 296-303

病例 63 妊娠合并系统性红斑狼疮及肺动静脉瘘剖宫产的麻醉管理

一、导读

系统性红斑狼疮(systemic lupus erythematosus，SLE)是一种好发于育龄女性的累及多系统、多器官并有多种自身抗体出现的自身免疫性疾病，发病机制及病情活动与雌激素水平密切相关，SLE 患者受孕后，可使 SLE 病情恶化，易导致流产、胎死宫内、妊高症、胎儿生长迟缓、胎儿畸形、肾损害等。如同时合并肺动静脉瘘，其麻醉风险和并发症将严重危害母儿生命安全，因此需要临床医师和患者共同努力，合理、规范化治疗，提高围生期母儿安全。

二、病例介绍

1. 基本资料 患者，女，32 岁，身高 166cm，体重 60kg。因"间断鼻出血 8 年，停经 29^{+1} 周，血小板进行性下降，乏力"入院。入院诊断：①宫内孕 29^{+1} 周，孕 3 产 0，头位；②系统性红斑狼疮；③中度贫血；④血小板减少症；⑤肺动静脉瘘，双肺下叶切除术后，肺动静脉瘘封堵术后；⑥遗传性出血性毛细血管扩张症。保胎治疗至孕 31 周，因肾功能持续恶化，经全院讨论，决定实施剖宫产术终止妊娠。

2. 术前访视 体格检查：体温 36℃，心率 102 次/分，呼吸 22 次/分，血压 106/58mmHg。发育正常，面部口唇发绀，半卧位，呼吸困难，神志清楚，查体合作；双肺呼吸音清，未闻及心脏杂音，双下肢中度指凹性水肿，双侧明显杵状指(趾)。实验室检查：红细胞 $3.09 \times 10^{12}/L$、血红蛋白 68g/L、血小板 $37 \times 10^9/L$、血浆白蛋白 30.9g/L、24 小时尿蛋白 1172mg/24h；血小板凝集试验：花生四烯酸诱聚实验 39.9%、二磷酸腺苷诱聚实验 10.4%、肾上腺素诱聚实验 6.4%，余凝血功能、血栓弹力图、溶血实验、甲功(甲状腺功能)未见明显异常。辅助检查：心脏超声提示左心增大，二尖瓣中度关闭不全。产科检查：宫高 28cm，腹围 85cm，宫缩无，胎心 148 次/分，衔接未入，头位。

3. 麻醉方案选择和风险评估

(1)全身麻醉的风险评估：①患者先天性肺动静脉瘘，做了双下肺叶切除术和 2 次肺动静脉瘘封堵术，面部口唇发绀，长期低氧血症，肺功能不全，如实施气管插管全身麻醉，术后拔管非常困难，术中循环波动较大或插管过程中有可能发生肺动静脉瘘破裂的风险；②患者系统性红斑狼疮进展期 – 肾炎，明显蛋白尿，如实施全身麻醉，多种麻醉药物的应用有可能加重肾功能损害；③患者遗传性出血性毛细血管扩张症、鼻出血、咽部黏膜充血；气道评估困难，如插管过程中出血，有可能可造成误吸甚至窒息的风险；④胎儿因素：早产低体重胎儿，全身麻醉药物的应用对胎儿呼吸、循环等影响较大，风险极高。综合以上因素，全身麻醉作为备选方案。

（2）椎管内麻醉的风险评估：剖宫产手术首选的麻醉方式是椎管内麻醉。但是，该例患者术前血小板 $37 \times 10^9/L$，有发生硬膜外血肿的风险，是椎管内麻醉的禁忌证。然患者凝血功能正常，考虑患者全身情况，经充分术前讨论，权衡利弊，决定术前输注血小板，以最大限度降低出血的发生，用 24 号穿刺针实施单次蛛网膜下隙麻醉作为该患者的首选麻醉方式。

（3）术中关注的问题：①患者头高位，双下肢明显水肿，考虑心功能相对不全，术中发生仰卧位综合征和取出胎儿时回心血量迅速增加，有可能导致急性心功能衰竭，严格控制液体的入量，维持出入量的平衡，术中循环稳定是重中之重；②患者红细胞 $3.09 \times 10^{12}/L$、血红蛋白 68g/L，低氧血症，术前输注红细胞，充分吸氧，维持较高水平的血氧饱和度，保证呼吸道通畅。

4. 剖宫产麻醉的实施和管理

（1）麻醉实施：单次蛛网膜下隙麻醉，备气管插管全身麻醉及体外循环。

（2）术前准备：术前当晚 20：00 和术日当晨 6：00 各输血小板 1U，备全身麻醉药物及抢救药品。

（3）麻醉实施：入室前实验室检查：红细胞 $2.83 \times 10^{12}/L$、血红蛋白 98g/L、血小板 $88 \times 10^9/L$，凝血功能正常。入室后头高位，开放两条外周静脉，常规监测心电图，血氧饱和度，桡动脉监测血压。生命体征：血压 125/63mmHg、心率 104 次/分、呼吸 21 次/分、血氧饱和度 83%。面罩吸氧，给予氢化可的松 100mg、红细胞 1U、血浆 200ml 输注。待血氧饱和度 96%，嘱患者右侧卧位，常规消毒铺巾，用 24G 蛛网膜下隙麻醉细针在 $L_{3\sim4}$ 间隙进行蛛网膜下隙麻醉穿刺，见脑脊液溢出后缓慢推注等比重布比卡因 10mg，同时静脉给予麻黄碱 6mg 预防血压下降。测麻醉平面 $T_6 \sim T_8$。术中患者血压波动在 91～143/42～74mmHg、心率 80～116 次/分、血氧饱和度 83%～96%。术中血气分析：pH 7.43、PCO_2 43mmHg、Lac 1.3mmol/L、Hb 9.7g/dl、PO_2 82mmHg、SO_2 97.4%。胎儿娩出后患者诉胃部不适，给予昂丹司琼 8mg，适度扩容，麻黄碱提升血压等对症处理，症状缓解。手术时间 49 分钟。手术结束后送至恢复室监护 1 小时，无不适安返病房。出入量：血浆 800ml、红细胞 4U、晶体液 1200ml、出血 200ml、尿量 400ml。

手术结束，恢复室观察 1 小时，无不适安返病房。

（4）新生儿救治：胎儿娩出后自主呼吸弱，肌张力差，清理呼吸道并刺激呼吸后无改善，立即面罩正压通气，1 分钟 Apgar 评分为 8 分。继续正压通气，3 分钟时呼吸仍弱，双肺湿啰音，立即给予气管插管，复苏囊正压通气后自主呼吸活跃，无明显三凹征，5 分钟、10 分钟 Apgar 评分分别为 9 分、10 分。转入新生儿重症监护室，经过 40 天的治疗，生命体征平稳出院。

（5）术后镇痛：PCIA：舒芬太尼 100μg + 多拉司琼 25mg + 生理盐水至 80ml 静脉输注（背景剂量 2ml/h，单次追加 0.5ml/次，锁定时间 15 分钟）。

（6）术后随访：术后 6 小时：半卧位，吸氧，血氧饱和度波动在 80%～90%，双下肢活动自如，中度指凹形水肿，无麻木、疼痛，穿刺部位无血肿。

术后 24 小时：半卧位，血氧饱和度在 80% 左右，双下肢活动自如，中度指凹形水肿，无麻木、疼痛，穿刺部位无血肿。

术后48小时：可平卧，下地活动，血氧80%左右，双下肢活动自如，轻度水肿，无麻木、疼痛，穿刺部位无红肿，无感染。

患者术后第6天出院。

三、病例分析

（一）关键问题

1. 系统性红斑狼疮对妊娠的影响

（1）SLE患者的分娩方式选择及终止妊娠的时机：对于在整个妊娠过程中病情稳定的患者，可以足月采取自然分娩的方式来结束妊娠；出现以下情况时[1]，应尽早人工终止妊娠：①妊娠前3个月即出现明显的SLE病情活动；②孕妇SLE病情严重，危及母体安全时，无论孕期大小都应尽早终止妊娠；③孕期检测发现胎盘功能低下，危及胎儿健康，经产科与风湿科治疗后无好转者；④出现以下并发症时：重度妊娠高血压、精神和（或）神经异常、脑血管意外、弥漫性肺部疾病伴呼吸衰竭、重度肺动脉高压、24小时尿蛋白排泄定量在1g以上；⑤对于病情平稳的患者，如果胎龄已满38周，胎儿已发育成熟时，建议终止妊娠。

（2）SLE的药物治疗对妊娠的影响：大多数SLE孕妇在围生期需使用糖皮质激素和硫酸羟氯喹治疗[2]，KOH[3]等对128例SLE妊娠患者的分析显示，妊娠过程中服用羟氯喹可以显著降低狼疮病情活动的风险，且妊娠期间服用羟氯喹对胎儿并无影响，但是妊娠期间停用会诱发病情活动。RUIZ[4]等认为孕期服用泼尼松并不能减少SLE活动，但妊娠客观上易诱发SLE活动，对于病情长期缓解的SLE孕妇，预防性小剂量服用糖皮质激素可在相当程度上防止妊娠期病情复发。小剂量糖皮质激素虽然利于SLE妊娠患者病情控制，但是大剂量可能增加妊娠期糖尿病、胎儿宫内发育迟缓、先兆子痫、早产、胎膜早破等不良事件的风险，因此妊娠期间严格把握糖皮质激素使用指征也是提高妊娠成功概率的要素。

（3）系统性红斑狼疮合并血小板减少症对麻醉的影响：孕期血小板减少发生率为6.6%～11.6%[5]，其生理病理机制部分与妊娠有关，部分是严重疾病的表现。但是很多血小板减少特别是重度血小板减少患者并未出现严重出血，原因可能是：虽然患者血小板计数低于正常，但由于新生的血小板功能增强，所以凝血功能大多正常，且重度血小板减少及有出血倾向的患者在终止妊娠前均得到有效的治疗，血小板计数得到一定的提升，可有效降低孕妇出血风险。

（4）系统性红斑狼疮肾炎对妊娠的影响：系统性红斑狼疮肾炎是由肾脏中免疫复合物沉积引起补体活化和炎性组织破坏所致，孕前活检对确诊和预后评估非常重要[6]。典型的临床表现：高血压，中到重度蛋白尿，低补体血症，循环中免疫复合物和活动性尿沉渣（血尿、脓尿、管型）；严重的肾功能不全不常见。对妊娠结局的影响：妊娠期高血压和子痫前期，流产，早产，胎儿宫内生长受限，新生儿先天性红斑狼疮。麻醉管理中肾脏保护方面尤为重要，应控制液体量的输入，以血制品为主，控制晶体液，避免输注胶体液，加重肾脏负担，及时观察尿量。

2. 先天性肺动静脉瘘和遗传性出血性毛细血管扩张综合征对麻醉的影响

（1）先天性肺动 - 静脉瘘（congenital pulmonary arterio - venous fistula, PAVF）：亦称动静脉瘤（arteriovenous aneurysm），为较常见先天性发育畸形，胚胎期肺循环动静脉间毛细血管吻合支扩大，形成肺动静脉间异常交通。约 1/3 患者呈肺内多发病灶，属显性遗传。病员及其家族常伴有遗传性出血性毛细血管扩张症（hereditaryhemorragic telangiecta-sia），如皮肤、黏膜等部位，同时可累及胃肠道，又称 Rendu - Osler - Weber 病。约 10% 患者在婴幼儿期出现症状，而大多数均在成年以后出现症状，亦可无任何症状表现，通过常规胸部 X 线检查而发现。主要症状表现为不同程度的咯血、气促、心悸和胸痛。体检可见杵状指（趾）和发绀，病变部位相邻胸壁可闻及血管性杂音，可伴有肺外表现如鼻出血、呕血和皮肤黏膜毛细血管扩张[7]。

（2）妊娠合并肺动静脉瘘：临床上非常罕见[8]，国内外报道不多。分娩期为心肺负荷最重的时期，胎儿胎盘娩出后，子宫突然缩小，胎盘循环停止，回心血流量增加；产妇腹腔压力骤减，大量血液向下腔静脉灌注，造成血流动力学急剧变化，加重肺动静脉瘘右向左分流，出现血氧饱和度下降，甚至发生呼吸衰竭、肺出血、肺栓塞。

（3）合并肺动静脉瘘的孕妇，术中需充分吸氧，控制容量，避免容量超负荷，造成肺水肿；维持循环稳定，避免波动起伏过大，术中一旦肺动静脉瘘破裂，造成肺出血，及时体外循环，手术治疗。

（二）诊治思维

系统性红斑狼疮、先天性肺动静脉瘘、遗传性出血性毛细血管扩张症合并妊娠，实属罕见病，围术期极易出现胎儿宫内窘迫、先兆子痫、早产、胎膜早破、肺栓塞、多脏器衰竭、大出血、凝血功能障碍等，提醒临床医师需仔细观察，对罕见病需保持警惕，多科室共同努力，重在预防，充分准备，力保母儿良好结局。

（三）规范处理

SLE 患者妊娠期并发症多，病情凶险，围生期应建立多学科会诊机制，确定终止妊娠的最佳时机。术前尽量纠正并改善已经存在的并发症。在麻醉方式选择上，对于没有椎管内麻醉禁忌的患者，可以考虑实施椎管内麻醉。术中加强容量管理，对于存在心功能不全，肾功能损害的患者以输注血制品为主，严格控制晶体容量，禁忌输注胶体液，避免容量过多，导致急性脏器功能衰竭。对于类似该例病情复杂的患者，术中需备体外循环，要求心胸外科、普外科医师在场，一旦发生肺动静脉瘘破裂等意外，及时发现、及时处理、及时手术，全力抢救患者生命。

（四）经验与教训

1. 入院后多科室会诊，全面评估病情。

2. 术前准备要完善，积极纠正并改善各种并发症。

3. 术中做好各种预案的充分准备，严密监测生命体征。

4. 术后进一步加强产妇及新生儿的围生期管理。

四、专家点评

该患者孕 31 周，并发症累及多个器官和系统，包括系统性红斑狼疮、中度贫血、血小板减少症、肺动静脉瘘、遗传性出血性毛细血管扩张症、低蛋白血症、低氧血症、双肺下叶切除术后、肺动静脉瘘封堵术后等,病情危重,给围术期麻醉管理提出了严峻的挑战。

1. 椎管内麻醉的选择　血小板减少是椎管内麻醉的相对禁忌证,但是血小板计数的安全下限尚未确定。当血小板计数 $\geq 80 \times 10^9/L$ 时,一般认为可实施硬膜外麻醉或(和)蛛网膜下隙麻醉,但前提是血小板计数稳定、血小板功能正常、无其他后天或者先天性凝血功能障碍、未接受华法林或其他抗凝治疗。施行硬膜外间隙麻醉的血肿发生率高于蛛网膜下隙麻醉。该患者术前血小板 $37 \times 10^9/L$,术前一日和手术当日各输注血小板 1U,并且术前进行了凝血功能、血栓弹力图的检查,未发现凝血功能障碍,选择单次蛛网膜下隙麻醉,术后无硬膜外血肿并发症。

2. 血栓弹力图(thromboelastography, TEG)在产科麻醉中的应用　有文献报道妊娠期合并血小板减少的发生率为 7% ~ 10%,这些患者除了血小板计数的降低,可能还伴有血小板功能的障碍。传统的凝血功能筛查包括 TT、PT、APTT 和血小板计数。TT、PT和 APTT 分别测定的是凝血级联过程中的某一个部分,无法提供血小板功能的相关信息。而 TEG 不仅监测凝血的整个过程,而且还能反映血小板的功能状况。因此,TEG 的结果可以为临床麻醉决策提供更多的信息和依据。

3. 肺动静脉瘘属于先天性肺血管畸形,病变血管壁肌层发育不良,缺乏弹力纤维,因存在右向左分流,可出现活动后呼吸急促、发绀、杵状指趾等症状;缺氧可引起神经系统症状;瘤样扩张可引起胸痛及咯血。妊娠期,体内雌、孕激素水平的升高,全身血管脆性及通透性增加。妊娠期间血容量的逐渐增多,进一步加重该患者的心脏负荷。胎儿胎盘娩出后,外周血管阻力、回心血量变化以及促进子宫收缩药物的应用都可能引起血流动力学波动,增加心脏负荷,加重右向左的分流。术中除了维持合适的心率、心脏的前后负荷外,避免增加肺动脉压,进而增大右向左分流的因素,如麻醉镇痛不完善、二氧化碳潴留、进一步加重的低氧血症和酸碱内环境紊乱等。

4. 系统性红斑狼疮是以免疫炎症反应为突出表现的弥漫性结缔组织病,受累系统包括皮肤、关节、肾脏、神经系统、心脏及肺部等重要脏器。累及心脏可能造成心包炎,心脏瓣膜异常,术前应进行心脏彩超检查,评估心脏功能情况。此外系统性红斑狼疮患者可能在使用抗惊厥药物控制精神症状和使用 NSAIDS 类药物,在术前应详细了解患者用药史,对患者进行全面的评估,对于围术期安全至关重要。(点评专家:北京和睦家医院　杨璐)

(病例提供:中国人民解放军海军总医院　高智磊)
(校验人员:首都医科大学附属北京妇产医院　李晓光)

参 考 文 献

[1] 中国系统性红斑狼疮研究协作组专家组,国家风湿病数据中心. 中国系统性红斑狼疮患者围生期管理建议. 中华医学杂志, 2015, 95(14): 1056 - 1060

[2] 孟德芳，贾捷婷，李慧，等．系统性红斑狼疮合并妊娠 24 例临床分析．医药导报，2017，36(Z1)：43－45

[3] Koh JH, Ko HS, Kwok SK, et al. Hydruxychloroquine and pregnancy on lupus flares in Korean with systenic lupus erythematousus. Lupus, 2015, 24(2)：210－217

[4] Ruiz IG, Lima F, Alves J, et al. Increased rate of lupus flare during pregnancy and the puerperiun a prospective study of 78 pregnancies. Br J Rheumatol, 1996, 35(1)：133－138

[5] 张满玲．妊娠合并血小板减少症 88 例临床观察与治疗．临床合理用药，2015，8(26)：158－159

[6] 张乃怿，杨慧霞，廖秦平．妊娠合并狼疮性肾炎．中国妇产科临床杂志，2010，11(4)：307－309

[7] 刘瀚曼，陈莉娜．先天性肺动静脉瘘．中华实用儿科临床杂志，2016，31(16)：1216－1218

[8] 郭跃文，麦彩秀．妊娠合并肺动静脉瘘一例．妇产与遗传(电子版)，2015，5(1)：47－48

病例 64　腰－硬联合麻醉在臀位外倒转术的应用

一、导读

在我国多年的计划生育政策背景下，剖宫产率连年攀升。2010 年，WHO 公布的调查数据显示，中国剖宫产率高达 46.2%[1]。2011 年我国调查中显示，由胎儿臀位及横位问题造成的剖宫产率达 5.8%[2]。由于臀位经阴道分娩可能发生后出胎头困难及产伤，50%～94% 的臀位足月妊娠选择剖宫产分娩[3]。外倒转术(external cephalic version, ECV)是指在超声、胎儿电子监护等监测下，在产妇腹部进行一系列操作，使胎儿先露由臀部(或足部)转为头部[4]。目前外倒转术最佳麻醉方案仍不明确，有临床实验提示椎管内麻醉不但可以减轻产妇术中痛苦，还有助于提高外倒转的成功率，但选择何种麻醉方式、麻醉药品及剂量尚存争议。

二、病例介绍

1. 基本资料　产妇，39 岁，身高 160cm，体重 87kg。主因"停经 40 周，要求手术"入院。入院诊断为：孕 4 产 2，孕 40 周，横位。2007 年、2010 年曾两次成功经阴道分娩。

2. 术前访视

查体：体温 36.5℃，血压 125/85mmHg，心率 82 次/分，呼吸频率 18 次/分。宫底高度 34cm，腹围 121cm，胎位横位，胎心 142 次/分，无宫缩，估计胎儿大小 3500g。

辅助检查：B 超提示：胎儿横位，胎儿 BPD 9cm、FL 7.4cm、AC 34.3cm、羊水指数 18.3cm，胎盘位于后壁，脐带绕颈可能。血常规：红细胞计数 4.00×10^{12}/L、血红蛋白 122g/L、红细胞比容 36.4%、血小板计数 201×10^9/L、白细胞计数 8.05×10^9/L。凝血功能检查：凝血酶原时间(PT)11.2s、凝血酶原活动度(PTA)107.5%、活化部分凝血活酶时间(APTT)26.5s、纤维蛋白原(Fib)0.767g/L、国际标准比值(IR)0.970、D－二聚体 3.29mg/L。

产妇既往体健，否认药物过敏史，无椎管内麻醉禁忌证，术前循环稳定，心功能正常，神志清可配合操作。完善术前准备后行臀位外倒转术。

3. 围术期麻醉管理　产妇入手术室后持续监测袖带血压、心电图、血氧饱和度。入室血压 134/90mmg、心率 104 次/分、血氧饱和度 97%。嘱面罩吸氧。开放静脉通路，万汶（羟乙基淀粉 130/0.4 氯化钠注射液）500ml 静脉滴注，昂丹司琼 8mg 预防恶心呕吐，地塞米松 10mg 预防应激反应。备血管活性药物（去氧肾上腺素 100μg/ml、多巴胺 2mg/ml、阿托品 0.5mg/ml）和通气装备（喉镜、气管导管或喉罩）。B 超确认：胎心正常，胎位横位，脐带绕颈可能。

嘱产妇左侧卧，膝胸位。选择 $L_{2～3}$ 椎间隙，标记穿刺点后，消毒铺巾，配制蛛网膜下隙麻醉药物（抽取 1% 罗哌卡因 7mg）。2% 利多卡因进行穿刺点局部麻醉，G17 号硬膜外针穿刺至硬膜外间隙，G25 号蛛网膜下隙麻醉针通过针内针技术穿破硬膜和蛛网膜至蛛网膜下隙，见脑脊液回流后再连接注射器，回抽脑脊液稀释局部麻醉药至 2ml 以后，以 0.1ml/s 的速度推注药液至蛛网膜下隙。退出蛛网膜下隙麻醉针后，通过硬膜外针向头侧置入硬膜外导管，固定导管后嘱产妇恢复平卧位。

上午 9：00 腰 – 硬联合麻醉完成后，嘱产妇面罩吸氧，连续监测袖带压，血氧饱和度，心电图；再次 B 超确认胎位后，行胎心监护 10 分钟。期间用温觉法测试阻滞平面，在麻醉后 10 分钟固定于 T_5 水平。

上午 9：04 测产妇血压降低至 121/74mmHg，心率升高至 119 次/分，无不适主诉，静脉推注 2mg 多巴胺预防血压继续降低。胎心监护未见异常。

上午 9：10 在 B 超监测下行外倒转术，手术持续 8 分钟完成胎位倒转。术中母体血压、心率平稳，胎心未见异常。

上午 9：18 术毕后持续监测胎心。

上午 9：20 胎心率突然减慢至 80 次/分，此时产妇血压 124/71mmHg，心率 98 次/分，改变手术台位置保持产妇子宫左倾位，吸氧。

上午 9：21 胎心率恢复至 130 次/分。随后的监护中胎心稳定未见异常，产妇无不适主诉，但血压、心率有两次波动，均对症处理后持续监测，待循环稳定后于上午 9：25 产妇血压下降至 86/41mmHg，心率 93 次/分，无不适主诉，胎心率未见异常。静脉推注去氧肾上腺素 100μg。

上午 9：30 产妇血压恢复至 123/70mmHg，心率升高至 109 次/分，无不适主诉，胎心率未见异常。

上午 9：35 产妇血压下降至 80/40mmHg，心率 88 次/分，无不适主诉，胎心率未见异常。静脉推注 2mg 多巴胺。

上午 9：40 产妇血压恢复至 111/76mmHg，心率升高至 103 次/分，无不适主诉，胎心率未见异常。

上午 9：50 离开手术室，安返病房。

产妇安返病房后行胎心监护，NST（＋），但胎头高浮，产科医师嘱一旦破水立即平卧。麻醉医师随访，产妇诉回病房后 3 小时，排气，下肢运动自如，感觉恢复正常，无不适。次日 0：00 开始阵缩，6：00 胎膜自然破裂，于 6：10 自然娩出一女婴，脐带绕颈 2

周(紧)，脐带真结节，Apgar 评分 1 分钟 10 分、5 分钟 10 分、10 分钟 10 分，总产程出血量约 300ml 。麻醉无特殊处理，产后拔除硬膜外导管，消毒穿刺点，无菌辅料覆盖保护。

三、病例分析

1. 关键问题

（1）外倒转术的适应证及影响其成功率的因素：未足月的臀位胎儿可能会自然倒转为头位[5]，但自然倒转在无臀先露史的经产妇中多见。膝胸卧位是促进胎位自然倒转的传统方法，但一项荟萃分析显示，膝胸卧位虽然没有明显的不利影响，但也没有证据表明对胎位纠正有效[6]。而外倒转术可以降低足月臀先露的发生率，还可以降低臀位相关的脐带脱垂等并发症的风险[5]。

倒转术（version）或称转胎术，指通过手转动胎儿，使其从不利于分娩的胎位转变为有利于分娩的胎位。胎儿为臀位或横位时，术者通过在孕妇腹部的操作，将胎位纠正成头位，没有任何阴道内的操作，就称为头式外倒转术[7]。外倒转术可有效地矫正胎位，降低剖宫产率[8]。

英国皇家妇产科学会（Royal College of Obstetricians and Gynecologists，RCOG）和美国妇产科医师学会（American Congress of Obstetricians and Gynecologists，ACOG）2006 年颁布的指南指出，有适应证的产妇可在任何时候行外倒转术[9]。有诸多因素影响外倒转术的成功率，例如，经产妇、胎盘附着在子宫后壁、完全臀位，均可提高外倒转术的成功率；而产妇肥胖、胎盘附着在子宫前壁、宫颈扩张等易导致外倒转术失败[10、11]。此外，胎先露固定、子宫过度敏感、操作引起的疼痛等不利因素均影响外倒转术的成功率。其中，有学者认为神经阻滞麻醉具有镇痛和使子宫放松的效果，可明显提高外倒转术的成功率[12]。

（2）麻醉方案的选择：关于麻醉是否能够提高手术成功率，是否会增加母胎不良事件发生率，麻醉方式（腰－硬联合麻醉、单纯硬膜外间隙麻醉、单次蛛网膜下隙麻醉、静脉麻醉）的选择和药物剂量目前尚存争议。

早期的一些研究对比了蛛网膜下隙麻醉组和无麻醉组[13]，硬膜外间隙麻醉组和无麻醉组[14、15]，得出结论蛛网膜下隙麻醉组的外倒转成功率比硬膜外组低。但笔者认为该结论仅仅是表象，是药物剂量的差异造成了两种麻醉方式对应手术成功率影响的不同，因为蛛网膜下隙麻醉组都使用的是"镇痛剂量"（药量较小），而硬膜外组使用的是"麻醉剂量"（药量较大）。也有研究[16]支持"镇痛剂量"（蛛网膜下隙注入：布比卡因 2.5mg + 芬太尼 15μg，硬膜外间隙注入利多卡因 45mg + 肾上腺素 15μg。）的椎管内阻滞并不能提高外倒转术的成功率。

腹部肌肉松弛和消除无意识的腹肌紧张也是提高外倒转成功率不可或缺的因素。尽管最佳剂量尚不明确[17]，Lavoie A 等人[18]的一项 meta 分析显示，麻醉剂量阻滞比镇痛剂量阻滞有更高的外倒转成功率，同时，除母体低血压外，麻醉剂量阻滞并不会增加严重不良事件的发生率。但是使用相对大剂量的椎管内阻滞后需要对母胎进行更长时间的监测并等待麻醉恢复，可能会延迟术后的排气排便。

由于麻醉风险的存在，仍有很多产妇在接受外倒转术时拒绝进行麻醉或镇痛。毋庸置疑，手术操作会给母体带来痛苦和压力，尽管外倒转术中的疼痛分级并不高[19]，但所有观察麻醉后手术疼痛评分[20,21]和产妇满意度[16,22]的研究结果均显示，椎管内阻滞可以大幅地降低术中母体所承受的痛苦，提高患者满意度。

外倒转术中对产妇腹部施加外力会增加母胎不良事件的发生率[23]，尤其是胎盘早剥，可能会造成宫内大量的急性出血和胎儿宫内窘迫。但这是否与椎管内麻醉有关联呢？通过对 12 个临床实验中 850 例外倒转术的荟萃分析[4]，发现椎管内麻醉组的胎盘早剥和胎心异常需紧急剖宫产的发生率均低于无麻醉对照组，也就是说椎管内麻醉并不会增加外倒转术中的母胎隐患。

关于静脉麻醉的实验较少，其中 Sulliva JT 等人[16]通过随机对照试验对比了腰－硬联合镇痛（蛛网膜下隙注入：布比卡因 2.5mg + 芬太尼 15μg，硬膜外间隙注入利多卡因 45mg + 肾上腺素 15μg。）和静脉镇痛（静脉注射 50μg 芬太尼）在外倒转术中的应用，认为两种镇痛方式对于外倒转术成功率的影响和对胎心的影响均没有差异，但腰－硬联合组的镇痛满意度更佳。有学者认为，椎管内阻滞相较于静脉镇痛也存在劣势，例如麻醉后母体低血压的发生概率高，术后恢复时间较长，存在硬膜穿刺后头痛（PDPH）以及神经损伤发生的可能等。Munoz H 等人[24]通过临床随机对照试验提出，使用瑞芬太尼静脉持续泵注 [0.1μg/(kg·min)] + 按需负荷用药（0.1μg/kg），可以明显减少外倒转术中产妇的痛苦，提高满意度，且产妇恶心呕吐、胎儿胎心率减慢等不良事件的发生率与使用盐水的对照组无差异，同时使用瑞芬太尼镇痛并不能提高外倒转术的成功率。

在本例麻醉中选择了腰－硬联合麻醉，蛛网膜下隙注射罗哌卡因 7mg/2ml，硬膜外间隙置入导管备用。该剂量的选择既大于一般镇痛剂量（2～3mg），又小于一般剖宫产手术麻醉剂量（10～15mg），目的在于提供良好镇痛和肌肉松弛度的同时不会对母体循环造成太大的波动，但仍需备有血管活性药物随时纠正低血压的发生。硬膜外导管的预留则是为了预防术中需紧急剖宫产终止妊娠时，能够快速补充麻醉药物，完善麻醉效果。

2. 诊治思维

（1）术中可能事件：外倒转术中有可能发生多种危及母儿的不良事件，例如胎心监护异常、阴道流血、胎盘早剥、胎母输血综合征、紧急剖宫产、围生期儿死亡等[18]。这些不良事件之间都有着密切的联系，麻醉医师应时刻关注各项监测指标，配合产科医师及时做出诊断，给予对症处理。

（2）术后可能事件及管理：外倒转术成功后，住院期间胎心监护异常，或因其他原因需剖宫产终止妊娠。可以通过硬膜外导管注射局部麻醉药物（1% 罗哌卡因 10ml + 2% 利多卡因 10ml），先注射 3ml 试验量，产妇无不适且出现麻醉平面后，继续注射药液，直至平面达 T_5（或手术所需）。

剖宫产术后，可以通过硬膜外导管缓慢泵注药物，达到术后镇痛的效果。

3. 规范处理

（1）术中胎心异常的麻醉处理：术中最常见的不良事件是胎心率监护异常，影响胎心率的因素有很多，例如脐带受压、绕颈、打结、胎盘早剥、母体血压下降引起的子宫血供减少等。当出现胎心率异常，一方面应 B 超检查脐带、胎盘有无异常；另一方面应关注产妇血压、心率等生命体征及主诉。如出现产妇血压下降，应加快输液速度，保持子宫左倾位、吸氧、给予相应的血管活性药物。同时做好紧急剖宫产的准备，配置好硬膜外注射的麻醉药液，一旦决定剖宫产终止妊娠，即刻注入，尽可能快的完善麻醉效果。如局部麻醉药无法及时起效，考虑改为静脉全身麻醉。

（2）术后 PDPH 的处理：产后如出现头疼、头晕的症状，应警惕 PDPH 的发生，应与产妇及家属及时沟通，嘱产妇保持平卧，加大输液量，药物对症处理，必要时可采取硬膜外填充治疗。

4. 经验与教训　外倒转术后，产妇虽回到病房，但并非与麻醉医师无关了。麻醉医师应在术后 6 小时内，及时随访产妇，关注椎管内阻滞的恢复情况、产妇的血压心率等生命体征和胎儿心率监测的情况，通过和产科医师的充分沟通合作，保障母婴围生期的安全。

5. 小结　椎管内阻滞在产科外倒转术中的应用尚未普及，对于麻醉方式、药物种类和剂量的选择以及阻滞目标也无定论[25]。未来需要更多的临床实验来佐证和探索，使得椎管内阻滞不仅可以减轻产妇痛苦，还可以为手术的成功率做出贡献。

四、专家点评

倒转术（转胎术）指通过手在腹壁转动胎儿，使其从不利于分娩的胎位转变为有利于分娩的头位。适用于胎儿为臀位或横位时，外倒转术可有效地矫正胎位，降低剖宫产率。

1. 麻醉状态下的腹部肌肉松弛和消除　无意识的腹肌紧张是提高外倒转成功率不可或缺的因素。2018 年美国 SOAP 会议的"What's New in Obstetric Anesthesia"专门荟萃众多文献支持麻醉下可以提高外倒转的成功率。

2. 至于实施外倒转术的镇痛剂量或麻醉剂量仍是今后探讨的方向，北京妇产医院麻醉药物剂量是 0.5% 布比卡因 4～5mg，取得良好的效果。

3. 外倒转术有可能发生多种危及母儿的不良事件，例如胎心监护异常、阴道流血、胎盘早剥、脐带受压、绕颈、打结等。外倒转术在 B 超监测下实施，并应严密行胎心监护，一旦发现异常情况应迅速行剖宫产术以确保胎儿安全。

4. 应注意不要因为麻醉的因素干扰产科医师的判断，确保循环平稳，慎用阿片类有可能会导致胎心率下降的药品。本病例虽只用罗哌卡因 7mg 蛛网膜下隙麻醉，仍造成母体低血压的发生，接受这类操作的产妇更应迅速地纠正低血压，心率不低时可用去氧肾上腺素，若心率较低时可用麻黄碱或多巴胺。（点评专家：首都医科大学附属北京妇产医院　徐铭军）

（病例提供：首都医科大学附属北京妇产医院　汪愫洁　徐铭军）

（校验人员：首都医科大学附属北京妇产医院　李晓光）

参 考 文 献

[1] 刘铭，段涛. 控制剖宫产率的有效措施. 实用妇产科杂志, 2015, 31(4)：243－245
[2] 侯磊，李光辉，邹丽颖，等. 全国剖宫产率及剖宫产指征构成比调查的多中心研究. 中华妇产科杂

志，2014，49(10)：728－735

[3] Stephanie L，Jennifer L. Obstetric and Anesthetic Approaches to External Cephalic Version. Anesthesiology Clinics，2017，35(1)：81－94

[4] Sultan P，Carvalho B. Neuraxial blockade for external cephalic version：a systematic review. International Journal of Obstetric Anesthesia，2011，20(4)：299－306

[5] James KK. 高危妊娠(第3版). 北京：人民卫生出版社，2008

[6] Hofmeyr GJ，Kulier R. Cephalic version by postural management for breech presentation. Cochrane Database Syst Rev，2012，10(5)：62－72

[7] 刘兴会，徐先明，段涛，等. 实用产科手术学. 北京：人民卫生出版社，2014

[8] 李洁，孙凤英，赵霞，等. 臀位外倒转术的成功率及其影响因素. 中华围产医学杂志，2014，17(3)：169－172

[9] ACOG Committee on Obstetric Practice. ACOG Committee Opinion No. 340. Mode of term singleton breech delivery. Obstet Gynecol，2006，108(1)：235－237

[10] Kok M，et al. Clinical factors to Predict the outcome of external cephalic Version：a Meta－analysis. American Journal of Obstetrics & Gynecology，2008，199(6)：e1－7

[11] Kok M，et al. Ultrasound factors to predict the outcome of external cephalic version：a meta－analysis. Ultrasound Obstet Gynecol，2009，33(2)：76－84

[12] Bolaji I，Alabi－Isama L. Central neuraxial blockade－assisted external cephalic version in reducing caesarean section rate：systematic review and meta－analysis. Obstetrics & Gynecology International，2009，718981

[13] Dugoff L，et al. The effect of spinal anesthesia on the success rate of external cephalic version：a randomized trial. Obstetrics & Gynecology，1999，93：345－349

[14] Mancuso KM，et al. Epidural analgesia for cephalic version：a randomized trial. Obstetrics & Gynecology，2000，95：648－651

[15] Schorr SJ，et al. A randomized trial of epidural anesthesia to improve external cephalic version success. American Journal of Obstetrics & Gynecology，1997，177：1133－1137

[16] Sullivan JT，et al. A randomized controlled trial of the effect of combined spinal－epidural analgesia on the success of external cephalic version for breech presentation. International Journal of Obstetric Anesthesia，2009，18(4)：328－334

[17] Macarthur AJ，et al. Anesthesia facilitation of external cephalic version a meta－analysis. American Journal of Obstetrics & Gynecology，2004，191：1219－1224

[18] Lavoie A，Guay J. Anesthetic dose neuraxial blockade increases the success rate of external fetal version：a meta－analysis. Can J Anaesth，2010，57(5)：408－414

[19] Fok WY，et al. Maternal experience of pain during external cephalic version at term. Acta Obstet Gynecol Scand，2005，84：748－751

[20] Weiniger CF，et al. External cephalic version for breech presentation with or without spinal analgesia in nulliparous women at term：a randomized controlled trial. Obstet Gynecol，2007，110：1343－1350

[21] Weiniger CF，et al. Randomized controlled trial of external cephalic version in term multiparae with or without spinal analgesia. Br J Anaesth，2010，104(5)：613－618

[22] Birnbach DJ，et al. The effect of intrathecal analgesia on the success of external cephalic version. Anesth Analg，2001，93：410－413

[23] Marcus RG，et al. Feto－maternal haemorrhage following successful and unsuccessful attempts at external

cephalic version. BJOG, 1975, 82: 578 – 580

[24] MunOz H, et al. Remifentanil versus placebo for analgesia during external cephalic version a randomised clinical trial. International Journal of Obstetric Anesthesia, 2014, 23(1): 52 – 57

[25] Weiniger CF, et al. Survey of external cephalic version for breech presentation and neuraxial blockade use. Journal of Clinical Anesthesia, 2016, 34: 616 – 622

病例 65　系统性硬化病产妇剖宫产的麻醉管理

一、导读

系统性硬化病(systemic sclerosis, SSc)是一种自身免疫性疾病,其血管病变、组织胶原沉积和纤维化可导致皮肤、消化道、肺、心肌和肾脏等器官病变。系统性硬皮病的发病率为 2.3/100 万 ~22.8/100 万,有研究表明妊娠可增加其发病率。疾病所导致的关节挛缩、皮肤变化和肌肉萎缩可增加困难气道概率,肺动脉高压(pulmonary arterial hypertension, PAH)、心功能不良/衰竭或肾危象(scleroderma renal crisis, SRC)的发生给围术期的麻醉的实施和管理带来挑战性。术前充分麻醉风险评估,多学科讨论,个体化麻醉方案的制订对保障围术期母婴安全十分重要。

二、病例介绍

1. 基本资料　产妇,19 岁,身高 157cm,体重 58.8kg。主因"停经 39 周,血压升高 5 天"入院。5 天前产检发现血压偏高,未予处理。3 天前出现头晕、头痛、无视物模糊及胸闷等不适,未予重视及就医;7 小时前产妇出现头晕、头痛加重,因头晕跌倒于地,俯卧着地,自行跌倒爬起,站立后出现呕吐,未予重视;2 小时前头痛、头晕加重,呕吐加重,呈喷射样,色呈咖啡色,无晕厥,无昏迷,无抽搐,随急诊入院,入院血压 160/90mmHg。2 年前发现皮肤病,无明确诊断及治疗。

2. 术前麻醉前评估　查体:体温 36.5℃,血压 155/98mmHg,心率 96 次/分,血氧饱和度 97%,胎心率 140 次/分。全身皮肤硬肿,皮肤无弹性,伴色素沉着,双手关节僵硬挛缩,右侧肩胛及腋窝处见皲裂,长约 8cm、深约 2cm,双下肢水肿(+ + +)。张口度 2 横指,Mallampati 分级Ⅳ级,头颈活动度差,甲颏间距 <6cm。双肺听诊未闻及明显干湿啰音,心脏未闻及杂音。血常规、凝血功能、血生化等化验检查均无明显异常。胸片结果提示:胸廓对称;双肺纹理增多、增粗;双肺野可见片状模糊阴影,双肺门影不大。气管居中。心影大小、形态未见异常。考虑:双肺炎症。心脏超声结果提示:心脏结构、功能正常;LVEF 65%;FS 35%。头颅 CT 结果提示:双侧枕叶、后顶叶及部分额叶皮质下脑白质密度减低,考虑可逆性脑后部白质病变。给予拉贝洛尔降压、硫酸镁解痉、地西泮及哌替啶镇静、甘露醇降颅内压等治疗。术前诊断:①重度子痫前期;②孕 1 产 0,孕 39⁺周;③胎儿生长受限;④系统性硬化病?⑤低蛋白血症;⑥右腋下皮肤裂伤。

产科医师考虑已有终止妊娠指征，拟行剖宫产术，邀请多学科(麻醉科、重症医学科、新生儿科、耳鼻喉科、皮肤科等相关科室)会诊。

3. 麻醉实施和管理　产妇入室后予常规生命体征监测，乳酸钠林格液静脉滴注。予蘸有生理盐水的棉签清洗鼻前庭，给氧去氮，瑞芬太尼 0.15μg/(kg·min)泵注，吸入3%七氟烷致意识消失。在保留自主呼吸情况下经鼻纤支镜顺利置入6.0号带气囊气管内导管，给予顺式阿曲库铵10mg，实施保护性通气策略。胎儿娩出后改丙泊酚5mg/(kg·h)维持，咪达唑仑5mg、舒芬太尼25μg、奥美拉唑40mg。术中生命体征平稳，PETCO$_2$维持36~40mmHg，术毕前20分钟给予舒芬太尼10μg。手术历时138分钟，术中出血200ml，输液1000ml、尿量100ml。胎儿 Apgar 评分1分钟、5分钟、10分钟分别为8分、9分、9分。术毕带气管内导管于ICU进一步治疗，术后第2天撤离呼吸机，第3天转普通病房，第6天出院。

三、病例分析

(一)关键问题

1. 系统性硬化病定义　系统性硬化病曾称硬皮病，是一种原因不明，临床上以局限性或弥漫性皮肤增厚和纤维化为特征，也可影响内脏的全身性疾病。

特征：组织纤维化；微小血管病；与自身抗体有关的特异性自身免疫反应。

临床表现如表15-2所示。

表15-2　临床表现

	血管病变	纤维化
皮肤	Raynaud 现象、溃疡	水肿、硬化、萎缩、色素沉着
肺	肺动脉高压、肺心病	干咳、呼吸困难、低氧血症
心	非典型心绞痛	心律失常、心肌病、心衰
肾	肾性高血压、肾梗死	肾衰竭
胃肠道	消化道出血	胃食管反流、吸收障碍综合征
肌肉骨骼	关节疼痛	肌萎缩、关节僵直、多发性肌炎
神经系统	包绕神经鞘的结缔组织增厚，可压迫外周神经及脑神经，中枢神经受累少，可有三叉神经痛、腕管综合征	

2. SSc 与妊娠　SSc 是一种散发性疾病，在世界范围内均有分布。发病率为2.3/100万~22.8/100万，像其他结缔组织病一样，SSc 明显好发于女性，生育后其发病率增加[1,2]，妊娠可恶化 SSc 病情的进展。SSc 对生理及社会心理的影响，免疫抑制药和抗纤维化药物等治疗药物的致畸性，降低了生育率[2]。目前治疗水平的提高改善了孕妇及胎儿的预后[3]。

(1)SSc 对孕妇的影响：88%患者的临床症状，如 Raynaud 现象、手指溃疡、关节痛、皮肤增厚，在妊娠期趋于稳定[4]。SSc 累及胃食管者，妊娠期胃食管反流症状通常会加重。50% SSc 者有肾脏受累，5%~20%可进展为SRC[5]。SRC 主要症状有高血压、蛋白尿、血小板减少、微血管病性溶血性贫血、肝酶异常等。这些症状可见于先兆子痫，但于孕期出现的时间不同。肾穿刺活检可用于鉴别诊断[6]。2%～23% SSc 合并妊娠者并发先兆子痫。肺间质纤维化时 1 秒用力肺活量/用力肺活量＞50%，且纽约心脏协会（NA-HY）心功能分级Ⅰ级或Ⅱ级者可耐受妊娠。约 30% 女性 SSc 者合并 PAH，考虑妊娠后心输出量及血容量的增加，欧洲心脏病/呼吸协会（ESC/ERS）建议 SSc 合并 PAH 者避免妊娠。妊娠合并 PAH 的死亡率约 30%。

（2）SSc 对胎儿的影响：SSc 的血管病变（新生内膜形成、中膜增厚、管腔闭塞、血栓形成）使胎盘灌注减少及微小梗死形成，同时胎盘间质绒毛发育不良，脱膜血管间质纤维化，可致早产、胎儿生长受限，增加新生儿死亡率和超低出生体重儿率[7]。

治疗 SSc 的药物可对胎儿造成影响：血管紧张素转换酶抑制药可治疗 SRC，同时可导致胎儿肾闭锁及肺发育不良；非甾体抗感染药缓解关节痛，可增加胎儿畸形风险，致胎儿肾功能不全，动脉导管早闭。

3. 麻醉方式的选择　妊娠合并 SSc 患者实施硬膜外麻醉、蛛网膜下隙麻醉、腰－硬联合麻醉、全身麻醉均有成功报道[8～10]。

SSc 患者皮肤病变致面部和颈部皮肤紧绷，关节挛缩及僵直，可致固定体位、下颌活动受限、张口困难等情况致可预见性困难气道，同时需要全身麻醉时，气道易于控制；病变累及胃食管者可致反流误吸风险较高；产妇背部皮肤完好，椎间隙可定位；心功能良好及肺部病变轻微，产妇清醒可耐受平卧位者，可选择椎管内麻醉[11]。另外，硬膜外镇痛可提高完善的术后镇痛，麻醉后外周血管的扩张可改善组织灌注，促进伤口愈合，改善 Raynaud 现象。

椎管内麻醉药物剂量应从最小剂量开始，避免麻醉平面过快的升高，以避免交感神经阻滞过快所致血流动力学的变化。有研究提示椎管内麻醉可致 SSc 患者感觉神经阻滞时间延长，但尚未见罗哌卡因、布比卡因有此不良反应的报道。同时，椎管内麻醉药物不可预测扩散及严重心血管事件的发生限制了其在 SSc 患者中应用。并且，由于 SSc 合并妊娠行椎管内麻醉的数量有限，某些并发症尚未被发现。

SSc 患者皮肤病变较严重，椎管内麻醉部位皮肤不完整，椎间隙定位困难，体位摆放困难；心功能差及肺部病变严重，患者清醒时不能耐受平卧位；病变累及胃肠道导致维生素 K 摄取不良，影响凝血功能者，建议实施全身麻醉。随着处理困难气道的工具及技术不断完善，全身麻醉相对局部浸润麻醉更安全、更舒适，可提供充分的氧供、完善的有创监测[12]。

麻醉方式的选择应根据患者病理生理变化所致并发症的情况、详细的术前麻醉评估及麻醉科室麻醉技术和设备条件的不同，紧急事件处理能力而选择不同麻醉方式，制订个体化麻醉方案。

4. 围术期监测　皮肤增厚、挛缩及血管收缩可造成无创血压、指尖脉搏氧获取、外周静脉的建立困难。因此非指夹式脉搏氧监测仪需备用，指夹式检测需定时更换手指，避免单个手指受压导致供血不足；为防止血管收缩室温维持 21℃ 以上，四肢末端注意保暖，输注加温液体，监测体温；皮肤的改变可能会影响外周静脉通路的建立，中心静脉方便给予心血管药物和中心静脉压的监测；外周有创动脉监测可能会引起类似雷诺现象的发生，当合并心脏疾病及肺动脉高压时，认为利大于弊，可选择肱动脉或者股动脉。

常规监测心电图、无创血压、尿量,必要时置入肺漂浮导管、经胸超声心电图或经食管超声心电图[13]。

(二)诊治思维

SSc是全身结缔组织病,可影响机体的多个器官系统的病变,机体的病理生理性改变可影响麻醉的各个方面,尤其是呼吸系统和循环系统病变对麻醉围术期管理至关重要,给麻醉医师带来了挑战。因此,制订麻醉方案前应进行详细的术前麻醉评估、了解SSc合并妊娠所致孕妇病理生理改变,这些改变对机体的影响,重要器官功能变化的评估,可能对麻醉的实施和管理造成的影响。了解目前孕妇药物治疗情况及药物治疗后的情况。术前应进行多学科讨论及多学科治疗小组成立,对围术期可能出现的紧急事件的发生制定相应的处理措施。麻醉方案的制订应根据产妇的全身情况及科室的麻醉条件选择适当的麻醉方式。

(三)规范处理

1. 麻醉前评估　对于SSc合并妊娠的产妇,疾病致皮肤紧绷,关节挛缩及僵直,产妇可存在固定体位、下颌活动受限、张口困难等情况,应进行气道评估;合并肺动脉高压和肾危象是妊娠合并系统性硬化病的主要死亡原因,对重要脏器的术前评估必不可少。

(1)气道评估:①了解病史,产妇有无头颈部及气道手术病史,妊娠期体重增长及BMI值,妊娠期睡觉打鼾史等;②影像学检查资料:喉镜、纤支镜、CT检查能提供比较清晰的口咽及喉咽部情况;③面罩通气困难(DMV)危险因素:年龄 >55 岁、打鼾病史、蓄络腮胡、无牙、肥胖(BMI $>26kg/m^2$);④体检评估:Mallampati分级、张口度、甲颏间距、颞下颌关节活动度、头颈部活动度、喉镜显露分级。

(2)肺功能评估:简易肺功能评估方法:①屏气实验;②吹气实验;③吹火柴实验;④呼吸困难程度分级。

对于肥胖的产妇需进行OSA风险和功能情况的评估。对于出现呼吸困难的,需进行超声心动检查,除外心功能不全。相关检查:胸片、动脉血气分析、肺功能检查,高分辨度CT、右心导管等。

(3)心功能评估:常用纽约心脏协会(NAHY)心功能分级,如表15-3所示。

表15-3　纽约心脏协会(NAHY)心功能分级

Ⅰ级	体力活动不受限,日常活动不引起疲劳、心悸或晕厥
Ⅱ级	体力活动轻度受限,日常活动可引起疲劳、心悸或晕厥
Ⅲ级	体力活动显著受限,轻于日常活动的行为即可引起疲劳、心悸或晕厥;静息时无症状
Ⅳ级	不能进行任何体力活动,静息时即有症状

相关检查:心电图、超声心动图。

(4)肾功能评估询问相关肾病病史;血肌酐和电解质水平,肾功能检查;尿液镜检和尿检;血色素和血小板变化。

严重肾损伤易致心肺功能异常,全面心肺功能评估更为重要。

经过评估,此产妇为困难气道,目前暂无通气困难,属于非紧急气道。产妇日常生活自理，尚未出现肺动脉高压和肺间质病变，心功能 Ⅱ 级，结合症状体征及相关检查，ASA 评 Ⅲ 级。

2. 麻醉方案的选择　剖宫产常用麻醉：椎管内麻醉、全身麻醉、局部麻醉。

此产妇背部皮肤硬化，伴色素沉着，不能配合椎管内麻醉穿刺；经多学科讨论后选择保留自主呼吸下行气管插管后全身麻醉下剖宫产手术，术中请五官科、新生儿科、心外科医师会诊。

3. 术后处理　SSc 合并妊娠产妇，术后应转重症监护室进一步治疗。对于全身麻醉患者应缓慢撤离呼吸机，注意重要器官功能的保护。

（四）经验与教训

妊娠并发症术前评估应综合考虑疾病累所产生的病理改变和妊娠所导致的生理改变两方面。皮肤的改变可能会影响外周静脉通路的建立，建立中心静脉方便心血管药物的给予和中心静脉压监测；外周有动脉监测可能会引起类似雷诺现象的发生；为防止血管收缩室温维持 21℃ 以上，四肢末端保暖；妊娠后喉、鼻、口腔黏膜毛细血管充血扩张，易损伤出血及水肿，术中插管时易轻柔，避免反复操作。无特殊不建议经鼻气管插管。

（五）研究进展

妊娠合并 SSc 麻醉无相关指南，大部分文献来源于病案报道和回顾性分析，需要更多的前瞻性、对比性的研究。非常早期的 SSc 仅有 Raynaud 现象和手指肿胀表现，为能够早诊断早治疗，诊断技术中抗体分子方面有待突破[14]。SSc 的治疗尚无特效药物，早期治疗的目的在于阻止新的皮肤和脏器受累，晚期治疗的目的在于改善已有的症状。当合并肺纤维化时，死亡率增加，现阶段无药物能改善肺纤维化进程，研发新药物的努力从未间断[15~16]。超声技术监视下椎管内麻醉穿刺和神经鞘内压力的检测可能使椎管内麻醉更好的应用此类患者。

四、专家点评

系统性硬皮病的发病率为 2.3/100 万 ~22.8/100 万，是一种极为罕见的疾病。系统性硬皮病所导致的关节挛缩和肌肉萎缩增加了困难气道的可能；累及呼吸及心血管系统造成肺动脉高压、充血性右心衰竭，累及泌尿系统造成急性肾危象；这些都给麻醉医师的围术期管理带来了巨大的挑战。

由于系统性硬皮病可能累及心脏、肺脏、肾脏、骨骼关节等多个系统，因此应进行详细的术前评估以确定哪些器官系统存在功能障碍。选择哪种麻醉方式最为安全，目前尚无定论。椎管内麻醉可以提供良好的麻醉及镇痛效果，且减少反流误吸的发生，但是系统性硬皮病患者会存在区域阻滞作用时间延长的情况，因此尚不清楚该疾病是否会增加局部麻醉药物潜在的毒性作用，以及局部麻醉药物是否对本疾病的病程产生影响（会不会导致病程恶化）。如选用全身麻醉，麻醉管理最大的难点在于困难气道，由于口周皮肤弹性缺乏，患者张口严重受限，直接喉镜难以进入口腔，使用纤支镜引导下清醒插管是最佳的选择。

在本例病例中，该麻醉团队选择了全身麻醉，并在术前对困难气道做好了充分的评估及预案，顺利插管，看似平淡无奇的麻醉管理，其实应归功于术前的充分准备。（点评

专家:广东省妇幼保健院 广东省儿童医院 广东省妇产医院　陈祥楠)

(病例提供:广东省妇幼保健院 广东省儿童医院 广东省妇产医院　赵　颖　陈祥楠)

(校验人员:山西医科大学第二医院　吉嘉炜)

参 考 文 献

[1] Artlett C, Rasheed M, Russo – Stieglitz K, et al. Influence of prior pregnancies on disease course and cause of death in systemic sclerosis. Ann Rheum Dis, 2002, 61(4): 346 – 350

[2] Bruni C, Raja J, Denton CP, et al. The clinical relevance of sexual dysfunction in systemic sclerosis. Autoimmun Rev, 2015, 14(12): 1111 – 1115

[3] Steen VD. Pregnancy in women with systemic sclerosis. Obstet Gynecol, 1999, 94(1): 15 – 20

[4] Nemeth A, Szamosi S, Horvath A, et al. Systemic sclerosis and pregnancy. A review of the current literature. Z Rheumatol, 2014, 73(2): 175 – 179

[5] Penn H, Howie AJ, Kingdon EJ, et al. Scleroderma renal crisis: patient characteristics and long – term outcomes. QJM, 2007, 100(8): 485 – 494

[6] Sobanski V, Launay D, Depret S, et al. Special considerations in pregnant systemic sclerosis patients. Expert Rev Clin Immunol, 2016, 12(11): 1161 – 1173

[7] Steen VD, Medsger TJ. Fertility and pregnancy outcome in women with systemic sclerosis. Arthritis Rheum, 1999, 42(4): 763 – 768

[8] Lee GY, Cho S. Spinal anesthesia for cesarean section in a patient with systemic sclerosis associated interstitial lung disease: a case report. Korean Journal of Anesthesiology, 2016, 69(4): 406

[9] Dempsey ZS, Rowell S, Mcrobert R. The role of regional and neuroaxial anesthesia in patients with systemic sclerosis. Local Reg Anesth, 2011, 4: 47 – 56

[10] Ye F, Kong G, Huang J. Anesthetic management of a patient with localised scleroderma. SpringerPlus, 2016, 5(1): 1507

[11] Albilia JB, Lam DK, Blanas N, et al. Small mouths. Big problems? A review of scleroderma and its oral health implications. J Can Dent Assoc, 2007, 73(9): 831 – 836

[12] Moaveni D, Cohn J, Brodt J, et al. Scleroderma and pulmonary hypertension complicating two pregnancies: use of neuraxial anesthesia, general anesthesia, epoprostenol and a multidisciplinary approach for cesarean delivery. International journal of obstetric anesthesia, 2015, 24(4): 375 – 382

[13] Plastiras SC, Papazefkos V, Pamboucas C, et al. Scleroderma heart: pericardial effusion with echocardiographic signs of tamponade during pregnancy. Clin Exp Rheumatol, 2010, 28(3): 447 – 448

[14] Bellando – Randone S, Matucci – Cerinic M. Very Early Systemic Sclerosis and Pre – systemic Sclerosis: Definition, Recognition, Clinical Relevance and Future Directions. Current Rheumatology Reports, 2017, 19(10): 65

[15] 李燕, 石桂秀. 系统性硬化病纤维化机制研究进展及其治疗新思路. 实用医院临床杂志, 2011, (02): 35 – 39

[16] 姚海红, 白玛央金. 2017 年欧洲抗风湿病联盟对系统性硬化病治疗推荐意见的更新. 中华风湿病学杂志, 2017, 21(8): 575 – 576

病例66　连续蛛网膜下隙麻醉在高位截肢产妇剖宫产的应用

一、导读

双下肢高位截肢的产妇总血容量小，进行剖宫产最大的顾虑是术中出血，在麻醉方式和管理的选择上应侧重循环稳定，减少麻醉因素导致的血流动力学波动。连续蛛网膜下隙麻醉（continuous spinal anesthesia，CSA）是通过放置于蛛网膜下隙的微导管输注麻醉药物产生麻醉和镇痛作用，用于双下肢高位截肢产妇的剖宫产具有起效快、麻醉效果满意等优势，尤其可以提供稳定的血流动力学，增加了手术的安全性。

二、病例介绍

1. **基本资料**　产妇，女，33岁，身高100cm（截肢前168cm），体重48kg。主因"停经38$^+$周"入院。入院诊断："孕2产1，孕38$^+$周，臀位，剖宫产再孕，双下肢高位截肢术后，骨盆外固定术后，T_8压缩性骨折病史"。产妇于5年曾因外伤行双下肢截肢术，骨盆外固定术，右下肢残端植皮术（取自臀区表皮）及其他联合手术（具体不详）共7次，术后曾行双侧胸腔负压引流，多次术中输血量较大（具体不详），外伤至胸骨约第8节段压缩性骨折。于2年在腰-硬联合麻醉下行剖宫产术，术中出血约1500ml，同时行宫腔填纱术、子宫动脉上行支结扎术，给予输血治疗，出现皮疹等输血反应。

2. **术前访视**　查体：体温36.8℃，血压112/65mmHg，心率85次/分，胎心率142次/分。产妇神志清，无意识障碍，无头痛头晕。右下肢残端皮肤瘢痕形成，残端长约15cm，可及股骨残端，无疼痛；左下肢残端皮肤瘢痕形成，残端长约13cm，可及股骨残端，无疼痛；脊柱生理弯曲大致正常，T_8后凸形成约15°，辅助检查：术前血红蛋白108g/L，HCT 33%，血常规、凝血功能、生化等化验检查均无异常。产科术前超声检查：单活胎，臀位，胎盘Ⅱ$^+$级，位于子宫右前壁，子宫前壁下段切口厚约2.6cm。

无椎管内穿刺禁忌证，拟于CSA下行剖宫产术。

3. **麻醉过程与管理**　产妇于10：30分入室后开放两条外周静脉通路，行右侧颈内静脉穿刺置管监测中心静脉压、行左侧桡动脉置管连续监测动脉血压，行心电图、血氧饱和度、LiDCO-rapid等监测，血压120/80mmHg、心率100次/分、血氧饱和度98%，中心静脉压（central venous pressure，CVP）6cmH$_2$O、心排血量（cardiac output，CO）7.4L/min，外周血管阻力（systemic vascular resistance，SVR）930（dyn·s）/cm^3。考虑产妇曾行多次异体血输注，并有输血反应出现，麻醉前予甲强龙40mg入壶。产科术前予卡孕栓1mg入肛以防治宫缩弛缓所引起的产后出血。11：00分左侧卧位下选择L_{3-4}间隙，将21G$^®$蛛网膜下隙穿刺针（Pajunk公司，德国）穿刺至蛛网膜下隙，见清亮脑脊液流出后，头侧置入 25G 微导管，深度 3cm。成功后产妇转为平卧位，考虑产妇体重较小，且双下肢缺如，11：18 分给予重比重 0.3% 罗哌卡因共计 4ml，1 分钟后产妇自述双侧残肢发热，5 分钟后测感觉阻滞平面为 T_5，血压 140/88mmHg，CVP 7cmH$_2$O，CO 10.9L/min，SVR 716(dyn·s)/cm^3，心率 150 次/分，心率较快，产妇无血压下降、心慌、恶心呕吐等症状，考虑原因可能为产妇紧张所致，随即对产妇进行心理疏解，并给予去氧肾上腺素 50μg 处理，后产妇 HR 降至 110 次/分，继续密切观察。11：29 分胎儿娩出，血压 135/82mmHg，心率 111 次/分，CVP 11cmH$_2$O，CO 8.2L/min，SVR 914(dyn·s)/cm^3，新生儿 Apgar 1 分钟、5 分钟、10 分钟评分均为 10 分。产科医师立即给予缩宫素 20U 宫壁注射，注射后 1 分钟内平均动脉压降低、心率增快、SVR 减少、CO 增加，但未引起剧烈的血流动力学波动。11：33 分胎盘部分剥离稍困难，探查后发现子宫收缩极差，宫腔出血活跃，同时血压开始进行性下降。随即加快输液，静脉持续给予去氧肾上腺素(100μg/ml)8ml/h，产科医师按摩子宫并予大纱垫宫腔填塞压迫止血，卡贝缩宫素 100μg 入壶，卡前列素氨丁三醇(欣母沛)250μg 宫壁注射，氨甲环酸 2g(400ml)静点治疗，同时行切口缝合与双侧子宫动脉上行支结扎术，此时预估出血已达 600ml(总血容量 19% 以上)，行血气分析示血红蛋白 95g/L，产妇神情，诉头晕不适，恶心。此时考虑原因一方面为失血性休克；另一方面为子宫类收缩药物的不良反应。密切观察生命体征，立即联系血库，申请红细胞、新鲜冰冻血浆输注。11：47 分产科医师探查后发现子宫收缩仍差，给予麦角新碱 0.2mg 宫壁注射，继续进行改良 Lynch 止血缝合。11：55 分血压最低 82/42mmHg，心率 113 次/分，CVP 9cmH$_2$O，CO 11.2L/min，SVR 379(dyn·s)/cm^3。12：00 分于地塞米松 10mg 静脉滴注后开始输注悬浮红细胞 2U，血压开始回升，产妇神情，诉头晕不适好转，此时血压 91/48mmHg、心率 118 次/分、CVP 8cmH$_2$O、CO 11.7L/min、SVR 402(dyn·s)/cm^3。12：01 分给予卡前列素氨丁三醇注射液(欣母沛)250μg 宫壁注射，产科医师再次探查盆腔无明显渗血，遂关腹。12：30 分术毕，查阻滞平面为 T_6，产妇神清，无不适，血压 139/82mmHg，心率 86 次/分，CVP 10cmH$_2$O，CO 7.0L/min，SVR 1148(dyn·s)/cm^3。给予 24 小时连续蛛网膜下隙镇痛：0.5mg/ml 罗哌卡因和 0.2μg/ml 舒芬太尼混合氯化钠溶液 100ml，背景剂量为 2.5ml/h，追加剂量 1.5ml，间隔时间 15 分钟。继续输血监测生命体征，13：15 分输注血浆约 100ml 后产妇颜面部出现红色皮疹，直径约 0.5cm，周身皮肤色泽正常，未见皮疹、紫癜等，此时血压 118/50mmHg、心率 70 次/分，考虑为输注血浆过敏导致，即停血浆，给予甲强龙 40mg、地塞米松 10mg 静脉滴注，并急查血常规、凝血五项。13：45 分产妇颜面部皮疹消退，无不适主诉，血常规、凝血五项回报无异常，安返病房。术中入液 6% 万汶(羟乙基淀粉 130/0.4)500ml，复方乳酸钠林格液 1100ml，悬浮红细胞 2U，血浆 100ml，出血 1000ml，尿量 300ml，手术历时 60 分钟，全程血流动力学相对稳定。

4. 术后随访 术后给予产妇完善的术后镇痛，术后 8 小时产妇双侧残肢可活动，镇痛效果满意。术后 24 小时拔除 CSA 导管，拔管过程中无不适，术后无爆发痛、头痛、腰痛、尿潴留等症状。常规 3 天访视无硬脊膜穿破后头痛(post-dural puncture headache，PDPH)，神经功能障碍等并发症的发生，术后 4 天产妇出院。

三、病例分析

（一）关键问题

1. 该产妇失血耐受性差的原因　高位截肢是指从膝关节以上 10cm 至大腿根部的截肢。该产妇双下肢大腿根部高位截肢，而双下肢血容量约占全身血容量的 40%，因此其总的循环血容量明显减少。

成人女性平均血容量一般为 65ml/kg，经估算该产妇全身平均血容量约为 3120ml（65ml/kg×48kg），而麻醉手术期间允许失血量仅约为 280.8ml。可见此产妇对失血的耐受力很差。该产妇术中出血量为 1000ml，已达全身失血量的 32%，且术中出现了血压下降、嗜睡、头晕恶心等失血性休克的临床表现，经积极临床处理后得以缓解。

2. CSA 用于高位截肢产妇剖宫产术的优势　CSA 除了结合单次蛛网膜下隙麻醉起效快、镇痛效果好、肌肉松弛完全和硬膜外麻醉（continuous epidural anesthesia，CEA）时间可控等优点外，还有自身的优势。

（1）血流动力学稳定，呼吸抑制轻微，平面可控：CSA 采取滴注的给药方式，其导管较细长，药物扩散相对缓慢，从而使得神经阻滞缓慢，小剂量分次给药即可达到预期的麻醉和镇痛效果，对循环影响小，平面可控。平卧位后通过留置的导管给药达到需要的麻醉平面，减少了体位改变对循环的影响，避免体位因素导致的单侧脊神经阻滞不全[1]，CEA 硬膜外导管有置入蛛网膜下隙和硬膜下间隙的潜在危险，且其需要进行试验量测试，试验量中所含肾上腺素会间接影响血流动力学稳定[2]，同时相较于 CEA 减少了局部麻醉药物的使用剂量，避免了全脊髓麻醉及局部麻醉药中毒的危险。近年来国内外文献和个案报道证明了 CSA 用于产科麻醉和镇痛循环稳定和镇痛效果完善的优势[3~4]，Dresner[3] 等利用 CSA 循环稳定的优势将其用于 34 例合并心肺疾病产妇的剖宫产中，为 33 例产妇剖宫产提供了完善的麻醉，术中仅 6 例出现轻微的低血压，3 例出现 PDPH 需要硬膜外血补丁，认为 CSA 提供了有效的麻醉镇痛和稳定的血流动力学，PDPH 依然值得关注，但可以通过产品技术的改进来降低发生率。Fyneface 等[4] 报道了 1 例合并严重围生期心肌病行紧急剖宫产术，采用 0.5% 布比卡因 7.5mgCSA 下进行麻醉，整个手术过程中血流动力学平稳，阐述了 CSA 用于围生期心肌病血流动力学稳定性及优势。

（2）操作简单，便于以脑脊液回流确定导管位置：CSA 适用于不适合 CEA 或腰 – 硬联合麻醉（combined spinal and epiduralanesthesia，CSEA）的产妇：如脊柱侧弯[5]、血小板减少[6]、多次硬膜外麻醉考虑有硬膜外间隙粘连等。本例产妇双下肢缺如，可能存在体位不佳导致穿刺失败，而 CSA 采用一点法穿刺，操作简单，可以通过留置的蛛网膜下隙麻醉导管回抽脑脊液确认给药位置，注入局部麻醉药物或阿片类药物进行麻醉与镇痛。

3. CSA 应用于分娩镇痛的并发症

（1）PDPH：是 CSA 临床推广应用主要顾忌的并发症之一，其发生率始终是一个争议性的话题，临床应用关于 PDPH 发生率报道不一。对于行 CSA 分娩镇痛的产妇国外文献近年以个案报道为主，基本无 PDPH 的发生。而 Arkoosh 等[7] 使用 22G Sprotte 针穿刺导引 28G 导管至蛛网膜下隙行 CSA 分娩镇痛，发现 PDPH 的发生率为 9%。Tao W 等[8] 使用 23G 导管为 7 例产妇做了分娩镇痛，其中 1 例留置导管 5 小时拔出后出现了 PDPH。

PDPH 发生机制主要是硬脊膜穿破后，脑脊液经遗留的孔漏出，致患者颅内压降低所致。PDPH 等并发症的存在一度阻碍了 CSA 的临床应用，但随着 CSA 技术的改进，尤其是 1996 年，德国 Braun 公司 Spinocath 导管的研制成功，即穿刺后腰穿针孔可完全被导管封闭，避免了脑脊液外漏，可降低 PDPH 发生率。关于分娩镇痛产妇使用 CSA 技术 PDPH 发生率的研究报道尚不充分，有待更深入的研究。

(2)马尾综合征：是由于马尾神经根毒性损伤引起，临床主要表现为会阴部感觉消失，下肢感觉运动减退，膀胱功能失调等。在 CSA 临床应用的历史上美国 FDA[9] 于 1992 年曾因 1991 年 Rigler 等[10] 报道的 12 例马尾综合征的病例发布了在美国使用小于 24G 微导管行 CSA 的禁令。考虑原因为 CSA 导管过细使得高浓度药物局限分布，造成了马尾神经等神经根的损害。但随着 Spinocath 导管的研制成功，"针外套管"技术增大了 CSA 所用导管的型号，且临床上避免高浓度药物的使用一系列措施，均使得该并发症发生率降低，分娩镇痛所使用药物浓度及剂量较低，理论上不会对马尾神经造成化学损伤。Cohn 等[11] 对 2001—2012 年鞘内置管行产科麻醉与镇痛的 761 例病例进行回顾性分析，发现尚无马尾神经综合征等神经并发症的发生。近几年国内外 CSA 临床应用也尚无相关文献报道。因此我们应该客观地看待马尾综合征的发生问题，CSA 不应该被认为是有严重并发症的高风险麻醉方式，关于这方面的临床研究应该更多地开展。

(3)麻醉或镇痛失败：CSA 临床应用存在一定麻醉及镇痛失败率，Alonso 等[12] 将 CSA 用于 92 例(22G 9 例，24G 83 例)产妇择期剖宫产中发现麻醉失败率为 20%(18/92)。分析原因是由多因素造成的：妊娠晚期硬膜外静脉充血可能会致蛛网膜下隙狭窄，使得 CSA 导管置入困难、因体位变化所致脑脊液回抽不畅、产妇的活动所致导管脱出、导管过细导致的药物扩散差、麻醉医师对此技术掌握程度不熟练等。

(4)其他：Mark 等[13] 报道了 1 例脑脊液皮肤瘘。该例于 L₃₋₄ 急性硬脊膜穿破后行 CSA 分娩镇痛(17G Tuohy 穿刺针，19G 硬膜外导管)，镇痛效果完善，鞘内导管放置产后 24 小时拔出，以减少 PDPH 发生，但导管移除 19 小时发现穿刺部位有缓慢持续的清亮的液体流出，产妇无头痛等临床表现，经 L₄₋₅ 行硬膜外血补丁，2 天后恢复正常。刘野等[14] 人报道了 1 例 CSA 子宫全切术后 15 分钟出现短暂失语的病例，后关闭镇痛泵，约 2.5 小时恢复正常，原因不明。

(二)诊治思维

该产妇双下肢高位截肢，且之前有宫缩乏力病史，总体对失血耐受性差。若此次术中出现宫缩乏力，不可避免要使用子宫收缩类的药物，术中极有可能出现失血性休克，血流动力学不稳定，从而危及生命。在麻醉方式和管理的选择上更应侧重循环稳定，减少麻醉因素导致的血流动力学波动，CSA 可以提供完善的麻醉和稳定的血流动力学。

(三)规范处理

麻醉术前应全面评估产妇病情，充分考虑到术中出血的可能性以及麻醉的风险，多科室一起讨论手术方案，充分备血，做好麻醉前准备，开放外周和中心静脉通路，备好血管活性药物、促进子宫收缩类药物等。选择 CSA 等对循环影响较小的麻醉方式，术中密切观察生命体征及产科医师手术情况，一旦出现子宫收缩乏力等大出血的征象，尽早补液、输血、给予血管活性药物，保持循环系统稳定，同时注意围术期子宫收缩药物对循环及呼吸的影响，本例术中虽然分次应用了大量的子宫收缩类药物，但未造成产妇明显的不适感和血流动力学的波动。

（四）经验与教训

对于双下肢高位截肢产妇的麻醉管理要考虑到产妇血容量不足、失血耐受性差等问题，术前开放外周和中心静脉通路，充分备血，选择 CSA 等对循环影响较小的麻醉方式，术中及时关注出血情况并给予相应处理。除此之外，还应考虑到截肢术后心理反应。截肢不仅给产妇带来不同程度的躯体残疾和缺陷，同时造成严重的生理功能障碍和心理反应[15]，该产妇因意外已行大小手术 8 例，自述对手术和麻醉存有恐惧心理，且麻醉前后出现了心动过速，因此术前和术中应做好心理疏导，耐心解释麻醉的过程和术中可能出现的情况。

（五）研究进展

由于 CSA 小剂量循环稳定、镇痛完善的优点，目前文献报道主要被用于危重症产妇的剖宫产术中[2~6]。其中有学者为评估"针外套管"（22G 及 24G Spinocath 导管）CSA 技术在择期剖宫产术中的有效性和安全性做了一项研究发现，麻醉失败率为 20%（18/92），PDPH 的发生率为 29%（27/92），Alonso 等[11]认为"针外套管"CSA 技术高 PDPH 发生率导致该项技术应该限于具体的产妇，例如合并心脏疾病的产妇的剖宫产术中。

四、专家点评

该病例是高位截肢剖宫产麻醉处理，应该从如下几方面考虑。

1. 双下肢血容量约占全身血容量的 40%，成人女性平均血容量一般为 65ml/kg，孕末期血容量会增加 35%~40%，但该产妇双下肢大腿根部高位截肢，难于计算出孕期血容量增加几何。该产妇体重 48kg，考虑孕期的增加，估算全身血容量约 3500ml，一般剖宫产的出血量对此产妇就可能造成休克，故应术前适当扩容，减少术中出血，提前备好血管活性药物。

2. 剖宫产常规出血量是 500ml 左右，该产妇第一次剖宫产就有宫缩乏力产后出血病史，预估出血量应在常规出血量之上，事实出血量为 1000ml，接近其全身血容量的 1/3。此病例术前行动静脉穿刺置管测压，并应用 LiDCO-rapid 行血流动力学的各项指标动态监测是明智的选择。

3. 此病例预计失血量多，且自身血容量少，麻醉的选择尤其应慎重，麻醉本身应对循环干扰最小。CSA 起效快、作用可靠，最大的特点是对循环系统干扰轻微，即满足手术的要求，也可以很好地实施术后镇痛，是针对这类特殊产妇理想的麻醉方式。（点评专家：首都医科大学附属北京妇产医院 徐铭军）

（病例提供：山西医科大学第二医院 吉嘉炜）
（病例提供：首都医科大学附属北京妇产医院 赵 娜 徐铭军）
（校验人员：首都医科大学附属北京妇产医院 韩 斌）

参 考 文 献

[1] Reisli R, Celik J, Tuncer S, et al. Anaestheticand haemodynamic effects of continuous spinal versus continuous epidural anaesthesia withprilocaine. Eur J Anaesthesiol, 2003, 20(1): 26 – 30

[2] Van de Velde M, Budts W, Vandermeersch E, et al. Continuous spinalanalgesia for labor pain in a parturient with aortic stenosis. Int J Obstet Anesth, 2003, 12(1): 51 – 54

[3] Dresner M, Pinder A. Anaesthesia for caesarean section in women with complex cardiac disease: 34 cases using the Braun Spinocath spinal catheter. Int J Obstet Anesth, 2009, 18(2): 131 – 136

[4] Fyneface – Ogan S, Ojule JD. Continuous spinal anaesthesia for cesarean section in a parturient with peripartum cardiomyopathy. Niger J Med, 2014, 23(2): 178 – 182

[5] Okutomi T, Saito M, Koura M, et al. Spinal anesthesia using a continuous spinal catheter for cesarean section in a parturient with prior surgical correction of scoliosis. J Anesth, 2006, 20(3): 223 – 226

[6] 韩斌, 车向明, 白云波. 35例妊娠合并血小板减少症患者剖宫产术中连续蛛网膜下隙麻醉观察. 山东医药, 2017, 57(3): 64 – 66

[7] Arkoosh VA, Palmer CM, Yun EM, et al. A randomized, doublemasked, multicenter comparison of the safety of continuous intrathecal laboranalgesia using a 28 – gauge catheter versus continuous epidural laboranalgesia. Anesthesiology, 2008, 108(2): 286 – 298

[8] Tao W, Nguyen AP, Ogunnaike BO, et al. Use of a 23 – gauge continuous spinal catheter for labor analgesia: a case series. Int J Obstet Anesth, 2011, 20(4): 351 – 354

[9] Rigler ML, Drasner K, Krejcie TC, et al. Cauda equina syndrome after continuous spinal anesthesia. Anesth Analg, 1991, 72(3): 275 – 281

[10] Benson JS. U. S. Food and Drug Administration safety alert: cauda equina syndrome associated with use of small – bore catheters in continuous spinal anesthesia. AANA J, 1992, 60(3): 223

[11] Alonso E, Gilsanz F, Gredilla E, et al. Observational study of continuous spinal anesthesia with the catheter – over – needle technique for cesarean delivery. Int J Obstet Anesth, 2009, 18(2): 137 – 141

[12] Cohn J, Moaveni D, Sznol J, et al. Complications of 761 shortterm intrathecal macrocatheters in obstetric patients: a retrospective reviewof cases over a 12 – year period. Int J Obstet Anesth, 2016, 25: 30 – 36

[13] Zietz DF, Aubel EB, Tao W. Continuous spinal labor analgesia in apatient with Hajdu – Cheney syndrome. Reg Anesth Pain Med, 2013, 38(5): 466 – 467

[14] 刘野, 张宁, 徐铭军. 连续腰麻后短暂失语一例. 临床麻醉学杂志, 2011, 27(12): 1209

[15] 杜克, 王守志. 骨科护理学. 北京: 人民卫生出版社, 2000: 707

病例 67 连续蛛网膜下隙麻醉在脑血管
畸形术后产妇剖宫产的应用

一、导读

脑血管畸形术后行剖宫产的产妇术中应绝对避免急性高血压,以免发生血管再破裂,维持正常偏高的平均动脉压,以防止近期受损而现处于临界低灌注区域以及严重依赖侧支循环的区域的脑血流量明显下降,连续蛛网膜下隙麻醉(continuous spinal anesthe-sia,CSA)是通过放置于蛛网膜下隙的微导管输注麻醉药物产生麻醉和镇痛作用,用于此类产妇剖宫产具有起效快、麻醉效果满意等优势,尤其可以提供稳定的血流动力学,增加了手术的安全性。

二、病例介绍

1. 基本资料 产妇,41 岁,身高 172cm,体重 78kg。主因"停经 38$^+$周"入院。入院诊断:"孕 3 产 0,孕 38$^+$周,头位,妊娠期糖尿病,高龄初产,脑血管畸形手术史"。产妇一年前曾因"突发剧烈头痛 40 天"诊断为"脑血管畸形"(图 15-4),病灶大小约为 6cm×5cm×5cm,于外院行复合手术左额颞血管畸形切开术(球囊栓塞辅助),术中放置 13 枚动脉瘤夹阻断异常供血和引流静脉,产妇自述术后复查痊愈。

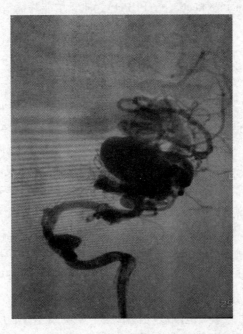

图 15-4 脑血管畸形术后脑血管造影复查图像

2. 术前访视　术前体格检查：体温 36.7℃，血压 120/73mmHg，心率 85 次/分，产妇神志清，无意识障碍，无头痛头晕。辅助检查：术前血常规、凝血功能、生化等化验检查均无异常。拟于 CSA 下行剖宫产术。

产妇入室后开放两路外周静脉通路，行桡动脉置管连续监测动脉血压，并行心电、血氧等监测，入室血压 120/75mmHg，心率 80 次/分，血氧饱和度 98%。右侧卧位下选择 $L_{3～4}$ 间隙，将 21G 的®蛛网膜下隙穿刺针（Pajunk 公司，德国）穿刺至蛛网膜下隙，见清亮脑脊液流出后，头侧置入 25G 微导管，深度 3cm。成功后产妇转为平卧位，考虑产妇身高较高，分次给予重比重 0.3% 罗哌卡因共计 5.5ml，1 分钟后产妇自述有双足发热，5 分钟后测感觉阻滞平面为 T_5，同时产妇血压有短暂下降，最低至 90/60mmHg，产妇无恶心呕吐等症状，考虑原因可能为药量较大或出现了仰卧位低血压综合征，随即将产妇子宫左倾，加快输液速度，并给予去氧肾上腺素 100μg 处理，后产妇血压升至 108/79mmHg，心率 69 次/分。产妇剖宫产期间各个时点血压均平稳，胎儿娩出时血压 100/60mmHg，心率 81 次/分，新生儿 Apgar 1 分钟、5 分钟、10 分钟评分均为 10 分。术中给予 6% 万汶（羟乙基淀粉 130/0.4）10ml/(kg·h) 及复方乳酸钠林格液 10ml/(kg·h)，晶胶比为 2:1。术中出血 300ml，尿量 100ml，术中入液 800ml，手术历时 40 分钟，术中未给予收缩子宫类药物，无头痛头晕、恶心呕吐、寒战等临床表现，全程血流动力学稳定。术毕查阻滞平面为 T_6，血压 105/69mmHg，心率 85 次/分，血氧饱和度 100%。给予 24 小时连续蛛网膜下隙镇痛：0.5mg/ml 罗哌卡因和 0.2μgml 舒芬太尼混合氯化钠溶液 100ml，背景剂量为 2ml/h，追加剂量 1ml，间隔时间 15 分钟。

3. 术后情况　术后 6 小时产妇双下肢活动自如，镇痛效果满意。术后 24 小时拔除连续蛛网膜下隙导管，拔管过程中无不适，无尿潴留等症状。常规 3 天访视无硬脊膜穿破后头痛（postdural puncture headache，PDPH）、神经功能障碍等并发症的发生，术后 4 天产妇出院。

三、病例分析

（一）关键问题

1. 脑血管畸形术后行剖宫产的麻醉管理　妊娠期和产褥期合并脑卒中的发病率为 5/10 万～67/10 万次分娩。缺血性卒中发病率为 4/10 万～41.4/10 万次分娩，出血性卒中发病率为 2.9/10 万～25.6/10 万次分娩[1]。颅内动静脉畸形（arteriovenous malformation，AVM）是由一支或几支发育异常供血动脉、引流静脉形成的病理脑血管团，属于先天性中枢神经系统血管发育异常，最常见的临床表现是蛛网膜下隙出血、癫痫、头疼等。临床上目前以手术切除为 AVM 治疗的最佳方式。此类产妇术中应绝对避免急性高血压，以免发生血管再破裂，维持正常偏高的平均动脉压，以防止近期受损而现处于临界低灌注区域以及严重依赖侧支循环的区域的脑血流量明显下降[2]，同时应避免血压过低，造成子宫胎盘血流量减少，从而使胎儿缺血缺氧。整个术中血压尽可能维持在清醒状态时的平均血压水平或波动范围在 10% 以内，以保证脑循环通过改变自身阻力来维持恒定的脑血流，减少因血流动力学大范围波动造成脑卒中的发生率。所以对于此类病人在麻醉方式和管理的选择上更应侧重血流动力学的稳定，在术中麻醉管理的过程中，除了选择合适的麻醉方式和药物外，还应与产科医师沟通，尽量减少或避免使用收缩子宫的药物，以免因此造成脑血流灌注不足或者血压过高导致的脑血管破裂出血。

2. CSA 用于剖宫产术的优势 CSA 除了结合单次蛛网膜下隙麻醉起效快、镇痛效果好、肌肉松弛完全和硬膜外麻醉（continuous epidural anesthesia，CEA）时间可控等优点外，还有自身的优势。

（1）血流动力学稳定，呼吸抑制轻微，平面可控：CSA 采取滴注的给药方式，其导管较细长，药物扩散相对缓慢，从而使得神经阻滞缓慢，小剂量分次给药即可达到预期的麻醉和镇痛效果，对循环影响小，平面可控。且平卧位后通过留置的导管给药达到需要的麻醉平面，减少了体位改变对循环的影响，避免了体位因素导致的单侧脊神经阻滞不全[3]，CEA 硬膜外导管有置入蛛网膜下隙和硬膜下间隙的潜在危险，且其需要进行试验量测试，试验量中所含肾上腺素会间接影响血流动力学稳定[4]，同时相较于 CEA 减少了局部麻醉药物的使用剂量，避免了全脊髓麻醉及局部麻醉药中毒的危险。国内外文献和个案报道证明了 CSA 用于产科麻醉和镇痛循环稳定和镇痛效果完善的优势[5~6]，Dresner[5] 等利用 CSA 循环稳定的优势将其用于 34 例合并心肺疾病产妇的剖宫产中，为 33 例产妇剖宫产提供了完善的麻醉，术中仅 6 例出现轻微的低血压，3 例出现 PDPH，需要硬膜外血补丁，认为 CSA 提供了有效的麻醉镇痛和稳定的血流动力学，PDPH 依然值得关注，但可以通过产品技术的改进来降低发生率。Fyneface 等[6] 报道了 1 例合并严重围生期心肌病行紧急剖宫产术，采用 0.5% 布比卡因 7.5mg CSA，整个手术过程中血流动力学平稳，阐述了 CSA 用于围生期心肌病血流动力学稳定性及优势。

（2）操作简单，便于以脑脊液回流确定导管位置：硬膜外导管有置入蛛网膜下隙和硬膜下间隙的潜在危险。而 CSA 采用一点法穿刺，操作简单，可以通过留置的腰麻导管回抽脑脊液确认给药位置，注入局部麻醉药物或阿片类药物进行麻醉与镇痛。

（二）诊治思维

此例产妇为先天性脑血管畸形，剖宫产术前 1 年已于外院行复合手术左额颞血管畸形切开术，自述术后复查痊愈，理论上相较于未行脑血管手术者麻醉风险低，但术中仍需注意循环系统的稳定性，避免血流动力学波动太大导致的脑出血或者脑梗死的发生率增加。CSA 与单次蛛网膜下隙麻醉和腰 - 硬联合麻醉相比，最大的优势是血流动力学稳定，通过小剂量分次给药控制平面，减少了体位对循环的影响，避免了体位因素导致的单侧脊神经阻滞不全，增加了手术的安全性。

（三）规范处理

麻醉术前应全面评估产妇病情，了解相关手术史和术后恢复情况，向产妇和家属解释麻醉的方式和风险，做好充分的麻醉前准备，选择 CSA 等对循环影响较小的麻醉方式，术中密切观察生命体征，尽量减少或避免使用收缩子宫的药物，以免因此造成脑血流灌注不足或者血压过高导致的脑血管破裂出血。术后给予产妇完善的镇痛，避免疼痛引起的血流动力学波动，CSA 术后镇痛效果明确，该产妇术后无爆发痛的发生。

（四）经验与教训

该例考虑到产妇身高较高，分次给予重比重 0.3% 罗哌卡因共计 16mg，给药后血压降低，虽经补液，给予血管活性药后得以缓解，但循环相对波动较大，考虑原因为药量总体偏大，局部麻醉药阻断交感神经节前纤维，使麻醉平面以内的血管发生扩张，血液淤滞，子宫压迫下腔静脉，使下腔及盆腔内静脉回流受影响，回心血量减少，从而引起血压下降。仰卧位低血压一方面通过调整体位，如左侧倾斜或左侧手推子宫，减少妊娠子宫对腹主动脉和下腔静脉的压迫；另一方面可以通过加快输液速度、预防性给予去氧肾上腺素等血管活性药预防和治疗。

（五）研究进展

近年来国内外文献和个案报道证明了 CSA 用于产科麻醉和镇痛循环稳定、镇痛效果完善的优势[4~7]。CSA 技术是一项有意义的技术，其在剖宫产临床应用上有血流动力学稳定、镇痛完善等方面优势，同时也有 PDPH 等并发症的顾虑，但对于合并心血管疾病、高危产妇的分娩镇痛可能比其他镇痛方法更有价值，为分娩镇痛临床应用提供了新思路。

四、专家点评

妊娠期和产褥期合并脑卒中的发病率为 5/10 万 ~67/10 万次分娩。缺血性卒中发病率为 4/10 万 ~41.4/10 万次分娩，出血性卒中发病率为 2.9/10 万 ~25.6/10 万次分娩。脑血管畸形或脑血管畸形术后的产妇再次接受手术的麻醉处理思路如下。

1. 麻醉、手术中应绝对避免急性高血压，以免发生脑血管破裂，导致颅内出血。

2. 麻醉、手术还应避免低血压，以免造成子宫胎盘血流量减少，避免宫内胎儿窘迫（这是所有剖宫产手术共性的注意事项）。维持正常偏高的平均动脉压，以防止近期受损而现处于临界低灌注区域以及严重依赖侧支循环的区域的脑血流量明显下降或手术支架处血流过缓，导致脑梗死。

3. CSA 起效快、作用可靠、肌松完善，最大的特点是对循环系统干扰轻微，即满足手术的要求，也可以很好地实施术后镇痛，是针对这类特殊产妇理想的麻醉方式。

4. 此类患者要重视术后镇痛的良好实施，因比较剧烈的术后疼痛易可导致血压升高，造成脑卒中。

5. 理论上，虽然 CSA 最大的特点是对循环系统干扰轻微，但也是剂量依赖的。此产妇 172cm，考虑到产妇较高身材，分次给予重比重 0.3% 罗哌卡因共计 16mg，依然导致产妇血压有短暂下降，最低至 90/60mmHg，说明任何麻醉方式都要给予恰当的药物剂量，方能体现理论上的优势。（点评专家：首都医科大学附属北京妇产医院　徐铭军）

（病例提供：山西医科大学第二医院　吉嘉炜）

（病例提供：首都医科大学附属北京妇产医院　徐铭军）

（校验人员：广州市妇女儿童医疗中心　曾敏婷　刘建华）

参 考 文 献

[1] Boehlen F, Epiney M, Boulvain M, et al. Changes in D – dimer levels during pregnancy and the postpartum period: results of two studies. Rev Med Suisse, 2005, 1(4): 296 – 298

[2] 罗纳德·米勒. 米勒麻醉学(第8版). 北京: 北京大学医学出版社, 2017

[3] Reisli R, Celik J, Tuncer S, et al. Anaestheticand haemodynamic effects of continuous spinal versus continuous epidural anaesthesia with prilocaine. Eur J Anaesthesiol, 2003, 20(1): 26 – 30

[4] Van de Velde M, Budts W, Vandermeersch E, et al. Continuous spinalanalgesia for labor pain in a parturient with aortic stenosis. Int J Obstet Anesth, 2003, 12(1): 51 – 54

[5] Dresner M, Pinder A. Anaesthesia for caesarean section in women with complex cardiac disease: 34 cases using the Braun Spinocath spinal catheter. Int J Obstet Anesth, 2009, 18(2): 131 – 136

[6] Fyneface – Ogan S, Ojule JD. Continuous spinal anaesthesia for cesarean section in a parturient with peripartum cardiomyopathy. Niger J Med, 2014, 23(2): 178 – 182

[7] Hyuga S, Okutomi T, Kato R, et al. Continuous spinal labor analgesiafor two deliveries in a parturient with severe subvalvular aortic stenosis. J Anesth, 2016, 30(6): 1067 – 1070

病例 68　妊娠合并水痘 – 带状疱疹病毒感染患者剖宫产的麻醉管理

一、导读

水痘 – 带状疱疹病毒(varicella – zoster virus, VZV)为 DNA 病毒,属于疱疹病毒科,传染性强但通常预后良好。该病毒还可以潜伏在背根神经节处于休眠状态,当被重新激活后,引发皮肤感染,并沿身体一侧周围神经呈带状分布出现,称为"带状疱疹"爆发。水痘的严重并发症虽罕见,但妊娠期间感染 VZV 仍不可忽视,应意识到发生严重并发症甚至死亡的严重性。当妊娠期间感染 VZV 时,抗病毒和(或)水痘 – 带状疱疹免疫球蛋白(a varicella – zoster immunoglobulin, VZIG)治疗是目前推荐的治疗方法,可明显缩短病程改善预后。妊娠合并 VZV 感染行剖宫产手术的患者目前仍无最佳的麻醉策略,但充分考虑每种麻醉方法的优势和风险,并针对每例患者制定个体化的麻醉方案可能是最佳的选择。

二、病例介绍

1. 基本资料　患者, 27 岁。主因"停经 38^{+3}周, 全身皮疹及水疱伴发热 1 天"入院。入院查体: 一般情况良好, 体温 38.0℃, 伴轻微咳嗽, 全身散在丘疹、水疱疹, 部分结痂。患者既往无水痘免疫接种史, 发病前两周内无与水痘患者接触史。入院诊断: 孕 1

产 0,孕 38^{+3} 周;妊娠合并水痘。给予 VZIG 治疗,现拟择期在麻醉下行剖宫产术。

2. 术前麻醉评估　诊断:孕 1 产 0,孕 38^{+3} 周;妊娠合并水痘。入院后 VZIG 治疗一周,先兆临产。患者神志清楚,精神良好,无发热、咳嗽,皮肤水疱疹干燥或结痂。查体:体温 36.8℃、血压 120/72mmHg、心率 88 次/分胎心率 142 次/分。实验室检查:白细胞 8.1×10^9/L、中性粒细胞 78.5%、丙氨酸转移酶 85U/L、总胆红素 15.1μmol/L、血红蛋白 118g/L、血小板 342×10^9/L、凝血酶原时间 9.8s、活化的部分凝血酶原时间 35s、纤维蛋白原 4.2g/L。心电图检查正常。产科检查:宫高 35cm、腹围 98cm、左枕前位,胎心率 145 次/分,先兆临产。B 超示:双顶径 95mm,胎盘成熟度Ⅱ度,羊水最深处 33mm。神经系统、心血管系统、呼吸系统检查未见异常。既往无手术、麻醉史,无过敏史。术前美国麻醉医师协会(ASA)分级为Ⅱ级。

3. 麻醉的实施及管理　患者入手术室,一般状态良好,常规监测,生命体征正常。开通静脉通路预先输注乳酸钠林格液 10ml/kg。椎管内麻醉前进行神经系统检查,确认没有神经系统并发症的发生。麻醉医师操作前穿一次性手术衣、护目镜及防护口罩。患者左侧卧位,观察操作区域皮肤无水痘疱疹损伤或感染,碘酒、酒精依次消毒完成,待消毒液干燥后 L$_{2~3}$ 间隙行硬膜外间隙穿刺、置管,操作过程顺利。转仰卧位后,经硬膜外导管给予 2% 的利多卡因 3ml,观察 10 分钟确认无全脊髓麻醉及局部麻醉药毒性反应后,经硬膜外导管追加 0.75% 罗哌卡因 12ml,10 分钟后测麻醉无痛平面达 T$_6$ 后开始剖宫产手术。2 分钟后产一健康活男婴,体重 3500g,1 分钟、5 分钟新生儿 Apgar 评分分别为 8 分、9 分,全身体检未见皮损及缺陷,遂转入新生儿室进一步系统性检查。静脉给予患者咪达唑仑 2mg、芬太尼 0.05mg,术中 0.75% 罗哌卡因(6ml)追加一次。手术麻醉中患者生命体征平稳,手术过程顺利、麻醉效果确切。手术结束患者单独隔离,静脉自控镇痛疼痛管理,密切观察阻滞平面范围内运动、感觉恢复情况。关注呼吸系统情况,必要时 X 胸片影像检查,给予阿昔洛韦抗病毒治疗,推迟哺乳时间。

三、病例分析

(一)关键问题

1. 围术期需密切关注的问题　麻醉过程中穿刺部位皮肤有水疱疹或感染等病损,影响椎管内麻醉实施,但选择全身麻醉又可能增加肺部感染等并发症。围术期母婴出现病毒相关严重并发症,如先天性水痘综合征(congenital varicella syndrome, CVS),胎儿多器官或组织损伤,水痘性肺炎,新生儿水痘感染。

2. 病毒感染相关严重并发症

(1)先天性水痘综合征:CVS 被认为是 VZV 初次感染后在宫内被再次激活所致,可能与胎儿自身细胞介导的免疫作用有关[1~2]。CVS 的临床表现为多系统选择性的器官和组织损伤。其中皮损的发生率大约为 70%,肢体发育不全发生率为 46%~72%[3~4],神经系统异常如小头畸形、脑皮质萎缩、脑积水、精神发育迟滞的发生率为 48%~62%,眼部疾病如小眼球、视网膜脉络膜炎、白内障的发生率为 44%~52%[5~7],肌肉发育不良、发育迟缓及胃肠道、泌尿生殖和心血管系统发育异常的发生率为 7%~24%[8~10]。

(2)水痘性肺炎:水痘性肺炎是感染 VZV 后严重并发症之一,孕妇感染 VZV 后发生率为10% ~20%，且多发生在妊娠晚期，呈现出成人高于儿童，孕妇高于非孕成人的特点[11~12]。此外，VZV 肺炎的发生还随孕周的增加而增加，这可能与孕妇的免疫抑制有关。孕妇一旦发生 VZV 相关性肺炎后需要早期住院进行抗病毒治疗，因为高达40%的孕妇可能需要接受呼吸机治疗，目前死亡率为3% ~14%[13~16]。

（3）新生儿水痘：在出现新生儿重症监护管理，及 VZIG 和抗病毒治疗前，新生儿水痘的死亡率达31%[17~20]，即使在今天其死亡率依然可达7%[21]。妊娠晚期在新生儿从母体那儿获得被动免疫前，光靠自身细胞介导的免疫作用不足以抵抗血源性 VZV 的传播[22]。传播途径主要通过胎盘上行性传播或通过呼吸道传播。一般来说新生儿在出生后10~12 天发生水痘则考虑宫内传播。孕妇在生产前1~4 周发生水痘，则高达50%的新生儿将被感染，尽管在此期间胎儿获得高滴度的抗体，但仍有23%新生儿出现临床症状[21]。总的来说，除孕周 <28 周，体重 <1000g 的新生儿外，新生儿水痘的死亡率一般较低[23]。

（二）诊疗思维

VZV 和 HIV 感染行产科手术的患者实施椎管内麻醉一直存在争议，关注的焦点是椎管内麻醉可能导致病毒扩散至中枢系统，从而引起脑脊髓膜炎或脑炎；此外，如果术后发生头痛或神经系统并发症时，不能准确地排除是由麻醉继发引起，还是由原发病毒感染病程进展所致[24]。通常疱疹病毒初次感染者不推荐采用蛛网膜下隙麻醉，因为患者可能存在病毒血症，然而，对于复发性疱疹感染的患者由于没有病毒血症的发生，则椎管内麻醉理论上讲是安全的[25]。

蛛网膜下隙麻醉与硬膜外间隙麻醉的选择同样存在争议。蛛网膜下隙麻醉可能将病毒带入脑脊液，存在中枢神经系统感染的风险；而硬膜外间隙麻醉操作不进入蛛网膜下隙，但硬膜外针相对蛛网膜下隙穿刺针更粗且为空心针，则可能将更多的病毒带入硬膜外间隙。此外，不同类型的穿刺针可能依然存在理论上的差异，空心管针（hollow needle）可能比铅笔尖样针（pencil point needle）带入更多的表皮组织（病毒）进入椎管内[24]。但是，目前这些多为理论上的优势或不足，没有确切可信的循证医学证据。

然而，对于穿刺部位有水疱或感染的患者，则全身麻醉可能是最适合的选择。全身麻醉最大的风险是有致水痘性肺炎的可能[24]。妊娠感染 VZV 发生水痘性肺炎最主要的两个危险因素：妊娠期间吸烟史和身体皮肤病损多于100 处[15]。Harger 对347 例 VZV 感染的孕妇研究中发现，18 例水痘性肺炎孕妇均给予阿昔洛韦抗病毒治疗，其中仅有一例患者由于细菌双重感染需要通过气管插管进行呼吸机治疗[15]。

可见，全身麻醉后密切观察水痘性肺炎的发生，并进行强有力的抗病毒治疗可能对减少水痘性肺炎的发生有积极作用。在没有禁忌证的情况下，如果实施椎管内麻醉，则围术期细致的神经系统检查，密切监测，并进行积极的抗病毒治疗十分必要。

（三）规范处理

蛛网膜下隙麻醉存在中枢神经系统感染的较大潜在风险，所以对于穿刺部位没有水疱或感染病损，及无神经系统并发症的患者推荐进行连续硬膜外麻醉。但麻醉前应进行细致的神经系统检查，操作过程中使用空心管针穿刺时，尽量带内套塑料针芯一起进针，尽量减少将表皮组织带入硬膜外间隙。此外，应进行严格的无菌操作，操作者穿一次性手术衣、护目镜及防护口罩。手术结束行静脉疼痛治疗，尽早让阻滞平面恢复，密切观察阻滞平面范围内运动、感觉恢复情况，重点关注是否有神经系统并发症发生，并给予阿昔洛韦抗病毒治疗。

全身麻醉可作为椎管内麻醉禁忌者的备选方案，全身麻醉前应重点关注妊娠期间吸烟史和身体皮肤病损情况，术后密切关注呼吸系统情况，注意是否有发热、咳嗽、咳痰，呼吸音变粗或干湿啰音发生，必要时 X 线胸片摄影检查，警惕水痘性肺炎的发生。一旦发现水痘性肺炎的发生，尽早给予阿昔洛韦抗病毒治疗，发生呼吸衰竭时积极的呼吸机支持治疗，一般预后较好。

新生儿出生后应立即隔离，尽早给予 VZIG 治疗，术后新生儿监护室密切观察，密切关注是否有水痘性肺炎和新生儿水痘的发生，一旦发生尽早进行抗病毒治疗。对新生儿进行系统的检查，警惕并发 CVS 可能，排除多系统器官和组织损伤情况。术后产妇应继续单独隔离，推迟哺乳时间。

（四）经验与教训

本例患者系足月妊娠合并 VZV 感染，入院后 VZIG 治疗一周，现先兆临产，病情稳定，皮肤水疱疹干燥或结痂，剖宫产手术下终止妊娠。患者血常规、肝肾功能、凝血功能检查未见明显异常，双肺听诊呼吸音正常，穿刺部位、脊柱神经系统检查无椎管内麻醉绝对禁忌证，选择硬膜外间隙麻醉。麻醉前充分扩容、吸氧、监护，力求麻醉过程中血流动力学平稳，避免术中患者及胎儿缺氧。术中使用 0.75% 罗哌卡因行硬膜外间隙麻醉，在满足手术麻醉要求的前提下尽早地恢复运动、感觉，减少术后并发症，并能及早地观察神经系统情况。术前给予 VZIG 治疗，缩短产妇病程及缓解疾病症状，较少胎儿及产妇并发症的发生。术后患者、新生儿单独隔离，新生儿给予 VZIG 治疗，推迟哺乳时间，患者、新生儿均未见严重并发症。

（五）研究进展

随着国家健康保健水平的提高，我国水痘的发生逐渐减少，但是随着全球人口流动的增加，且我国目前水痘属于国家计划外的免疫接种项目，妊娠合并 VZV 感染的病例并不属于罕见，所以临床医师们仍不可放松，尤其对于发生严重并发症的患者。妊娠合并 VZV 感染患者，应尽早诊断，正确、系统评估，积极抗病毒、VZIG、疫苗治疗，最大限度降低围术期母子严重并发症的发生。预防的关键在于：对育龄妇女血清 VZV 抗体检查阴性者接种疫苗；对已经暴露的患者尽早给予 VZIG；感染发病者进行抗病毒（阿昔洛韦）治疗。对于麻醉的选择，手术前应充分考虑每种麻醉方案的优势和风险，并针对每例患者病程特点制定个体化的麻醉方案。

四、专家点评

水痘（varicella, chickenpox）是由 VZV 初次感染引起的急性传染病。主要发生在婴幼儿和学龄前儿童，成人发病症状比儿童更严重。该疾病以发热及皮肤和黏膜成批出现周身性红色斑丘疹、疱疹、痂疹为特征。VZV 在儿童初次感染引起水痘，恢复后病毒潜伏在体内，少数患者在成年后病毒再发而引起带状疱疹。孕妇由于免疫功能低下，患水痘

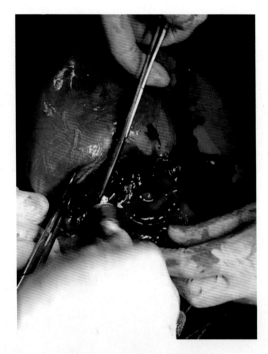

图 12 - 1　子宫破裂呈 T 形

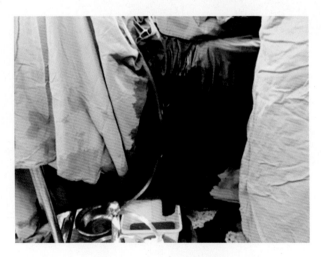

图 12 - 2　出血由阴道流出

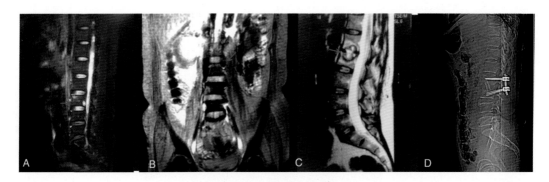

图 13 - 2　影像学资料

　　注：A：宫颈锥切术后第 7 天，磁共振示左侧 L_4 水平少许异常信号影(箭头所示)；B：宫颈锥切术后第 14 天，磁共振示 $L_{3\sim4}$ 水平左侧腰大肌小脓肿形成(箭头所示)；C：宫颈锥切术后 3 个月余，磁共振示 L_2、L_3 椎体骨质破坏(箭头所示)；D：腰椎术后 X 线复查

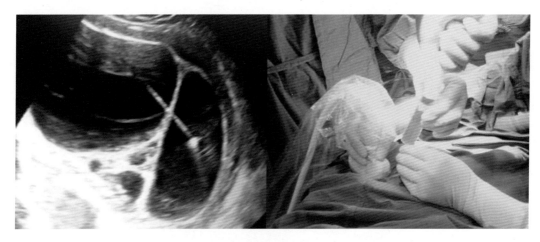

图 15 - 2　术者在局部麻醉 B 超引导下行胎儿颈部巨大囊肿囊液抽吸术